生命の倫理３

優生政策の系譜

山崎喜代子 編

九州大学出版会

はしがき

二〇一二年冬はｉＰＳ細胞（人工多能性幹細胞）を作成した山中伸弥氏がクローンガエルを作成したＪ・ガードンとともに、遺伝子の初期化（リプログラミング）の業績でノーベル医学・生理学賞を受賞し日本を賑わした。ｉＰＳ細胞という名前は広く知られているが、その実態は外来遺伝子を導入した「遺伝子組換え細胞」という表現がより正確である。しかし、一般にそのようなイメージでは受け取られていない。(1) ＥＳ細胞（胚性幹細胞）の遺伝子発現データベースから選んだ二四種の遺伝子のうち四種の遺伝子 Sox2、Klf4、Oct3/4、c-Myc を細胞に導入して初期化をし、二〇〇七年、ヒトｉＰＳ細胞を作成したのである。(2) 私たちの人生の時計は巻き戻しができないが、細胞だけは受精時に限りなく近い状態にまで時計を巻き戻す初期化が可能になった。マウスではｉＰＳ細胞から始原生殖細胞を作り出し、仮母や仮父の生殖巣に移植をして卵細胞や精細胞を作り出すことも実現し、クローン人間作成よりはるかにスマートに遺伝的「我が子」を産むこともその射程距離に入りつつある。また、再生医療のみならず、難病治療法の開発、遺伝子治療、遺伝子エンハンスメント等に有効な手法となるにちがいない。

再生医療の実用化を阻む一番の要因はｉＰＳ細胞の癌化のリスクである。発癌リスクの高い c-Myc を l-Myc に変えたり、十分に最終分化をした細胞を選別して使うなど、癌化を少しでも抑制する工夫が目下の目標である。しかし、すでに臨床応用に動き出し、加齢黄斑変性の患者六人を対象としてその実施可否を審査中である。(3)

自分と同じ遺伝子を導入するとはいえ、ｉＰＳ細胞は遺伝子組換え細胞である。発癌性とともに導入遺伝子やベクターの細胞内外での挙動、特に生殖細胞への移行がないのかどうかなど、安全性の問題を確実にクリアーしなければならないことはいうまでもないであろう。

すでに一世紀以上前に遡る過去の優生学を、成体細胞から精子や卵子までつくることができる時代に、なぜ取り上げなければならないのかという問に答えることは難しいと筆者は考えていた。しかし、D・ケヴルズは『優生学の名のもとに』の序論で答えている。「この書物が、人間の遺伝子工学という未到の領域に踏み込むに当たって倫理や政治の方向を正しく示すガイドになるだろうという妄想は少しも抱いていない。われわれが期待しうる利益は何かを整理し理解すること、そして、われわれが正しい知識を持っているならば当然避けなければならない落とし穴に陥るのをあらかじめ知っておくこと」「人間の遺伝的な未来についてどう考えるべきか……、読者に思考の材料を提供」すると書いている(4)。

筆者がケヴルズを越えて大言や妄想を語るわけにはいかないが、ケヴルズの時代の一九八〇年代から三〇年経ている今日、少し様相が異なってきている。二十世紀初頭の優生学時代における生殖の国家管理という問題は今日の人権主義の時代に再び起こるとは思えないが、生殖医療とゲノム科学とが両輪となり、胎児の選別が私的な権利として飛躍的に広がる時代である。

障害をもたない健常な子どもを産みたいという人々の願望は、生物のもつ生存への確実さを求める本能として否定することは不可能である。この親の思いを優生学的と断じることには慎重であるべきであろう。しかし、最近、妊産婦の血中に混入している胎児DNAによって直接的に胎児の遺伝子型を調べる方法である循環細胞フリーDNA（Circulating cell-free DNA）胎児遺伝子検査法が開発された。これは障害をもつ可能性のある胎児を一網打尽に排除しかねない簡便かつより正確な出生前診断法である。現在のところ一三トリソミー、一八トリソミー、二一トリソミー、嚢胞性線維症といった遺伝病とRhDミスマッチなど、検査対象は限られている。この技術により、原理的にはあらゆる胎児の遺伝病や遺伝子型の診断あるいはゲノム解読さえもが可能となり、遺伝病をもつ障害児の排除だけでなく健常児の中での選別も可能な時代となりかねない。

国家が個人の生殖権を抑圧した優生学は問題外であるが、個人の生殖権を保護さえすれば問題がないのだろうか？　私的優生学と国家的優生学は共にその子どもの生誕が不都合であるという意味では同じであるが、親という人格的存在の人生への負担と国家という非人格的存在の負担の意味は、その質においては異なるであろう。障害者は社会への不利益であり負担であるとする社会においては、障害児をもつ親と子にとっても、障害がもつ負の側面が社会の受け皿の不備によって幾重にも拡大されてより大きな負担となる。そのような社会は、先天的な遺伝病を排除してもなお、様々な不利益を少しずつもつ健常者にとっても決して生きやすい社会ではなく、新たな差別と不利益の構造を生み出すことになるのかもしれない。私たちは胎児のあらゆる遺伝情報を得ることのできる出生前診断の技術を手にして、この科学技術をどう使うのかが問われている。個人の選択の結果とはいえ、病気の原因遺伝子を徹底して排除することが人類未来の遺伝子プールに対して問題を引き起こさないのか、あるいは生命の選別は人類社会に有益なのか否か、生命を迎える社会による問題の共有が求められている。

生命倫理学はいうまでもなく、一九七〇年前後に米国において誕生した学問である。生命への侵襲性をもつ高度な科学技術の展開の中で、生命操作と地球環境利用の倫理的規範を確立し、人類社会の永続性を確保する学問であると規定してもよいであろう。十九世紀後半に生まれたダーウィンの進化論と選択淘汰説は社会ダーウィニズムを生み、二十世紀初頭のメンデル遺伝の再発見という当時の最先端科学の理論と、断種という新しい医学技術を結合させ、いわば生命倫理学成立前夜の生命倫理政策が十九世紀初頭の優生政策であったといえる。アメリカンドリームを実現した社会階層には、自然淘汰や適者生存などの生物的用語は新たな生命倫理的な行動規範になり、ＩＱはもちろん貧困や放埒な行動までもがエンドウ豆の皺や色と同列のメンデル遺伝をする遺伝形質とされたのであった。優生学は労働者の貧しい生活を修正緩和する福祉施策に対置して、貧困や社会問題の「生物学的な」解決策であるとされ、さらに兵士の質の向上と民族改良を遂げる国家の人口政策の理論的支柱となった。奴隷制の制度的解体はされていたが、米国内での人種隔離政策は続き、植民地における人権は未成立であり、「優生学の名の下に」、生殖という個人の権利を国家が管理することが容易に進行したのであった。[5]

優生政策の旋風が米国社会を制覇した理由のひとつには、米国社会における基礎科学の脆弱さがあった。また、遺伝学 genetics はまだ成立しておらず、当時始まっていた遺伝研究には相続や世襲などの意味をも含む heredity という用語が当てられていた。優生学の科学としての担い手は、米国においては一九〇三年に成立した米国育種家協会（American breeders' association）であり、支えた学問は育種学であった。メンデルの法則の再発見というブレークスルーは遺伝研究が未だ萌芽的で、細胞学や農学の中にあり、現代の遺伝学 genetics が未成立状態の中で生じたといえる。一九〇六年イギリスの生物学者W・ベイツスンによって遺伝学 genetics が提唱され、一九一四年米国育種家協会は米国遺伝学会（American Genetic Association）へと名前を変えたのである。

米国優生学のもうひとつの特徴は米国産業革命を成功させた巨大財閥による基礎科学技術分野への巨額の科学資金の導入がこの時期に開始され、優生学研究の経済的支柱となったことであった。米国優生学のパイオニアとされるC・ダヴェンポートは一九〇四年には人種の研究を目的としてコールドスプリングハーバーの実験進化研究所の設立運営資金をカーネギー財団から獲得し、優生学記録局にもハリマン財閥から資金を得たことはあまりに有名である。[6] 一九一五年までには優生学の非科学性が露呈し現代遺伝学の祖といわれるT・モーガンも含め、多くの生物学者は優生学に対して批判的になったが、明確な批判は表明しなかった。[7] モーガンら多くの遺伝学者は優生政策を追い風にした科学資金によって研究活動を展開したのである。そのため優生社会をめざした米国でこそ現代遺伝学は大きく花開き、それとともに優生学という徒花を咲かせたのであった。

明治期の日本の帝国大学ではE・モースをはじめ多くの米国生物学者が教鞭をとっていたので、一九〇〇年前後には少なくない日本の生物学者が米国に留学し、優生学の影響を受けている（本書第五章参照）。メンデル遺伝学の日本への紹介は、日本動物学雑誌を見る限りでは、メンデルの再発見後三年を経た一九〇三年である。コロンビア大学に留学中の動物学者谷津直秀の記事に「メンデルの規則の再掘」という表現で記述されている。日本においても優生学や遺伝学は、やはり育種学が基盤となり展開した。一九一五年に作られた日本育種学会が、陣容は変えず名前だけを変えて日本遺伝学会を成立させたのは一九二〇年である。[8] 日本育種学会創立には優生学の牽引車である安部文夫と田中義麿が参画している。田中義麿は東北帝国大学農科大学（現北海道大学農学部）に入学し、熱心な優生学主義者であった松村松年に師事し、一九一三年同大学において日本で初めての遺伝学の講義を行った。一方、日本における遺伝学講座は、東京帝国大学植物学科において一九一八年にはじめて開設しており、これは野村證券創業者の第二代野村徳七により九州電灯株式会社社債五万円と現金一万円（当時の植物学科三講座の総予算は三、一四八円）の寄付を受けて設置された。また、愛媛の廻船問屋の保井忠七は図書費として七千円を寄付している。[9] 日本の財界も米国優生学における大財閥の行動を模していたことを意味している。

北海道帝国大学理学部教授小熊捍は一九四〇年三月に、国民優生法上程と同時に人的資源・食料生産・民族強化を掲げ国立遺伝研究所設置を切実に訴えたが、[10] 第二次世界大戦勃発により実現できなかった。田中義麿らは戦後いち早く民族衛生と食糧増産を求めて研究所設立を訴え、一九四九年にようやく実現に至った。小熊桿らの言う「民族強化」、「民族衛生」は遺伝病家系の断種や結婚の禁止などの優生政策そのものを意味していた。米国同様日本優生学の基礎研究においては育種学が受け皿となり、次に遺伝学を生み出し、そこには優生学の追風を利用した遺伝学パイオニアたちの政治への必死な働きかけが見出される。

『生命の倫理2』でも触れたが、分子遺伝学の起点になったDNAらせんモデルの提起者J・ワトソンは黒人の遺伝的特質についての差別発言をしてコールドスプリングハーバー研究所総長の辞任を余儀なくされた。遡って英国貴族であったC・ダーウィンもまた『人間の進化と性淘汰』の中で、従兄弟のF・ゴールトンに敬意を示しながら優生学に賛意を表している。[11] 米国優生学のパイオニアC・ダヴェンポートは清教徒として、米国初期移住者の家系と血統に強い誇りをもっていた。十九世紀優生学とその政策化は人類の長い差別の歴史の中にあって、それから自由にはなれない科学者たちによって担われたのであった。

科学というものが常に「反証可能である」限り、「仮の真実」であることはいくら強調しても不足はない。優生学時代の遺伝子観、その後も続く遺伝子決定主義という遺伝子観はゲノム科学の発展によって現在変容を迫られている。

今日のゲノム科学によると、ヒト遺伝子は一般に多型遺伝子型である場合が多く、一つの遺伝因子が幾つもの遺伝子により担われている。さらにこれらの遺伝子を動かす転写調節遺伝子がまた何層にも複合的に関わって発現を制御し、さらにクロマチンレベルでの化学修飾が複雑に関与している。一卵性双生児の知能の相関は平均的には高いが、クロマチンの化学修飾の差異も見出されるなど、エピジェネティック（後成的）な遺伝子制御による表現型の多様化が生じることが明らかになっている。[12] 加えて大脳は環境適応の臓器でもあり、これらの膨大な幾層にもある遺伝子発現の要因に加えて、生後環境との相互作用により神経細胞の複雑なネットワークを完成するのであり、多くの場合、能力と単一遺伝子の相関をとることが不可能であるという。[13] ゲノム科学の発達によって、遺伝子決定論では片付けられない遺伝子の姿が見えてきている。

人類はこの一万年くらいの間、食糧確保や衣類、あるいは住処などの工夫によって、チベットの高地などの特殊環境を除いては、ほとんど変異がないとするゲノム解析上の知見もあるが、[14] 優生学が主張した文明による遺伝子の逆淘汰の痕跡はまだ明示されていない。文明社会における逆淘汰はたとえあったとしても否定的問題として顕在化していない。情報社会の今日の人類と、肉体労働が主要な時代の人々とでは淘汰圧が変化することは当然のことであり、未来にどのような遺伝子が適応的であるかなどは、容易には結論づけられない。現在のゲノム科学は人種理解も含めて優生学の根拠の多くが誤った「科学」の上にあったことを明らかにしつつある。

本著『生命の倫理』シリーズは巻を重ねるごとに頁数が増え、優生学の議論の比重が増えてきた。『生命の倫理――その規範を動かすもの』（二〇〇四年）では、広く生命操作の倫理、とりわけその倫理規範に焦点を合わせた議論を提供してきたつもりであった。しかし、書き終わってやり残したことが多く、二巻目で『生命の倫理2――優生学の時代を越えて』（二〇〇八年）というタイトルで優生学の歴史的分析、とりわけ科学との関わりと今日的問題を深めたのであった。二巻目で尽力された諸兄諸姉の優生学への知的な興味はさらに発展して、集約されたのがこの『生命の倫理3――優生政策の系譜』である。必ずしもシリーズものにする実態はないように思うが、読者にはこのように揺らぎながら進化してきた私たちの姿を含めてお読みいただきたい。

今回の出版で明らかにしようとした課題はいくつかある。ひとつは、優生学の生みの親F・ゴールトンの生地イギリスにおいては優生学の政策化がなされず、米国で政策化された要因を分析したいと考えた。第二には、米国とドイツの関わりは、S・キュールによって明らかにされているが、米国と日本、ドイツと日本、さらに日本からアジアへの系譜を明らかにしたいと考えて今回の企画をした。そのために二〇一〇年、「優生学と優生政策――米国・日本・アジア」というシンポジウムを二度にわたり開催した。今回の著者上杉忍、上杉佐代子、大坪寿美子、鐘月岑諸氏はその際のシンポジストでもあった。

第一部「欧米優生政策の成立」の第一―四章は、優生学はイギリスのゴールトンにはじまりながら、なぜ欧州ではなく米国でその政策化がはじまったのかという課題を解明すること、いわば優生政策の成立の現場をより明らかにしたいと考えての企画である。第一章の上杉忍氏による「アメリカにおける「優生政策」の歴史的脈絡」では、植民地を外にもって資源や生産利益の収奪をした欧州と異なる二十世紀初頭の米国の歴史背景を明らかにしている。フロンティアラインの消滅後、帝国主義的植民地主義の列強諸国に遅れて参入した米国においては、優生学は優秀な米国民の創出への社会改革でもあり、米国革新主義の時代と優生学の結合の時代でもあったことが議論されている。また、米国優生学は、十七世紀からある結婚法で黒人を厳しく排除した上での、移民労働者と貧困な白人層をターゲットとした優生政策であったことが明瞭に描かれている。第二章の上杉佐代子氏の「アメリカ合衆国の優生学と人種主義」は、米国社会における優生学の背景としての人種主義を深く掘り下げている。また、黒人奴隷からはじまり人種の坩堝である米国が人種観を確立し、さらに、工業化社会の中で白人の序列化を遂げてゆくのであるが、アメリカ遺伝学会の『遺伝ジャーナル』と優生記録局の刊行物『優生学ニュース』を資料として米国優生学者たちの人種観を克明に掘り起こし、氏の米国マイノリティー研究の蓄積の上に組み立てている。第三章の「人間改良のための優生学的断種――アメリカ優生学、日独との連携――」は二〇〇四年出版の『生命の倫理』以来、一貫して米国優生学の紹介ならびに議論を展開してきた本研究グループの牽引車であるカレン・J・シャフナー氏による。特に優生政策の推進役を担った人間改良財団と、そこで活躍したE・S・ガスニーおよびP・B・ポペノーに注目して検討されている。人間改良財団は国内における優生学の普及だけではなく、ドイツや日本など海外への普及活動にも関わってきた。特に彼らがドイツのカイザー・ヴィルヘルム人類学・優生学・民族遺伝学研究所長でもあったフリッツ・レンツらとかなり頻繁に連絡をとりあって情報交換をしていた様子が描かれている。また、日本との関係においては、早稲田大学教授でクリスチャンであり、また、社会大衆党党首でもあった安部磯雄との交流を描いている。第四章は北垣徹氏による「人間の再生――フランスにおける優生学の歴史――」である。『生命の倫理2』に続いて、フランス近代思想史から捉えられた興味深いフランス優生思想史となっている。フランスは隣国イギリスと異なり、社会ダーウィニズムよりむしろフランスが生み出したラマルク主義の影響があった。また、十九世紀半ばに台頭する公衆衛生学思想が優生学の下地になり、一九一二年に優生学協会を成立させている。第一次世界大戦によって優生運動は中断されながらも継続し、ナチ政権下ではあるが、一九四二年に婚前診断の義務が政策化されて今日にまで継続しているという。北垣氏はフランスの優生思想を紹介しながら「優生学を断種政策との関連のみで語ることにはある種の危険が伴う」とし、優生学の「両価性」や「雑種性」に目を向けるべきであるという。さらに北垣氏は優生学は「人間の再生」をめざす、より包括的な領域であるという大胆な問題提起を行っている。フランス優生学の人間性豊かな思想史を見るときに、近代遺伝学や進化論をとりこんだより新たな人間理解への努力と前進を見ることができるが、これは優生政策という負の歴史を辿った国々においても、この間、十九―二十世紀自然科学を基盤として形成してきた新しい人間観が普及したのである。優生学的人間観には人間理解の貧しさをも感じざるをえないのであるが、優生学に注目するあまり十九―二十世紀自然科学の展開の中で豊かな人間観が構築されてきた本流を見落とすとしたら本末転倒である。この章は、優生学研究において見落としがちであった視点を提供している。

第二部「日本優生学の由来」においては、米国のメトロポリタン州立大学において日本優生学の歴史研究に着実に業績を積んできた大坪寿美子氏による「日米優生学の接点　植物学者山内繁雄を中心にして」を第五章として冒頭に置いた。明治から大正期の日本の生物学は米国からの招聘教授も多く、日本の生物学者は米国で博士号をとることが少なくなかったが、山内繁雄もそのひとりである。山内は米国で日本女子大学校創設者の成瀬仁蔵と出会い、一方で紅藻類の研究を進めながら、優生学の普及と女子教育に尽力した。チャイルドの動物胚の勾配理論やプラナリアの再生などに強い興味をもち、メンデルの遺伝学やヴァイスマンの生殖細胞連続説にみられる遺伝決定論から、今日でいうエピジェネティックな視点へとアプローチし、後成説や環境説に傾いていったことからは生物学への山内の姿勢と彼の生命観、人間観をかいま見ることができ興味深い。大坪氏は日本の優生学運動が、アルコール中毒や花柳病の防止など女性の教育・権利運動と結びついた社会運動的側面があったことをかねてより指摘してきたが、その側面を山内繁雄を通して一層明確にしている。第六章はカレン・J・シャフナー氏による「日米優生学の連携の一例――ロズウェル・ヒル・ジョンソン――」である。ジョンソンは、アメリカの大学教育のために米国育種協会機関誌の『遺伝ジャーナル』の編集長をしていたP・B・ポペノーとの共著で『応用優生学』を書いた優生学研究者であり優生学の教育者である。彼は一九二七年から一九三一年の間に三回も来日しており、日本への優生学の普及のために日本全国を講演して歩いた。ジョンソンは優生政策の推進者として米国内で活躍したが、来日し優生学の普及と理解に尽力した唯一の外国人であったといってよい。彼は後には遺伝だけではなく環境も重視する改良的な考えをもつようになったとされたことも興味深い。第七章は河島幸夫氏が「ナチス優生政策と日本への影響――遺伝病子孫予防法から国民優生法へ――」とのタイトルで、ナチス優生政策の成立と日本における国民優生法成立への影響を明らかにした。河島氏は二〇〇四年以来『生命の倫理』シリーズにおいて、T４作戦・レーベンスボルンなどナチス優生政策を明らかにしてきた。第一次世界大戦の敗北と引き続く世界恐慌はドイツに危機的影響をあたえ、これらが決定的な要因となってヒトラー政権のもと遺伝病子孫予防法が成立し、「民族の血を劣化させる劣等分子」の除去のために、強制断種が始まったが、その断種は安楽死作戦へと変質した。河島氏は「ナチズムは社会ダーウィニズムの極限形態であった」と表現しているが、この章はヒトラー内閣の優生政策について資料に裏打ちされた説得力あふれる論文となっている。また、後半では日本の国民優生法とドイツの遺伝病子孫予防法の比較検討を行っている。法律上はよく対応しているが、実際のところは両国ではまったく異なる展開をしたことは興味深い。

第三部は「日本とアジアにおける優生政策の展開」である。第八章では中馬充子氏が「永井潜再考――優生学啓蒙活動の真相を探る――」として、日本の優生政策史の中心に在った永井潜について生涯を辿りながらその歴史的役割を明確にしようとしている。永井は一九一五年東京帝国大学医学部教授となり、一九三〇年民族衛生学会設立をなしとげ、厚生省官吏とともに国民優生法の原型を作成した人物である。さらに、台湾帝国大学医学部長、北京帝国大学医学部長を歴任し、アジアにおける優生学の指導的位置にあった。新聞記事年表作成とともに一次資料を積み重ねた労作である。第九章鐘月岑氏による「日本の占領地政策下における優生学」は、日本のアジア植民地支配における皇民化政策の推進において、多くの優生学者がその政策化のイデオローグであったことが明らかにされている。台湾総督府は植民地化に対する台湾人の反発を抑制するために内台共婚法によって混婚政策をとるが、古屋芳雄や永井潜など日本人優生学者と厚生省は反同化の立場にあり、大東亜共栄圏の実現とのダブルスタンダードに立った矛盾に満ちたものであったことを明らかにしている。付録として、蒋介石政府の人口政策が載せられているが、当時の中国為政者や知識人にも優生学が重要な位置づけをもって普及していたことが読み取られる。日本のアジア植民地政策のもとで、優生思想がどのように植民地支配の背景となったかを浮き彫りにしている秀作である。最終章である第十章は、山下智子氏による明治以後のハンセン病政策における断種に焦点を合わせた「ハンセン病をめぐる断種について」という論考である。ハンセン病と優生学の関係については、藤野豊氏が詳細な資料とともに『日本ファシズムと優生思想』を著し、また、日弁連は『ハンセン病問題に関する検証会議　最終報告書』として、ハンセン病の歴史と実態を集大成している。山下氏は、これらを踏まえてハンセン病の歴史を概括しながら、日本国家の「恥の病」として患者の絶滅を期した絶対終生隔離政策が進められる中で、一九一五年以来非合法的に進められてきた断種の実施に焦点を合わせて執筆している。また、厚生省官吏や帝国議会議員のハンセン病に対する「特殊な病気」という発言を辿りながら、その精神構造にある、「異人性」という文化人類学的文脈をもってハンセン病者への社会の差別構造の根幹を明らかにしている。

今日、らい菌のゲノム解析から人類発祥の地、東アフリカがハンセン病の起源であり、約一〇万年前まで辿ることができ、人類の発祥とともにあった病気であることが明らかになっている。[15] 高い視覚認識をもつ霊長類は、顔や唇、性皮（発情期の霊長類雌に見られる膨大し鮮紅色になる臀部の一部など）などの皮膚の色で病や死を回避しようとする本能的反応をもつのであり、恐らく人類史とともにハンセン病への忌避感を形成してきたと思われる。ハンセン病への根深い忌避心を、近代日本国家が推進した絶対終生隔離政策が増幅し、病者の苦しみを上塗りしてきた。また、感染症であるハンセン病への断種は「生まれなかった方がよかった者」という点で優生政策と共振し、国家による緩慢なジェノサイドであったことを山下氏は主張している。本書の最後には、中馬充子、カレン・J・シャフナー両氏が、優生学を中心に国別、項目別に作成した年表が載せられている。両氏が『生命の倫理』シリーズで取り上げられた項目を整理し、河島幸夫、北垣徹両氏の協力を得ながら、まとめたものである。今後の優生学研究に有効な利用がなされることを確信している。

二十世紀という時代の悲劇は常に人種や種族の差別意識をその構造のなかに持っている。いわば山下氏のいう「異人性」である。「部族社会本能仮説」（tribal social instincts hypothesis）によると、ヒトは部族社会への強い利他的行動をとる本能を持つ。[16] 一方、自分の部族以外に対しては取引と交渉があるが、それに失敗した場合には紛争が起こる。また、自分の身近な者への痛みには脳は強い反応性があるが、知らない者や嫌いな者、つまり「異人」の痛みにはそれほど情動を喚起されない。「異人」という識別はハンセン病者だけではなく、人種差別にもみられる原始的なヒトの心情である。戦争はこのようなヒトのもつ攻撃的な自然に依拠している。今日の生物学は、人類は水惑星地球上の四十億年の生命の進化史の果てにあるホモ・サピエンスという一種であるという人類像を築いてきた。国家や宗教の枠を超え、分断と紛争ではなく多文化主義にもとづく共生社会という理念に基づいて、人類をひとつの群れと認識することが可能になりつつある。二十世紀優生学の時代から大きく前進した人類社会を今日確認しながら、依然として広がっている貧困と差別の改善がなされることを願いつつ本書を皆様にお届けしたいと考えている。

最後に、原稿を依頼しながら、二年以上に亘り出版に至らなかった編者の怠慢と非力を執筆者の皆様や九州大学出版会の皆様、とりわけ奥野有希様に心からお詫びし、忍耐強くお付き合いいただいたことに深く感謝申しあげる。また、巻末の年表作成にあたり、長谷川由香里様に繁雑な作業をしていただいたことに感謝の意を表する。

付記　本研究は西南学院大学共同研究育成制度（「日本優生学の国際的系譜」研究代表カレン・J・シャフナー、平成二十三〜平成二十五年度）による助成を受けた。

ことわり
本書の本文ないし引用文の中には差別語に当たる言葉も使用されている。これは当時の時代状況をできるだけ正確に把握するためである。その点で読者のご理解をお願いする次第である。

編者　山崎喜代子

注

（1）遺伝子組換え生物とは遺伝子工学の技術を用いて遺伝子を操作された生物を指す。iPS細胞は遺伝子操作をされた細胞という意味である。減数分裂過程での遺伝子組換えは父母由来の相同染色体同士の組換えで、相同DNA組換えともいう。従って、初期化された遺伝子を導入することは遺伝子操作であり、遺伝子組換えである。

（2）iPS細胞は発癌性のリスクが高いので、c-Mycはl-Mycに換えたり、クロマチン修飾の薬剤に置き換え、発癌リスクを抑える努力をしている。

（3）理化学研究所の生命倫理委員会をすでに通過し、現在、先端医療センターの倫理審査委員会で審議が継続され、近く厚生労働省で審査される予定である。報道によると、網膜神経細胞が最初のiPS細胞の臨床例になるのは、眼球が比較的閉鎖系であり、予後観察によって癌化しても取りのぞくことができるためのようである。

（4）ダニエル・J・ケヴルズ『優生学の名のもとに――「人類改良」の悪夢の百年』（西俣総平訳、朝日新聞社、一九九三年）。

（5）カレン・J・シャフナー「よい血統の者と生まれなかったほうがよかった者――米国優生政策の歴史――」山崎喜代子編『生命の倫理――その規範を動かすもの――』（九州大学出版会、二〇〇四年）第八章参照、「人種主義に利用される科学――米国における優生学――」山崎喜代子編『生命の倫理2――優生学の時代を越えて――』（同、二〇〇八年）第三章参照。

（6）山崎喜代子「米国優生学の開拓者　ダヴェンポートと遺伝学」山崎喜代子編『生命の倫理2――優生学の時代を越えて――』（九州大学出版会、二〇〇八年）第二章参照。

（7）Ludmerer, Kenneth M. (1969) "American geneticists and the eugenics movement: 1905–1935", *J. of Hist. of Bio.*, 2, pp. 337-362.

（8）メンデル遺伝法則一〇〇年記念出版会編『遺伝学のあゆみ』（裳華房、一九七七年）、三二四頁参照。

（9）前掲書（8）三八二～三八三頁。保井忠七の子どもである保井コノは東京帝国大学において日本で初めて学位をとった女性研究者であり、この講座に副手として勤めていた。

（10）小熊捍「國立遺傳研究所設立の急務」『優生學』一九四号七～一〇頁（日本優生學會、一九四一年）。

（11）C・ダーウィン『人間の進化と性淘汰Ⅰ』（長谷川真理子訳、文一総合出版、二〇〇〇年）一四七～一五五頁。

（12）Bruder, C. E. et al. (2008) "Phenotypically Concordant and Discordant Monozygotic twins display different DNA copy-number-variation profiles", *Am. J. Hum. Genet.*, 82, pp. 736-771.

（13）坂井克之「認知の脳内メカニズム」浅島誠他編『現代生物科学入門　神経生物学』（岩波書店、二〇〇九年）一〇九～一六〇頁。

（14）Coop, G. (2009) "The Role of Geography in Human Adaptation", *PLoS Genet.*, 5(6): e1000500.

（15）Monot, M. (2009) "Comparative genomic and phylogeographic analysis of *Mycobacterium leprae*", *Nature Genetics* 41, pp. 1282-1289.

（16）Richerson, P. J., R. T. Boyd, & J. Henrich (2003) "Cultural evolution of human cooperation", In: *Genetic and Cultural Evolution of Cooperation*, ed. P. Hammerstein, pp. 358-388. The MIT Press, London.

目次

第二部　日本優生学の由来

第一部

欧米優生政策の成立

第一章

アメリカにおける「優生政策」の歴史的脈絡

上杉　忍

はじめに

人が人を生み出す「生殖」行為は、独立宣言に明記された「譲り渡すことができない」権利なのだろうか。あるいは、国家権力によって規制されうるものなのだろうか。

「奴隷」とは明記していなかったものの、事実上、奴隷の所有を認めていた合衆国憲法は、身体の自己所有権すら「譲り渡すことができない」権利とは認めていなかったのだから、「生殖」の権利をその権利に含めてはいなかったことは明らかである。よく知られているように南部奴隷州では、奴隷男女のかけ合わせによって子供を産ませることを重要な経済活動としていたし、白人男性による黒人女性に対するレイプと「混血児」の出産も南部社会の日常的文化として奴隷解放後も事実上、罰せられることなく定着していた。その後二十世紀の後半までアメリカ各州に残っていた異人種間結婚の禁止立法も、権力による生殖権の侵害そのものである。これら一連の生殖過程に対する権力の介入は、アメリカ南部における奴隷制社会の維持や、その後のアメリカ全土における有色人種に対するアメリカ主流社会からの排除の枢要な手段だった。

しかし、黒人奴隷制や人種隔離体制の維持を目的とした生殖過程への権力の介入の問題は、本章で扱う「優生学」に基づく諸政策（優生政策）とは同一線上で語ることはできない。「優生政策」に基づく生殖過程に対する権力の介入は、二十世紀に入り一九三〇年代末までに展開された（1）南・東欧系移民規制政策、（2）異人種間結婚の禁止、（3）強制断種によって構成されており、「優秀な白人を保護し、そうでない白人を駆除する」ことを目的としていた。この政策を促進していた人種改良財団のポール・ポペノーは、一九一三年公然と「生殖権は、譲渡されえない権利の一つではない。生物学の誕生によって独立宣言の感傷的主張は意義を失った。それは哲学者たちの夢想である」と主張し、「科学」の名の下に行われる権力による生殖権への介入を肯定した(1)。

周知のとおり、「優生政策」は、「アメリカ人」の「質の低下」に危機感を抱いた政治家や科学者が、「劣等な遺伝子」を駆除（断種）し、「優秀なアメリカ人」を創出するために、「アメリカ社会改造」計画の一つとして推進したものであり、「科学」の名の下の「国家権力による人権抑圧」の事例の一つだった。ここでいう「優秀なアメリカ人」になりうるとされたのは、「白人」に限られ、その創出のための政策には、黒人、先住民、アジア人、メキシコ人など「民主主義と自治の担い手になりえない劣等人種」とされた人々の「血」が、「白人」に混じることを権力によって阻止する政策（異人種間結婚の法による禁止）が不可欠だった。そのためには、当時なお、あいまいだった「白人」とは誰なのか、誰が「白人」ではないのかが明確にされなければならなかった。

すなわち、「優生政策」は、人種の優劣を論証しようとする「科学的」人種主義を基礎に据えつつ、「白人」概念を明確に設定する作業と並行しながら推進された。

ところが、その優生政策の基礎となる「科学」の非科学性は、まもなく専門家の間で明らかとなり、また、ドイツに輸出された「優生学」がナチス政権によって全面展開され、その最悪の様相を呈するに至り、「優生政策」

はアメリカで厳しい批判にさらされ、一九四〇年代には著しく衰退した。

しかし、第二次世界大戦後、新たな事態が現れた。社会福祉の負担軽減策として、福祉受給者に対する避妊と断種の半強制ないし、説得が、主に黒人社会福祉受給者に対して、しきりと行われるようになった。これもまた、権力による「生殖権」に対する介入ではあるが、本章が対象とする「優生政策」とは、区別して検討されるべき政策である。

本章は、以上に定義された限りでの「優生政策」の歴史的脈絡を描くことを目的としている。

一　大変動の時代の「アメリカ人の退化」とこれに対する反転攻勢

1　フロンティア・ラインの消滅

一八九〇年合衆国国勢調査局は、いわゆる「フロンティア・ライン」（定住者の集団のない未開拓地を結んだ線）の消滅を宣言した。一八九三年歴史家フレデリック・J・ターナーは、アメリカ社会をヨーロッパとは異なった独自の民主主義的で活力のある社会にしていたのは、原始的な状態にあるフロンティアでの「自然」との戦いによって形成された「アメリカ人」の諸特性のおかげであり、フロンティアの消滅は、「アメリカ人」の変質をもたらし、アメリカ史における重大な転機になりうると警告した。(2)

西部に残された「自由な土地」は、東部における経済発展の結果生じた階級矛盾に対する安全弁として機能してきた。一度失敗しても「西部でやり直せる」という夢をアメリカ人に提供しつづけてきたのである。それゆえ、フロンティアの消滅は、「安全弁」の消滅を予想させ、アメリカが「ヨーロッパのような階級闘争の社会」になってしまうとの危機感を強めた。ターナーは直接語ってはいないが、多様なヨーロッパ人移民を人種の坩堝に投げ込み、「アメリカ人」を生み出してきたのは、何よりも西部の「自然」との戦い、すなわち先住民から「自由な土地」を奪い取るための恒常的軍事対決の過程においてであった。様々な地域から入植してきたヨーロッパ移民の共通の敵との戦争こそが、「坩堝」を熱し「自由を愛する」アメリカ人を鋳造してきたのである。その意味で、「アメリカ人」は、最初から「戦争の文化」によって鋳造されてきたと言えよう。(3)

それゆえに、このようなフロンティアの消滅、すなわち敵の消滅と戦争の終結は、「アメリカ人の優れた特質」の退化を導くのではないかとの危機感を広めることになった。

2　南・東欧からの大量移民の到来

二十世紀への世紀転換期、欧米諸国で急激な資本主義的工業の発展がみられ、汽船・鉄道輸送に代表される運輸技術の発展に助けられて、工業中心部への世界的人口移動が起こった。南・東欧からの北アメリカへの移民は、一八九〇～一九二〇年に一、五〇〇万人に達し（アメリカ合衆国の総人口は一八九〇年約六、三〇〇万人、一九二〇年約一億六〇〇〇万人）、その大半が人口五〇万人以上の都市に殺到した。北部の工業都市の中には人口の過半数が外国生まれである都市が稀ではなかった。(4)

この時期のアメリカの工業発展は、この南・東欧移民労働力の供給によって可能となったのであるが、それは都市人口の急増と都市問題の表面化をもたらした。過密で不潔な住環境、伝染病の蔓延、高い乳児死亡率、犯罪率の高騰、移民人口の激増に伴う文化的・社会的軋轢の深まり、貧富の格差の顕在化、そして労働争議の頻発化が、白人中産階級の間で危機感を持って語られるようになった。

一方では、この過程で巨万の富を蓄えた一部のエリートは、ヨーロッパの貴族のように振る舞い、アメリカのエリートとしての責任を放棄するようになったとの嘆きの声も聞かれるようになった。これはまさに「アメリカの衰退、ヨーロッパ化」であった。「われわれは何のためにあの腐敗したヨーロッパから脱出して、健全な西洋文明の再生の場であるアメリカを建設してきたのか」との危機感が広がり、「アメリカの再建」が強く叫ばれるようになった。

ちなみに、英語を話さず、宗教的にも正教会やカトリック、ユダヤ教の信者が大半を占める南・東欧からの移民の大量到来は、特に大都市での既存のアメリカ人社会に大きな衝撃を与えた。そして、二十世紀には「白人」として扱われるようになっていく彼らは、従来の「アメリカ白人」とは異なった劣等人種だとする観念が当時はなお広がっていた。(5)

一九〇七年以後、彼らは、上院移民委員会によって「新移民」として分類され、それ以前のヨーロッパ移民とは区別されるようになった。(6)

3　革新主義運動、社会主義運動

十九世紀後半の鉄鋼業や電気機械工業を基軸とする製造業は、第二次産業革命と呼ばれるような飛躍的発展を遂げ、アメリカを世界第一の工業国家に押し上げた。その過程で産業の独占と金融資本による支配の強化が顕著となり、同時に彼らの金権的な政治支配は、都市における移民票に依拠したボス・マシーンの腐敗政治とともに、アメリカ民主主義の危機の兆候と認識され、無政府的な経済行為に対する政府の規制をはじめとする政治・社会改革の必要が叫ばれるようになった。また前記のような都市における諸問題の顕在化に対処する、さまざまな草の根の改革運動が高揚した。

そして、強力な全国政府による社会・経済への介入による改革（革新主義）を主張する元大統領セオドア・

ローズヴェルト（在任一九〇一～一九〇九年）は、一九一二年共和党を割って革新党を創設し、大統領選挙に出馬した。彼は、この選挙で、民主党のウッドロー・ウィルソン（四二パーセント獲得）に敗れはしたものの、共和党の候補よりも多くの票（二七パーセント）を獲得し、「革新主義」は何らかの形で、ウィルソン大統領をはじめ多くの政治家にも受け入れられる政治思潮となった。

また、この時期に社会主義運動も活発化し、アメリカ史上かつてなくその影響力を拡大した。一九一二年の大統領選挙では、社会党のユージン・デブスが、投票総数の六パーセントに当たる九〇万票を得た。また当時、工業都市を中心に、地方議会で社会党が進出した。(7)

4　帝国主義的緊張の高まり

産業革命をいち早く達成し、列強諸国の覇権闘争に勝利したイギリスは、十九世紀中葉には「パクス・ブリタニカ」と呼ばれる「イギリスの力による世界平和」体制を確立したが、十九世紀後半に入ると、ドイツ、アメリカ、フランス、日本、ロシアなどの諸列強の追い上げを受け、十九世紀末には、世界は狭義の意味での「帝国主義」と呼ばれる合従連衡の時代に入った。諸列強は、原料資源と商品市場の独占的確保を目指して、世界諸地域を「植民地」として囲い込むべくしのぎを削るようになった。

アメリカは、遅れて競争に参加した帝国主義国として、その経済的優越性に依拠して「自由貿易」「門戸開放」（植民地の特定宗主国による囲い込み反対）を旗印に、世界の分割闘争に参入した。その第一歩が、スペインが支配していたキューバとフィリピンでの独立運動への介入を名目として一八九八年に始まった米西戦争だった。彼らは、この戦争を契機にイギリスを押しのけて中米・カリブ海域に覇権を拡大し、太平洋に中国進出の基盤を確保した。

この「帝国主義的対外戦争」こそは、「勇敢なアメリカ人らしさの喪失」、「女々しいヨーロッパ人化」を反転させ、多様なヨーロッパ移民の坩堝から生み出された「優秀なアメリカ人」を創出する政策の原動力だった。(8)

5　南部農村から北部工業都市への黒人の大量移住と東南欧系移民の「白人化」

第一次世界大戦によって、ヨーロッパからの移民が途絶すると、戦争特需でフル回転していたアメリカの製造業は、歴史上初めて南部農村の黒人をその労働力として吸引するようになった。南部からの北部への黒人移住者は、一九一五年から一九三〇年までに約一五〇万人であり、その多くが、「新移民」や「白人」の最底辺に位置づけられてきたアイルランド系などの移民が居住していた北部工業都市に殺到し、彼らとの小競り合いが繰り返された。

戦時中、製造業の機械化を進め、女性と黒人の労働力を確保したことによって、戦後、従来ほどには南・東欧移民を必要としなくなった産業界は、南・東欧からの移民規制に抵抗しなくなり、一九二四年移民規制法が成立し、南・東欧移民が大幅に制限されるようになった。この移民規制法を境に、すでにアメリカに居住していた南・東欧移民のアメリカ社会への受け入れと同化が急速に進み、彼らはアメリカ市民を構成する「白人」として扱われるようになった。それと軌を一にして、今度は大都市における黒人やアジア人に対する排除の体系化が進んだ。(9)たとえば、黒人移住先の中心地だったシカゴでは、一九二〇年代以後、明確な人種隔離体制が確立した。(10)

そして、一九二一年以後、インド人や中国人を「白人ではない」とする裁判所の判決が次々と下された。一七九一年の「移民・帰化法」によれば、アメリカに帰化することができるのは、「自由な白人」に限定されていたが、長いこと「自由な白人」とは何かをめぐって明確な判断基準が示されず、しかも帰化を認可する権限が一九〇七年までは各州政府に任されていた。一九〇九年から一九二〇年の一一年間に二三件の帰化資格訴訟があり、そのうち一〇件で「白人性」が承認された。色が白い中国人が「白人」と見なされ、あるいは、コーカソイドであるインド人が「白人」と見なされたのである。しかし、一九二一年以後、彼らの「白人性」を認める判決は一挙に減り、一九二三年「インド人サインド氏は、ヨーロッパ出身のコーカソイドではないので、白人ではない」とする最高裁判所の判決が下され、その「白人」の概念が合衆国政府の最終的判断として確定された。すなわち「白人」とは肌の色による人間集団区分ではなく、ヨーロッパ出身のコーカソイドという「人種」となったのである。[11]

二 「優秀な」アメリカ人の創出

1 創世記から進化論へ

一八五九年チャールズ・ダーウィンが『種の起源』を発表して以来、「進化論」は西洋世界で大きな影響力を持つようになった。

しかし、アメリカでは、聖書の創世記を絶対視する人々が根強い影響力を持ち、高等教育においてはさておき、初等・中等教育の分野では、「進化論」教育は、今日なお強力な抵抗を受け続けている。一九二五年、テネシー州デイトンで行われた「スコープス裁判」では、公立学校で進化論教育を行った高校教師スコープスが裁判にかけられ、全国的な注目を集めた。[12] その後も特に南部を中心に州法による「進化論教育」禁止は続き、いくつかの州では一九六〇年代まで存続していた。さらに、一九七〇年代後半に入ると、宗教原理主義再生の圧力を受けて、いくつかの州では、公立学校で「進化論」を教えるのに並行して必ず「創世記」を教えなければならないとする法律を制定した。また、一九九〇年代には、「創世記」の押し付けに対する異論を回避する「インテリジェント・デザイン」（宇宙や生命を設計し創造した偉大な知性の存在を主張）という考え方が台頭し、キリスト教原理主義勢力の政治的支持を受けていたジョージ・ブッシュ大統領（当時）もこの考え方への支持を表明した。

二十世紀への世紀転換期に始まった「優生政策」は、ダーウィンの進化論を「合理的かつ実際的に」応用したものであり「宗教的迷信（創世記）に対する『科学』の勝利」だと位置付けられて始まった[13]。言い換えると、アメリカの伝統的保守主義の中核に位置している宗教的原理主義者は、その教義に忠実である限りは、「優生政策」とは根本的に相いれない関係にあることを確認しておく必要がある。「優生政策」は、「神が司るべき生殖の過程」に対する「近代科学」の名の下に行われた「人間（国家）による介入」だからである[14]。

2　自然淘汰論から管理された「アメリカ人の創出」へ

次に十九世紀末から二十世紀初頭にかけてもてはやされた、生存競争による適者生存の理論を社会に適用しようとする「社会ダーウィニズム」と「優生政策」との関係について触れておきたい。社会ダーウィニズムを主張する人々は、慈善や社会福祉政策による「弱者」救済は、自然淘汰の法則を曲げ、社会の進歩を妨げると主張してきた。そしてこのような考え方は、今日においても「弱者」に対する社会福祉政策への抵抗の論理の根底にひそかに沈殿している[15]。

すでに述べたとおり、「優生政策」は、世紀転換期に顕著となった犯罪や貧困、疾病などに現れた社会問題に対する対策を「優秀なアメリカ人」を創出する国家政策によって達成しようとしたものだが、社会ダーウィニズムは、国家の介入を否定し、弱者が自然に淘汰されるのに任せるべきだとしていたわけであるから、両者は論理的には真っ向から対立していた。

「アメリカ人」を生み出す「人種の坩堝」は、ただ熱するだけでなく、「科学的」に厳しく管理せねば「優秀なアメリカ人」は鋳造されえないとするのが「優生政策」の立場である。その意味で、「優生政策」はアメリカの伝統的な「小さな政府」による自由放任政策からの決別、「大きな政府」による管理された「アメリカ人、アメリカ社会」の創造という新しい考え方に基づいている。

しかし、両者は、ともに「劣等な者は社会の負担となり、社会進歩を妨げるが故に、この社会から駆除されるべきだ」と考え、「強者」あるいは「エリート」がこの社会を管理することを大前提としており、「弱者」の主体性を認めない点で一致している。

3　移民・帰化政策の強化、そして「優生政策」

「優秀なアメリカ人」の創出には、政府が関わることが不可欠だとの認識がアメリカで支配的になったのは、二十世紀への世紀転換期だった。それは、すでに述べたように、顕在化していた社会問題の一因を「アメリカ人の退化」に求める人々の問題意識を反映していた。「進化論」や「メンデルの遺伝学」[16]を根拠とした「貧困や犯罪、疾病、精神的欠陥は遺伝し、放置すれば再生産される」とする危機意識がその原動力だった。

そのために採用された政策には、まず「劣性遺伝子」を持つ者の入国を規制する移民法があった。それは連邦政府の権限内の「優秀なアメリカ人創出」政策だった。一八八〇年合衆国センサスにおいて精神薄弱者に対する詳細な調査が始まったことは、連邦政府による「アメリカ人の質」の管理責任が意識され始めたことを意味していた。一八八二年の中国人移民規制法とともに制定された一般移民法では、「白痴、精神異常者、犯罪人」などの入国禁止が定められ、一九〇七年には、それまで各州に任されていた帰化管理政策が、連邦政府の権限に統合され、以後、帰化が可能な「自由な白人」の定義が明確化される道が切り拓かれた。[17]

これまでも出身地域の文化を「脱ぎ捨て」、「市民的自由の理念を理解し」、「英語を身につける」ことが「アメリカ人」になるための必須条件だとして移民に強制されてきたが、一九一七年移民法では、帰化のための読み書きテストが課せられることになった。移民からヨーロッパ性を脱色し、アメリカ化するために公立学校や教会が重要な役割を果たした。

なお、当時すでに、カトリック教徒やユダヤ教徒であっても、「自由な白人」であれば「アメリカ人」になることは、可能だとする空気が広がっていた。一九〇八年ニューヨークのブロードウェイで上演されたイスラエル・ザングウィルの戯曲『メルティング・ポット』は、ロシアのユダヤ人移民一世デイヴィッド・キザーノが、ロシア文化、ユダヤ文化を克服し、「アメリカ人」になっていく姿を描き、大きな反響を呼んだ。上演当時、大統領だったセオドア・ローズヴェルトもこの演劇のメッセージに積極的に賛同した。(18)

このような脈絡で登場する「優れたアメリカ人」創出を目的とする「断種政策」は、連邦政府の権限によって直接行われることはなかったが、各州が法律を次々と制定し、連邦裁判所がこれを合憲だと判断して実施され続けた。たとえば、優生学的不適者の断種を強制する「断種法」を制定する州は一九一〇年代に急増し始め、一九二七年には連邦最高裁判所が、八対一でこれに合憲判決を下した。そして一九三〇年代の半ばまでに三二州で採用されるに至った。(19)一九四四年までに全国で四二、六〇〇人が断種されたが、断種を最も多く実施したのはカリフォルニア州で、この州だけで一七、二〇〇人が断種された。(20)ナチスがドイツの科学者から与えられた情報は、カリフォルニアでの実践に基づくものだったと言われている。(21)

もう一つの主要な「優生政策」である異人種間結婚の禁止は、すでに一六六〇年代から存在しており、十九世紀の初頭には奴隷制地域以外でも行われていたが、特に南北戦争以後、異人種間結婚は一層タブー視されるようになっていた。(22)そして、一九一三年には四一州が異人種間結婚を禁止しており、この前の年には、ジョージア州の下院議員が異人種間結婚の禁止を憲法修正で定めるよう提案した。この提案は実現しなかったが、一九四五年以後も二九州で異人種間結婚が禁止されていた。最高裁判所が異人種間結婚の禁止は違憲だとの判決を下したのは、一九四八年のカリフォルニア州法に対する判決が最初だったが、一九六七年には、連邦レベルで全ての異人種間結婚禁止州法が違憲判決を受けた[23]。

以上に述べてきた「優生政策」の展開は、「大きな政府」による社会の組織化・合理化を目指す「革新主義」政策と深いつながりを持っていた。そこで、次に、「革新主義」の基本的特徴と「優生政策」との関わりについて触れておきたい。

三　第一次世界大戦から「反動」の一九二〇年代へ

1　革新主義と第一次世界大戦

革新主義の運動と政策は、二十世紀初頭に「独占が経済的進歩と競争を窒息させ、経済的な貴族階級が共和国を危うくさせている」との危機意識を底流にして始まった。その担い手や、課題意識は多様であり、社会主義に近い改革運動から、上からの効率的管理を通じて資本主義を再生させようとする政治家までが含まれ、その性格規定は、長いこと歴史家を悩ませてきた課題だった[24]。

しかし、共通していたことは、伝統的な「国家による規制は小さければ小さいほど良い」という考え方を否定し、「国家は道徳的な仲介者」であれとし、市場の横暴から市民を守る連邦政府の「積極国家政策」を肯定したことである。

連邦権力の拡張は、この時期に矢継ぎ早に行われ、一九〇七年には、移民・帰化管理権限が連邦政府に集中させられたのをはじめ、一九〇八年には連邦最高裁判所が、従来政府による労働時間規制を「契約の自由の侵害」として否定してきた前例を覆し、女性の最長労働時間法を合憲とした。また、一九〇九年には連邦所得税法が成立し、一九一三年には、憲法修正第一六条として確定された。

この改革運動は、政治を利益集団間の利益配分闘争の場とすることをやめ、全国民的利益の立場に立って政治権力を執行できるようにすることを求め、「女性の政治参加」を認める代わりに、「市民社会の担い手としての資格のない」人々の政治参加排除を肯定した。彼らの中には、政治腐敗に対する改革として、「読み書きテスト」による南部の黒人からの参政権剝奪だけでなく、「新移民」の参政権規制に積極的に賛成した者が多かった。また、彼らは、専門家による効率的な統治を重視し、一般市民の政治参加による民主主義の拡大よりは、結果としての合理性を尊重する傾向が強かった[25]。

すなわち「エリート」による社会改造を積極的に推し進める革新主義者の中には、社会問題の解決には「科学」に基づく優生学的改善策が有効だと考える者が多く、彼らは、「アメリカ人の改造」のための生殖過程への政府の介入を歓迎した。しかし、革新主義者の中には、「新移民」についての相対立する考え方がなお拮抗していた。一方には、「新移民の問題」は、環境のゆえに生み出されたものであり、国家が彼らのアメリカへの適応を統御すべきであるとする「環境派」がおり、他方には、彼ら「新移民」は生来（遺伝）的に「同化不能な外国人」であり、彼らをアメリカに受け入れれば、アメリカ人の質の劣化は避けられないから、排除するべきだとする「生得派」がいた[26]。

「革新主義」政策に対する抵抗はなお根強かったが、第一次世界大戦は、「革新主義者」にとっての理想的状況をもたらし、彼らは支配的な地位に押し上げられた。

この戦争は、かつてない規模での国民総動員を必要とし、連邦政府の経済・社会・文化に対する管理権を一気に拡大した。労働者は、戦争への協力（愛国心）を求められる代わりに組織化され、外国生まれの労働者が大量に組合に参加した。また、彼らの多くが軍隊に編入された。開戦後一年半のうちに十八歳以上の男子二、四〇〇万人が徴兵され、そのうち五〇〇万人が従軍したが、外国生まれの者は、そのうちの一八パーセントを占めていた。彼らは、軍隊という最も効率的な「人種の坩堝」に投げ込まれ、英語の習得をはじめ彼らのアメリカ化が一挙に進んだ。[27] 政府は移民に対して母国への思いをとるか、アメリカをとるのかを迫り、アメリカへの忠誠を態度で示さない者を容赦なく締め付けた。[28]

戦争を通じて、南・東欧系移民の「アメリカ化」が急速に進むとともに、戦時中から始まった南部農村黒人の北部工業都市への大量移住によって、先住民、黒人、アジア人、メキシコ人などの有色人集団と南・東欧系「新移民」を含めた「アメリカ白人」との境界線が全国的な規範としてより厳しく明確に引かれるようになった。

2　一九二〇年代の反ラディカリズム「優生学」の勝利

戦争が終わるとすぐ「新移民」が多く従事する産業で労働運動が頻発し、先鋭化した。ロシアで、ほとんど誰もが予想しなかったボルシェヴィキ革命が発生し、「新移民」を通じてラディカリズムが持ち込まれるとの「赤の恐怖」が煽られるようになり、ここに「優生学者」の活躍の場が大きく広がった。当時の優生学は、ラディカル分子と「劣等な生殖質」を保有する人口集団に共通性を見出し、「赤の恐怖」に「科学的な」根拠を与え、「赤の恐怖に対するアメリカの防衛線は、純粋なノルディック血統の維持」であると論じた。戦時中から大規模に行われるようになった「知能テスト」の結果も、人種差別的「科学」の根拠として利用された。こうして、一九二四年を最終とする一連の移民規制法が次々と制定され、東南欧とアジアからの移民の受け入れが大幅に抑制されるようになった。これは、反ラディカリズムと優生学の連合の勝利を意味した[29]。

ただし、すでに述べたように、このような法律が議会を通過するようになった最大の要因は、産業界がもはや大量の低賃金労働力をヨーロッパに求める必要がなくなり、ラディカリズム抑圧のためにも移民規制論者との協調が可能になったからであり、南・東欧移民に対する民衆の拒否反応の激化のみがその推進力となったわけではない。この移民法では、低賃金労働力の大量流入を必要としていたカリフォルニアをはじめとする極西部農業利権集団の圧力を受けて、メキシコ人を中心とするアメリカ大陸からの移民を有色人種であってもほとんど無制限に受け入れた。そのことは、移民法が必ずしも人種差別的排外主義によってのみ推進されたわけではなかったことを示していた。

また、たしかに一九二四年の移民法は、「排除の論理の勝利」を意味したが、すでに述べたように、それは、同時に南・東欧移民のアメリカへの「包摂の進行」をも意味していた。カトリックやユダヤ教徒を排斥する一九二〇年代のクー・クラックス・クランのごとき「白人、アングロ・サクソン、プロテスタントの一〇〇パーセント・アメリカニズム」は、アメリカ文化の主流から、次第に地方の周縁社会へと追いやられていった[30]。

よく知られている通り、一九二〇年代に入ると先鋭な労働運動は抑制され、社会主義者・無政府主義者に対する徹底的な弾圧を通じて、「平常への回帰」が実現された。そして革新主義は後退し、産業界による政府支配が強化された。しかし、もはや「積極国家」体制はしっかりとアメリカ社会に根をおろしていた。そして、「革新主義」のイデオロギーに支えられた「優生政策」は、一九二〇年代に入ってむしろ強化され、たとえば、「断種」は、全国的に急増した。また、「すぐれた遺伝子」をもつ白人中産階級の女性が、社会進出に熱心なあまり家庭を軽視し、出産を控える傾向があることを糾弾する声が高まった。

おわりに

「はじめに」で述べたように、優生学は、一九三〇年代に入るとその「非科学性」を、生物学者のみならず人類学者からも指摘されるようになり、また、ドイツのナチス政権の「優生政策」のおぞましい人権侵害が明らかにされるに至って、アメリカでは、第二次世界大戦以後、急速に衰退した。その基底には、第二次世界大戦と戦後の植民地解放運動、アメリカにおける公民権運動を通じて、「優生学」を根底から支えていた「科学的」人種主義が揺らぎ、少なくとも建前として「人種の平等」が受容され、アメリカの規範として「多文化主義」が採用されるようになる過程が存在した。

ただし、その「非科学性」が克服されれば、生殖過程への国家権力の介入は許されるべきことなのか、また「生殖権」は、独立宣言にいう「譲り渡すことができない」人権の中に含まれるものなのかについては、なお、明確にはなっていない。それは、中絶の権利をめぐる激しい政治闘争をみれば明らかであろう。

また「優生政策」が依拠した通俗的遺伝学の「常識」が、なお大衆の意識の中に深く沈殿していることは、巷で「DNA」という言葉が、社会現象や文化を説明する際に不用意に、日常的に用いられていることからも明白であろう。

注

（1）スティーヴン・トロンブレイ著・藤田眞理子訳『優生思想の歴史』（明石書店、二〇〇〇年）九六頁。

（2）「フレデリック・J・ターナーのフロンティア学説（一八九三年）」『史料が語るアメリカ、一五八四―一九八八年』（有斐閣、一九八九年）一二七～一二九頁。

（3）ただし、アメリカ国民がお互いに戦った南北戦争は、「アメリカ人」意識を強めるのではなく、「南部」「北部」という地域意識を強化する結果をもたらした。確かに、南北戦争は、州の緩やかな連合体としての合衆国を統一し、一つの合衆国を形成する上で大きな役割を果たしたが、南部諸州の北部諸州による制圧・占領という形を取らざるを得なかったために、後々まで「南部人」と「ヤンキー」との対立感情を残すこととなった。この対立感情は、一八九八年の米西戦争によってようやく解消されることとなった。それは、南部の黒人をアメリカ市民から除外し（人種隔離の原則と黒人の参政権の事実上の剝奪などによって）、南部白人の支配の下に従属させることを北部の支配層が容認することによって可能となった。

（4）一九二〇年、外国生まれの人口は、全人口の一三・二パーセントを占めていた。ヴィンセント・N・パリーロ著・富田虎男訳『多様性の国アメリカ』（明石書店、一九九七年）二五九頁。

（5）「白人」という概念は、「誰が白人でないか」を明確にする過程で確立されていったものだった。たとえば、「白い黒ん坊」（White Nigger）と蔑称されてきたアイルランド系移民は、中国系移民や黒人を排撃し、彼らとは異なった「自由な移民」であることを主張する過程で、「白人」として受け入れられていく。南・東欧系移民も、二十世紀に入り中国人やインド人が「白人ではない」との裁判所の判決が下るのと並行して、「白人」と認められるようになっていく。

（6）中野耕太郎「新移民とホワイトネス――二十世紀初頭の『人種』と『カラー』」、川島正樹編『アメリカニズムと人種』（名古屋大学出版会、二〇〇五年）一四一頁。

（7）Gilmore, Glenda Elizabeth, ed., *Who Were the Progressives?* Bedford/St. Martin's, 2002, pp. 10-11. 戦争に反対した社会党は、一九一七年秋の選挙では、ニューヨーク市長選挙で二二パーセントの票を確保し、州議会に一〇人を当選させた。また、オハイオ、ペンシルヴァニアの工業都市で二〇～五〇パーセントの票を確保した。上杉忍『二次大戦下の「アメリカ民主主義」――総力戦の中の自由』（講談社選書メチエ、二〇〇〇年）四一頁。

（8）Gary Gerstle, *American Crucible: Race and Nation in the Twentieth Century*, Princeton University Press, 2001, pp. 25-32.

（9）*Ibid.*, p. 113.

（10）中野耕太郎、前掲論文、一五五頁。

（11）同右、一五一～一五四、一六〇頁。

（12）進化論教育を禁止する州法に違反したスコープスは有罪判決を受けた。

（13）スティーヴン・トロンブレイ、前掲書、九五頁。

(14) ただし、当時の宗教的原理主義者が、「断種」などの優生政策に対して「神に対する冒とく」として激しく攻撃した形跡は見当たらない。これと比較すると、「中絶」に反対するために中絶医の襲撃・暗殺を繰り返した近年の宗教原理主義者の行為は、彼らが抱える危機意識の深さを感じさせる。

(15) 社会ダーウィニズム主義のアメリカでの特徴は、その意識の根底に人種差別的意識がしっかり根付いていることである。「富の再配分は、国家権力による富の略奪だ」とする今日の「茶会運動」の反福祉運動の主張には、「怠け者の黒人に、まじめに働いている白人の富を奪ってばらまくことは不当だ」というメッセージが陰に陽に隠されている。

(16) 優生政策を積極的に主張し、その「論拠」を提示したチャールズ・B・ダヴェンポートが、「メンデルの遺伝法則」再発見の年である一九〇〇年、ヒトへの適用の実験的手法導入を提言したことが、「危機意識」を煽る上で大きな動因となっていた。山崎喜代子「米国優生学の開拓者　ダヴェンポートと遺伝学」、『生命の倫理2――優生学の時代を越えて』(九州大学出版会、二〇〇八年)四二、四三頁。

(17) 貴堂嘉之「移民国家アメリカの『国民』管理の技法と『生―権力』――人種主義と優生学――」、古矢旬、山田史郎編『権力と暴力』(シリーズ・アメリカ研究の越境、第二巻、ミネルヴァ書房、二〇〇七年)一四五頁。

(18) Gerstle, pp. 50, 51.

(19) 上杉佐代子「アメリカ合衆国における生殖のコントロールと人種関係――優生学と優生思想をめぐって――」、服藤早苗、三成美保編『権力と身体』(ジェンダー史叢書1、明石書店、二〇一一年)一三一頁。

(20) スティーヴン・トロンブレイ、前掲書、八八頁。

(21) 貴堂嘉之、前掲論文、一三六頁。

(22) 言うまでもなく、このタブーとは、白人男性と黒人女性の性的関係と「混血児」の出産を意味するものではなかった。現にこのような現象は無数に存在していた。「混血児」は黒人社会に吸収されるので、社会秩序を乱す要因になることはなかった。しかし、白人女性と黒人男性との性的結合は、白黒二項対立のアメリカ社会の秩序に混乱を引き起こす危険があったからこそ「タブー」となったのである。白人女性を白人男性の独占的支配下に置くことは、この社会の家父長制体制と人種差別体制に支えられた階級支配体制を維持するうえで決定的に重要なことだった。

(23) 松本悠子「『人種』と結婚――人種混淆をめぐる政治学」、川島正樹編『アメリカニズムと人種』(名古屋大学出版会、二〇〇五年)二五一～二五八頁。

(24) Gilmore, pp. 3-24.

(25) *Ibid.*, p. 17, Eric Foner, *The Story of American Freedom*, W. W. Norton & Company, 1998, pp. 152-161, 邦訳『アメリカ　自由の物語』

（岩波書店、二〇〇八年）二二一～二三四頁。
(26) 両者は、第一次世界大戦までは拮抗していたが、移民政策に関して言えば、戦後、一気に「生得派」が指導権を握ることとなった。中野耕太郎、前掲論文、一四五頁。
(27) Gerstle, p. 84.
(28) 中野耕太郎「戦争とアメリカ化――第一次世界大戦と多元的国民国家統合――」、上杉忍、巽孝之編『アメリカの文明と自画像』（シリーズ・アメリカ研究の越境、第一巻、ミネルヴァ書房、二〇〇六年）一八三頁。
(29) 中野耕太郎「新移民とホワイトネス――二十世紀初頭の『人種』と『カラー』」一五七～一五八頁。
(30) 古矢旬『アメリカニズム――「普遍国家」のナショナリズム』（東京大学出版会、二〇〇二年）三七～四一、一二五頁。

第二章　アメリカ合衆国の優生学と人種主義

上杉　佐代子

はじめに

優生学は、人間の身体的、精神的および行動上の特質は、遺伝的性質の操作によって改善されうるという思想に基づき、生殖のコントロールを通して、「適者」とみなされる個人やグループの出産を選択的に奨励する一方、「不適者」とみなされる個人やグループの出産を抑制・禁絶しようとするイデオロギーと実践である。

優生政策としては、強制断種政策が注目され、アメリカ合衆国では他のヨーロッパ諸国にさきがけ、広範に実施されたことが解明されている。一方、優生学者やその思考を信奉する優生主義者[1]は、そのほかの方策も提唱していた。積極的優生学の一環として「適者」とみなされる両親から生まれた子どもを顕彰する「優良赤ちゃんコンテスト」などもその一例である。また、バースコントロール（産児調節）運動に対しても、「適者」に広まるのを懸念する一方、「不適者」に適用されることを期待する優生学者もいた。

アメリカにおいて、優生学者が強い関心を寄せたその他の社会政策には、移民規制と異人種間結婚がある。これらは、優生主義者だけの関心事ではなかったが、他の勢力と共振、協働しながら、それに「科学的」根拠を付与して言説を補強することによって、優生学者が連邦政府や州政府の政策に影響を及ぼしたものだった。

移民制限と生殖のコントロールは一見直接関係ないように見えるが、十九世紀の末から急増した南および東ヨーロッパ（以下、南・東欧と表記）からの移民に対し、優生学者はヨーロッパ系白人の間に序列を付け、南・東欧人を劣等なものとみて、流入の制限に動いた。そして、一九二四年、事実上南・東欧（および日本を主とするアジア）からの移民を制限する移民法が通過した。異人種間結婚については、アフリカ系アメリカ人と白人の性関係が主要な関心の的だった。[2] 異人種間結婚の禁止は、すでに多くの州で法制化されていたため優生学者が活動する余地はあまりなかったが、異なる人種の混血については、「異種混合」として非常に高い関心を寄せていた。

優生学の祖フランシス・ゴールトン（Francis Galton）はじめ、優生学者や優生主義者の多くが人種差別主義者であったことはよく知られているが、[3] 優生学と人種主義はどのような論理で連結していたのだろうか。[4] 生得の資質を固定したものとして人を生まれで差別することは、言語や文化の相異を肌の色や頭髪などの外見的特徴と連関させて、グループ間の生物的特徴に区分して差別することにつながる。優生学と人種差別主義のつながりは自明のように見えるが、いったい彼らはどのような論理で優生学と人種差別を結びつけたのだろうか。彼らは、そこにどのような「科学的」根拠を見出したのだろうか。否、それは科学と言えるものだったのだろうか。

移民規制や異人種間結婚に関する優生学者の言説は、当然のことながら、当時のアメリカにおける人種をめぐる言説の場の申し子であり、同時にまた、それを形成する要素でもあった。優生学者の人種言説を同時代のアメリカの文脈で読み解くことで、優生学の本質に近づくことができるのではないだろうか。本章では、主に優生学者の雑誌、*Journal of Heredity* および *Eugenical News* に現れた優生学者の南・東欧移民に関する言説と異人種間結婚に関する議論を検討することによって（創刊から一九二〇年代を対象とする）、アメリカにおける優生学とアメリカ人種差別意識の関係を解析したい。

Journal of Heredity（『遺伝ジャーナル』）は「アメリカ遺伝協会」（American Genetic Association）の月刊誌である。「アメリカ遺伝協会」の前身は「アメリカ育種家協会」（American Breeders Association）で、一九一三年に名称変更が決定され、それに伴い雑誌名も *American Breeders Magazine* から *Journal of Heredity* に変更された。本誌に登場する論文の大部分は動植物の育種や遺伝に関するものであるが、人間の遺伝に関しても、ほぼ各号に登場する。そのほとんどが優生学的なものである。一九一三年以降、カリフォルニアにおける優生断種政策推進者ポール・ポペノー（Paul Popenoe）が編集に関わっており、当誌書評で取り上げられた著作の大半は優生学に関するものである。E・ブラック（Edwin Black）は、アメリカの育種学者はメンデルの法則を歪めて優生学にし、人間の遺伝学に包摂したため、優生学と人間の遺伝学は、合衆国では同義語になった、と指摘する。[5]『遺伝ジャーナル』に登場する動植物の育種に関する論文の学問的価値については筆者が関与できる領域ではないが、人間の遺伝に関する記事は、実験科学というよりも当時の社会統計や調査に一部依存しつつ、通俗的概念に基づいた評論的なものが大部分である。

Eugenical News（『優生学ニュース』）は一九一六年一月より優生学記録局（Eugenics Record Office）から発行された月刊誌で、優生学者、優生主義者の情報交換を目的とした。優生学記録局は毎夏フィールドワーカーを訓練したが、こうした優生学記録局の活動報告に加え、フィールドワーカーによる家系調査結果報告や州の優生法に関する情報などが掲載されている。また、短い評論も多く、トピックは病気や精神疾患、「精神薄弱」などの遺伝、知能テスト、非行問題、出生率や結婚、人種の特性や移民問題、そして優生断種法など多岐にわたっている。優生学記録局局長チャールズ・ダヴェンポート（Charles B. Davenport）や副局長ハリー・ロフリン（Harry H.

Laughlin）によるものと思われる無署名記事がほとんどで、次から次へと遺伝の重要性と階級や「人種」による優劣の差が述べられており、優生学者の思考が直截に語られている。

一　アメリカの「レイス」思考

1 「レイス」の構築

英語のrace（以下、レイスと表記）は今日では「人種」と訳され、黒人種、白人種、黄色人種などに大別される人間集団を表すものと理解されている。しかしその語源に遡ってみると、当初のレイスの意味と近代におけるレイス概念の発達との関連が見える。歴史家T・リウ（Tessie Liu）の指摘によれば、“race”は辞書上第一義的に「家族、家、親族など共通の祖先を持つ一定のグループ」と定義され、拡大して、部族や民族などにも適用される。さらにレイスは家門・家柄の意味をも持つ。親族関係など血のつながりが鍵となる階層社会では、称号や特権を持つ支配者家系レイスと、それに従属し支配されるレイスといった区別が重要な意味を持つわけである。(6)

ヨーロッパ人がアメリカ大陸を征服し、アフリカ人を奴隷にした時、彼らが出会った人々はたまたま皮膚の色が異なっていた。肌の色の違いは、この過程で征服者と被征服者、植民者と先住民、支配者と被支配者、そして多くの場合自由人と奴隷を区別する指標となった。「血統」という生物学的ものさしで支配者と被支配者を区別するレイス概念が、肌の色の違う人々を区別し支配する社会組織構築上有効な概念として使用されるようになったのである。(7)

当初北アメリカに入植したイギリス人は先住民に対して自らの優越性を誇ったが、その根拠を必ずしも肌色の違い等の身体的特徴に帰してはおらず、むしろ発展段階の相違とみる見解のほうが強かった。非キリスト教徒との性交渉は忌み嫌うべきものとされていたが、初期植民地においては、先住民との結婚を推奨する議論も見られた。[8] 肌の色の相違など身体的特徴をもって優劣を定める論議は、南部植民地のプランテーション奴隷制成立過程で本格的に発達した。十七世紀にはプランテーションで白人年季奉公人とアフリカから連れてこられた奴隷が肩を並べて働き、両者間の結婚もしばしば見られたが、プランテーション奴隷制が確立するにつれて、白人は自由な（もしくは自由になりうる）労働者、アフリカ人とその子孫は終身動産奴隷と規定された。奴隷制という階級搾取制度が、「奴隷＝黒人」という人種関係で上書きされたのである。

「ホワイト」と「ニグロ（黒い人）」の二項対立は、奴隷制時代のアメリカでは、自由身分と奴隷身分という二項対立を支える基盤であり、奴隷制廃止後も今日に至るまで通奏低音のようにアメリカ社会に流れている。独立宣言で謳われた「すべての人は生まれながらに平等である」との文言が、白人（のうち男性）のみに適用されたものであったことは周知の通りである。人間を肌の色や血統でグループ分けし、グループの（想定される）属性で個人を測る人種的思考は、アメリカ社会に遍在してきた。そして、この人種的思考は、ヨーロッパ系の人々に対する見解にも及んだ。

2　白人「レイス」の階層化

フランス出身のミシェル・クレヴクール（Michel-Guillaume-Jean de Crevecoeur）が『一七八二年のアメリカ農民からの手紙』で、アメリカ人とは「古い偏見や慣習を捨て、新しい生活様式を受け入れた人々。……あらゆる民族が一つの人種に溶融する」と述べたのはあまりにも有名であるが、「あらゆる民族」とは、あくまでヨーロッパ系の人々に限られていた。また、アメリカ各地を旅行・視察したアレクシス・ド・トクヴィル（Alexis de

Tocqueville）の『アメリカの民主主義』に描かれたアメリカ人も、北部自由州のヨーロッパ系移民だった。クレヴクールは、奴隷を貧しい者と見て同情を寄せたし、トクヴィルは強制移住させられた先住民に同情し、また南部奴隷州のアメリカ人を厳しく批判したが、こうした批判は後世に引用されることなく、ヨーロッパ系白人の融合と平等への言及だけが注目されてきた(9)。

たしかに、合衆国の独立後一八三〇年代頃までには、白人男性の普通選挙権が実現し、白人男性の政治的平等が実現しつつあった。しかし、その一方で、独立宣言の起草者にして奴隷所有者であるトマス・ジェファーソンのようにアメリカ人のアイデンティティをアングロ・サクソンに求める者も多かった(10)。アングロ・サクソン主義の最初の標的になったのはアイルランドからの移民だった。当初は反カトリック感情がその原動力だったが、一八四〇年代、アイルランドの飢饉に伴い、数十万ものアイルランド人がアメリカに渡ってきて低賃金で鉄道建設などに従事するようになると、労働の競争相手として反アイルランド人感情が高まった。アイルランドはイギリスの植民地的支配を受けており、イギリス人の間には「アイルランド人は自治能力がない」といった植民地支配を正当化する論理がすでに存在していた。それを継承したイギリス系アメリカ人の中には、アイルランド人はケルト系であり、北方系のサクソン人よりも血統的に劣る、といった人種的思考も生まれていた。

こうした差別に対してアイルランド人は、自らを黒人奴隷とは異なる自由な労働者として、白人性を前面に主張する戦略をとる場合もあった。十九世紀半ばまでに入ってきたアイルランド人やドイツ人は、南北戦争に参加することでアメリカ人として認知されたり、労働組合の力などにより二世三世の生活や社会的地位が安定したりして、十九世紀後半には次第にアメリカ人として受け入れられるようになった(11)。

十九世紀末になると、南北戦争以後の急速な工業発展の労働力として、南・東欧から大量の移民が導入された。一八九〇年までにアメリカではフロンティアが消滅し、新しい移民が土地を得て農民になる道は閉ざされていた。「アメリカに行けば豊かになれる」と経済的上昇を夢見た者、ロシアなどにおけるポグロム（ユダヤ人迫害）を逃れ自由を求めてアメリカに渡った者など、動機はさまざまだったが、世紀転換期にアメリカに渡った移民たちは、工業労働力としてニューヨーク、ボストン、シカゴなどの都市に集住し、民族別の相互扶助組織なども作っていた。南・東欧移民は、カトリック、ユダヤ教徒、東方正教会など宗教的にこれまでの移民と異なり、言語もロマンス語系、スラヴ語系など、北西ヨーロッパ系のアメリカ人とは隔たりがあった。彼らをアメリカ人として受け入れるか、排斥するか、アメリカ人として受け入れるならば、彼らをアメリカ化するのか、それとも彼らの文化が従来のものと溶融して新しいアメリカができることに感謝するのか（メルティング・ポット論）、それぞれ独自の文化が維持され、多文化的なアメリカの誕生を期待するのか（サラダボウル論）、文化の接触をめぐって多様な見解が林立した（この議論の対象に有色人移民は含まれなかったが、それは、有色人は帰化不能の外国人とされアメリカ人になる道が閉ざされていたからである）。

同じころ、アメリカの人類学者は、脳容量と知性を比例させ、その多寡で人間の優劣をつける議論を展開し、人種序列化の線引きを盛んに行っていた[12]。一八九九年に出版されたウィリアム・リプリイ（William Z. Ripley）の『ヨーロッパの諸人種』（*The Races of Europe*）は大きな評判になった。彼は、頭骨の形態や髪の毛や眼の色、肌色の濃淡などによって、ヨーロッパ白人を三つのレイスに分類した。長頭・長身・金髪の北方チュートン人種（Teutonic）、短頭（丸型）・中背・褐色の髪のアルプス人種（Alpine）、長頭・短身長・黒髪の地中海人種（Mediterranean）である。ここでは、すでにアイルランド人もチュートン人種に含まれていた。ヨーロッパの定義や範囲も曖昧で、三人種の特徴の違いは、実際のサンプルには明瞭に現れていない等々、学問的には問題だらけだったが、チュートン人種を最上位に置いてヨーロッパ人を序列化するこの説は、アングロ・サクソンにルーツを持つアメリカ生まれの白人の心理と共振し、さらに優生学者の心もとらえた[13]。

優生主義者マディソン・グラント（Madison Grant）は、リプリイの説を進め、『偉大なるレイスの消滅』（*The Passing of the Great Race*）を出版した。アルプス人種はいつでもどこでも農民であり、対照的に北方人種（Nordic, Teutonic を置換したもの）は世界中の兵士、船乗り、冒険家、探検家のレイスで支配者、組織者、貴族でもある。地中海人種は芸術的に優れているなどと、三つの人種は身体的だけでなく精神的、道徳的にも異なり、この属性は世代から世代へと引き継がれると主張した。グラントの定義は、たとえば第一次大戦でドイツがアメリカの敵国になると、改訂版ではドイツ人を典型的なノルディックから除外して、ドイツ人の大半はアルプス人種であると修正するなど、非常に恣意的でご都合主義的なものだった[14]。グラントは、「偉大なる種ノルディックを守るためには、他の種との混合を避けねばならない」と、「アルプス人種」や「地中海人種」とみなされる南・東欧からの移民の排斥をめざし、アメリカ優生学協会の移民委員長になるなど、優生学者の反移民活動の急先鋒となった[15]。

二　アメリカ優生学と白人「レイス」

1 「種の自殺」論

一九一〇年代、優生学者がまず懸念したのは、アメリカで生まれ育った（さしずめ北西ヨーロッパからの移民を祖先に持つ）男女から生まれる子どもの減少である。コーネル大学の経済・統計学教授W・ウィルコックス（Walter F. Willcox）は、マサチューセッツ州の調査（一八八七〜一九一一年）では、アメリカ生まれの人口の死亡数が出生数を上回る一方、外国生まれの人口の自然増は著しいため、アメリカ生まれは外国人にいずれ圧倒されてしまうだろうと警告し、また、別の優生学者は、同様の傾向は他地域でもあるはずで、「種の自殺」の恐ろしい例だと警告した(16)。「アメリカ生まれの白人の子どもたちは、専門家や資産家階級に属している者が多いが、結婚を避け社会的責任意識が減少している。出生率の減少は優れた血統の者に大きく現れている。これでは有能な人間、天才や発明家、発見家、創造的な者が途絶えてしまう。これは種の自殺、種の衰退と退化に拍車をかける」と、アメリカ生まれこそが優秀な血統とみて、その出生率低下を危惧した(17)。

優生学者は高等教育を受けた女性、とりわけ大学出の女性の婚姻率や出生率に焦点を当てた。当時大学教育まで受けられるのは、中産階級に上昇したアメリカ生まれの家族の娘くらいしかいなかったからだ。有名女子大卒業生の婚姻率、出生率の調査が続々と『遺伝ジャーナル』に登場し、「女子大の卒業生が結婚する率はますます低下し、子どもの数も少ない」と嘆いた。R・ジョンソン（Roswell Hill Johnson）は、「フェミニストにそそのかされて、妻や母の役割に対する評価が下がっているが、これは止めねばならない。母性的責務を忌避しない女性をもっと賞賛すべきだ」とフェミニズムを標的にした(18)。

女性たちの社会的進出に対して真っ向から反対論を展開する優生学者は多くはなかったが、なべて女性の母性役割を強調した。たとえば、マサチューセッツ農業大学教授R・スプレイグ（Robert J. Sprague）は、「女性を母としてではなく、速記係や事務員、教師として利用するような文明は、種としての命運が尽きるだろう」と警告した。女子大の教員は未婚の女性がほとんどだが、こういう教員がつくったカリキュラムでは、家族と家庭生活こそがこの世で最も偉大な仕事であり、女性の最高の目標であるということを教えられるだろうか、また「種の生存を愛国的な義務であるとして教えられるだろうか」と女子大教育を批判し、「公立学校や女子大の教員には強い男性が必要だ」と主張した(19)。

十九世紀の末から二十世紀のはじめにかけて、アメリカの女性たちは多方面で社会的進出を果たしていた。女性クラブや女性キリスト教禁酒同盟など女性の母性役割意識に基づいた活動も活発だったが、労働女性やセツルメント運動などの社会活動に携わる者、高等教育を受けキャリアを追求する女性など、ヴィクトリア朝的な性役割、「女の領域」の限界を超える女性も現れていた。こうした状況において、優生学者はアメリカ生まれの白人中産階級女性に対して、「種の保存」「愛国的義務」という大義名分を付与して、女性を旧来の母性役割の中に押しとどめようとしたのである。

2 「未来のアメリカ人の親」の発見

優生学者は、アメリカ生まれの白人中産階級の出産を奨励する一方で、「不適」なアメリカ白人の増加を抑制しようとした。そのターゲットの一つが移民だった。

この国が必要としているのは、正直で勤勉で、知的で健康な適者移民だけだ。移民に関する経済と優生学の接点はしばしば見逃される。我々はいつも労働力の不足について語ってきた。だが、労働力"hands"だけでなく身体"body"も輸入していることを忘れてはならない。移民の大半は父や母になる可能性があり、ここで生まれる次世代の質は、我々が受容している外国人の身体の種類に依存している。合衆国は新しいレイスを形成している。移民を選択する力を通して、未来のアメリカの子どもたちの父や母を選択するにあたって、優生学的原則を実践する絶好の機会を持っている。これまでの移民問題の議論は経済的側面に限られていたが、優生学的、人種的側面ははるかに重要である。[20]

一九一三年、ハーヴァード大学教授R・ウォード(Robert De C. Ward)は『遺伝ジャーナル』の中でこう述べて、移民に関する優生学上の問題を喚起した。従来のネイティヴィズム(北西欧にルーツをもつアメリカ生まれの白人こそがアメリカ人であるとして、移民に敵対する思潮)は、移民が低賃金の労働力として導入されたため、自分たちの労働条件が脅かされるのではないか、という不安から発していた。これに対して優生学者は移民排斥の論拠を生物学的言語で表現した。アメリカで生まれた移民の子どもたちは、生地主義によりアメリカ市民となれる。人間の資質は遺伝するから、移民の資質は未来のアメリカ人の資質を決定する、と。移民を経済だけではなく、人種プールの面からみて、未来のアメリカ人の両親となるべき者の優生学的選択の必要性を唱道したのである。

優生学者は、どのような移民を好ましくないと思っていたのだろうか。ウォードは、「最近の移民の傾向は、バルティック（Baltic, 北方人種のこと）やアルプス人種系統が、地中海人種に道を譲っていること」であると、南・東欧移民の流入を標的にする。「精力的で実践的、何よりも勤勉で政治的な人々をつくってきた」北方人種の血が希釈されることを危惧し、何百万もの流入外国人を優生学的に適切に選別することからはじめるべきだ、と主張した。[21] ニューヨークのエリス島の公衆衛生局船医補は、「潜在的に欠陥のあるものはどのように見分けられるか。はっきりとわからなくても次の世代には出てくるかもしれない」と遺伝的資質を問題にし、優生学的な警告を発している。「のろまで愚かな移民は、これまでの環境の悪さや機会の欠如だけでそうなったわけではない」と生得資質を問題にし、テストなどによる水際での選別を主張した。[22]

優生学者らは他のネイティヴィスト同様、新移民に対して、労働力としても劣等で、低賃金で働くため生粋のアメリカ生まれの労働者の競争相手になって生活水準を下げていると見、新移民はアメリカの理想の担い手として不適切である、と主張していた。だが、実際の移民たちは、この時期の労働運動の主要な担い手でもあった。たとえば、一九一二年にはマサチューセッツ州ローレンスで繊維労働者のゼネラルストライキが起こったが、この運動の主力を担ったのは、イタリアからの移民だった。移民たちもアメリカの「自由」の理想を掲げ、よりよい生活を求めて闘い、アメリカの民主主義を豊かにしていたのだった。

一九一〇年代、反移民感情は、個別の移民に対する水際審査を強化する移民法の連邦議会通過を招き、一九一五年には移民に識字テストを課す法案が議会を通過した。これに対し、移民の多いニューヨーク市では大規模な抗議集会が開かれ、ウィルソン大統領には覚書が送られた。覚書は「この法案の非アメリカ的、非人間的性格は、識字テストに顕著に表れている。故国で学び教育を受ける機会を奪われた人々が、資質とは関係なしに望ましくないとして、排除されようとしている」と指摘し、さらに、この法案が対象としている文字の読めない南・東欧からきた移民はビルを建て、鉄道を建設し、石炭、石油、銅などを採掘し、あまたの都市を建設するなど、この国の発展に多大な貢献をしてきた、もしこの人々が識字テストで排除されていたらこの国の発展はなかっただろう、と移民のアメリカ社会への貢献を讃えている。[23]

この集会の二日後、ウィルソン大統領は、アメリカはこれまで「我が国の憲法が謳う権利と機会を求める人々に避難場所を与えてきた」と指摘し、「この法案は我が国の伝統的な政策からの決別を体現する」として拒否権を行使した。ウィルソンは、「政治的亡命権の保証により、故国で不幸にも犯罪者として烙印を押された高貴な資質と気高い志を持つ人々が数多くこの国にやってきて、市民や議会に光彩を添えてきた」と述べて、移民制限をしたらアメリカの歴史も変わっていただろうと警告し、さらに識字テストについて次のように述べている。

識字テストとそれによる移民制限はこの国の政策のさらなる激変だ。これまで我が国は、病人や生活自立できない者、明らかに社会秩序を乱すおそれのある者などの不適切者を除き、すべての人に門戸をひらいてきた。新法に言う識字テストは、資質や特徴、適性ではなく機会を持てたかどうかのテストだ。教育の機会を求めてやってくる人々が、すでに教育を受ける機会を持てない限り入国できないとは？　それは選択ではなく、制限である。[24]

優生学者をはじめとする移民制限の促進派もその反対派も、共にアメリカの価値観をめぐって、相克していたのだった。その二年後、同様の移民法は、ウィルソン大統領の拒否権を超えて、議会の三分の二の賛成を得て成立した。

3　移民制限運動

第一次世界大戦が終わると、優生学者たちの移民への関心は一挙に高まった。『優生学ニュース』が一九一九年の最重要課題に取り上げたのは移民問題だった。「移民は直近の経済社会生活に影響を及ぼすだけでなく、彼らは将来親になる可能性を持つ。我々は、どんな血統種を我が国の基底的血筋に加えているのか。流入してくる親たちはどのような天性の才能や欠陥を持ち込むのか。遺伝的資質を分析し、移民許可の際の重要な要因にすべきではないか」と優生学の果たす役割を喚起した[25]。翌年、外国人の流入が顕著になると、「将来親になる可能性を持つ外国人が、遺伝的資質においてアメリカ市民の標準に適合できるような基準を設定できるかどうか。これは、長期的に見て未来の市民の素質を決定するものである」と警告を発した[26]。これらの議論の標的は南・東欧移民で、「かなり多くの部分が移民として受け入れるには欠陥者か不適者だ」とみなされた[27]。

優生学者らの反南・東欧移民感情は、当時の社会状況を反映していた。一九一九年は、西海岸シアトルのゼネラルストライキで明けた。それに続いて各地でストライキがおこり、秋には三五万人が参加した鉄鋼労働者ストや鉄道労働者のストも起こった。このような労働運動は、賃金の引き上げや八時間労働制など、よりよい労働条件を求める運動だったが、おりしもヨーロッパではロシア革命に続きドイツなどでも革命運動が起き、支配層は労働者の戦闘性を社会主義やアナーキズムと関連付けた。アメリカでは、階級対立が容易にレイスの「対立」にスライドした。「好ましくない外国人」が労働者を煽動している、との言説が広がり、社会主義者への弾圧が強まり、著名なアナーキスト、エマ・ゴールドマン（Emma Goldman）を含む移民活動家が国外追放となった。極めつけは、サッコ・ヴァンゼッティ事件だった。イタリア人移民ニコラ・サッコ（Nicola Sacco）とバルトロメオ・ヴァンゼッティ（Bartolomeo Vanzetti）が強盗容疑で逮捕されたのである。二人はアナーキストであることを公言しており、でっち上げ事件の標的にされたのだった。社会主義やアナーキズムは、外国人がアメリカに持ち込んだ「非アメリカ的」なものであるとして、一〇〇パーセントアメリカニズムを求める声が強まると同時に、南・東欧移民排斥の声も高まった。これまで低賃金労働力を得るために移民規制に反対してきた資本家階級も、労働運動志向の強い移民の制限に賛成するようになった。

優生学者の反移民感情もこうした空気を反映していた。ウォードは、「極端に貧しくみじめな連中がアメリカに向かっている。ボルシェビキやコミュニストも宣伝のために来ている」と保守主義の感情を隠さなかった。そして、「移民の数が多いとアメリカ化もできない。『抑圧された人々の避難所』を提供すべきだと言うが、どんな移民でも受け入れるというのは、非米的だ」と移民制限とアメリカニズムを結びつけた。[28]移民をバクテリアと同列に置いて「繁殖」を議論する優生学者も出現した。

優生学は適者の増殖を奨励し、不適者の繁殖を制限したり防止したりするものである。世界優生学は、人種を統一体と見て同様のことをするものである。移民制限は、大規模な種の隔離であり、それによって劣等な血統が優秀な血統を希釈したり、それにとって代わったりすることを防ぐものである。生息領域や食物を制限してバクテリアの繁殖を防ぐように、劣等な人種は元々の生息地にとどめ置くべきだ。あらゆる生物体同様、限定された地域での繁殖は個体数を制限し、したがってその影響も限定されるのだ。[29]

優生学者は、自分たちの祖先が機会を求めて新大陸に渡ってきたことすらすっかり忘れてしまったようだ。人種主義を根底にもつ優生学は、そのルーツである育種学の方法を安易に人間に適用し、人間を動物以下の存在に貶めたのである。

折りしも優生学者らに好都合のデータが公表された。R・ヤーキーズ（Robert M. Yerkes）らによる第一次大戦中の陸軍新兵の知能検査結果である。これは検査方法そのものに大いに問題があった。解答は英語の理解力やアメリカ社会に関する知識などによって左右されるもので、得点結果は「生得の知能」よりもアメリカでの在住期間や教育機会といった環境的要因と相関していることを示していた。たとえば、アメリカ在住期間を五年ごとに区切ると、期間が長い者ほど得点が高かった。これは移民がアメリカに長くいれば英語やアメリカの生活文化に馴染み、それだけ得点が高くなるというテストの性格を明示しているにすぎなかった。しかし、遺伝主義者はそうは考えなかった。在住期間の長い移民には北方人種が多く、短い最近の移民にはアルプス人種や地中海人種が多いからだ、と主張した。どのグループも同じような比率で三つの「人種」が混在しているのがわかると、プリンストン大学教授C・ブリガム（Carl C. Brigham）は、「その人種のうちますます劣った人々が送り込まれてくる」と詭弁を弄した。[30]「遺伝神話」に取りつかれていた者には白を黒と言いくるめる知恵しか湧かなかったようだ。

ポペノーは、ヤーキーズらの報告を早速『遺伝ジャーナル』に紹介し、イギリスやスカンディナビア諸国出身に比して、ロシアやイタリア出身の新兵の平均精神年齢が低いことを示すグラフを取り上げた。「合衆国への近年の移民の大部分は、アメリカ産業に低賃金単純労働者としてやってきたスラヴ系や地中海周辺の人間である。そしてこれらの移民の驚くべき劣等な性質は、この軍隊テストの結果ほど雄弁に語っているものはない」と述べた。「ここに見られる差異は、移民の生得の資質の違いを際立たせている。……アメリカへの移民の資質は、年を追って悪化している。……この二五年間にアメリカに来た移民の平均（精神年齢）はアメリカ生まれの白人を下回っており、さらにこうして移民を送り込んでいる国の平均はさらに低い。合衆国は、優生学的に見てこうした移民を無制限に受け入れてよいのか、深刻な問題である」と移民の制限を主張した[31]。

一九二一年には移民を制限する法がつくられたが、優生学者は南・東欧移民を制限するにはそれでは不十分だと考えた。優生学委員会(アメリカ優生学協会の母体)は、マディソン・グラントを議長、ロバート・ウォードを副議長、ハリー・ロフリンを書記とする「選択的移民に関する委員会」をつくり、一九二四年二月号の『優生学ニュース』にその報告を載せている。報告は、「移民は短期的に見た生産労働への投資というよりも家族の血筋への長期的投資だという信念が人々に広まっており、心強い」と述べたうえで、一八九〇年のセンサスの割合に比例した移民受け入れを提言している。「一八九〇年には、南・東欧移民は少なかったから、割当制はそういう移民を削減でき、移民の資質を変えることができる」というわけである。報告は、最初にアメリカに移民した北西ヨーロッパ人は、アメリカ市民として最も適しており、アメリカ人種の未来をつくるものだ、アメリカはアメリカであるべきだ、と述べる。また、大戦中に兵士に行われた知能テスト結果を引用して北西欧移民に比し南・東欧移民は知性が劣るとし、さらにロフリンの精神障害者施設の収容者比率の調査などを引用して、南・東欧移民が社会的負担を増やしている、と強調した[32]。

間もなく連邦議会は、優生学者たちの望み通りの移民制限法を通した[33]。公聴会では、H・ジェニングズ(Herbert S. Jennings)が精神病施設を満たしている者に南・東欧出身のものはほとんどいないと証言し、ロフリンの調査を否定したが、誰も聞く耳を持たなかった[34]。法案は成立し、イタリア人や東欧からの移民は一九二四年以前の一割近くに落ち込んだ。ウォードは翌年の『遺伝ジャーナル』においてこの法律の厳格な施行を求める論説を掲載しているが[35]、優生主義者の関心は、優生断種法の制定と実施に移っていった。外からの「劣等な」白人を締め出すことに成功した優生主義者は、国内にいる白人の中で「劣等」な遺伝因子を持つ者の生殖を断つことに執心したのである。
すでにアメリカに定着した南・東欧移民は、次第にアメリカ化し、アメリカ白人として包摂されて、白人同士の「レイス」の違いは問われなくなった。レイスは主に、白人対有色人の対立軸で語られるようになる。

三 優生学と有色人差別

1 優生主義者の黒人蔑視

優生主義者は白人レイス間の優劣を「証明」しようとしたが、アフリカ系アメリカ人の「劣等性」に関しては所与の事実として疑わなかった。十九世紀の頭骨学は、予断と偏見に基づいて、データを歪曲してアフリカ人を人種の階梯の最下位に置いていたし、合衆国南部白人の間では、奴隷制のもとで作られた黒人蔑視に加え、二十世期初頭には、「奴隷制時代、黒人は白人の監督のもとにいて文明化の影響を受けたが、奴隷解放後は元の野蛮に逆戻りしている」といった説も流布していた(36)。

優生学者が注目したのは、G・ファーガソン(George Oscar Ferguson)の著書『ニグロの心理学』(*The Psychology of the Negro*)だった。『優生学ニュース』も「非常に重要な論文が発表された」と賞賛し、『遺伝ジャーナル』もスペースを割いて紹介した(37)。ファーガソンはヴァージニア州の三つの都市の白人と黒人生徒に知能テストを課し、環境の影響を「排除して」白人と黒人の子どもを比較し、運動能力や知覚力に差はないが、黒人の子どもの知的能力は白人の子どもの四分の三に過ぎない、と主張した。さらに彼は、「カラード」(有色人種の意味だが、この時代はほとんどアフリカ系アメリカ人を指した)の中でも混血と純粋な黒人とに区別し、白人の血が多いほど優秀だとした。

ファーガソンの議論は偏見と予断に満ちていた。ファーガソンは学年別の得点平均を白人と黒人で比較したが、高学年の中には黒人生徒のほうが白人生徒の得点より高いものもあった。彼は「科学者」らしくこのデータを隠しはしなかったが、それは部分的な誤謬であり総体的に黒人が劣っているという事実を変えることはできない、と力説した(38)。また、黒人高校生の出来が良いのは生来の資質の良い者が高校まで残ったからなのであり、それに対し、白人は社会的プレッシャー、習慣、伝統などで高校に入るので成績が落ちると、一方には生得論で説明し、もう一方に対しては環境の影響を論じた(39)。

実際には、黒人の子どもたちの教育環境は白人に比べはるかに劣悪だった。学校は人種隔離されており、公立学校でも白人の学校にはより多くの予算がつぎ込まれたのに対し、黒人学校は設備も貧弱なままだった。混血の子どもの方が「純血」の黒人より得点が高いとすれば、それは歴史的に混血の黒人の方が社会的にわずかながら有利だったということに他ならない。奴隷主が自分の女性奴隷に産ませた子どもは父親の奴隷になったが、解放されて自由になる場合もあったし、家内奴隷として読み書きを（非合法だったが）学ぶ機会もあった。しかし、当時の南部では、どんなに外見が白人のようであろうとも、黒人の血が一滴でも入っていれば（入っているとみなされれば）、彼／彼女は「黒人」とみなされ差別された。黒人は黒人なのだ。しかし、一九一〇年代ともなると、黒人の中には「全国黒人向上協会」（National Association for the Advancement of Colored People）の創立者の一人で、人種差別、植民地主義、帝国主義に反対した近代黒人解放運動のリーダー、W・E・B・デュボイス（William Edward Burghardt Du Bois）のようにハーヴァード大学を卒業し学識を認められる人物も現れた。生まれつき劣等な人種にそのようなことが可能なのか。それは、白人の血がなせる技なのだ、という都合のよい論理が持ち込まれることになった。

『遺伝ジャーナル』のなかで評者は（小学校における白人の得点の高いことを根拠に）、ファーガソンは、「白人タイプは、共通の初歩的能力に基づき、高いレベルの発達を達成するのに対し、黒人は同じ水準には届かない」ことを示しており、したがって、差異は胚細胞から来るものであり、教育やその他の環境の変化では決して変えられないと強調した[40]。こうした「遺伝学」的説明は、黒人の子どもたちにはアカデミックな教育は不要で、職業訓練だけすればよい、として黒人の子どもたちの劣悪な教育環境を正当化する論理を利した。

前述の第一次大戦中の陸軍知能テストにも優生学者は注目した。このテストにおいてヤーキーズは、黒人と白人との違いを考察する際に、学校教育と得点の間に最も強力な相関関係があることに気付いた。しかし彼は、黒人が学校へ行かなかったのは生まれつき知能が低いために気が進まなかったことを反映しているのだと、生得主義で歪曲していた。ヤーキーズはまた、黒人教育に地域差があることにも気付いていた。北部出身の黒人兵士は南部出身の黒人兵士よりも教育歴が長く、識字率も高かった。これは明らかに、人種差別の厳しい南部よりも北部の方が黒人にとっては教育を受ける環境が良いことを示していたが、人種差別主義者は特有の論理で説明した。北部に移住した黒人は、南部に残った黒人よりも活力のある者が多いからだ、と。また、陸軍知能テストには、北部四州の黒人の平均得点が南部九州の白人の平均点を上回るなど、白人の「生得的優越」説を否定するデータも含まれていたが、不都合なデータは無視された[41]。

陸軍知能テストの結果を『遺伝ジャーナル』に紹介したポペノーは、黒人の中の白人の血に言及した。「陸軍のテストは、純血のニグロと混血を区別していないが、このテストの結果は、多くの黒人兵士の中には白人の血が入っていることを考慮して解釈されねばならない」と。また、「カラード」の知性はどのくらい白人の血が混ざっているかによる、ということは確証されているのだし、「常識」的な観察でも支持されているのだと、「科学者」ポペノーは常識をも持ち出した。彼が依拠したのは「キャンプ・リーでは、肌色の濃淡に応じて黒人を分けて検査した」結果で、白人の血が半分より多いと見られる肌色のカラードと白人の血が半分以下とみなされる肌色の黒人の得点では、前者が後者に勝っている、として「白人の血の存在により黒人が改善されていることを示す」と断定した。(42)

2 「ニュー・ニグロ」の活躍と優生学者

一九二〇年代に入るとアメリカ黒人の生活や文化は社会的に可視化されるようになった。第一次大戦中、白人労働力不足により南部から北部への黒人の移住が大量に起こった。わずかに開いた雇用チャンスを捉え、南部における法制化された露骨な差別、隔離、性的虐待などを逃れ、教育の機会を求めて五〇万以上の黒人が北部や中西部の都市に移住した。都市には教育を受けた黒人も集まり、またジャマイカなど南北アメリカからアフリカ系の移民もやってきた。黒人としての矜持を持ち自己主張する「ニュー・ニグロ」が現れ、文化活動を開始した。その中心がニューヨークのハーレムだったため、ハーレム・ルネッサンスと呼ばれた。黒人音楽をルーツとするジャズは白人の心も捉えたし、「ニュー・ニグロ」は文学や美術、学問などの分野においても才能を発揮した。

優生学者たちはこうした黒人の活躍を苦々しく思っていたようだ。一九二三年の『優生学ニュース』には黒人芸術に関するコメントが載っている。「ニグロ・アーティストの成功は、黒人が知的だからではなく原始的だから だ」というものだ。黒人芸術はモダンアートの試みと共通するところがあるかも知れないが、それは表面的なものにすぎない。黒人は原始的であるゆえ既成の方法に拘束されないため、彼らの作品はモダンアートに類似しているのだ、と黒人の「原始性」を繰り返し強調した。黒人は知性に欠ける→ゆえに黒人の芸術は原始的である→したがって黒人は知性に欠け劣等であるという循環論法に陥っていたのである。(43)

ハーレム・ルネッサンスの画家たちは、アフリカ美術がピカソなどのキュービズム画家に与えた影響に留意していた知識人だった。代表的な画家、アーロン・ダグラス（Aaron Douglas）は、ネブラスカ大学を卒業、ドイツからきたヴィノルド・ライス（Winold Reiss）に学んでアフリカ芸術からインスピレーションを受けており、後にフィスク大学の教員になっている。だが、「黒人嫌い」の優生学者にとっては、黒人の創造性は原始性以外の何物でもなかったようである。

『優生学ニュース』の発行者は、「科学的」態度をかなぐり捨てて「黒人嫌い」を露骨に表していた。「黒人は官能的で衝動的で、抑制が効かない」等々と黒人の「特徴」を列挙し「どんなに白人の慣習や政治形態、宗教と身近に接してもニグロの精神的情緒的特徴は変わらない」と述べた。そして、アフリカ人とアメリカ黒人の類似性を挙げて、人種の特徴が遺伝によって深く刻印されていると、遺伝を強調したのである。(44)

優生主義者の白人優越主義に基づく黒人観は、しばしば矛盾し自家撞着に陥っていた。ある時は、黒人は劣等だから放浪癖があって定住しないと言い、別の時は、黒人は旧来の土地にしがみついており、白人の持つ開拓者精神に欠けると非難した。(45)また、黒人の音楽についても、「黒人の主たるムードは、お祭り騒ぎ的なものだ」との記述があるかと思えば、別の者は「黒人の音楽や詩は、悲しげな憂鬱で特徴づけられている」と述べる、といった具合だった。(46)

アフリカ系アメリカ人が人種差別に抗い、市民としての権利を要求しはじめると、優生主義者は珍奇な論理を創作した。「黒人の専門家や芸術家には混血が多い。黒人が偉業をなしたとすればそれは白人の血のなせる業だ。大志を抱き、黒人の地位の低さを嘆くのは、白人の血の中にある大志なのだ」と。(47)遺伝神話に取りつかれていた優生主義者は、白人たちが生み出した差別的社会構造こそが、黒人たちの差別への怒り、抵抗の源泉になっていることを理解できなかったのである。

いる。

3　異人種間結婚とハイブリッド

優生学者は異人種間の混血問題に魅せられていた。『遺伝ジャーナル』上では異種混合に関する論争も起こっている。

ノルウェーの優生学者ヨン・アルフレッド・ミューン（Jon Alfred Mjøen）は、ラップ人とノルディック系白人の混血を見て、メンデルの法則が適用されていると考え、両親の人種的特徴がかけ離れていると遺伝資質の組み合わせによる不調和が起こり、その結果生殖率が下がるだけでなく様々な身体的、精神的問題が起こるゆえ、混血に反対する、と主張した。(48) それに対して、黒人と白人の混血を経験的に知覚していたアメリカの遺伝学者は、人間の混血はメンデルの法則には従わない、子どもの身体的特徴や知能も父母の特徴の中間になるとみた。そして、「白人種は色素が少なく知性が高い。白人の血が混じれば、黒人の肌色は薄くなり、知的に向上するから（混血自体は）問題はない」と考えた。彼らはむしろ、どのような条件のもとで起きるかを問題にした。(49)

混血に関して、優生学者は一つの自家撞着に陥っていた。「劣等な黒人」は白人との混血によって白人に近付いた、と主張する一方で、異人種間性交渉をするような白人は白人としての自尊心や徳に欠ける白人の中でも最低の人間だ、と決めつける侮蔑意識は大衆の中にも優生学者の間にもあった。最低の白人と黒人の間で優秀な混血児が生まれるのだろうか。ある優生学者は、「ムラトー（mulattoes, 黒人と白人の混血児）の父親になる白人の知能程度の分布は、他の白人と大差ない」と認めざるを得なかった。(50)

他の白人優越主義者同様、優生主義者も異人種間結婚に反対した。(51) 優生主義者は「黒人」の血に白人の血が混じることは、「黒人を向上させるものだ」と歓迎しているようだったが、彼らが反対したのは、白人と黒人の正式な結婚、および白人女性と黒人男性の性関係だった。アメリカ合衆国では、黒人女性が産んだ子どもは父親が誰であれ黒人として黒人コミュニティに吸収される。一方、白人女性から生まれた子どもは原則として白人コミュニティに属する。それゆえ父親が黒人だった場合、白人の中に「劣等な血」が入るとして嫌悪し、リンチ（私的処刑）などによって白人女性と黒人男性の性交渉に社会的制裁を加えたのだった。そして、その感情は優生主義者も共有していた。

優生学者らは、白人と黒人の混血がこの先どのような方向に進むかに関心を寄せていた。人種の壁が崩れ平等な方向で混血が進むことは彼らにとって論外だった。人種の壁が維持される場合、「黒人」である混血児と純粋の黒人との混血が進むのか、それとも混血者同士が独自のコミュニティをつくって、混血者同士の結婚が進むのか。後者の場合、混血者はどんどん白くなっていくので、白人と見間違えられ、白人と結婚するかもしれない、と憂慮した。そして、「混血に関する研究は、白人にとっては、わずかな有色人の血も知力、道徳力、病気への抵抗力などが落ちて、ハンディキャップになるのだということを証明し、是が非でも異人種混合を防ぐようにするだろう」と、人種の壁を維持するための優生学研究の社会的役割を強調したのだった。[52]

優生記録局のロフリンは、人間の混血における「純粋種雄」論を展開した。人間の場合は、女性は自分より高い人種レベルの男性を好むうえ、男性が非嫡出子をもうけても道徳的非難中傷は受けにくい。また、「高等な」人種の男性と「劣等な」血筋の女性が結婚することはそれほど非難されない。したがって、上位の人種は純粋のままにとどまるのに対し、下位の人種は（女性が「上位」の男性の子どもを産むため）上位の人種と融合する傾向にある。人種の進化と融合は、女性が相手として選ぶ男性の人種タイプに向かっており、偉大な民族の救済は女性の徳に依存する、というのは人種的にも真実である、と。[53]

黒人種と白人種の混合はいかにして起こったか。歴史的現実は女性の主体的選択によるものとはほど遠かった。北アメリカの場合、白人男性と黒人女性の性関係による混血は奴隷制時代にすすんだ。動産奴隷制の下では、女性奴隷が産んだ子どもは家畜同様主人の財産とみなされ、父親の地位にかかわらず、母親奴隷の所有者の奴隷とされた。奴隷主は強健な男女奴隷を「かけあわせる」こともしたし、女性奴隷に自分の子どもを産ませることも日常茶飯事だった。奴隷主や監督による性交の強要は、奴隷主階級の権力行使の一環でもあった。奴隷の生殖能力と性関係は、奴隷制維持のためのシステムの根幹を成していたのである。奴隷解放後、黒人たちは白人男性による黒人女性の性的搾取を忌避したが、根絶はできなかった。家事使用人として白人家庭で働く黒人女性はしばしば、主人の性暴力の対象にされたのである。黒人たちにとって混血は、奴隷制時代の歴史を髣髴させる屈辱的な人種関係の象徴の一つでもあった。[54] 優生学者は、こうした抑圧された人々の苦難の歴史に思いを寄せる想像力すら持たなかったのである。

遺伝か環境かという問題と白人と黒人の優劣の問題を一挙に解決したのは、オットー・クラインバーグ（Otto Klineberg）の研究であった。北部の都市に住む黒人のほうが、南部農村白人よりも知能テスト得点が高いことはうすうす知られていた。白人優越主義者や優生学者はその理由を「黒人の中でも、もともと優秀な者だけが北部に移住した」という「選択的移住」論で説明していた。では、文化や教育環境の影響はなかったのだろうか。クラインバーグはまず、南部に残った黒人生徒と北部に移住した黒人生徒の南部時代の学校での成績を比較したが、それに差はなかった。さらに彼は、ニューヨーク市において南部生まれの黒人生徒に知能テストを行い、北部での在住期間に応じて分析した。結果は明瞭だった。北部在住期間が長い生徒ほど得点が高かったのである。「この『知能』の向上は、より良好な環境に居住した長さにほぼ比例している」と彼は結論付けた。クラインバーグはこうして知能テストにおける環境の影響を実証し、「選択的移住論」のみならず「知能生得論」も喝破したのだった。彼はまた、南部白人よりも北部黒人の方が知能テストの成績が高いという例をしばしば指摘しながら、知能測定における人種差を生物学的資質に帰する論に反駁した[55]。

白人大衆レベルでの白人優越主義はなお有力であったが、学問の世界では、クラインバーグやその他の心理学者や人類学者の研究により、また、ナチスのジェノサイドが知られるにつれ、優生学者の人種差別主義は正統性を主張できなくなっていった。

結びにかえて

フランシス・ゴールトンの後継者、カール・ピアソン（Karl Pearson）は、貧困や犯罪といった社会問題に関心を寄せ、その「万能薬」として生殖に介入することを提唱した。社会問題の原因は問題を起こす個人の生得的資質にあると信じ、その遺伝資質を断絶しようとしたのである。ピアソンの見解はイギリスにおける階級関係を反映していた。優生学がアメリカに渡った時、この地の優生学者たちは、「社会問題」を個々人の生得的資質だけではなく、個人の背後には当該グループが生物的に引き継いだ遺伝因子が存在するとみて、身体の外見的特徴を異にする諸グループの生得的資質の問題に還元した。「レイス」である。本章で検討してきたように、優生学者たちは、あらゆる社会問題をレイスの遺伝的特質で説明する「遺伝神話」に侵されていたのだ。この態度は、現実の社会関係、社会構造の分析や変革から眼をそらして、既得権益を持つ支配階級を利すると同時に、差別や抑圧に呻吟する人々を冷淡に突き放して、被抑圧者一人ひとりの生命の尊厳を奪うものでもあった。

最後にひとつ、人間社会を生物決定論的に解釈することで、生物学そのものまで過ちに導きかねない例をあげておこう。アメリカ史上、先住民社会の中に「ホワイト・インディアン（肌色の白いインディアン）」と呼ばれる人々が存在する。彼／彼女らについて、ある優生学者は「一つの地域にそれだけの白子がいるというのは注目すべきだ。色素欠乏症が頻繁に起こると考えねばならない」と述べて、人口動態的データから色素欠乏症という生物学的現象を類推しようとしている。[56]「ホワイト・インディアン」をアメリカ先住民の白子だとしているのであるが、歴史的に見れば、実は「ホワイト・インディアン」は、先住民社会で生きることを選択したヨーロッパ白人そのものだった。しかし、優生学者には、「文明的」と自認するヨーロッパ人の身内から「野蛮なインディアン」社会で生きることを選んだ人間が現れたことなど信じられなかったのだろう。先住民社会に生きる白人を「インディアンの白子」と解釈したために、白子の出現頻度を高く想定するという過ちを犯したのである。[57]

この原稿を準備しているさなかに東日本大震災と福島第一原子力発電所の過酷事故が起こった。原発事故の原因を検討するにつれ、原発推進論者と優生学者が重複して見えてきてならなかった。「未来のエネルギー」の開発という科学技術への楽観的な信仰、放射能汚染の人間生命体への影響の軽視、そしてひとたび守勢に回った時の「安全神話」への執着とその喧伝……。

優生学も「人類の進歩」「未来」を掲げて登場し、その「科学性」を強調した。その目的の達成のためには犠牲もやむを得ない、として多数の男女に強制断種手術を施した。それだけではない。アメリカの優生学は「科学」の名のもとに人種差別言説を補強し差別意識を流布した。彼らを支えたのは、生物学的遺伝が人間の身体的、知的、情緒的能力のすべてを決定するという遺伝決定論だった。「遺伝神話」に侵された優生学者は自らの人種差別的偏見と先入観、予断によって「人種のちがい」や「人種問題」を遺伝に帰して説明しただけではない。本章で見てきたように、優生学者たちは「遺伝神話」を貫くために、到底科学的とは言えない事実無根の議論や歪曲すら辞さなかったのである。

注

(1) 優生学的思考は、優生学を研究する者だけでなく、多方面の研究者や保健衛生関係者やソーシャルワーカーなどにも広まった。本章では、後者のような優生学を信奉する者を優生主義者と記述したい。

(2) 異人種間結婚の禁止は、植民地時代の南部で黒人と白人の間の性交渉や結婚を禁止したことに始まる。実際には、白人女性と黒人男性の性交渉を禁止する一方、白人男性による黒人女性の性的搾取はほとんど無制限に許容され、人種の境界を自由に越えて性交渉のできる白人男性と、それを拒む権利も訴える手段も奪われた黒人女性、そして性行動の自己決定権を奪われた黒人男性と白人女性という、ジェンダーと人種の権力構造の枠組みが、性行動のコントロールを通して作られていった（上杉佐代子「政治的パワーとしてのジェンダーと『人種』の構築・脱構築――アメリカ合衆国南部社会における人種、階級、ジェンダー関係の歴史的考察から――」『歴史評論』六七二号（二〇〇六年四月）八三～一〇二頁）。異人種間結婚禁止法は南部のみならず北部の州にも広がったが、南北戦争直後の再建期には南部でも同法が無視されることもあった。しかし、十九世紀の末になると、北部と北西部の四州で同法が廃止される一方で、南部では異人種間結婚の禁止が厳格化され、西部諸州ではアジア人を含む有色人と白人の間の結婚禁止法が制定されるなど、異人種間結婚禁止が強化された（Peter Bardaglio, "'Shamefull Matches': Regulation of Interracial Sex and Marriage," in Martha Hodes ed., *Sex, Love, Race: Crossing Boundaries in North American History* (New York: New York University Press, 1999), 112-138)。第二次大戦前、合衆国四八州のうち三〇州が何らかの異人種間結婚禁止法を持っていた。すべてに共通しているのは、白人と白人以外の人々との結婚を非合法、違法、無効などとしていたことである。「白人と結婚できない者」にはどのような人々が含まれるか、ポーリ・マリー（Pauli Murray）が蒐集した各州の法令集に依拠して検討してみると、以下のような三つのタイプがみられる。一三州は黒人もしくは黒人の血を引く者と白人との結婚を禁止するもので、南部諸州が大部分だった。ミシシッピ州やサウスカロライナ州のような南部七州では、黒人とその子孫に加え黄色人、インディアン、マレー人などが異人種間結婚禁止条項に含まれたが、これらは二十世紀に入って追加されたものが多く、また白人と黒人の間の結婚は厳罰になっているなど、標的は明らかに白人と黒人（およびその血をひく者）の関係だった。残りの一〇州は主にアジア人移民の多い西部諸州で、黒人や黄色人、マレー人、インディアンと白人との間の結婚が禁止された。Pauli, Murray, *States' Laws on Race and Color, Compiled and Edited by Pauli Murray*, Foreword by Davidson M. Douglas (Athens, Georgia: University of Georgia Press, 1997).

(3) ゴールトンは、「高等人種」と「劣等人種」を比較して、あからさまな人種主義を露呈している。「……野蛮人は生まれて数年たったのちには進歩ができないように見えることだ。平均的な子どもたちはどの人種でも同等である。場合によっては、劣等人種はアングロ・サクソンよりも早熟である。ちょうど生後数週間のけだものが、人間の子どもよりはるかにすばしこく早熟なように。しかし、時とともに高等な人種は進歩し続けるのに対し、劣等な人種はやがて進歩を止めてしまう。彼らは、激情は大人並みだが精神的には子どものままなのだ」（Francis Galton, "Hereditary Talent and Character," Macmillan's Magazine, 12 (1985), 326, in Michael W. Perry ed., *Eugenics and Other Evils: An Argument Against the Scientifically Organized State* by G. K. Chesterton（Seattle: Inkling Books, 2000）, 126）。

（4）優生学に関心を持った研究者の中には、アフリカ系アメリカ人トーマス・ターナー（Thomas Wyatt Turner）のような人物もいた。ターナーの優生学的信念の核心は、「適」「不適」の相違は総体としての人種間にあるのではなく個別の人間の間にある、というものだった。白人優生学者の多くが黒人の生来の欠陥を示唆したのに対し、ターナーは「精神薄弱や適者階級は、それぞれの人種で完全に相似している。質的な差異は、人種ではなく個人個人の間にある」と説いた。上杉佐代子「アメリカ合衆国における生殖のコントロールと人種関係 —— 優生学と優生思想をめぐって」（服藤早苗、三成美保編『権力と身体（ジェンダー史叢書1）』明石書店、二〇一一年所収）：Gregory Michel Dorr, *Segregation's Science: Eugenics and Society in Virginia*（Charlottesville: University of Virginia Press, 2008）.

（5）遺伝学と優生学との関係について、Edwin Black は次のように指摘する。アメリカの育種学者たちがその育種技術を人間に適用して、作物や家畜のように人間を取り扱おうとしたことが推定される。ヨーロッパやアメリカの主流遺伝学者は主に遺伝のメカニズム解明に力を注ぎ、酵素やたんぱく質、その他の細胞構成要素の構造や相互作用を明らかにした。動植物遺伝学は精力的に進められたが、人間は環境に左右されると同時に環境を征服する複雑な動物であることを理解していた。ヨーロッパでは、緩慢ながらも人間の細胞メカニズムの研究が行われていた。しかし、アメリカでは違った。育種学者たちはメンデルの法則を歪めて優生学にし、人間の遺伝学に包摂した。優生学と人間の遺伝学は、合衆国では同義語になった。Edwin Black, *War Against the Weak*（New York: Four Walls Eight Windows, 2003）, 411-412.

（6）Tessie Liu, "Teaching the Differences Among Women from a Historical Perspective: Rethinking Race and Gender as Social Categories," in Vicki L. Ruiz and Ellen C. Du Bois eds., *Unequal Sisters: A Multi-cultural Reader in U. S. Women's History*, third edition（New York: Routledge, 2000）, 627-638.

（7）Ibid.

（8）Gary B. Nash, "The Hidden History of Mestizo America," in Martha Hodes ed., *Sex, Love, Race: Crossing Boundaries in North American History*（New York: New York University Press, 1999）, 10-32.

（9）Nell Irvin Painter, *The History of White People* (New York: W. W. Norton & Company, Inc., 2010), Chapter 8.
（10）Ibid., 110-112.
（11）David Roediger, *The Wages of Whiteness: Race and the Making of the American Working Class* (New York: Verso, 1991); Painter, *The History of White People*, Chapter 10-14.
（12）スティーヴン・J・グールド『人間の測りまちがい――差別の科学史（増補改訂版）』（鈴木善次・森脇靖子訳、河出書房新社、一九九八年）。
（13）Painter, *The History of White People*, Chapter 15.
（14）Madison Grant, *The Passing of the Great Race* (New York: Charles Scribner's Sons, 1916), 及び一九二一年版。
（15）"Report of the Committee on Selective Immigration of the Eugenic Committee of the United States of America," *Eugenical News* (Feb. 1924): 21-24. K・J・シャフナー「人種主義に利用される科学――米国における優生学――」、山崎喜代子編『生命の倫理２――優生学の時代を越えて』（九州大学出版会、二〇〇八年）七五～九七頁。
（16）Walter F. Willcox, "Differential Fecundity," *Journal of Heredity* Vol. 5-4 (1914): 141-148. ほかに、C. L. Redfield, "A Pertinent Eugenics Question," *Journal of Heredity* Vol. 3-3 (1912): 228-229; "Racial Differences in Mortality," *Journal of Heredity* Vol. 11-7 (1920), 336, など。
（17）F. H. Hankins, "The Declining Birth Rate," *Journal of Heredity* Vol. 5-8 (August 1914): 361-367.
（18）Roswell H. Johnson, "Marriage Selection," *Journal of Heredity* Vol. 5-3 (March 1914): 102-110; "The Woman Movement and Eugenics" (editorials), *Journal of Heredity* Vol. 2-3 (1911): 225-228.
（19）Robert J. Sprague, "Education and Race Suicide: Women's Colleges Have Heavy Responsibility for Disappearance of Old American Stock in the United States," *Journal of Heredity* Vol. 6-4 (1915): 158-162.
（20）Robert De C. Ward, "Eugenic Immigration," *Journal of Heredity* Vol. 4-2 (1913): 96-102.
（21）Ibid. 優生主義者は、カリフォルニアから入ってくる東洋人については懸念しなかったようだ。サンフランシスコの移民局、公衆衛生係船医は、「日本通、中国通によれば、日本人や中国人とアメリカ人の結婚は僅少だ」と述べ、異人種間結婚の禁止によりアメリカ人の血統の中に東洋人の血が入る可能性が低いことを示唆する。さらに、中国人排斥法、日米紳士協定などにより、中国人や日本人の労働者は入ってこないし、労働者以外は、水際検査で「知的、身体的、道徳的に問題のあるものは、移民法に従って入国を拒否されているから」心配ない、と述べている。W. C. Billings, "Oriental Immigration," *Journal of Heredity* Vol. 6-10 (1915): 462-467.

（22） Howard A. Knox, "Tests for Mental Defects," *Journal of Heredity* Vol. 5-3 (1914): 122-130.

（23） *New York Times*, January 26, 1915.

（24） Woodrow Wilson, "Veto Message," January 28, 1915. Online by Gerhard Peters and John T. Woolley, *The American Presidency Project*. http://www.presidency.ucsb.edu/ws/?pid=65386.

（25） *Eugenical News* Vol. IV-1 (January 1919), 5.

（26） *Eugenical News* Vol. V-1 (January 1920), 4-7.

（27） "Flow of Immigration," *Eugenical News* Vol. VI-1 (January 1921), 3.

（28） Robert De C. Ward, "The Immigration Problem Today," *Journal of Heredity* Vol. 11-7 (1920): 323-328.

（29） Prescott F. Hall, "Immigration Restriction and World Eugenics," *Journal of Heredity* Vol. 10-3 (1919): 125-127.

（30） 検査者は、読み書き能力というハンディキャップが出ないよう、英語の読み書きができる者対象のアルファ・テストとできない者対象のベータ・テストと二種類用意されたと標榜していたが、実際はベータ・テストですらアメリカ社会に関する知識や経験が必要だった。絵や図を完成することなどでも馴染んだ文化に依存していたのだ。検査官の説明を見ることも聴きとることもできない過酷な環境の下での検査だった。鉛筆を持ったこともないような人たちが困惑して答えられなかったのは至極当然だった。グールド『人間の測りまちがい』、前出（12）、二七六～三三〇頁；Painter, *The History of White People*, Chapter 22.

（31） Paul Popenoe, "Intelligence and Race: A Review of Some of the Results of the Army Intelligence Tests I. Foreign-born," *Journal of Heredity* Vol. 13-6 (1922): 265-269.

（32） "Report of the Committee on Selective Immigration of the Eugenic Committee of the United States of America," *Eugenical News* Vol. XI-2 (February 1924), 21-24.

（33） この法は、同時に帰化不能外国人（アジア人、主に日本人を標的とする）移民を全面的に禁止した。

（34） Painter, *The History of White People*, 322.

（35） Robert De C. Ward, "Immigration and Eugenics: Second Report of the Sub-Committee on Selective Immigration of the Eugenics Committee of the United States of America," *Journal of Heredity* Vol. 16-8 (1925): 287-293.

（36） ヴァージニア大学教授ポール・バリンジャー（Paul Brandon Barringer）が「アメリカの黒人」（"The American Negro"）で唱えた黒人退化説は南部白人社会で熱狂的に迎え入れられた。Dorr, *Segregation's Science*, Chapter 1.

（37） "Negro Efficiency," *Eugenical News* Vol. I-11 (November 1916), 79; "The Mind of the Negro," *Journal of Heredity* Vol. 8-4 (1917):

153-154.

（38）George Oscar Ferguson, *The Psychology of the Negro: An Experimental Study* (New York: Reprint of Ph. D dissertation, Columbia University, 1916), 51.

（39）Dorr, *Segregation's Science*, 84.

（40）"The Mind of the Negro," op. cit.

（41）グールド『人間の測りまちがい』、前出（12）、三一〇、三一一頁。

（42）Paul Popenoe, "Intelligence and Race: A Review of Some of the Results of the Army Intelligence Tests—II. The Negro," *Journal of Heredity* Vol. 13-7 (1922): 295-298.

（43）*Eugenical News* Vol. VIII-9 (September 1923), 85.

（44）"The Persistence of Negro Trait," *Eugenical News* Vol. XII-6 (June 1927), 67.

（45）"A Century of Negro Migration," *Eugenical News* Vol. IV-6 (June 1919), 50.

（46）"Temperament of the Negro," *Eugenical News* Vol. IV-5 (May 1919), 43; "The Persistence of Negro Trait," *Eugenical News* Vol. XII-6 (June 1927), 67.

（47）"The Mulatto," *Eugenical News* Vol. IV-2 (February 1919), 11.

（48）Jon Alfred Mjøen, "Biological Consequences of Race-Crossing," *Journal of Heredity* Vol. 17-5 (1926): 175-182.

（49）W. E. Castle, "Biological and Social Consequences of Race-Crossing," *Journal of Heredity* Vol. 15-9 (1924): 363-369.

（50）*Eugenical News* Vol. VIII-7 (July 1923), 66-69.

（51）"Laws to Restrict Miscegenation," *Journal of Heredity* Vol. 7-5 (1916): 202.

（52）Ernest Dodge, "The Mulatto Problem," *Journal of Heredity* Vol. 16-8 (1925): 281-286.

（53）Harry H. Laughlin, "Race Assimilation by the Pure-Sire Method," *Journal of Heredity* Vol. 11-6 (1920): 259-264.

（54）上杉「政治的パワーとしてのジェンダーと『人権』の構築・脱構築」。

（55）Daniel J. Kevles, *In the Name of Eugenics: Genetics and the Uses of Human Heredity*, with a New Preface by the Author (Cambridge, Massachusetts: Harvard University Press, 1995), 134-138.

（56）"A Handbook of Human Heredity," *Journal of Heredity* Vol. 16-7 (1925): 262-264.

（57）植民地時代、イギリス人をはじめとする植民者とそれに抵抗する先住民との闘いが繰り広げられ、捕虜として先住民社会に連れ去られた人々もいた。イギリス人の捕虜にされた先住民は奴隷として売り飛ばされることが多かったが、先住民社会では捕虜を殺すか、もしくは養子として受け入れる習慣があり、女性捕虜は養子にされることが多かった。白人社会は捕虜にされた白人を鋭意取り戻す努力をしていたが、捕虜自身が先住民社会に残ることを選択する例も多く、特に女性捕虜にその傾向が強かった。白人女性にとっては、家父長制の強固な窮屈な白人社会よりも、女性の社会的地位が高く、女性も自由闊達に行動できる先住民社会の方がはるかに魅力的だったと考えられる。James E. Seaver, *A Narrative of the Life of Mrs. Mary Jemison* (Syracuse: Syracuse University Press, 1975); John Demos, *The Unredeemed Captive: A Family Story from Early America* (New York: Vintage Books, 1995).

第三章 人間改良のための優生学的断種
——アメリカ優生学、日独との連携——

K・J・シャフナー

はじめに

「断種」は英語で「ステレライズ（sterilize）」という。それを辞書で引くとその定義は「滅菌する、殺菌消毒する」[1]ということであり、病気を引き起こし、身体を弱くする細菌を取り除くことを指している。一方、二十世紀初頭の優生学者は「ステレライズ」という言葉を「不妊にする、避妊手術を施す」という意味で使用し、具体的には「精管切除」（パイプカット）や「卵管結紮《けっさつ》」、あるいは一般的に「断種」＝子孫の誕生を防ぐ手術という意味で使用していた。「優生学的断種」は、社会に負担を負わせ弱体化させるような子どもを産み、欠陥のある遺伝子を広げる可能性があると見なされた人に施された。この手術によってその世代と未来の世代を改良しようとしたのであった。優生学の支持者は「生殖質」というものを個人ではなく、社会に属している財産と見なし、個人は社会の財産を守るために犠牲を払う覚悟をすべきであると主張した。[2]

アメリカ合衆国は、優生学に基づく断種法の制定と、手術によって、遺伝性であるとされていた病気や障害がある人々の出産を防いだ点において「先進国」であった。一九一〇年に鉄道王エドワード・H・ハリマンの夫人メアリー（Mary Harriman）の資金によってチャールズ・B・ダヴェンポート（Charles B. Davenport）がニューヨーク州のコールドスプリングハーバーに設立した優生記録局（Eugenics Record Office, 以下ERO）は優生学的断種を導入し、促進する上で重要な役割を果たした。EROは「適格者」の子孫を増やすという積極的な優生学と同時に「不適格者」の子孫を防止するという消極的な優生学を促進した。断種は後者の政策の一つであった。一九二二年にERO副局長ハリー・H・ロフリン（Harry H. Laughlin）は諸州の断種法について報告書を用意した。各州の断種法が提起する問題やその該当者を明確にし、法案のモデルも作成した。[3]彼はその法が合憲性への疑問に堪えられるという自信を持っていた。

P・ライリーはこの社会問題に対する「手術による解決」についての詳細な歴史書を著した。[4]断種法を最初に設けた州はインディアナ州であった（一九〇七年）。カリフォルニア州では、その二年後に断種法を通過させ、アメリカで最も多くの断種手術が行われた。W・クラインとA・M・スターンは、カリフォルニア州の断種についてアメリカの歴史や社会全体の文脈に沿った研究を行った。[5]彼らの著書にはアメリカ優生運動における断種に関する情報が書かれている。

アメリカの断種、特にカリフォルニア州の断種は他の国の応用優生学の模範となった。本章では、この模範がドイツと日本の優生学的断種にどのような繋がりがあったかを検討する。ドイツの断種に関する情報はR・プロクター、G・ボーク、E・クレー、P・ヴァインガートらの著書を参考にした。[6]S・キュールとB・メーラーはアメリカとドイツの優生学の連携について取り上げている。[7]松原洋子、橋本明、藤野豊はそれぞれ日本の優生学と断種について研究し、ナチスドイツの優生学が日本に及ぼした影響についても指摘している。[8]大坪・スィトカウィチ・寿美子は日本の優生学には女子教育と結婚による性病感染の予防というナチの影響以外の視点があったカとドイツ、日本で活躍した優生学者との直接の交流や連携を具体的に明らかにすることを意図している。

優生学者――E・S・ガスニーとP・ポペノー――に注目して検討する。彼らの書簡や出版物を通してアメリ

この章では人間改良財団（Human Betterment Foundation, 以下HBF）に関わっていた二人のカリフォルニア州の

ことを明らかにした[9]。

一　カリフォルニア州の断種とHBF（一九二六〜一九四二年[10]）

ドイツや日本の法律と違って、アメリカの断種法は州レベルで可決され、内容と執行は州ごとにさまざまであった。カリフォルニア州がアメリカで初めて「社会的不適格者」を施設に隔離したわけではなく、東部州の先例に従って、「不適格者」を収容する施設を建設したのである。一九〇九年以降、州立病院の患者や精神薄弱者施設の収容者、刑務所の囚人は、カリフォルニア州の法律の下で強制断種の対象になり、施設の院長および常駐医が州立病院総長と州の保健長官に相談の上、手術を施すことを決定した[11]。法律が可決されて数年間は実施件数が少なかったが、一九一三年と一九一七年に、法律が優生学的な面を強調するように改定され、明確に遺伝的精神病患者を対象としてから、断種実施数が増加した。この手術は遺伝的欠陥者の子孫の増加問題を解決する一方、多くの収容者を社会に戻すことを可能にした。断種によって、彼らを強制収容することによる社会の経済的負担が軽減していった。

一九一七年にはアメリカの断種実施数は一、四二一件になった。このうち八割近く（一、一二三件）はカリフォルニア州で行われた。一九二〇年までに、その合計は三、二三三件に増加し、六二パーセント（二、〇一六件）がカリフォルニア州で施された[12]。また一九二三年から一九二六年の間に年間実施数は一九〇件から五四一件にのぼ

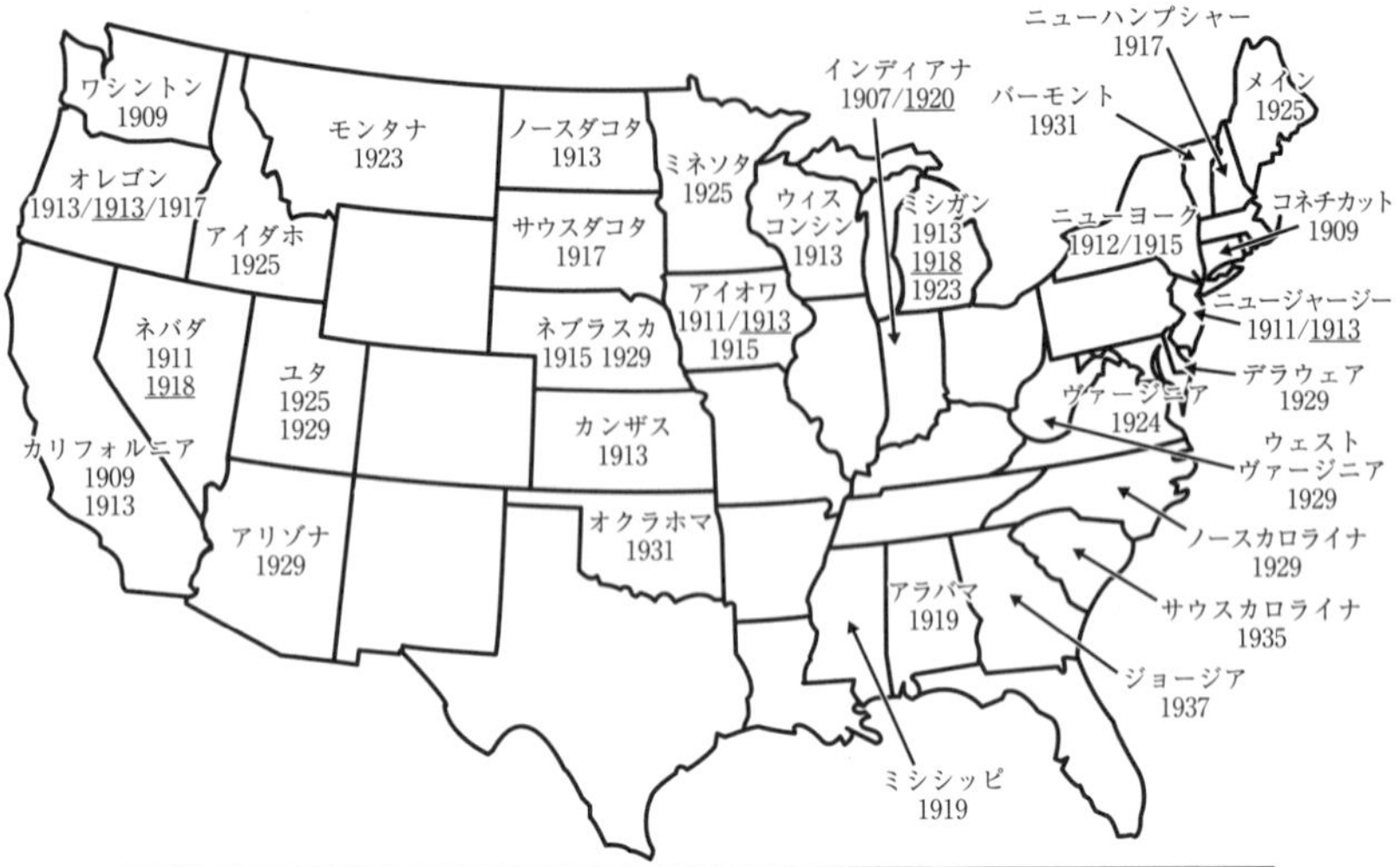

＊最初の断種法は 1907 年にインディアナ州で制定され，最後は 32 番目のジョージア州で 1937 年に制定された。
- 年号は法律が可決されたか更新された年
- 下線の年号は法律が廃止されたか憲法違反だと判断が下された年

図1　アメリカ合衆国の各州の断種法の動向 1907～1937年(14)

り、一九三〇年から一九四四年までの間にカリフォルニア州の施設で実施された手術は一万一、〇〇〇件にまで増加した(13)。

この増加の原因の一つは、一九二六年にロサンゼルス郊外のパサディナに創立されたＨＢＦの努力の結果であったと考えることができる。この財団は一九二八年に法人化され、優生学に関心をもっていた二五人が会員に選ばれた。その中にはスタンフォード大学総長ディビッド・Ｓ・ジョーダン（David S. Jordan）、カリフォルニア州立大学動物学教授サムエル・Ｊ・ホルムス（Samuel J. Holmes）、知能テストの推進者であるスタンフォード大学心理学教授ルイス・テーマン（Lewis Terman）、ロサンゼルスの弁護士オーティス・Ｈ・キャッスル（Otis H. Castle）や、サクラメントの銀行家で慈善家のチャールズ・ゲーテ（Charles Goethe）がいた。この非営利財団の基本定款には、「人類の生活や形質、市民としての資質の前進と改良」を目的とすることが記されている。[15] この目的が救済活動や慈善活動によってなされるのではなく、救済慈善活動が不必要となるための優生学教育によってなされるということを明確にする説明が付けられている。財団は科学的な研究を通して、アメリカ国民を改良するための提言をしようとしていた。その方法が「不適格者」を断種することであった。最初の目的はアメリカ社会を改良することであったが、後に財団は国境を越えて活動を広げていった。

1　HBF創立者E・S・ガスニー

HBFの資金と機動力を陰から支えたのは、カリフォルニア州パサディナの実業者で慈善家エズラ・シーモア・ガスニー[16]（Ezra Seymour Gosney, 1855-1942）であった。ガスニーはケンタッキー州で生まれ、ミズーリ州で鉄道関係弁護士として働いた後、アリゾナ州に移住した。そこで銀行営業と牧羊業に携わり、アリゾナ州の羊毛生産者協会を組織した。娘たちのためにより良い環境を求めて、ガスニーは一九〇五年からカリフォルニア州を訪れるようになり、後にそこへ引っ越して葡萄と柑橘類の栽培と不動産投機で財産を作った。

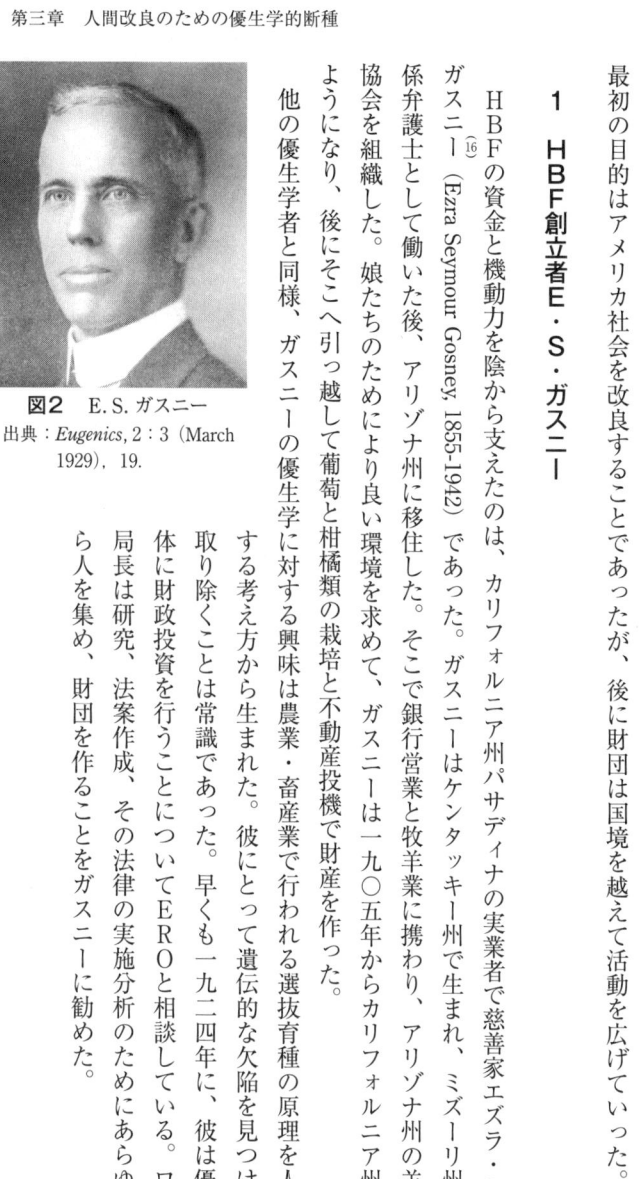

図2　E. S. ガスニー
出典：*Eugenics*, 2：3（March 1929）, 19.

他の優生学者と同様、ガスニーの優生学に対する興味は農業・畜産業で行われる選抜育種の原理を人間に応用する考え方から生まれた。彼にとって遺伝的な欠陥を見つけ、それを取り除くことは常識であった。早くも一九二四年に、彼は優生学の団体に財政投資を行うことについてEROと相談している。ロフリン副局長は研究、法案作成、その法律の実施分析のためにあらゆる分野から人を集め、財団を作ることをガスニーに勧めた。

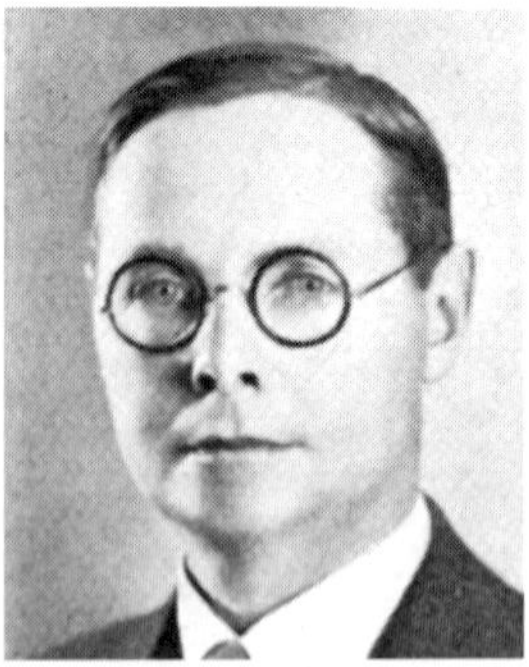

図3　P. ポペノー
出典：*Eugenics*, 3：5（May 1930), 180.

2　HBF研究担当P・ポペノー

優生学を推進するため、ガスニーが声をかけた人々の中に、ポール・ボーマン・ポペノー（Paul Bowman Popenoe, 1888-1979）がいた[17]。ポペノーは財団の研究担当科学者となるように誘われた。ポペノーはロサンゼルス近郊でナツメヤシの栽培をしており、優生学と長く関わってきた。スタンフォード大学でD・S・ジョルダンの下で生物学を勉強し、第一回アメリカ人種改良国民会議（一九一四年）に参加した。またR・H・ジョンソンと共に、当時広く使われていた優生学の教科書『応用優生学（*Applied Eugenics*）』（一九一八年初版、一九三三年改訂版）を著し、アメリカ遺伝学会の機関誌『遺伝ジャーナル（*Journal of Heredity*）』（一九一三～一九一八年）の編集者となった。ポペノーは第一次世界大戦時には陸軍の保健衛生官となり、戦時中に性病と売春が家族に及ぼす影響を見て、戦後、性病・売春防止のため、アメリカ社会衛生協会の事務局長を務めた（一九一九～一九二〇年）。彼は、家族生活を守ることに関心があり、一九二五年に『現代の結婚（*Modern Marriage*）』という本を著し、一九三〇年にはアメリカで初めての総合結婚相談所（アメリカ家族関係研究所）を設立した。そこでは婚前健康診断や遺伝カウンセリングを受けることができた。彼の息子によると「彼の使命は『成功した結婚と家族生活を助成するために現代の科学の全ての情報を提供する』ことであった[18]」。

　ポペノーはガスニーの財団の勧めに非常に前向きな反応を示し、活動と研究テーマに関する細かい企画案をまとめた。彼の提案は以下の通りであった。

最初のプロジェクトで、カリフォルニア州に膨大なデータがある断種を取り上げる。恐らく少なくとも一年ないし二年間かかる徹底した厳正な調査によって、今まで行われた四、五千件の手術の実績が明らかになるであろう。[19]

ガスニーとHBFは科学者が加わっているだけでなく、はっきりとした優生学研究のテーマを見出していたのである。

3　HBFの活動

ポペノーの提案によって、財団の研究の焦点は断種となった。ガスニーとポペノーは一九二六年の春から、優生学的断種を施している五つの州立施設からデータを集め始めた。ポペノーは医者とソーシャルワーカーにインタビューし、医療記録を分析し、病歴を検討した。また、断種を受けた患者にインタビューを行い、さらに少年裁判の担当者と面談した。一九二七年から一九二九年までに、この研究結果は科学・専門機関誌に発表されている。一方で一般の読者向けに、財団は一九二九年、研究結果をガスニーとポペノーの共著『人間改良のための断種――カリフォルニア州における六、〇〇〇件の成果のまとめ（*Sterilization for Human Betterment: A Summary of Results of 6,000 Surgeries in California*）』を出版した。一九三〇年に優生学に興味ある専門家向けに、『カリフォルニアにおける優生学的断種に関する調査研究集――六、〇〇〇件の事例評価について（*Collected Papers on Eugenic Sterilization in California: A Critical Study of Results in 6,000 Cases*）』という本も編纂した。

この研究結果はリーフレットやパンフレットとして出版され[20]、教育の道具として、国内外で広く配られた。対象者は自然科学と社会科学を学ぶ大学生であった。一九三六年には一二三万冊のリーフレットが配布され、その翌年に七三万冊、さらにその翌年に一四〇万以上のリーフレットと一三〇万以上のパンフレットが配布された。大学生以外の対象は弁護士、医者、牧師、高校教師、郡やカリフォルニア州の公務員、アメリカソーシャルワーカー協会の会員、カリフォルニア州のＰＴＡ（父母と教師会）の会員、全国のＰＴＡの役職員や、婦人会の会長たちであった。(21)「カリフォルニア州で実施している優生学的断種の効果」という一枚のリーフレットの内容をここで紹介しよう。

i　断種の結果は一つだけであり――子どもの出生を防止する。
ii　断種は患者から性を剝奪しない。
iii　断種は処罰ではなく、予防である。恥や不名誉の意味合いはない。
iv　断種されている患者は同意している。
v　断種は患者の親戚と友人によって同意されている。
vi　一九三三年一月までの二五年間に、断種手術を受けた八、五〇六人の患者と関わった医者、ソーシャルワーカー、保安官によって承認されている。
vii　断種をすれば、強制収容されているような患者が家で過ごすことが可能になり、家庭を守り、家族の崩壊を防止する。
viii　断種は痴愚や精神薄弱の親が産む子ども、あるいは、州の支援が必要となる子どもの誕生を防ぐ。
ix　断種によって、納税者の費用負担が軽減され、州はより多くの病人の介護が可能になる。
x　断種は性犯罪者数を明らかに減少させる。
xi　断種なしには普通の生活を送ることができない多くの障害者の結婚を可能にする。
xii　断種は人種衰退を防ぐ実践的で必要な手段である。(22)

この一二の抜粋を読むとＨＢＦがどのようにして優生断種を正当化し、それに対する反対意見に対応しようとしていたかが示されている。

続いての研究プロジェクトは、カリフォルニア州の州立施設局長の依頼により、少年研究課と協力して行われたものであった。この研究結果は一九三八年、一九三九年に『カリフォルニア州における優生断種の二八年（*Twenty-eight Years of Sterilization in California*）』という題で刊行された。この研究では一万件の断種手術を取り上げている。この本においてＨＢＦの目的と意図、そしてその優生学的な姿勢を明らかにし、次のように断種の結果について考察していた。

多くの場合、頭脳明断で教育を受けた人の生殖速度より精神薄弱者の増加速度がずっと速い。精神病の障害をもっている家系の人間が親になることは破壊的な結果をもたらす。あらゆる視点から見て、断種が効果的である。一九三九年一月一日までにカリフォルニア州の施設で一二、九四一人の患者に対して行われた断種によって、この効果は証明されている。[23]

この著書の中で、断種は懲罰ではなく、本人を守り、彼らの家族や社会、将来の世代をも守るための手段であると強調されている。財団の出版物は購入もできたが、国内外に送呈もされた。市立図書館や大学図書館へも献本されている。

統計をまとめ、調査を行い、研究結果を発信することと同時に、財団は積極的に法案の通過を進めようとしていた。一九三四年五月八日のガスニーの手紙はこの活動について示している。[24]手紙でガスニーは、次回のニューヨーク州議会で法案を提出することに対する市民感情について尋ね、反対意見に対応するために、カリフォルニア州の二五年間の実績からの事実を提供することを申し出た。彼は審理中の断種法について情報を把握したうえ

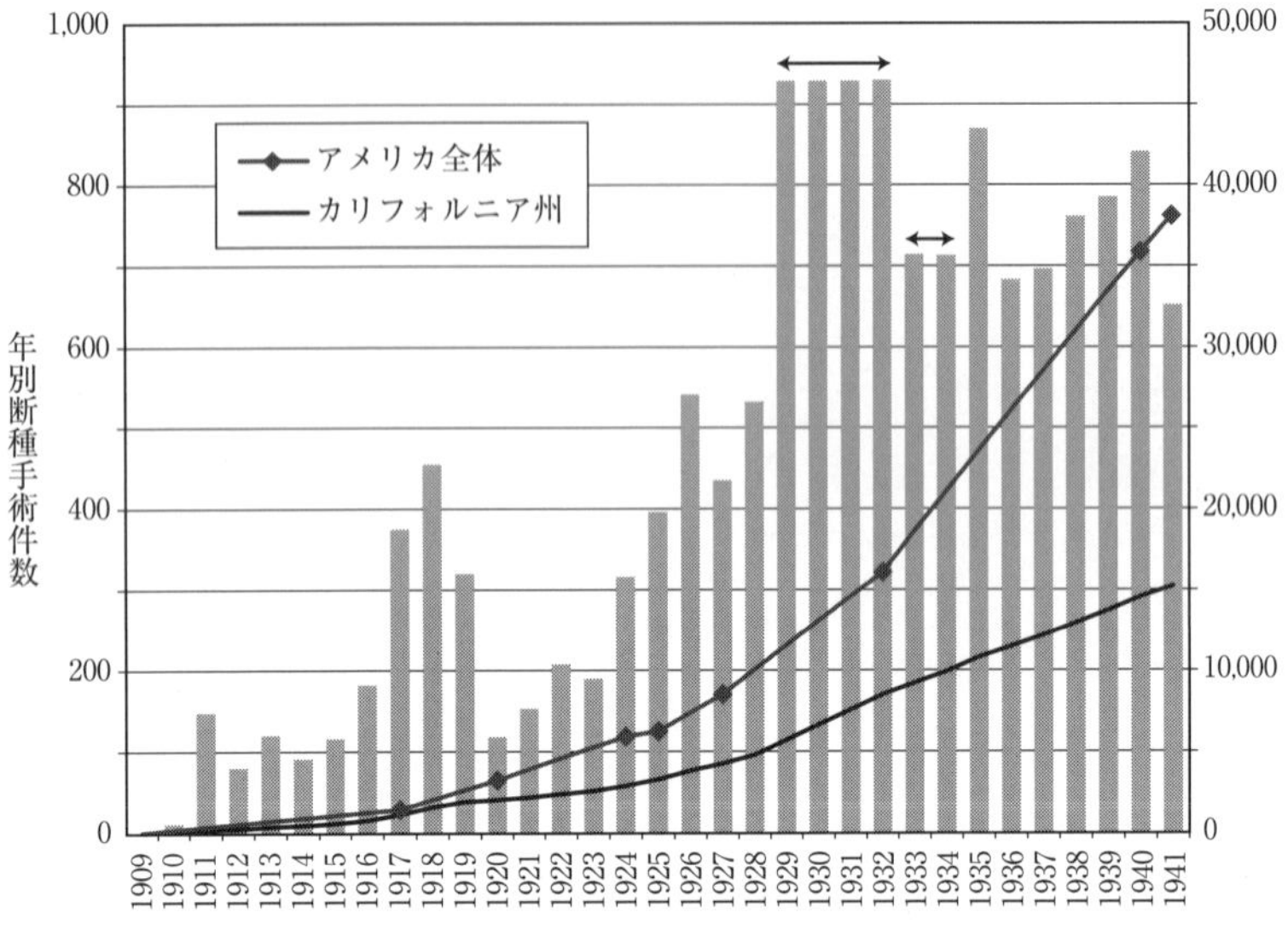

カリフォルニア州における年別断種手術件数（棒グラフ，左目盛）およびその累積件数（折線グラフ，右目盛），ならびに全米における断種手術の累積件数（マーク付折線グラフ，右目盛）。カリフォルニア州での手術件数のうち，1929〜1932 年および 1933〜1934 年についてはその年間の累積件数のみわかるため，その間の平均値で表してある（矢印で示された期間）。全米については，マークのある年のみに件数がある。

図4　カリフォルニア州とアメリカ全体で行われた断種手術件数

で、議員に情報を提供し、法案の通過を推進する材料を常に用意していた。

断種に対する優生思想の普及は出版物や手紙に限られなかった。財団は断種の必要性やその価値、カリフォルニア州の実績について説明する講演も行っており、出席者は財団発行の出版物を受け取った。こういう講演は一般市民向けのものから専門的なものまで含まれ、財団の会員が講演者を務めた。ポペノーは知識と興味に差がある、さまざまなグループに優生学的断種について説明することを得意とした。ニューヨークの産婦人科医ロバート・L・ディキンソン（Dr. Robert Latou Dickinson, 1861-1950）は断種、特に女性の断種のために、多数の医師仲間の支持を得るのに大きな影響力があった。彼はカリフォルニア州を訪れ、ガスニーやポペノーと協力して、大きな図表や模型を使用しながら講演を行った。彼は一九二八年にアメリカ医師会において「性的不能にならない断種――外科的なレビュー（Sterilization without Unsexing: A Surgical Review）」という題で発表し、女性の断種のやりやすさ、効果、必要性を強調した[25]。

ＨＢＦが存続していた間、アメリカにおける断種実施数は増加した。一九二〇年に一二州で断種法が可決され、一九二七年までにその数は一九州にのぼり、一九三二年には二七州に達した。ライリーは統計データを以下のようにまとめた（図4）[26]。

一九二三年から一九二六年の間、カリフォルニア州の年間断種実施数は一九〇件から五四一件に増加した。次の六年（一九二七〜一九三二年）の間、合計三、三四七件の手術が行われていた。一年間の平均は五五〇件で、増加傾向が続いた。一九三五年だけで八七〇件の断種手術があった。一九三〇年から一九四四年の間、一万一、〇〇〇人近くの人々がカリフォルニア州の施設で断種されていた。……一九二七年から一九二八年の間、二、二七一件の断種手術が全国の施設で施されていた。一九二九年から一九四一年の間、優生学的断種の全国での年間実施数は二、〇〇〇件以上であった。数が一番多かった年は一九三二年で、三、九二一件が報告されていた[27]。

一九四二年にガスニーが亡くなり財団が解散されたが、その前年、全国の断種総数は三万八、〇八七件であった[28]。ＨＢＦはアメリカにおける断種の法制化や実施を推し進め、諸外国からの注目を集めた。

二　HBFのドイツとの連携

1　独米情報交換

アメリカ優生学とそれに関連する政策に対して興味を示した国の一つはドイツであった。アメリカ、特にカリフォルニア州の断種状況が、オーストリアの副領事ゲーツァ・フォン・ホフマン（Geza von Hoffmann）の著書『アメリカ合衆国における民族衛生学（*Rassenhygiene in den Vereinigten Staaten von Nordamerika*）』（一九一三年）で語られている。[29] この本の主要部分は断種法に関するもので、著者は「劣等者の生殖を防ぐ最も実行しやすい方法」であると明言している（六九頁）。さらに、アメリカの断種法は州のレベルで設けられているため、法律内容と実施結果に差があるという弱点を指摘した。彼はドイツの優生学について、一九一四年の『遺伝ジャーナル』の記事において記述し、一九〇五年に創立されたドイツ民族衛生学協会の会議についても報告している。その協会は「出生率の低下を抑制するための、積極的な手段を利用する広範囲な政策を求める決議」を採択した。しかし、優生学的断種に関しては「ドイツではそのような時期がまだ来ていない」と言及している。[30]

その時期がドイツに来たのは、その後であった。アメリカの優生学者たちがドイツに影響を与えた。ガスニーのHBFと接触があったドイツの優生学者の一人にフリッツ・レンツ（Fritz Lenz）がいた。レンツはドイツの優生学に関する教科書の代表的な著者の一人で、民族衛生学協会の機関誌の重要な編集者であった。[31] 彼は最初の民族衛生学の講座をミュンヘン大学で担当した後、一九三七年にナチ党に入り、その後ベルリンのカイザー・ヴィルヘルム人類学・優生学・民族遺伝学研究所の所長に任命された。第一次世界大戦後、レンツとポペノーは連絡を取り合った。『遺伝ジャーナル』の編集者であったポペノーとレンツは優生学に関する記事を交換し、各々の機関誌に掲載するために翻訳をしていた。例えば、ポペノーはレンツの「ドイツにおける優生学（Eugenics in Germany）」を翻訳し、レンツはポペノーの「合衆国における人種衛生学［優生学］（Rassenhygiene［Eugenik］in den Vereinigten Staaten）」を翻訳した。一九三一年のドイツの人種衛生学の機関誌に掲載されたポペノーの記事はレンツによって翻訳され、カリフォルニア州の断種について述べている。(32)

レンツとＨＢＦとの繋がりは、ポペノーとの交流に限られていなかった。一九三七年のベルリンからの手紙がガスニーの資料に残っている。(33)手紙にはカリフォルニア州の断種実績についての新しい情報に対して「とても役に立つ」と評価しており、またレンツにとって特に興味をひいたのは、一二万件の断種手術のうち、三分の二が精神病、三分の一が精神薄弱のためであるという事実であったと書かれていた。ドイツの場合、それが逆だと言う。精神病者が子どもを産む可能性は精神薄弱者より低いので、ドイツでは精神薄弱者の断種の方が、より緊急を要する問題と見なされている。レンツはガスニーに、カリフォルニア州にいる精神薄弱者は、ドイツより少ないだろうが、精神薄弱者の断種を優先することを勧めた。

文通は当時のドイツとアメリカの優生学者が連絡を取る手段の一つであったが、ＨＢＦの出版物はアメリカの断種法に関するもう一つの情報交換の手段となっていた。その一つとして一九二九年にＨＢＦが発行した『人間改良のための断種』はコンラト・ブルカーディによって独訳され、翌年に出版された。この本の基となった論文集も紹介された。オーストリア再生と遺伝の同盟（Austrian League for Regeneration and Heredity）のフェリクス・ティーツはこの『優生学断種に関する論集』（一九三〇年）の書評を書き、優生学に対して興味を持つ者はこの本を無視できない、と述べている。(34)また興味を持っていたのは優生学者に限らなかった。ヒトラーの親友、オット・ヴァゲナーはヒトラーが語ったことを伝えている。

私は非常な関心を持って、不健康で重度の障害をもった者たち…（中略）…子孫が種族にとっておそらく無価値かあるいは有害であろうと思われる人間の再生産を防止することに関するアメリカのいくつかの州の法律を研究してきた。(35)

研究者も政治家もアメリカの断種を評価し、検討するのに十分な情報を手元に持っていた。この情報はドイツで断種法を実施する時期と方法を考える基盤となった。

2　ドイツにおける断種法

ヒトラーとナチ党は一九三三年に政権を取った。その数カ月後の七月十四日に遺伝病子孫予防法（Gesetz zur Verhütung erbkranken Nachwuchses）が可決され、実施が翌年一月一日以降に予定された。この頃から、ＨＢＦは『人間の断種（*Human Sterilization*）』というパンフレットを、断種法の実施に関係する行政官と社会福祉団体の責任者に送った。このパンフレットは断種法正当化の理由となり、断種を推進する根拠になった。Ｓ・キュールは次の例を挙げている。「帝国内務省保健局の有力メンバーで、後にナチスによる一〇万人を超える精神障害者抹殺の重要な組織者となった」ヘルベルト・リンデンは、人口と人種政策を担当する政府の委員会の前で行った講演で、このパンフレットに触れ、アメリカの断種実績を優生学的断種の成果の模範として掲げた。(36)

ガスニーに送られた二通の手紙は遺伝病子孫予防法にＨＢＦが及ぼした影響を示している。ロサンゼルスにあるドイツ領事館のＧ・ギスリング（G. Gyssling）はＨＢＦの『人間改良のための断種』の訳者ブルカーディに宛てて手紙を送り、ガスニーはこの手紙のコピーをブルカーディから受けとった。その手紙には、以下のような記述が見られる。

我国の政府が衛生法を制定した時に、すでにこの分野におけるアメリカ合衆国の貢献を十分把握していたことをお知らせするのは私にとって光栄なことであり、喜びである。Ｅ・Ｓ・ガスニー氏とポペノー博士のような著名な専門家が出版された書物――特に彼らの『人間改良のための断種』――とアメリカ家族関係研究所や人間改良財団のような傑出した団体の功績はドイツで広く知られ、本法に至るまでの検討に、重要な貢献をなしたのである。[37]

パサディナの医師でＨＢＦメンバーであるジョージ・ドック（George Dock）が、一九三四年一月にガスニーに宛てた手紙の中には、ドイツ断種法の英訳とＨＢＦの報告書が入っていた。ＨＢＦが登場することは「とても重要」であり、その法律が「優れ」ており、患者に十分な保護を提供するという意見が述べられていた。[38]ドイツ人はアメリカ人と似た恐れと疑問を抱いていたため、ＨＢＦのカリフォルニア州における断種の研究成果はドイツでも役に立っていたとも書かれていた。

ポペノーはドイツの断種を『遺伝ジャーナル』の読者のために英語に翻訳した。[39]断種の対象者は「先天性精神薄弱、精神分裂病、躁鬱病、先天癲癇、ハンチントン病、遺伝性盲目、遺伝性難聴、重度奇形」と「重度のアルコール依存症の者」であった。ドイツの法律の対象者はアメリカの場合に似ていたが、アメリカと違い、ドイツの法律では施設に収容されていない者が対象者となった。メーラーによると、断種された者の三分の二がこれにあたった。[40]

アメリカの優生学者の何人かは、ナチスドイツで断種法がどのように実施されているかの現地報告をしている。彼らの報告はＨＢＦがドイツに及ぼした影響を指摘した。マリー・コップ（Marie Kopp）は一九三五年にアメリカ母性保健委員会の援助を受けて、ドイツに行き次のように報告している。

ドイツの断種運動のリーダーたちは、法律の制定はガスニー氏とポペノー博士によって発表されたカリフォルニア州の断種に関しての徹底した研究に基づいていると、繰り返し言っている。彼らはまた、過去の経験を多く生かすことなしに、一〇〇万人の断種に取り組む事業を起こすことは不可能であったと言っている。(41)

カリフォルニア州の銀行家であり慈善家のHBF会員、C・ゲーテは仕事でドイツを訪れた。ガスニー宛ての手紙で、彼は財団の活動がドイツの優生学に及ぼした影響について指摘している。

この画期的政策に関して、ヒトラーを支持する知識人の意見の形成に、あなたの仕事が強力な役割を果したことに興味を持たれることでしょう。彼らの見解がアメリカの思想——特に人間改良財団の研究——に大きな刺激を受けたことをあらゆるところで感じました。愛する友よ、生涯このことを覚えていて欲しい。あなたは六、〇〇〇万を有する偉大な政府を駆り立てて行動に移らせたのです。(42)

ガスニーはドイツ断種法の適用と、その悪用の詳細が明らかになる前の一九四二年に亡くなったので、ゲーテが言ったようにHBFのドイツの優生断種政策に対する役割を誇りに思ったかもしれない。ドイツで一九三四年から一九三九年にかけて断種された者は二〇万から四〇万人にもなっていたと推定されている。(43)

三　HBFと日本との連携

1　アメリカと日本との優生学者の繋がり

ガスニーは、ドイツの優生学者とだけではなく、日本人の優生学者とも接点があった。ガスニーの書類に残っている日本人との往復書簡[44]は早稲田大学の教授で、キリスト教徒で社会民主主義者でもある安部磯雄（一八六五～一九四九）とのものに集中している。安部は、社会民衆党の党首や衆議院議員を務めた政治家でもあった。安部はガスニーとの文通がどのように始まったかを、日本の産児調節の機関誌の記事で説明している。[45]それによると、安部はガスニーにホラス・E・コールマン（Horace E. Coleman）夫人を通して紹介されていた。コールマン夫妻は一九〇七年からフレンド派の宣教師として東京で働いており、コールマンは日曜学校協会の中心人物であった。[46]安部はコールマンと一緒に日曜学校の推進活動と禁酒活動を行っていた。産児調節に興味を持っていたコールマン夫人は帰米中にガスニーに会い、安部のことを話していた。ガスニーは安部に手紙を送り始め、家族の近況を交換しながら、断種に関する情報も送っていた。

安部は一九二九年に健康回復のために渡米した際、ガスニーに会っている。HBFを訪問し、カリフォルニアの実業家の優生学に対する熱心さに感心している。特にガスニーが個人的な資産を財団とその活動のために使用していることに強い感銘を受けた。一九三六年の『廓清』の記事で安部は前年、精神薄弱者のためのカリフォルニア州立施設を訪れたことについて書いている。[47]彼は見事な努力と認めてはいるが、カリフォルニア州は保守主義であるために、ドイツでヒトラーが行っているような思い切った手段が不可能であると述べていた。続けて、安部は、この「低能者」のための施設では、収容者を家族の承諾によって断種することができ、収容者の多くは性的行為の結果を理解できないために、断種は家族を安心させるものであったとしている。さらに、施設の報告書によると、美人の収容者の場合特にそうであり、彼女らが誘惑され、妊娠したら、それは親にとっての試練というだけではなく、国が対応しなければならない重要な関心問題でもあると述べている。安部は、女性の手術は男性のものより複雑であるが、断種法はこの問題に対処し、悲劇的な結果を防ぐ一つの方法であると結論づけ、アメリカの状況を観察しながら、日本に断種法が必要であると確信するようになったと述べている。

安部はＨＢＦの出版物を翻訳していた。ガスニーとポペノーの『不妊結婚と人間改造（*Sterilization for Human Betterment*）』は一九三〇年、欧米の書物を多く出していた大日本文明協会から出版された[48]。雑誌『人口問題』のために書かれた「人口問題の量的側面と質的側面」という記事は、ＨＢＦのパンフレットから得た情報を利用して書かれている[49]。安部はガスニーに抜刷を送り、「誰もがこれを読むことを期待していないが、珍しいものとして取っておくだけで結構です」と書いた[50]。

安部は産児調節、反売春、人口問題を取り上げた優生学関係の機関誌に、ガスニーとＨＢＦの活動を幾度も紹介した。またガスニーは一九三〇年創立した日本民族衛生協会の機関誌、『民族衛生』にも紹介された。一九三四年六月、東京帝国大学医学部の生理学教授の永井潜（一八七六〜一九五七）は、特別号全体を断種というテーマにし、写真入りでガスニーに献呈した[51]。この特別号には以下の論説が含まれていた。吉益脩夫の「優生學的断種の精神病學的適應」と「断種の動機及び目的」、永井の「断種法に対する反対の反対」と「人類改善財団と其造立者ガスネー」、『上海徳文日報』からの「強健なる後裔の為の戰ひ（新しき噣逸断種法）」、吉益脩夫の「スウェーデン新断種法草案の批判」、斎藤茂郎の「断種の動機及び目的」と「断種運動の歴史」、立石謙輔の「ナチス断種法に就いての感想」、斎藤最の「強制断種の法律的考察」と内藤八郎の「断種法に就いて」である。学会が断種問題を、大会講演会と特別号のテーマとして選んだ時には、ガスニーが支援者に選ばれ、日本で断種を実施する活動に信用や激励を与えることになった。

一九三六年に永井は「民族衛生振興の建議」を作成し[52]、HBFは研究所の設置に関する第一の建議に登場した。イギリスやドイツ、他のアメリカの研究所と共に、HBFは断種に関する研究に貢献した研究所として挙げられている。断種法の制定という第二の建議では、直接HBFについて述べられなかったが、その導入的な議論はガスニーのパンフレットの内容によく似ており、ガスニーの影響の大きさがうかがえる。優生思想の普及という第四の建議では、HBFが推進した優生学教育の役割が日本の優生政策推進のための模範として挙げられていた。『民族衛生』にはHBFからの断種の方法や具体的な法律の適用についての情報も盛り込まれた。東京帝国大学医学部脳研究室講師であった吉益脩夫はアメリカ各州の断種法の状況をまとめた[53]。永井はHBFの『人間の断種』というパンフレットが斎藤茂郎によって和訳されていると述べている[54]。日本人の優生学者は断種法の必要性とその利点を熟考する中で、ガスニーとHBFからアメリカの断種実績についての情報を入手していたのである。

2　日本における断種法

一九三四年から断種法案の帝国議会提出への努力が始まった。第六五回帝国議会に荒川五郎が犯罪者、遺伝病者、結核患者やハンセン病患者を対象とする「民族衛生保護法案」を提出したが、準備不足のため審議未了になった。翌年に荒川はもう一度法案を提出したが、それも通らなかった。さらに一九三七年と一九三八年にも可決には至らなかったが、法案は提出され、その法案の内容は一九三三年のナチ断種法に似ていた。この動きの中心は永井や他の日本民族優生学会の会員だった。荒川のものと違い、その法案は断種範囲を遺伝病者に限定していた[55]。

帝国議会への断種法案提出がアメリカの新聞で報道されるたびに、ガスニーは手紙を出し、法案の可決の可能

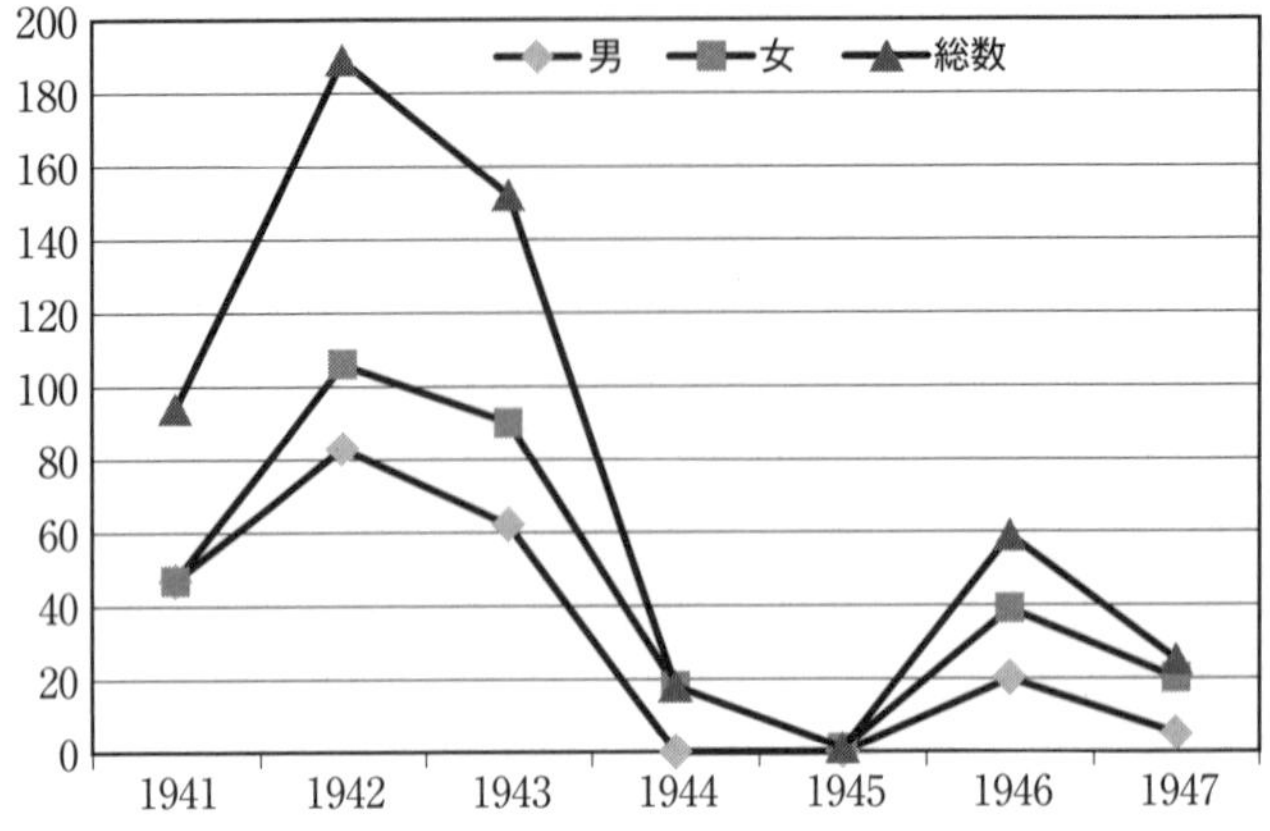

図5　日本の断種手術件数 1941〜1947 年

性について尋ね、断種に関する事実を広めるために、パンフレットなどを送ることを申し出た。(56) 安部宛ての一九三六年十二月の手紙では「精神病者、癲癇患者、重度アルコール依存者、犯罪の傾向にあると知られている者の断種法案」を次回の議会で提出する予定について尋ねている。「日本で注意深く、人間的見地から施行されれば、このような法律は日本だけでなく、全ての文明国における人間の改良に貢献するであろう」とガスニーは主張した。一九三七年八月の安部の返事では、彼の党員は増加中であり、近い将来に議会の過半数を得るだろうと報告して、「この国に五〇万近くの癩病者がいるので、人々が断種の重要性に気付くようになることが予測できる」という意見を述べた。ガスニーは九月の手紙で精神薄弱者が安部の率いる党の法案に含まれるかどうかを確認しようとしている。「あなたはそう言っていないが、特定のグループ、すなわち精神薄弱者を含めるつもりはないのか？　カリフォルニア州では、精神薄弱者の断種が他の欠陥グループの断種より広く認められている」。ガスニーは法律の文面が出たら見たいとし、自分の方で翻訳をすることができると申し出ている。

また一九三九年二月に『ロサンゼルス・タイムズ』紙が、日本が遺伝病者を対象にした断種法を可決したと誤報した時に、ガスニーは直接の情報と法律の文面を求めた。安部の四月の返事では法案が提出されたが、法律の制定は数年間を必要とするだろうと述べている。「日本人が断種の必要性を少しずつ感じ始めているのは確かであるが、同時にまだ強い偏見も存在している」として、安部は断種に関して、厚生省のために行われた講演について報告した。その報告の中に日本特有の論点が見出される。「……私は断種の必要性――特に癩病者――を強調したが、出席した医者の数人は癩病の原因が遺伝か感染かについて論じ始めた。専門家さえ断種の本当の意味をまだ理解していないようだ。一方、知識階級は断種の必要性を感じ始めている」。

厚生省予防局での優生課の組織化に伴い、官僚の助力によって、一九三九年に衆参両院に提出された「国民優生法」が通過した。この法律の目的は遺伝的に劣った子孫を増やさないことと、同時に健全な子孫を増やすことであった。一方で堕胎は厳しく制限された。日本においてはさまざまなグループの反対があったこと、法律適用対象者が少数しか施設に収容されていなかったこと、また、戦争のための兵士を確保するための「産めよ、増やせよ」の人口政策が採られたため、国民優生法の下で断種された者は限られ、一九四一年から一九四五年までに四五四名であった[57]（図5）[58]。

おわりに

二十世紀の前半、アメリカ、ドイツ、日本の優生学者は国民の健康を悪質遺伝の弊害から守ることを望んでいた。そのための手段の一つは欠陥のある遺伝子が次の世代に伝わることを防ぐための断種手術であった。断種法の制定はアメリカで始まり、カリフォルニア州のＨＢＦは優生断種を国内外に普及することに努めた。ドイツはアメリカの断種成果から学び、遺伝的に不適格であると見なされる者だけではなく、民族的・政治的・社会的に特定したグループを「生きるに値しない」者と定義して、断種に極限まで取り組んだ（第七章参照）。ナチス親衛隊の医師フリッツ・クライン（Fritz Klein）の言葉はドイツ優生学の考え方をみごとに反映している。「人命を尊重して、私は病的な身体から化膿した虫垂を取り除くことにする。ユダヤ人はヨーロッパという身体の化膿した虫垂である」[59]。日本の場合には、「不適格」と法律上で定義されていた人は遺伝病者であったが、一九四七年までの断種の主な犠牲者はハンセン病患者であった。しかし、遺伝病ではないハンセン病の患者は、本来この断種法の対象者ではなかったのであった（第十章参照）。

ドイツや日本と違って、アメリカの優生学者の活動は民間の基金に支えられていた。ＥＲＯとその活動の基金が、ハリマン夫人とカーネギー財団によって支えられたように、ガスニーはＨＢＦへ資金を出した。しかしアメリカの法律は全国レベルで制定されておらず、州ごとにその内容に差があったこともあって、断種の件数はドイツより少なかった。また、ドイツの医師と研究者は、研究資金と研究所を利用するためにはナチ党に入らなければならず、おのずと政府の支配下におかれ、断種件数はアメリカの数倍に達していた。日本で断種法を進めた安部と永井は、ガスニーが人間改良を推進するために、自分の財産をアメリカにだけではなく、世界中に出資していることに感心した。断種法が制定された後、第二次世界大戦が始まってからは、日本政府には断種の研究や実施のための体制も資金もなかった。戦時中、日本の政府にとっては遺伝病よりも結核や性病、栄養不良の方が国民の健康を脅かす要因であった。

断種政策を進めることによって人間を改良するために、ガスニーとＨＢＦは情報と支援、文献を送り続けた。ガスニーとポペノーは劣った子孫の出生を防ぐ手術は未来の世代のために効果があることを確信していた。その確信は彼らの研究結果に裏付けられたものであった。カリフォルニア州におけるアメリカの断種実績は、ドイツと日本で制定された断種法に機動力と正当化の根拠を与えた。ＨＢＦスタッフがドイツと日本の優生学者の間に築いた関係は優生思想を交換する接点となった。しかしドイツと日本が実施した断種はアメリカのそれとは違っていた。ドイツは断種も多く行われたが、優生学思想に基づいてユダヤ人のジェノサイドに行き着いたのであった。日本は、法的な対象ではなかったにもかかわらず、実際にはハンセン病の患者に強制断種を施していた。しかし三つの国がすべて「不適格者」を減らすために人間の改良が必要だと考えていたことは確かであった。

注

（1）『小学館ランダムハウス英和大辞典』小学館、一九七四年、二五三七。

（2）Harry H. Laughlin, "Report of the Committee to Study and Report on the Best Practical Means of Cutting Off the Defective Germ-Plasm in the American Population: I. The Scope of the Committee's Work," *ERO Bulletin* 10A（Long Island, NY: Eugenics Record Office, 1914）, 16 <http://dnapatents.georgetown.edu/resources/Bulletin10A.pdf> を参照。

（3）Harry H. Laughlin, *Eugenical Sterilization in the U. S.: A Report of the psychopathic Laboratory of the Municipal Court of Chicago*（Chicago: F. Klein Co., 1922）.

（4）Phillip Reilly, *The Sterilization Solution: A History of Involuntary Sterilization in the United States*（Baltimore, MD: Johns Hopkins University Press, 1991）.

（5）Wendy Kline, *Building a Better Race: Gender, Sexuality, and Eugenics from the Turn of the Century to the Baby Boom*（Berkeley: University of California Press, 2001）, Alexandra Minna Stern, *Eugenic Nation: Faults and Frontiers of Better Breeding in Modern America*（Berkeley: University of California Press, 2005）.

（6）Robert Proctor, *Racial Hygiene: Medicine Under the Nazis*（Cambridge, MA: Harvard University Press, 1998）, Gisela Bock, *Zwangssterilisation im Nationalsozialismus: Studien zur Frauenpolitik und Rassenpolitik*（Opladen: Westdeutscher Verlag, 1986）, Ernst Klee, ed., *Dokumente zur Euthanasie*（Frankfurt am Main: Fischer 1997）, Peter Weingart, Jürgen Kroll, Kurt Bayertz, *Rasse, Blut und Gene: Geschichte der Eugenik und Rassenhygiene in Deutschland*（Frankfurt am Main: Suhrkamp, 1988）.

（7）Stefan Kühl, *The Nazi Connection: Eugenics, American Racism, and German National Socialism*（Oxford: Oxford University Press, 1991）［シュテファン・キュール、麻生九美訳『ナチ・コネクション』明石書店、一九九九］, Barry Mehler, *A History of the American Eugenics Society, 1921-1940*, Ph. D. dissertation, University of Illinois, 1988.

（8）Matsubara Yōko, “The Enactment of Japan’s Sterilization Laws in the 1940s: A Prelude to Postwar Eugenic Policy,” *Historia Scientiarum*, The History of Science Society of Japan 8:2（December, 1998）, 187-201 <http://www.arsvi.com/1990/9812my.doc>（2010/12/24 アクセス）と松原洋子「日本の優生法の歴史」、優生手術に対する謝罪を求める会『優生保護法が犯した罪――子どもをもつことを奪われた人々の証言』現代書館、二〇〇三年、一〇四～一一五、橋本明「わが国の優生学・優生思想の広がりと精神医学者の役割――国民優生法の成立に関して――」『山口県立大学看護学部紀要』一九九七年、一～一八、藤野豊『日本ファシズムと優生思想』かもがわ出版、一九九八年、『「いのち」の近代史――「民族浄化」の名のもとに迫害されたハンセン病患者』かもがわ出版、二〇〇一年を参照。

（9）Sumiko Otsubo Sitcawich, *Eugenics in Imperial Japan: Some Ironies of Modernity, 1883-1945,* Ph. D. Dissertation, Ohio State University, 1998.

（10）現在、財団の表記はさまざまである。当時の表記は「人類改善財団」であったが、米本昌平は「人間改良基金」と表記し（『優性学と人間社会』講談社現代新書、二〇〇〇年、三六）、中村満紀男は「人間改良財団」と表記し（『優性学と障害者』明石書店、二〇〇四年、一八六）、『ナチ・コネクション』を訳した麻生九美も「人間改良財団」と訳出した。本章では「人間改良財団」にしたが、しかし当時の安部磯雄と永井潜の記事を引用するときには彼らの表記「人類改善財団」を使った。

（11）一九〇九年と一九一三年の法律の本文は Harry H. Laughlin, “Report of the Committee to Study and Report on the Best Practical Means of Cutting Off the Defective Germ-Plasm in the American Population II. The Legal, Legislative and Administrative Aspects of Sterilization,” *ERO Bulletin* 10B（Long Island, NY: Eugenics Record Office, 1914）, 15-16にある。<http://dnapatents.georgetown.edu/resources/Bulletin10B.pdf>; Jon Gottshall, “The Cutting Edge: Sterilization and Eugenics in California, 1909-1945” も参照。<http://www.gotshall.com/thesis/article.htm>（2010/12/22 アクセス）

（12）前出（4）Reilly, 97.

（13）Ibid., 100.

（14）出典：Sterilization for Human Betterment, “Sterilizations reported to January 1, 1950 and Maps showing States having Sterilization Laws”（Princeton, NJ: Birthright, Inc., 1950）, “Date on which each State Inaugurated its Eugenical Sterilization Law,” c. 1935, The Harry H. Laughlin Papers, Lantern Slides, IBM Box, Box 10, Truman State University, Reilly より作成。

（15）Articles of Incorporation, Box 2, File 10, E. S. Gosney Papers and Records of the Human Betterment Foundation 1880-1945, Archives, California Institute of Technology.

（16）Stefan Kühl は間違ってガスニーの名前を “Ezra”（エズラ）ではなく、“Eugene”（ユージーン）にし、他の研究者も同じようにしている。ガスニーに関する情報は、David A. Valone, "Eugenic Science in California: The Papers of E. S. Gosney and the Human Betterment Foundation" in *The Mendel Newsletter: Archival Resources for the History of Genetics and Allied Sciences* New Series, No. 5 (February 1996), 13-15. <http://www.amphilsoc.org/mendel/1996.htm>; Ruth Clifford Engs, *The Eugenics Movement: An Encyclopedia* (Westport, CT: Greenwood Press, 2005), 101-102; *The Pasadena Star*, "Human Betterment Plan of a Well-Known Citizen" 31 July 1926, Paul Bowman Popenoe Papers, Box 139, File 4, American Heritage Center, University of Wyoming を参照。

(17) ポペノーに関する情報は、Ruth Clifford Engs, *The Eugenics Movement: An Encyclopedia* (Westport, CT: Greenwood Press, 2005), 181-182; Molly Ladd-Taylor, "Eugenics, Sterilisation and Modern Marriage in the USA: The Strange Career of Paul Popenoe," *Gender and History* 13:2 (August 2001), 298-327 を参照。日本語の情報は曺周希と中村満紀男「P・ポピノーの優生断種構想における対象論：カリフォルニア州に関する研究（一九二七〜三〇）を中心に」『心身障害学研究』二四（二〇〇〇―三年）九九〜一一四と『優生学と障害者』（東京：名石書店、二〇〇四年）一八五〜一九七にある。

(18) David Popenoe, "Remembering My Father, Paul Popenoe: An Intellectual Portrait of "The Man Who Saved Marriages"" (1992) <http://www.popenoe.com/PaulPopenoe.html> (accessed 2010/12/23). David Popenoe, *War Over the Family* (Piscataway, NJ: Transaction Publishers, 2008), 231-236 も参照。

(19) Stern, 105-6で引用された。

(20) HBF, "Human Sterilization" (Pasadena, CA: HBF, 1934) <http://www.eugenicsarchive.org/eugenics/image_header.pl?id=1753&printable=1&detailed=0> (2010/12/22アクセス) "Human Sterilization Today," (Pasadena, CA: HBF, 1938) <http://memory.loc.gov/cgi-bin/query/h?ammem/rbpebib:@field(NUMBER+@band(rbpe+0020380g))> (2010/12/22アクセス)

(21) Annual Reports, Box 1, File 1, Annual Meetings 1937-8, 1938-9, E. S. Gosney Papers and Records Of the Human Betterment Foundation 1880-1945, Archives, California Institute of Technology.

(22) HBF, "Effects of Eugenic Sterilization as Practiced in California" (Pasadena, California: HBF, n. d.), Paul Bowman Popenoe Papers, AES 1933-36, Box 14, Folder 3, American Heritage Center, University of Wyoming.

(23) E. S. Gosney, Paul Popenoe, *Twenty-eight Years of Sterilization in California* (Pasadena, CA: HBF, 1939), 3.

(24) "E. S. Gosney (Human Betterment Foundation) letter to L. I. Dublin (Metropolitan Life Insurance Company), about pending NY sterilization bill" (1934/5/8) <http://www.eugenicsarchive.org/html/eugenics/static/images/1752.html> (2010/12/22アクセス)

(25) 前出（5）Klein, 67-78参照。

(26) Reilly や University of Vermont project "Eugenics: Compulsory Sterilization in 50 American States" <http://www.uvm.

edu/~lkaelber/eugenics/> のデータによる。

(27) 前出（4）Reilly, 100-101.

(28) 前出（4）Reilly, 97.

(29) Géza von Hoffmann, *Rassenhygiene in den Vereinigten Staaten von Nordamerika*［アメリカ合衆国における人種衛生学］(Munich: Lehmann, 1913).

(30) Géza von Hoffmann, "Eugenics in Germany" in *Journal of Heredity* 5:10 (October 1914), 435-6.

(31) Erwin Baur, Eugen Fischer, and Fritz Lenz 共著´ *Grundriss der menschlichen Erblichkeitslehre und Rassenhygiene*［人種遺伝学および人種衛生学概要］(München: Lehmann, 1921) <http://www.archive.org/details/grundrissdermens02bauruoft> や *Archiv für Rassen- und Gesellschaftsbiologie*［人種・社会生物博学記録集］の編集者（一九一三―一九三三）。

(32) Fritz Lenz, trans. Paul Popenoe, "Eugenics in Germany," *Journal of Heredity*, 15 (1924), 223-231. Paul Popenoe, trans. Fritz Lenz, "Rassenhygiene (Eugenik) in den Vereinigten Staaten," *Archiv für Rassen- und Gesellschaftsbiologie*, 28 (1923/1924), 184-193. Paul Popenoe, "Rassenhygienische Sterilisierung in Kalifornien," *Archiv für Rassen- und Gesellschaftsbiologie* 23 (1931), 249-259.

(33) Correspondence Box 7, File 8 —— Germany, E. S. Gosney Papers and Records Of the Human Betterment Foundation 1880-1945, Archives, California Institute of Technology.

(34) Konrad Burchardi, *Sterilisierung zum Zwecke der Aufbesserung des Menschen- geschlechts* (Berlin: Marcus and Webers, 1930). Felix Tietze, "Sterilisierung zum Zwecke der Aufbesserung des Menschensgeschlechts," *Archiv für Rassen- und Gesellschaftsbiologie* 25 (1931), 346-47.

(35) H. A. Turner, Jr., Hsg., *Hitler aus nächster Nähe: Aufzeichnungen eines Vertrauten [Otto Wagener] 1929-1923* (Frankfurt am Main: Ullstein, 1978), 264. Kühl, 37［キューール、七六］. 前出（7）。

(36) Kühl, 43-44［キューール、八七］. 前出（7）。

(37) Letter from Dr. G. Gyssling to Dr. K. Burchardi, March 24, 1936, Box 8, File 13, E. S. Gosney Papers and Records Of the Human Betterment Foundation 1880-1945, Archives, California Institute of Technology. Katherine Swift による "Sinister Science: Eugenics, Nazism, and the Technocratic Rhetoric of the Human Betterment Foundation," *Lore* 6:2 (May 2008) 5 も参照。 <http://rhetoric.sdsu.edu/lore/6_2/swift1.pdf>

(38) Letter from George Dock, M. D. Jan. 31, 1934, Box 21, File 7 – Germany – Sterilization Law, E. S. Gosney Papers and Records Of the Human Betterment Foundation 1880-1945, Archives, California Institute of Technology.

(39) Paul Popenoe, "The German Sterilization Law," *Journal of Heredity* 25:7 (July 1934) 257-60.
(40) 前出（7）Mehler, 237.
(41) Marie E. Kopp, "Legal and Medical Aspects of Eugenic Sterilization in Germany," *American Sociological Review*, 1 (1936), 763.
(42) Stephen Trombley の *The Right to Reproduce: A History of Coercive Sterilization* (London: Weidenfeld & Nicholson, 1998), 117 に引用されている。［スティーブン・トロンブレイ、藤田真利子訳『優生思想の歴史』明石書店、二〇〇〇年、一七五］
(43) S. Bock, 8. U. S. Holocaust Memorial Museum, "Mentally and Physically Handicapped: Victims of the Nazi Era—Forced Sterilizations" <http://www.ushmm.org/education/resource/handic/handicapped.php> も参照（accessed 2010/12/23）。
(44) ガスニーは安部以外に、東京帝国大学医科大学精神病学医村松常雄、京都帝国大学医科大学精神病学医満田久敏、金沢医科大学の古屋芳雄と時々手紙のやりとりをしている。
(45) 安部磯雄「産児制限の優生學的見解」『産児調節』四：六（一九三一年）、二〜五。「精糸結紮とガスニー氏」六：二（一九三三年）、二も参照。
(46) コールマンは一九一三〜一九二四年の *Japan Christian Yearbook*（日本基督教協議会）に登録されている。Internet Archive のサイト <http://www.archive.org/>（accessed 2010/12/24）で見られる。
(47) 安部磯雄「国民生活と人口問題」『廓清』五：二六（一九三六年）、一〜四。
(48) ガスニー、ポペノー共著・安部磯雄訳『不妊結婚と人間改造』春陽堂（一九三〇年）。
(49) 安部磯雄「人口問題の量的方面と質的方面」『人口問題』A一：一（一九三八年）、四八〜六〇。
(50) Letter from Abe Isoo 18 April 1939 Correspondence Box 8, File 3 Japan Korea, E. S. Gosney Papers and Records Of the Human Betterment Foundation 1880-1945, Archives, California Institute of Technology.
(51) 永井潜「人類改善財団とその創立者ガスネー」『民族衛生』断種問題特輯號　第三回學術大會講演抄録三：四－五（一九三四年六月）、七二〜七八。
(52) 永井潜「民族衛生振興の建議」『民族衛生』五：三－四（一九三六年）、四〇八、四一三。
(53) 吉益脩夫「アメリカ合衆国の断種法に於いて」『民族衛生』六：五－六（一九三八年）、三八五〜三九四。
(54) 『民族衛生』三：四－五（一九三四年六月）、七五。
(55) 前出（8）松原（一九八八年）、二一〜三一と橋本、二一〜三一を参照。
(56) Correspondence Box 8, File 3 Japan Korea, E. S. Gosney Papers and Records Of the Human Betterment Foundation 1880-1945, Archives, California Institute of Technology.

（57）松原洋子「優生問題を考える（四）――国民優生法と優生保護法」『婦人通信』四六六（一九九七年十一月）、四三。

（58）Hiroko Takeda, *The Political Economy of Reproduction in Japan: Between Nation- State and Everyday Life* (London: Routledge Curzon, 2005), 205 のデータにより作成。

（59）Alex Alvarez, *Governments, Citizens, and Genocide: A Comparative and Interdisciplinary Analysis* (Bloomington, IN: Indiana University Press, 2001), 126に引用されている。

付記　本研究は西南学院大学共同研究育成制度（「日本優生学の国際的系譜」研究代表カレン・J・シャフナー、平成二十三～平成二十五年度）による助成を受けた。

第四章
人間の再生
――フランスにおける優生学の歴史――

北垣　徹

はじめに

フランスにおける優生学の歴史という主題は、これまであまり研究対象として取り上げられることがなかった。それは外国においてはもちろん、本国フランスにおいてすらそうであった[1]。その理由は後にみるように、いくつか挙げることができる。ひとつの理由としては、この国ではアメリカやドイツ、北欧諸国、日本などの国々と異なり、断種のような明白な優生学的政策が実施されなかったということがある。したがって、フランスと優生学という結びつきが、本国でも他国においても、あまり強く意識されてこなかった。優生学に関する近年出版された百科全書的な研究書[2]を繙いても、英独米に関する項目は数多く目にするが、フランスに関するものはまったくといっていいほど見当たらない。せいぜい、ジョゼフ・アルチュール・ド・ゴビノーについての項目をみかけるくらいである。

とはいえ、ゴビノーの『人種の不平等についての試論』の最初の巻が出版される一八五三年という年は、この研究書の巻末にある年表において最初の項目をつくっている。続くのは、ダーウィン『種の起源』の一八五九年である。そして以降、二〇〇四年まで続くこの年表は、百を超える項目を掲げるが、そのなかでフランスに関するものは皆無である（フランス生まれだが、主としてアメリカで研究活動を行ったアレクシス・カレルの項目を除けば）。そうすると、この年表は一見したところ、フランスには優生学の歴史が存在しなかったが、しかしその源流にはフランス人がいるような印象を与えかねない。

しかしこの印象は、二重に誤解を与えるものだ。つまり一方では、フランスでも優生学の歴史は現に存在する。その点については、本章全体で示すことになるだろう。また他方では、そうした歴史を叙述するうえで、出発点にゴビノーを据えるのは適当でない。確かにこの博識の外交官は、みずからの見聞に基づいて、諸人種に関する序列を伴う体系を示した。それを示した書も、きわめて浩瀚なものであるにもかかわらず、広く読まれたようである。しかしその割には、後のフランスの優生学者たちが、彼の名に言及することはほとんどない。後の優生学にとってゴビノーよりも重要なのは、同時代のプロスペール・ルカであり、彼の『自然的遺伝に関する哲学的・生理学的論考』（一八四七、一八五〇年）は『人種の不平等についての試論』と同様、時をおいて二巻目が出る大冊であるが、この書は後のフランス優生学の文脈において、しばしば言及されることになる。また人種という主題に関しても、ゴビノーよりも注目すべきなのはエミール・ブロカである。彼はゴビノーの文学的な記述にたいして、人体計測に基づく「科学的な」人種論を展開し、それはやはり後の優生学的発想をもたらす重要な源泉となっている。

より大きな流れでいうならば、優生学の出発点にゴビノーをおくことは、それをロマン主義ないしは反啓蒙の文脈に位置づけることになる。しかしそうした位置づけは、優生学の理解にとってはむしろ誤った導きであり、この思想のもつ意味をかえって分かりにくくしてしまう。一般的に優生学は、ゴビノーのように失われた理想の過去を追憶するようなことはしない。それはむしろ「人間の再生」を目指して、未来へと目を向ける。それは進歩ないしは進化に向けての行動の科学たらんことを目論む。ところで「人間の再生」とは「自由、平等、友愛」と同じく、フランス革命において中心的な理念であった。その点で優生学も、ある意味ではフランス革命に起源を求めることができる。事実、コンドルセのような人物を優生学の起源に据える研究もある。[3] この最後の啓蒙思想家は、革命のさなかに『人間精神進歩史』を書き上げ、その末尾で来るべき進歩のひとつとして「人間の改良」を挙げており、道具を用いた技術的な改良と同時に、生体そのものの改良という可能性を夢想している。他方で、実証主義の創始者であるコントの著作のなかに優生学的記述があるという指摘もある。[4] 本章では、コンドルセやコントにまで遡るようなことはしないが、それでも本章における考察は、ロマン主義や反啓蒙よりも、啓蒙思想や実証主義の流れのなかにフランスの優生学を位置づけた方が、それが有する意味や問題点を、より鮮明なかたちで提示することができるという見通しに基づいている。

また、優生学という語に拘泥しすぎるのも、やはり誤った導きとなって、問題の本質を見逃すおそれがある。しばしば優生学の歴史においては、この「優生学 eugenics」の語を初めて用いたゴールトンを出発点に据える記述をみかける。同様に、フランスの優生学の歴史を記述する場合にも、ことばの初出に遡ることが多い。フランスで「eugénique《ユージェニック》」という言葉が最初に用いられたのは一八八六年で、それはヴァシェ・ド・ラプージュの「遺伝」という論文のなかでのことだといわれている。この語をラプージュは、形容詞としては「遺伝的に優れた」という意味で、また名詞としては「遺伝的に優れた形質をもつ者」という意味で用いている。ここでは、そうした遺伝的に優れた形質を集団レヴェルで増やしていくための学、すなわち優生学《ユージェニック》としての意味はまだない。[5] ほどなく、この語はそうした意味を獲得していくのであるが、同時に、学ないしは方法、思想を表す類似語として、eugénie《ユージェニー》、eugénisme《ユージェニスム》、eugénétique《ユージェネティック》（あるいは eugennétique）など、さまざまな語が現れる。このうち今日でも使用されるのはeugéniqueとeugénismeだけであるが、二十世紀の前半でもまだ用語は定着しておらず、論者によって用法はさまざまである。(6)

他方で、こうした語のかたわらで、十八世紀から十九世紀にかけて少なくとも三つの用語が現れ、優生学的な試みを指し示そうとしていた。callipédie《カリペディー》、mégalanthropogénésie《メガラントロポロジェネジー》、そしてpuériculture《ピュエリキュルチュール》の三つである。これらの語のなかには、現在では死語となっているものもあるが、(7)『リトレ』のような十九世紀の辞典をみれば記載があり、それぞれの意味を確認できる。カリペディーには「できるかぎり立派な子供を産むために、両親に与えられる助言の総体」とあり、またメガラントロポロジェネジーには「天才的な人間を産むためと称される技術」、ピュエリキュルチュールには「身体面および精神面で子供を養育する技術」とある。(8)重要なのは、個々の語がそれぞれ何を意味していたかということよりも、これらの語がすべて微妙に意味を移していく点である。カリペディーはもともと「両親」を対象とし、個人的な営為に関わるものであったが、やがては国家の為政者に向けられた、個人ではなく集合体に関わるものとなる。この転換は、フランス革命からナポレオン期にかけての時代に現れる。つまり、徴兵制を基礎とした国民軍が形成され、革命戦争・ナポレオン戦争と対外的な戦争が続く時代に現れる。このように対象が私的な領域から公的な領域へと移っていくのは、他の語でもそうである。そもそも、より一般的な水準で、hygiène《イジエーヌ》の語が、個人の健康を維持するための私的な養生の意味から、ある特定の地域の住民全体の健康維持を目指す公衆衛生へと意味を変えていくのも、ほぼ同時期のことである。またピュエリキュルチュールの語は、これとは別の変化も遂げる。すなわち、もともとは子供の養育に関わる技術であったのが、やがては子供の出産前（母親の妊娠時）に関わることまで、さらには子供の受胎前（両親の性交、結婚）に関わることまで、その適用範囲が拡大していく。そして、この語はやがては「養育学」と翻訳しうるようになる。つまり、経験に基づく個別的・具体的な技術から、理論に基づく体系的・抽象的な科学へと、その意味するところを変える。

アドルフ・ピナールのような代表的な理論家も登場する。そして、この「出産前」「受胎前」の養育学《ピュエリキュルチュール》が、やがて優生学と直結していくことになるだろう。

以上のような言語状況である以上、フランスの優生学においては、特定の語の起源に拘泥するよりも、その語が示そうとした思想の内容や文脈を明らかにする方が、はるかに重要な作業といえる。よって本章では、啓蒙思想や実証主義、さらには進化論や唯物論の文脈も念頭に置きつつ、ユージェニックの語が初めて使用される一八八六年以前から、フランスの優生学についての考察を始める。もちろん、むやみな対象の拡張やとりとめのない起源への遡行は、意味がないばかりか、考察の批判的な意義を削ぐことにもなろう。人類の人工的な改良という発想は、はるか遡ればプラトンの『国家』にも見いだすことができ、優生学の歴史でもその点に言及する場合もある。しかしそこまで遡れば、十九世紀後半から二十世紀初頭にかけて、当時の資本主義や帝国主義の発達のなかで優生学が担った意味や機能が霞んでしまう。優生学を科学一般や近代の合理思想と同一視することも、やはり同じ陥穽にはまるおそれがある。とはいえ逆に、優生学をあまりにも狭く捉え、限られた特異な人物だけを取り上げるのも、この思想を適切に把握することにつながらない。すでに触れたように、ゴビノーを起源に置くのはミスリーディングである。優生学の歴史で往々にして、まず彼の名が挙がるのは、ナチズムが彼の論を援用したからだ。確かにゴビノーは、アーリア人種の優越という点を主張し、それはラプージュらにも受け継がれた。しかしゴビノーには、反ユダヤ主義的なところはない。一般に十九世紀のフランスにおいて、反ユダヤ主義は存在するが、人類学的・生物学的な視点からの反ユダヤ主義は見当たらない。反ユダヤ的な優性学的政策を訴える言説が現れるのは、第二次世界大戦直前のことである。そうであれば、ゴビノーからナチズムへという線でのみ優生学を語ることは、やはり批判的な意義を削ぐことになろう。優生学が極端な政策や人物にのみ結びつけられることで、周縁的・例外的なものとみなされ、過去の思想として片付けられてしまう。優生学はそうではなくして、二十世紀前半に広く共有された思想であり、その後もさまざまなかたちで引き継がれ、ある意味では現代まで続いている――本章の議論はこのような前提に基づいている。

ラプージュについても、ことばの用法の問題とは別に、彼を中心的な位置に据えることで、むしろ隠蔽されてしまう部分が出てくる。彼は図書館の司書という職業のかたわら、既存のアカデミックな制度の外で、私的なかたちで講義を行い、その内容を本にしていた。したがって彼の立場は、当時の社会の周縁にとどまるもので、政治的な圏域の内側に入ることはなかった。それにたいして、主として本章で取り上げるのは、アカデミックな制度の内部で活動しつつ、政治的にも一定の影響力をもちえた人物たちである。具体的には、一九一二年に発足するフランス優生学協会に集結した医者や生物学者、社会科学者、政治家たちを取り上げる。そうすることで、優生学が一部の偏狭な好事家の思想ではなくして、複数の学問分野にまたがって共有されていた認識から生まれたものであり、同時代の政治とも深い関係にあったことを示すことができるだろう。

一　遺伝／変質／人種

先に指摘したように、フランスにおける優生学を捉えるためには、紋切り型のイメージから離れ、適切な範囲を視野に収める見通しを維持しつつ、複数の思想的な内容や文脈を丹念に辿る必要がある。そのための準備作業としてまず、優生学的な発想が形成されるための前提となる観念を三つ取り上げ、それらについて歴史的に振り返っておこう。

最初に「遺伝」の観念について触れておく。優生学的な発想は、現在の世代に働きかけることで、将来の世代が改良されることを前提としている。つまり、現在の世代から将来の世代へと何かが受け継がれていくこと、すなわち遺伝が、優生学の必然的な前提となる。遺伝に当たるフランス語は hérédité《エレディテ》 であるが、この語は日本語の遺伝よりも意味が広い。日本語の遺伝は、今日の用法ではもっぱら生物学的意味で用いられ、生物の形質が親から子へ、先祖から子孫へと伝えられていくということを意味する。しかしフランス語の hérédité は、このような意味が出てくる以前に、もともと法的・経済的意味で用いられていた。すなわち、死後に子孫に財産や称号・職務を譲り渡すこと、またはそうした譲り渡されるものの総体、または譲り受けるための権利という意で用いられていたのである。つまり今日でいう héritage《エリタージュ》 の同義語だったのであり、日本語なら継承、世襲、相続（権）、遺産などと訳すことができる意味を有していた。日本語の遺伝も漢字だけみれば、「遺し伝えること」として、フランス語の hérédité 同様、生物学的意味と同時に法的・経済的意味があってもよさそうである。だが、少なくとも現代においてこの語にそうした用法はない。(9)

フランス語において、もっぱら法的・経済的なことがらを意味する語が、後に生物学的なことがらも意味するよう転用されたという点は、しかと心にとめておくべきである。その逆、つまり生物学の用語が、法的・経済的なことも意味するようになったのではけっしてない。この点は後に触れる点と合わせて、優生学の問題を考えるうえできわめて重要な意味をもつだろう。ともあれ、ある辞書によれば、そうした転用が起こったのは一八二一年のことらしい。(10) したがって、ラマルク『動物哲学』（一八〇九年）のなかに遺伝《エレディテ》の語は出てこない。ただし、héréditaire《エレディテール》 という形容詞は少し以前から、生物学的な意味において使用されていた。主に maladie héréditaire というように、病気を形容する語として用いられていた。しかしこれを「遺伝病」と訳してしまうと誤解を招くだろう。当時においては、結核や梅毒、麻疹などの伝染病もこの範疇に含められており、現代の意味における遺伝病で当時この範疇に入れられていたのは、血友病くらいであった。こうした当時の認識は、伝染病の原因となる細菌やウィルスの存在がまだ知られていなかったことによると同時に、生殖・妊娠時の親の気質や体質が何らかのかたちで子にも受け継がれるという見方が支配的だったことにもよる。いわゆる「獲得形質の遺伝」が信じられていたわけだが、そもそも、後天的に獲得されたものか、それとも先天的に備わっていたものかを区別しようとする認識がまだ存在しておらず、また仮に存在していたとしても、そうした認識が重要だとは考えられていなかった。結果としては、結核も血友病も同様に、あるひとつの家系のなかで受け継がれていたのである。したがって、後にみるように、獲得形質の遺伝とラマルクの名は強く結びつくことになるけれども、ラマルク自身が遺伝《エレディテ》の語のもとにそうした問題を積極的に考えていたわけではない。そうした問題が考えられるようになるのは、もう少し後のことである。

フランスにおいて最初に遺伝を本格的に論じたのは、すでに触れたプロスペール・ルカ（一八〇五〜一八八五）の『自然的遺伝に関する哲学的・生理学的論考』（一八四七、一八五〇年）である。題名にある「自然的遺伝 hérédité naturelle」は「社会的遺伝 hérédité sociale」と対になることばである。つまり、先に述べたように、もともと法的・経済的な意味で財産などが譲り渡されることからの類推で、生物学的な形質が受け継がれることを指す場合に、「自然的」の形容詞が付加されていたのだ。やがて生物学的な意味が優勢になるにつれ、この形容詞は脱落していく。ところで、二巻で総計一、五〇〇頁を超える本書の中心的な命題のひとつは、「獲得された形質はすべて遺伝しうる」というものであり、この命題に沿って精神医学者のルカは、身体面の遺伝だけでなく精神面での遺伝も考察している。さらに彼は第二巻最終部において、「病的な遺伝を予防的に扱うための諸規則」についても論じる。ルカによれば、そうした予防原則には「人」「時期」「場所」「状態」の選別に関する四つがある。病的な遺伝を予防するためには、結婚や出産など、生殖に関わる時期や場所、状態を選ばなければならないと同時に、生殖に関わる者を選別しなければならないという。そして彼は、身体的に不適格な者の結婚を制限する法制を整えるべきであるという、およそ一〇〇年後の婚前検診の制度化を予告するかのような優生学的な主張に至る。[11] 実際このルカの大著は、まさに遺伝に関するバイブルとして、十九世紀後半のフランスにおいて大きな影響力をもつことになる。ドイツではヘッケルやヴァイスマン、ド・フリースらによって、遺伝に関する理論が進展していくなかでも、ルカによる本書はかなり後まで読み継がれることになるのだ[12]。

そして同時に、獲得形質の遺伝ということが長く信じられ、メンデルの法則が再発見される一九〇〇年以降でさえも、このことは多くの者の思考を支配し続ける。フランスの優生学者も主としてこの前提のうえで考え、そこではいわゆる「氏か育ちか」の問題、つまり先天的な生物学的形質の遺伝か、あるいは後天的な環境や教育による影響かという問題は、さほど重要視されない。後天的な環境や教育による影響も、何らかの生物学的な基盤のもとに遺伝しうると考えられたのである。したがって、少なくともフランスにおいては、優生学が環境や教育による影響を重視する発想と対立するということはない。この点については、後でさらに詳しく述べる。

次に「変質」の観念についてみよう。獲得形質の遺伝というと、獲得されるのは何かよきもので、それが受け継がれていくというイメージが思い浮かぶかもしれない。しかし実際にはこのことで説明されるのは多くの場合、梅毒やアルコール中毒、精神疾患など、病気や異常である。その背景には、人類は全体として進化ではなく、退化の方に向かっているという認識があり、こうした事態を示す概念が「変質 dégénérescence《デジェネレサンス》」である。

変質《デジェネレサンス》は十九世紀において「楽園追放」以来の人類の堕落という神話にも適合し、人びとの想像力に広く浸透していた。この概念を最初に科学的に用いたのは、精神医学者のモレル（一八〇九～一八七三）である。彼は『変質論』（一八五七年）で、この概念により精神病の原因を説明しようとしている。モレルによれば、変質とは原初の正常型からの逸脱である。最初のものが完全な理想型であり、繰り返されるにつれ、そこから逸脱する異常が出てくる――このような発想の背景には、精神医学という科学のなかとはいえ、やはり神学的な見方を窺うことができる。実際モレルは神による創造を信じており、『変質論』と『種の起源』はほぼ同時期の著作であるとはいえ、モレルはダーウィンからは遠い。それでも、このようにキリスト教的神話を背景としながらも、変質は科学的な見地から論じられるようになる。その結果、一般に「変質《デジェネレサンス》」という語は「退廃《デカダンス》」に比べ、何かしら科学的な響きを帯びる。これはゾラのような小説家にも受け継がれ、彼の自然主義を形成するひとつの要素となる。つまり『獣人』や『居酒屋』『ナナ』を含む『ルーゴン・マッカール叢書』では、こうした変質論が下敷きとなって、身体的・精神的異常を受け継ぎつつ増幅させていく家系が描き出される。ゾラの時代であれ、変質論の対象となる身体的・精神的異常というのは、今日いう遺伝病よりもかなり広い範囲のものを含む。具体的には、アルコール中毒や売春、結核や梅毒、ヒステリーなどが含められ、変質は道徳や行動との関連でも認識される。また変質には、かならずスティグマが伴うという前提も存在する。すなわち、身体的特徴によって変質を見分けることが可能だという前提である。ロンブローゾの「生得的犯罪者」という発想もそうであるが、生まれつきの犯罪者は、頭蓋骨の形状や顔つきなど、何らかの外見によって分かると考えられていたのだ。

　他方でモレルは、変質とは逆の過程、すなわち再生 régénérescence《レジェネレサンス》 についても論じている。変質《デジェネレサンス》が原初の正常型＝理想型からの逸脱であるとすれば、再生《レジェネレサンス》はそれへの回帰だとされる。モレルによれば、こうした再生は混血という手段で可能となる。限られた範囲のなかで生殖を繰り返せば、正常な理想からどんどん遠ざかっていくが、異なる血を入れることで、また正常な理想に近づくことができる。このように、ネガティヴな方向への動きだけでなく、それとは逆のポジティヴな動きも考えられるようになると、当初は進化論とは相反する退化の理論であった変質論も、むしろ進化論へと接近するようになる。とりわけ、世紀末にかけて変質論が精神医学者のマニャンへと引き継がれるなかで、その傾向は顕著となる。変質は生存闘争における敗北を引き起こすという印象が生じ、他方においては、闘争に勝ち抜くためには再生を目指し、正常な理想を取り戻さなければならないという発想も生まれる。ここから優生学までの距離は、さほど遠くはない。

最後に、優生学の前提となる三つ目の観念として、「人種」について述べておこう。優生学が人間の改良を目指すにせよ、それは人類全般の改良を求めるのではなく、しばしばある特定の「人種」の改良を求めるという場合が多い。したがって「人種」も、優生学にとって鍵となる概念である。よく知られているように、この主題は十九世紀において活発に論じられ、科学者の理論から一般人の想像力まで、幅広い思考の局面を支配し、帝国主義の時代において重大な政治的含意をもたらすことにもなる。

人種は十九世紀半ばには、人類の単一起源説と多起源説の対立のなかで問題となっていた。前者の説によれば、現存する人類は遡れば全員が共通の祖先をもち、それゆえ人類は一つの種である。これにたいして後者の説では、複数の人類が異なる時代に異なる地域において、それぞれ独立して進化し、そのため現存する人類は複数の異なる人種に区別しうる。単一起源説 monogénisme と多起源説 polygénisme という語が現れたのは十九世紀半ばであるが、この対立はもっと以前の神学的な論争にもみられる。つまり聖書の記述によれば、人類の先祖はアダムとイヴに遡ることができるので、その点では単一起源説が唱えられる。しかしそれに対抗して、現存する人類の多様性に鑑み、異なる時代や地域において複数の人類が別個に誕生したという説を唱える者も出てくる。とりわけフランスでは、十九世紀の世俗主義《ライシスム》の流れのなかで、カトリック教会勢力に対抗する共和派が多起源説に接近するという現象もみられる。また『種の起源』刊行の前後には、一八五六年にドイツでネアンデルタール人の化石が、一八六八年にフランスでクロ＝マニョン人の化石が発掘され、現生人類の起源への関心は、否が応にも高まっていく。そしてそこから、人種に関する理論も、さまざまなかたちで導き出される。

すでに触れたように、ジョゼフ・アルチュール・ド・ゴビノー『人種の不平等についての試論』は、人種に関して論じた書物として言及されることが多いが、この書が優生学に直接つながるわけではない。文学的記述に終始するゴビノーにたいして、ほぼ同時代において科学的に人種を説明しようとしたのは、ポール・ブロカ（一八二四～一八八〇）である。人類の多起源説を支持するブロカは、身体のさまざまな部位の計測、とりわけ頭蓋骨の計測を行い、その数値化された結果に基づいて、人種を定義・分類しようとする。頭蓋骨については、頭蓋の基底にある大後頭孔の位置、顔面角の計測などを行うが、とりわけ彼が重視するのは頭蓋示数の計測であり、それに基づく長頭人種《ドリコセファル》と短頭人種《ブラキセファル》の区別である。これは分かりやすくいえば、頭蓋骨を上から見たとき、縦長か横長かという区別である。こうした区別は容易に想像されるように、たんなる数値に基づく中立的な区別ではなく、何らかの価値付けを伴った差別へとつながっていく。長頭人種と短頭人種の区別についても、前者の方がより知性に優り、後者の方が劣るという価値付けがついて回る。

こうした客観的数値に基づく「科学的」な人種論が展開される一方で、人種の概念はごく曖昧なかたちで、人びとのあいだに広く浸透していた。その場合、区分に関しては古くから存在する指標、つまり皮膚の色という可視的で単純な指標が用いられる。いわゆる白色人種／黒色人種／黄色人種という三区別、あるいはそれに赤色人種を加えた四区分である。(13) こうした分類は、ブロカのような数値に基づく分類とは異なり、見た目の主観的な印象に基づくものである。しかしそれでも、こうした分類は、一般の人びとのあいだで流布していただけでなく、優生学に関わる科学者たちの思考も規定している。例えばシャルル・リシェは『人為選択』（一九一三年）の結論部で、黒色人種・黄色人種にたいする白色人種の優越を説き、人種間の結婚を禁止するよう主張している。リシェのこうした主張は、彼の優生学的な言説と並んでなされる。つまり彼によれば、人類の知的および身体的な進化＝進歩のためには、自然選択に任せておいてはならず、人為選択が必要となる。障害者や病人、犯罪者など人間の「くず」を排除するために、断種とまではいかなくても、これらの者においては結婚を禁止すべきである——このように、ノーベル生理学賞受賞者であり、フランス優生学協会の中心人物のひとりにおいて、露骨な人種差別主義が優生学的言説と結びついている。

しばしば指摘されるように、このような人種論は、科学革命・産業革命以来のヨーロッパの他地域に対する優位を支えるイデオロギー、すなわち帝国主義や植民地主義を背景として生まれたものである。したがって、不変の自然科学理論というよりも、その時々の政治・社会情勢の影響を多分に受けた言説である。日露戦争において日本がロシアに勝利した後には、黄色人種に関する扱いが変化したりもする。他方で、人種の言説と民族《ナシオン》の言説が隣り合わせになったり重なったりして、人類学的概念と政治的概念が連続し、ひとつの言説を形成するにいたる。人種はたんに白色人種という括りだけでなく、そのなかでさらに細かく下位区分がなされ、ヨーロッパに関してはしばしば、北方人種《ノルディック》、地中海人種《メディテラネー》、アルプス人種《アルパン》という区分がなされる。そしてフランスでは、イギリスやドイツ、イタリアやスペインにたいして、これらの人種がどのくらいの割合で存在するのかといった議論が行われる。人種にたいしてフランスという民族が対置されるのだが、しかしその場合でも、民族の方にも何らかの生物学的な基盤があるとみなされる。つまり、フランスやドイツといった民族とは、人種がそれぞれ独自の割合で混交する坩堝であり、人種という生物学的な要素から形成されるものだとみなされるのだ。他方で、獲得形質の遺伝という前提に基づき、農業や気候、産業などの状態が作り出す環境の影響によって、それぞれの民族の気質や性格が形成されるという発想もある。このように、人種と民族が同じ生物学的な基盤の上で論じられ、しばしば連続した一体を形成する。

二　社会ダーウィニズムと社会ラマルキズム

ついで、優生学の位置する文脈を理解するための手がかりとして、社会ダーウィニズムと社会ラマルキズムについて触れておこう。これらの思想は優生学と隣接し、多くの点で共通の知的基盤を共有している。

まず社会ダーウィニズムについてみよう。この思想はしばしば、生物学的理論を社会的現象の説明に応用したものとみなされるが、実際にはかならずしもそうとはいえない。歴史的にみれば、まず生物学の閉じた領域内にダーウィンの理論が確固としたかたちで存在し、しかるべき後にそれが外に持ち出され、社会の説明に応用されたのではない。ダーウィンの理論は、当初から社会ダーウィニズムとして存在した。つまり、ダーウィンの理論自体がすでに、内在的に社会についての理論を含むものとしてみなされていたのである。このことは、『種の起源』がフランス語に翻訳されたときの事情をみれば明らかである。『種の起源』は原著の出版（一八五九年）からほどなく、一八六二年にフランス語訳が出る。訳者のクレマンス・ロワイエは、生物学者でも博物学者でもない。彼女は専門化された学問制度とは無縁のところで、独学でさまざまな知識を吸収し、進歩の観念に基づく独自の世界観を展開した人物である。したがって、『種の起源』のフランス語訳者が本書に見いだすものは、生物学という限定された専門領域の知見ではなく、「世界全体を貫く進歩の法則」であり、それは「重大な道徳的および政治的な結果」をもたらすものである。そして、そうした進歩の法則とは、「自由貿易と無制限の競争の原理」であるとされる。

このようにロワイエは、ダーウィンのなかに個人間の自由な競争を重んじる個人主義・自由主義の思想をみる。そもそもダーウィン自身、彼の理論形成において、マルサスの『人口論』の影響を受けていた。そしてフランスにおいて『種の起源』の訳書は、この『人口論』と同じ出版社から出る。かくしてダーウィンはマルサスと同じ地平の上で、世界の森羅万象を説明する壮大な理論家として受け止められたのである。ここで重要なのは、理論の内容よりも、理論を受け入れるべき土台である。ロワイエは『種の起源』のなかに、神による啓示や摂理に匹敵するものを見いだす。それは学問上の一理論というよりも、宗教上の世界観に類するものであり、これにたいしては信じるか／信じないかという信仰が問題になるという。

このように十九世紀における社会ダーウィニズムとは、広大な時空間を貫いて、幅広い認識の視野をもたらす世界観である。したがってそこには、ダーウィン個人の理論を越えた幅広い思想が含み込まれることになる。強調点の違いによってさまざまに異なる思想に、場合によっては互いに対立する思想に、同じ社会ダーウィニズムというレッテルが貼られている。したがってこれまで、社会ダーウィニズムに関する研究者たちは、その諸段階や諸類型を列挙しつつ、その多様性を指摘している。研究が進むにつれて、段階や類型は、より詳細に分けられているが、ここではごく簡単に、それぞれ二つの段階と類型を示しておこう。時系列に沿った段階としては、まず十九世紀半ばにおいて、生存闘争の主体は個々人であるとみなし、個人主義的・自由主義的側面を強調する段階がある。続いて世紀末から世紀の転換期にかけては、生存闘争の主体は集団であるとみなし、民族主義的・国家主義的側面を強調する段階へといたる。またイデオロギー的な類型に関していえば、一方には競争や闘争を重視して、慈善や福祉による介入を嫌うダーウィニズム右派がいる。他方で、生存闘争に勝つためには、むしろ協同や連帯が必要であるとするダーウィニズム左派がいる。社会ダーウィニズムはしばしば右翼のイデオロギーと結びつけられるが、かならずしもそうとはかぎらない。「闘争のための協同」をスローガンに掲げるダーウィニズム左派は、むしろ社会主義・共産主義に接近する。ここから、次に取り上げる社会ラマルキズムまでもそう遠くはない。

以上のように、社会ダーウィニズムにはさまざまな段階や類型が含まれるが、共通するのは競争や闘争、戦争を中心的な説明原理とする点である。限られた空間内で多数の要素が相争い、やがて時間的なプロセスのなかで要素間での淘汰が生じ、ある特定の要素だけが残っていく――このようなかたちで、あらゆる物事を説明するのだ。協同を重視するダーウィニズム左派においても、その理論的前提となるのは闘争であり、それは例えば階級闘争のようなものと関連して論じられる。こうした説明原理は十九世紀後半において、生物学的事象や政治社会的事象のみならず、心理学や芸術に関わる事象に適用されることもあった。例えばイポリット・テーヌは、人間のこころのなかでの観念間・表象間の闘争について論じ、またジュール・ラフォルグは視覚の印象間の生存闘争という図式で印象派絵画を説明している[14]。

かくして、さまざまな思想を包含した社会ダーウィニズムが、優生学的な発想の下地を形成する。しかしながら、優生学がすべて社会ダーウィニズムのなかに含み込まれるわけではない。社会ダーウィニズムから優生学へと至る道筋には、断絶も存在する。優生学は進化の側面だけでなく、すでに触れた変質＝退化の側面も見据え、自然選択だけでは十分ではないという主張にいたる。複雑化した産業社会においては、自然選択の機能が十分に働かないために、人為的な選択が必要だと考えるのだ。この点において、優生学は社会ダーウィニズムが有していた広大な世界観から離れ、ごく限定された具体的かつ実践的問題に対処するための政策知を提供することになる。

次に社会ラマルキズムについて述べよう。一八八〇年から一八九〇年ぐらいにかけてフランスの生物学では、新ラマルク主義とよぶべき理論が展開する。代表的な人物としてはエドモン・ペリエやルイ・ジアールらがおり、彼らは環境の作用、適応、用不用、獲得形質の遺伝などを、進化の諸要因として強調する。またペリエによれば、高等生物においては「動物における有益な習慣的努力」ないしは「意志」が、進化の重要な要因となる。こうした生物学におけるラマルクの再評価を受けて、ジャン＝ルイ・ド・ラネサンのような人物は、それを社会的な説明に応用する言説を展開する。すなわち、遺伝よりも環境の作用や習慣、努力、意志を強調しつつ、生まれよりも教育の重要性を説くことになる。こうした態度は、同時代の政治的要請に合致するものである。つまり、カトリック教会による影響力の強い教育制度を打破して、世俗的《ライック》な教育を構築しようとする第三共和政期の政治的要請に適うものなのである。そして自身、医者および博物学者としての経歴を歩みながら、一八八一年に急進党の議員として選出され、以降は政治家として活躍するようになり、実際に植民地政策や教育政策に深く関わる。

またラネサンは「三段階の闘争」という議論を展開し、自然界における生存闘争は三つの異なる段階を経ると主張する。すなわち、最初は個体の保存を確保するための生存闘争が、やがては同じ社会集団内の他のメンバーにたいして優位に立つための個人間の競争となり、最終的には、ある社会集団が他の社会集団にたいして優位に立つための社会競争になるというのだ。そして人類は現在、この三番目の社会競争が支配的な状況のなかにあり、この競争に勝つためには、集団内での相互扶助に基づく連帯が必要であるという結論に至る。このようにラネサンの社会ラマルキズムは、結果として闘争よりも協同を重視する言説となり、先の社会ダーウィニズム左派の議論に接近することになる。

実は生物学者のペリエ自身も、当初から同様の議論をしている。彼は博士論文『動物の群体と生体の形成』序文において、次のように述べている。「自然科学がそのような位置に現れるという事実だけからして、自然科学がそれ自体で、さまざまな哲学のなかでもっとも高度で偏りのない確実なものであることが証明されるであろう。そして本書が明らかにしようとするのは、自然科学がたんに生存闘争を推奨するだけではないということである。同時に自然科学が示すのは、この闘争における勝利や力における進歩が、協同の結果であるということだ。あらゆる繁栄した協同において、協同をつくる諸要素は、進歩の必然的な条件である自由を互いに保持しつつ、たえざる謙譲によって結合の状態を保ち、連帯の実践が社会的な徳のなかで常時より高い位置を占めることを確実にするのである」[15]（強調本文）。このようにペリエは、「協同」「連帯」「進歩」「自由」といった、同時代の社会思想においてきわめて重要な概念を用いつつ、それらが生存闘争と同様、自然科学によって事実として客観的に見いだすことができるものだと主張するのである。そして生存闘争の事実を認めながらも、生物が闘争に勝ち、進歩を遂げるためには、必然的に協同や連帯、自由が必要になると述べるのだ。ところで、ウニやヒトデの研究など海洋生物学から出発し、自然史博物館館長や科学アカデミー会長など権威ある機関の長を歴任するこの人物こそが、実は一九一二年に創設されるフランス優生学協会の初代会長となる。したがってペリエについては、後でさらに触れることになろう(16)。

三　社会衛生学

社会ダーウィニズムや社会ラマルキズム以上に、フランスにおいて優生学的な思想を形成する重要な下地となるのは社会衛生学である。十九世紀における衛生学の発達はよく知られている。産業革命以降、人びとは農村部から都市部へと大量に移動し、パリのような大都市の人口はかつてない規模にまで膨れあがる。貧しい労働者たちは、都市の特定の地域に集中して居住し、そこでさまざまな問題に直面するようになる。まず、人口が密集する不衛生な地域では、コレラや梅毒、結核などの伝染病が容易に蔓延する。乳幼児の死亡率もきわめて高い。他方で労働者たちは、女性や子供も含めて、やはり不衛生な環境下において低賃金で長時間の労働を強いられ、それが彼ら彼女らの健康を損なう要因になる。また、アルコール中毒や売買春が人びとのあいだで習慣化し、社会問題として繰り返し告発される。こうした問題は、性病などの疾病と結びついた医学的問題であると同時に、行動に結びついた道徳的問題として認識される。このように、十九世紀に出現した新たな都市環境において、人びとの健康は、住居や職場などの空間や、そこを占める人びとが形成する集団のあり方と密接に関わるものとして把握される。それは従来の医学によって対処するだけでは不十分で、貧困や階級、労働といった社会的・経済的な側面、また人びととの慣習や価値観、行動といった道徳的な側面からも対処しなければならないという認識が生まれる。こうした認識に対応する知が衛生学であり、この知は十九世紀を通じて、フランスのみならずあらゆる先進諸国で発展することになる。

すでに示唆したように、もともと衛生《イジエーヌ》とは、個人が私的なかたちで健康を維持するために行うさまざまな実践、すなわち養生の謂であった。それが十九世紀前半になると、ある特定地域の住民総体を対象として、さまざまな病気を予防し健康状態を改善するために、公的権力がとる措置を意味するようになる。すなわち公衆衛生の誕生である。同時にこの時期には、アレー、フォデレ、ラティエ、ヴィレルメ、パラン＝デュシャトレといった一群の衛生学者たちが登場する。彼らはたんなる医者としてだけではなく、行政に携わる官僚としても活躍する。そして公衆衛生学そのものも、たんなる知識にとどまらず、例えば一八四八年に義務化される公衆衛生委員会の設置といった具体的な政策と結びついていくのだ。

こうした公衆衛生学は、さらなる産業化・都市化・民主化の進展とともに、また同時代の自然・社会科学の影響のもとに、十九世紀の後半から二十世紀前半にかけても、その姿を微妙に変えていく。この変化を端的に捉まえるのは難しい。例えば、一八七六年にアレクサンドル・ラカサーニュは、コントの「予見するために知る」ということばを引きつつ、かつての「本能的」衛生、すなわち常識に基づく知識の羅列を脱して、実証的・社会学的衛生を目指さなければならないという。(17)同時にこの衛生学者は、いわゆる医学の問題よりも、熱、光、電気、空気、水、土壌、食物、排泄をめぐる衛生上の物理的・化学的影響について、詳細に論じている。また一八九五年にエミール・シェイソンは、産業の発展、都市化の進展、民主政の確立がもたらす諸問題に、抽象的・演繹的・一般的・形而上学的な政治経済学の枠組では対処できなくなったときに、民衆の具体的な生活に注目する二つの知が、平行して現れたという。(18)この二つの知とは、社会経済学と公衆衛生学であり、両者は相互に依存し合い、互いが互いの原因または結果となる。社会経済学と公衆衛生学は例えば、人々が占める具体的な空間への関心を共有している。そして、家屋や工場・職場と並んで、酒場にも注目し、そこでの人びととの交流がもたらす身体的および精神的な影響を問題にするのだ。酒場《キャバレー》とはこの時代に生じた新たな空間であり、それは「病院の入り口」として、人々のあいだに「感染」をもたらす場所だとみなされる。ル＝プレー学派の社会学者として、シェイソンが関わったのはむしろ社会経済学であり、これによって民衆の貧困状態に対処しようとしたが、それは民衆の健康を回復しようとする公衆衛生学と切り離すことのできない知であった。

こうした変化とともに、十九世紀から二十世紀への転換期には、「社会衛生学」と呼ばれる知が誕生する。一八八二年のアドルフ・コストの著作『貧困問題に抗する社会衛生学』は、この名称を含んだ書物のなかで、もっとも早い時期のもののひとつである。(19) コストはジャーナリストないしは社会学者で、いわゆる衛生学者ではなく、同書で貧困問題にたいする処方箋として掲げられるのも、教育・信用・保険・預金・貸付・租税制度に関する改革であって、一般的な意味での医学的なことへの言及はない。このように同書は、むしろ社会経済学と呼ぶ方がふさわしいとも思われる内容であるが、それが社会「衛生学」と呼ばれるのは、たんなる比喩としてではない。先に述べたように、シェイソンによれば両者は相互依存関係にあり、互いに不可分である。そもそも民衆の貧困問題と健康問題とは、衛生学のなかで相即的に捉えられていた。それらはまさに互いが互いの原因あるいは結果になりうるのであって、病気のゆえに貧困におちいることもあれば、貧困のゆえに病気になることもあると考えられていたのだ。

他方で、一九〇二年のエミール・デュクロ『社会衛生学』は、各章がそれぞれ、麻疹やチフス、鉤虫症、結核、アルコール中毒、梅毒に割り振られ、いわゆる医学書の類に属するもののようにみえる。ただし、著者のデュクロは医者ではなく、理工科学校で学んだ後、主としてパストゥール研究所で活躍した科学者である。同書の序論と結論においてデュクロは、衛生学が遂げた近年の大きな変化について言及している。彼はまず、ジェンナーやパストゥールらによる予防接種の誕生によって、病気の真の予防が可能になった点を挙げる。ついで、病気の宗教的解釈が排され、世俗的解釈が取って代わり、治療も慈善という観点からではなく、個人や国家の義務という観点からなされるようになった点を指摘する。そして、社会衛生は公衆衛生とは異なり、国家ではなく組合などの中間団体がその担い手となること[20]、また衛生に関する政策においては、法律の作成だけでなく、よき意志の形成に向けた教育が必要である点などをデュクロは強調している[21]。

同時期には制度的な面でも、社会衛生という名称が浸透しはじめる。まず一九〇二年に「公共の健康の保護に関する法律」が公布され、これまで大都市のみが対象であった衛生局の設置が、全国の市町村に拡大することになる。これを受けて一九〇四年一月には、社会衛生連合が創設され、同年七月には第一回社会衛生会議がアラスにて開催される。以降会議は毎年、モンペリエ、ナンシー、リヨンなどの都市で開催され、その内容をまとめた年報も発行される。この社会衛生連合の会長[22]を務めるのが、レオン・ブルジョワであり、先に触れたシェイソンは副会長の一人である。ブルジョワは内務・法務・外務・公教育等の大臣職をはじめとして、首相や下院議長の要職を務めたフランス第三共和政の大物政治家の一人であるが、同時に『連帯』（一八九六年）などの著作によって、連帯主義の理念を広めた思想家でもある。実際、公教育や累進課税、協同組合、国際協調などに関わるブルジョワの政策は、連帯主義の原理から導き出されるものであり、彼の思想と実践は一貫している。そして、こうした政策と並んで、彼の行った重要なことの一つが社会衛生であり、そのなかで当時大きな問題としてあった結核の予防に取り組むのだが、これもまた連帯主義とは切り離すことのできない政策である。したがって、連帯主義を仲立ちとして、ここで社会ラマルキズムと社会衛生学が接近し、後にみるようにこれらが一緒になって、フランスの優生学の源流の一つとなる。

ブルジョワは一九〇七年にリヨンで開催された社会衛生会議で、会長として冒頭演説を行うが、そこで当連合の果たすべき役割を明確に述べている。ブルジョワによれば、社会衛生連合は「社会生活に関する全般的な診療所」である。つまりそれは、社会生活のあらゆるリスクに対処するために、予防の方策を普及させるための「思想の診療所」「思想の実験室」である。このように彼にとっての社会衛生とは、疾病にたいして事後的に対処する医学的なものではない。それは何よりも、将来の予防に向けて、思想の形成すなわち科学や道徳というかたちで、また思想の普及すなわち教育というかたちで行われるべきものである。思想《イデー》といっても、それはいわゆるプラトン的な観念ではまったくない。思想とは何か現実からは遊離したものではなくして、実践と密接に結びついたものとされる。思想という語を「診療所」「実験室」といった実践的活動の場を喚起する語と接続することで、ブルジョワはこの点を強調している[23]。

　続いて彼は、社会衛生とは「社会悪 mal social」を防ぐものであるとする。ブルジョワによれば、社会悪とは伝染病のように原因や責任を個人に帰することができず、そのもたらす結果も個人を完全に越えるものをいう。巧みな演説家である彼のレトリックによれば、伝染病の原因は「個人の周囲に、個人の以前に」存在したのであり、そのもたらす結果も「個人の周囲に、個人の以降に」波及する[24]（強調本文）。したがって、伝染病のような社会悪にたいしては、空間的に対処すると同時に、時間的にも対処しなければならない。一方では個人を取り囲む環境に働きかけ、食事や被服、住居、労働などの面で清潔に配慮せねばならず、他方で同時に、人間の生命を守る闘いは、「夜明け前に、すなわち人間の生誕以前」から行わねばならない。つまり妊娠中の女性、産褥の床にある女性にたいして働きかける必要がある。そして、授乳期、家庭での育児期、学童期など、成長の各段階に応じた配慮を行い、またその延長で兵役や労働に従事する時期を考えるべきである。このように、「空間においても時間においても、人間存在の生活の総体を考慮しなければならない」のである。

　かくしてブルジョワは、最終的に社会衛生を、「扶助の方法」にたいする「予見の方法」として定式化する。彼によれば、社会悪はそれが生じるまで待っていてはならない。悪が生じてから対処するのは、扶助の方法である。

それにたいして、悪はその原因において、またその萌芽の段階で対処せねばならない。すなわち、科学によって悪の所在を突き止め、遡ってその根源を除去する必要があり、これこそが予見の方法が行うべきことである。後にピュイ＝ド＝ドーム県の衛生局長ゴートレ医師は、このときのブルジョワの演説を踏まえ、一九二一年にクレルモン＝フェランで開催される社会衛生会議で、「公衆衛生」と「社会衛生」とを明確に区別している。[25]彼によれば、公衆衛生とは、「全般的な健康状態を実現し、死や疾病のリスクから個人や集団を守るための一連の措置」である。これにたいして社会衛生が目指すところは、「より高く、より遠い」。つまりその目的は「人種のたんなる保存」を越えて、その「たえざる改良 amélioration や改善 perfectionnement」とされる。したがって社会衛生は、「その子孫に至るまで個人を襲う」疾病や、あるいは出生率のような問題に関与することになる。したがって、このように定義される社会衛生学とは、かなり優生学に接近する。

ブルジョワの演説に戻るなら、そこでさらに注目すべきは、彼が「自然の集団」と「経済的かつ職業的な集団」とを区別している点である。「自然の集団」とはまず家族である。予見としての社会衛生は、個人にたいしてではなく、家族にたいして働きかけるべきものとされる。家族を核として、相互扶助ならびに相互予見（保険）の体系を築くことで、家族が形成する「自然な社会化 association naturelle」を相互化しつつ、より拡大することができる。「自然の集団」は家族にとどまらない。市町村のような地域社会もそうであり、同じ地域に住む住民のあいだには「自然の連帯」が存在し、「善と悪に関する神秘的なつながり」や「各自のあらゆる行動への不可避の影響」がある。「遺伝と環境が似通っていることから、彼らのあいだには共通の危険が生まれ、そのため彼らにとって、共通の自発的で相互的な同一の保護が必要となる」。他方で、「経済的かつ職業的な集団」はこうした「自然の連帯」というつながりを欠いているために、物質的利害を共有することによってしか社会化がなされない。したがってそこから生じるのは、階級対立による分裂である。こうした経済的な闘争からくる社会の解体の動きに対抗するために、自然の集団がもつ「社会化の力 forces d'association」[26]を対置しなければならない。そうすることが、「病気にたいする予見という観点からのみならず」、「真に社会的な意味において」有益であるとブルジョワは考える[27]。つまり彼の構想において、社会衛生による予見の方法は、病気を予防するという限られた目的のためにのみ適用されるのではない。それは同時に、階級対立を乗り越えて社会統合を成立させるという、まさに社会の存立そのものを目的として適用されるのである。すなわち社会衛生とは、社会をつくる衛生の謂なのである。

社会衛生連合の副会長の一人にはルイ・ランドゥジーがおり、彼が一九〇八年にソルボンヌで行う講演にも「社会衛生学」の名称が冠されている[28]。ランドゥジーは医者だが、この講演はかなり特殊な主題に関するものだ。すなわちそれは、副題が示すように「理に適った食事 alimentation rationnelle」についてである。ここで rationnel という形容詞は、「合理的」の意、つまり「理性 raison」に関わるものというよりは、直接的にはむしろ、「割当量 ration」すなわち一人あたり一日に必要な糧食に関わるものである。つまりランドゥジーは、窒素質（たんぱく質）、糖質、脂質の三分類を用いて、それぞれの栄養素が一日に何カロリー必要であるのか、体重、性別、年齢、職業による違いを考慮しつつ論じている。それは今日ではありふれた主題といえるかもしれないが、しかし当時においてはそうではない。この主題に関する当時の議論は、もともと互いに異質な領域に属する知が、いくつか交差するなかで行われている。

もともと、一人あたり一日に必要な栄養摂取を計算するという問題は、限られた領域でのみ問われたことがらであった。それは例えば軍隊において問題にする必要があり、その解答に基づいて、兵隊一人あたり一日の配給量や、各分隊で総体として携行すべき糧食の量が決定されていた。そうした計算問題が、軍隊にかぎらず、他の職業にも拡大適用されていくのである。現にこの講演でも、道路工夫、指物師、事務員たちが、軽騎兵、重装歩兵などに区別された兵隊と並んで論じられ、それぞれが必要とする栄養摂取量が挙げられている。他方で、このような計算を行うとき、ランドゥジーが念頭においているのは畜産学である。つまり、この医者によれば、品種や体重、使用目的によって、馬それぞれの必要栄養摂取量の違いは厳密に計算され、例えば馬車会社はそれに基づいて餌の量を決定する。同様の計算を人間についても行いつつ、畜産学をモデルとして社会衛生学をうち立てねばならないというのが、ランドゥジーの主張である。というのも、彼の認めるところによれば、「動物における栄養摂取は、人間におけるよりも質的にも量的にもすぐれたかたちで、科学的に研究され、合理的に定められ、経済的に配分されている(29)」。その結果、「栄養に関する衛生は、人間よりも馬の方で、よく守られている(30)」からである。

こうした計算は、たんに生体の機能を維持するために必要な熱量という生物学的な観点からのみ行われるのではなく、同時に、それを賄う食費という経済学的な観点からも行われる。経済的に効率のよい栄養摂取、すなわち同じ栄養素の摂取量を確保できるのであれば、何を食べるのがもっとも安価なのかという計算も行われるのだ。馬車会社の例が引かれるのは、それが経済的合理性に基づいて経営されるからであり、栄養に関するいわゆるコストパフォーマンスが考慮されるからである。このとき、この「理に適った食事」と題された講演の主題は、たんなる「割当量」の計算ではなくして、ある種の「合理性」の追求となる。「適正な栄養摂取は、需要と供給の問題に行き着く。需要は生理学者が定め、供給は経済学者が定める(31)」。このように、食糧問題は医学・生理学的問題であると同時に経済学的問題であり、これらの知の交わるところにおいてこそ、解かれねばならない。したがって、医者のランドゥジーによれば、医学は旧来の境界を乗り越えねばならず、人間の自然についての実証的な知識をもとに、「人間生命の科学的な組織化」を目指さねばならない。同時に、医者の果たす社会的役割は、たんなる病気の治療だけにとどまらず、より大きなものとなる。最終的にランドゥジーは「社会を強化しつつ、個人と種の運命をもっともよく改良しうるのは医者ではないだろうか(32)」とまで述べるに至る。このように、家畜と人間を連続して捉え、医学・生理学的問題と経済学的問題とを重ねて論じつつ、医者が預言者のごとく社会を導こうとする発想が、つねに底流として優生学思想のなかを流れ続けることになるだろう。

四　フランス優生学協会

フランスにおいて優生学という名称を冠した最初の団体である「フランス優生学協会 Société française d'Eugénique」が設立されるのは、一九一二年のことである。この年の七月にロンドンで第一回国際優生学会議が開催されるが、その準備委員会が母体となり、同年十二月に当協会設立に至るのだ。国際会議開催の前年には、「優生学 eugenics」の語の創始者フランシス・ゴールトンが亡くなっており、そのため会議の議長を務めるのは、ダーウィンのいとこに当たるこの人物ではなく、ダーウィンの息子レオナードである。イギリスではこの時点ですでに、ゴールトンの手によってユニヴァーシティ・カレッジ・ロンドンに優生学研究所が設置されており（一九〇四年）、またイギリス優生学教育協会も設立されている（一九〇七年）。雑誌『優生学評論 *Eugenics Review*』も、一九〇九年より刊行が開始されている。またドイツでは、アルフレート・プレッツ『民族衛生学の基本指針』（一八九五年）において優生学思想の基礎が示され、一九〇五年に民族衛生学会が設立されている。そしてアメリカでは、チャールズ・ダヴェンポートが一九〇四年からカーネギー研究所の遺伝学部門を率いるようになり、また一九一〇年からは優生学記録局の長を務めるようになるなど、すでに活発な活動を行っている。そして最初の国際優生学会議が開催される一九一二年の時点では、インディアナ州やカリフォルニア州など、既にいくつかの州で断種法が可決され、施行されている。そうした点で当時のアメリカは、優生学においてもっとも進んでいた国だといえるだろう。他方でフランスは、少なくとも制度的な面からすれば、英独米には遅れをとっているようにみえる。

とはいえ、フランス優生学協会設立時の会長はエドモン・ペリエ、名誉会長がレオン・ブルジョワ、そして副会長のひとりがルイ・ランドゥジーであるから、まさにこれまで検討してきた社会ラマルキズムと社会衛生学という二つの既存の流れが、この協会へと到達するのだ。またランドゥジーと並んで副会長を務めるのは、「出産前」「受胎前」の養育学のところで名前を挙げた産科医アドルフ・ピナール[33]であり、一九二一年以降、ペリエに代わって会長となるのは彼である。また設立時の有力なメンバーのひとりとして、露骨な人種差別を主張する『人為選択』の著者であり、やはりすでに言及したシャルル・リシェがいる。モレルから変質論を受け継ぐマニャンの名前も窺われる。このような顔ぶれを眺めれば、優生学の国際的な制度化の動きを受け入れる下地は、フランスにおいてもすでに十分に形成されていたといえる。優生学という名称が正面切って掲げられていなくとも、同様の思想はすでに存在していたのだ。

創設時のメンバーはおよそ一〇〇名で、すべて男性、そのなかには「行政官、生物学者、畜産家、法曹家、医者、道徳家、教育学者、政治家、社会学者、統計学者、獣医[34]」など、多種多様な職業に従事する者が含まれていたという。しかし他方で、メンバーの大半は小児科、産科、神経科、精神科などの医者である。設立時の会長および名誉会長は、それぞれ生物学者、政治家であり、ともに医者ではないものの、後には会長をはじめとして、協会において中心的な役割を果たすのは医者である。会長の任期は一年、三名の副会長の任期は三年で、毎年一名改選、これ以外にやはり任期三年の事務局長および会計管理がおり、以上六名が事務局を構成、これに歴代の会長など九名の常任理事を加えて評議会が構成される。協会の主な活動としては、年一回の総会開催、定期的な研究会開催、月刊ないしは季刊の機関誌の発行、などがある。イギリスやアメリカの例とは異なり、フランスでは優生学の実用的適用のための実験室が設置されることはなく、また地方支部が設立されることもなかった。

マルシュによる優生学文献分類[36]

第一部　科学
A　一般部門
　Ⅰ　諸科学の優生学への応用（生物学、進化論、胎生学、人類学、人口学など）
　Ⅱ　方法論（実験、観察、分類など）
B　特殊部門
　Ⅲ　遺伝、生得（身体的特徴、精神的特徴、犯罪）
　Ⅳ　同時代の環境、獲得（気候、地理的環境、住居、衛生、感染、食生活、職業、性関係、家族）
　Ⅴ　自然選択（死亡率、堕胎、自殺、出生率）
第二部　実践、応用、人為選択
　Ⅵ　全般（行動様式、法と習慣）
　Ⅶ　母性、養育学
　Ⅷ　教育
　Ⅸ　一般衛生
　Ⅹ　婚姻、生殖

フランス優生学協会の果たすべき目的は、「種の再生産、保存および改良に資する知識の研究および応用」、とりわけ「遺伝と選択の諸問題」および「経済状態や法制、習俗などの諸環境が、後継の世代の真価やその身体的、知的、社会的適性に与える影響に関する諸問題[35]」を研究することにある、とされている。このように、遺伝の問題だけがとりわけ重要視されているわけではなく、それと同等に、あるいはそれ以上に、環境のもたらす影響の問題が重要視されている。というよりも、すでに示唆したように、メンデルの法則再発見後も長いあいだ、獲得形質の遺伝が信じられているのだから、遺伝と環境という二つの問題は切り離すことができない相即的な問題だと捉えられている。このように遺伝と環境が並び立つ位置を占める状況は、リュシアン・マルシュの提案する優生学文献の分類でも確認できる。マルシュは人口学者で、フランス優生学協会創設当時の会計管理を務める人物だが、彼の提案する分類は、まず大きく第一部の「科学」と第二部の「実践、応用、人為選択」に分かれ、科学はさらにA「一般部門」とB「特殊部門」に分かれる。その特殊部門のなかにⅢ「遺伝、生得」と、Ⅳ「同時代の環境、獲得」が並んでいる。また実践・応用においても、Ⅷ「教育」とⅩ「婚姻、生殖」が並んでおり、遺伝と環境のどちらかが特に強調されているわけではなく、両者の主従関係も曖昧である。

創設当時の協会で実際にどのような議論がなされていたかを窺うために、一つの例を取り上げてみよう。一九一三年三月九日の研究会で報告を行うのは、副会長のひとりである生物学者フレデリック・ウセーである。彼はニワトリを研究対象として、栄養過多とりわけ肉食が続くと、毒性の蓄積が続き、何世代か後に不妊を招くのではないかという仮説を提起する。これを受けて参加者からは、ニワトリとヒトを同列においていいのかという疑念や、問題なのは食物の質か、それとも過剰摂取か、といった疑問が出される。イギリスでは肉食が主だが出生率の低下はみられないといった反論もあり、それにたいして、彼の地では肉にあまり火を通さないため、それが功を奏しているとか、アルカリ塩の摂取が毒性を妨げている、スポーツが盛んで定期的に行われているのがよい、などの再反論がなされる。ドイツも大食の国だが出生率の低下はみられないという指摘には、彼の地では近年まで労働が過酷で、あまり安楽な生活を送っていなかったあいだはそうであったが、安楽な生活を送るようになってからは、出生率の低下がみられるという反駁がなされる。またカナダのフランス語圏における出生率はきわめて高いという近年の医学会での報告を引きつつ、この地域でフランスよりも粗食だということはないだろうという反論もある。肉食にかぎらずアルコールや煙草の摂取でも、世代にわたる毒性の蓄積があるのではないか、また貧乏な家庭よりも裕福な家庭の方が食生活は豊かで肉食も多いが、だからといって裕福な家庭では貧乏な家庭よりも子供が生まれにくくなるということは考えにくいのではないか、といったきわめて常識的な指摘も出てくる。このような議論を経た後、最終的にウセーの報告は、「胚に伝染する毒性が遺伝するかどうか」という問題を提起したものだと要約されている。このように、二十世紀初頭においても、伝染と遺伝は対立するものではなく、関連し連続するものとして捉えられており、環境による影響は遺伝を通じて後の世代に広がっていくと考えられていた。[37]

フランス優生学協会は、創設後まもなく勃発する第一次世界大戦によって休止を余儀なくされ、活動が再開されるのは一九二〇年になってのことである。優生学国際会議も、一九一五年にサン＝フランシスコで予定されていた大会は中止され、ロンドンに続く第二回が開催されるのは、一九二一年のニューヨークである。[38] そして一九二〇年代の半ばにかけて、国際的な動きと同調しつつ、フランス優生学協会の活動も次第に活発になっていく。この時期には、創設当時の主要メンバーが死亡あるいは退職するなどして、世代交代が生じ、また協会の機関誌『優生学』は財政的問題から『人類学評論』へと吸収される。しかしそうした制度的な困難にもかかわらず、一九二六年からは婚前検診の法制化に向けてのキャンペーンを開始するなど、[39] 具体的な政策との関わりも深まっていく。またこれまで都市ごとに存在した社会衛生局が、「国民社会衛生局」という全国的な組織として統合されるのも、一九二四年のことである。第一次大戦以降は基本的に、戦争による膨大な人的損失をいかに補うのかという問題が関心の中心を占める。すなわち、人口の量および質の両方を高めることが目標とされ、積極的優生学への志向が強い。十九世紀末以来、もともとフランスには、出生率の低下によって人口が減少するのではないかという危機感があった。それは大戦の前後で連続しており、消極的優生学への妨げとなっていた。しかしながら他方で、移民制限や産児制限など、消極的優生学を強調する流れも常に存在しており、その流れは一九三〇年代にかけて、次第に優勢になっていく。大恐慌やナチズムの台頭を経験する一九三〇年代には、移民問題も優生学的な観点から論じられるようになり、また避妊の法制化や断種政策なども議論されるなど、フランス優生学は明確に出産奨励主義から離れ、消極的優生学の方へとシフトする。ナチズムの台頭以前に、アメリカでは一九三一年までに、すでに二〇の州で断種法が制定され、総計で一万を超える断種手術が行われていた。また一九二〇年代にデンマークやスイスのヴォー州で、一九三〇年代にはスウェーデンやノルウェー、フィンランドで断種法が制定される。このような国際的な状況下でフランスでも、より劣っているとされる生を排除するような政策への関心が高まっていく。

他方で一九三〇年十二月には、ローマ法王ピウス十一世による有名な回勅『貞潔な婚姻について《カスティ・コンヌビイ》』が出され、カトリックの伝統的な結婚観が示される。そこでは、避妊や中絶が非難されるとともに、「優生学」の語が明示的に用いられつつ、その政策が公に批判されている。しかしながら、アメリカやドイツ、北欧などのプロテスタント諸国では、いち早く断種法が導入されるのだから、キリスト教が一枚岩となって優生学に対立するわけではない。またフランスのようなカトリックの国においても、宗教界は全面的に優生学を斥けるわけではない。ピウス十一世の回勅が出る直前の一九三〇年四月に、第八回キリスト教結婚会議がマルセイユで開催され、そこでは優生学とは「生殖に伴うさまざまな責任について考察するよう促すもの」であり、「キリスト者にとっても重要なもの」であると主張される。ただ、不死の魂ということを考慮に入れるかどうかが、キリスト者の優生学とそうでない優生学の分かれ目だとされる[40]。このように「キリスト者の優生学 eugénisme chrétien」なるものが想定され、「優生学はキリスト者にとっての義務である」という主張を掲げる者すらいる[41]。かくして、アメリカやドイツの「過激な」優生学とは別に、カトリック諸国を中心としてより「穏健な」優生学の国際的組織もできる。それが一九三五年にメキシコで創設される国際ラテン優生学協会連合であり、そこにはラテン・アメリカ諸国のみならず、フランスやイタリア、ルーマニア、スペインなどのヨーロッパ諸国も参加し、当連合の第一回国際会議は、一九三七年にパリで開催される。このようにローマ法王の回勅以降も、カトリック諸国において優生学の動きが途絶えたわけではなく、アングロ＝サクソン諸国とは異なるかたちで続いたことには注意を払うべきである。

五　労働のための優生学

フランス優生学協会は第一次大戦が終わってすぐに、大戦のもたらした結果を優生学的な観点から検討するとして、高等社会研究所で一連の講演会を開催している。このとき「優生学と生物学」と題して、冒頭に示唆的な講演を行うのは、会長のエドモン・ペリエ――「連帯」を理想とする社会ラマルキスト――である。彼はまず、優生学の目的とは「生物学の法則を生物の改良に、とりわけ人間の改良に応用すること」だと確認したうえで、「人間の改良」とは何かという原理的な問題を提起している。すなわち、優生学の目指すべき「すぐれた生」とは何かという問題であるが、実はこの問題は意外にもあまり正面切って取り上げられてはいない。ペリエはそれをあえて問おうとするのだ。彼によれば、この問題への答としては「筋肉の力を増し、骨を強くし、神経の伝達能力を高め、脳の知覚や連合を速め、知性により洞察力をもたらし、記憶力を確かにし、視覚・嗅覚・聴覚その他の感覚を鋭敏にし、頭髪の量を増やす」といったことが想定されるが、そうした答では不十分である。なぜなら、身体に障害があってもすぐれた知性を有する場合があり、その場合、身体能力によって淘汰を行えば知的能力が排除されてしまうことになる。古代のスパルタはこのようにして、身体に障害をもつ者を幼児のうちに殺してしまったため、アテネにたいして知的に衰退していったとペリエはいう。また彼によれば、生物の進化においてはダーウィンの想定とは異なり、闘争を回避して逃走する場合がある。例えば、ある生物は海中から地上へと逃れ、重力に抗いつつ新たな力を獲得する。このような闘争なき進化というものがあり、新たな環境において別の習慣を獲得し、すぐれた生命が改良されるとペリエは主張する。(42)

このような新ラマルク主義的な発想からすれば、優生学の目指すところは、ごく単純な生物学的闘争に勝ち抜く力による選別というわけにはいかなくなる。そこでペリエがもちだす言葉が「適性 aptitude」である。彼によれば、優生学の目指すところは一つではなく、ある者においてはある適性を発展させ、別の者においては別の適性を発展させるべきである。そのことによって「優生学が産みだすのは、みずからがもっとも適していることを各自が行う多様な社会である。最終的に優生学がつくり出すのは、相互に補い合う不完全に支えられる完全な世界である」。この「不完全に支えられる完全な世界」というのは、すでに触れたペリエの『動物の群体と生体の形成』における「協調」や「連帯」と併せて連想すれば、平和な予定調和のトーンや、ロマン主義的な理想のイメージを感じさせるかもしれない。

しかし実際のところ、このようにペリエがいうときに念頭においているのは、きわめて散文的な現実である。すなわちそれは、帝国主義体制下にある列強間の競争であり、また第二次産業革命後の産業社会における分業の体制である。というのも、彼は続けて次のようにいうからである。「人間社会の編成において重要になるのは、個人に適用されるテイラー・システムである。あるいは、産業において大規模に適用されている分業の方式であり、そこでこの方式は最良の結果をもたらしている」[43]。『科学的管理の原理』（一九一一年）からまだ一〇年で、しかもその間に大戦を挟んでいるにもかかわらず、その著者であるアメリカの元機械技師の名前が、フランスの権威ある学術機関の長を歴任する海洋生物学者の口から出てくるのは、意外の感があるかもしれない。しかしフレデリック・テイラーと彼の経営学への関心は、ペリエ個人の奇矯な好奇心によるものではなく、当時広く共有されていたものである。つまりそれは、二十世紀初頭の社会経済状況に起因するものである。したがって、優生学の目指すべき「すぐれた生」とは、生物学的な価値というよりも社会的・経済的な価値が絡んでいる。ペリエのいう「不完全に支えられる完全な世界」とは、ホヤやクラゲなど、個体の集合からなる群体から想像されたのかもしれないが、結局のところそうした想像は、資本主義的かつ帝国主義的な競争を勝ち抜くために高度に分業化された産業体制へと帰着する。「適性」にしても、さまざまな環境下におけるニッチで生き延びようとする生物の能力から想像されたのかもしれないが、それはとりもなおさず、分業化したさまざまな職業への適性という意味に収斂していくことになろう。

優生学と社会的・経済的価値とのこうした結びつきは、シカールの『社会衛生学原理』（一九二七年）において、きわめて明瞭なかたちで確認することができる。ジュスト・シカール・ド・プロゾールは名前の示すとおり、モンペリエの貴族の家系の生まれで、先祖は九代にもわたって医者だったという。父のアンリは、モンペリエ大学の医学部教授であったが、リヨン大学に移って医学部長を務めた人物であり、その著作の一つでは、ダーウィンの性選択についての理論に触れながら、男女の性的分業が人間の進化の過程で生物学的に決定されたという主張を行っている。(44) ジュスト・シカール本人はパリ大学で衛生学を学び、すでに名前を挙げたリシェやピナール、デュクロやランドゥジーの教えを受け、彼らの後継世代の中心人物として、一九二〇年代のフランス優生学を担うに至る。一九二二年からはソルボンヌ大学でこの分野に関する公開講座を行っており、その講義をまとめたものが本書『社会衛生学原理』である。

題名が示すように、シカールは優生学という語よりも社会衛生学の語を好んで用いる。優生学という場合も、「フランス優生学協会」という名称に含まれる eugénique《ユージェニック》 の語ではなく、eugénétique《ユージェネティック》 の語を用いている。しかしながらすでにみたように、社会衛生学と優生学が意味するところは、世紀初頭以来大きく重なり合っている。シカールによれば、社会衛生学は現在の世代だけでなく、未来の世代も考慮に入れなければならない。進歩の道筋に沿って明日の世代を導き、その長く厳しい歩みに人類が立ち向かっていくのを手助けするのが、社会衛生学の果たす役割である。他方で社会衛生学は、個人を対象とするのではなく、巨大な有機体としての社会全体を対象とする。つまり社会衛生学とは、社会生活＝生命 vie sociale についての科学であり、産業や貿易、金融、労働、政治などに関する諸問題も、すべて社会衛生学の問題であるとシカールはいう。(45)

そのうえで彼は、「人間資本」の概念を提唱する。つまり個々人の価値は生涯のなかで変化し、「個人の価値＝労働による生産−個人の原価」(46) という方程式が成り立つという。そして「個人の原価 Prix de revient（P）」は、「P=n+p+i+a+e+r+m」という方程式によって求められるとする（n は出産 naissance、p は養育 puériculture、i

は教育 instruction、a は研修 apprentisage、e は維持 entretien、r は退職 retraite、m は病気 maladie にかかる費用）。[47]
このように人間資本の価値は、労働によって得られる利益《ベネフィット》と個人にかかる費用《コスト》の差として計算されることで、生命の原理は経済の原理に従属する。シカールによれば、社会衛生学の目的はたんに平均寿命を長くしたり、出生率を上げたり死亡率を下げたりすることではない。その目的は、先の方程式に沿って人間資本の価値を高めることにある。つまり労働による生産を高める一方、個人の原価を低めなければならない。そのためには、疾病や障害に妨げられることなく個人が労働に携わることのできる期間を、できるだけ長くすることが必要とされる。このようにして人間の生は、労働という観点から捉えられ、それが生み出す利益とそれを支える費用によって計量可能なものとなる。また社会の生は、個々人の計量を社会全体のなかで総計することによって見いだされる。このような見方からすれば、「扶助はたんに慈善行為や義務の遂行ではなく、社会の利害についての計算[48]」となる。

こうした前提のもと、シカールはルカの『自然的遺伝に関する哲学的・生理学的論考』中の「生殖の法則を体系的に適用することによって、病的な遺伝を予防的に扱うための諸規則」から、二つの予防原則を引用する。すなわちそれは、「人の選別」すなわち生殖に関わる者を選ぶことと、「時間の選別」すなわち結婚や出産の適齢期を見いだすことである。その延長上で「身体的に不適格であれば結婚を制限する法制を整えるべき」というきわめて優生学的な発言も出てくる。当時、フランス優生学協会は婚前検診の制度化に向けて動いていたことは、すでに触れたとおりである。

ただしシカールは、当時すでに他の国で行われていたような断種政策の導入を主張することはない。彼が強調するのはむしろ、優生学的な「教育」ないしは「道徳」である。ペリエやブルジョワが科学的事実として示したように、諸個人は連帯によって同世代のなかで、また世代を越えて結びついている。そのため、個人の行動の結果は自身や家族に及ぶだけでなく、社会全体に及ぶ。個人の健康は個人にのみ属するのではなく、社会に属するものであり、社会の活力と繁栄は個人の健康に依拠している。逆に、例えばアルコール中毒は、個人にとっての損失であるだけでなく、労働の損失や事故、疾病、犯罪をもたらすため、社会的な損失にもなる。したがって健康の維持は、自己にたいする義務であると同時に、社会にたいする義務であるという自覚を各自がもたねばならない。そのために、あらゆる者との相互依存、すなわち連帯の事実を教えなければならない。例えば、伝染病に関する教育は、そうした連帯を意識させる教育となる。このように、病気を防ぐという衛生意識が、各自が社会のなかにおける位置と責務を自覚するという道徳意識につながる。衛生教育は、すなわち道徳教育となるのだ――このように、すでに検討したブルジョワと同様、衛生を通じた道徳の教育によって社会を形成していくという発想が示される。さらにシカールは、生命にたいする感情や敬意を育まねばならないとして、「生命信仰」ということまで掲げる。衛生学はそうした生命をめぐる宗教に仕えるものでなくてはならず、「医学に関することがらのなかにおいて、さらには社会に関することがらのなかにおいても、科学的衛生学は第一の位置を占めねばならない」。リシェを引きつつこのように述べるシカールは、最終的には次のような預言をもたらすに至る。「医学の教えを社会の教えに変えることが、来るべき時代の役割である(49)」。

このようなシカールのことばを、医学的な知見を社会に応用しようとする言説として、「医学から社会へ」という一方通行の流れによる言説として受け取ってはならない。すでに述べたように、彼のいう生命とは労働を前提としたものであった。彼の優生学におけるすぐれた生とは、結局のところ有用な労働を行う生ということなのだ。このように、彼の医学的な眼差しのうちに、すでに社会科学的なものが含み込まれている。そのことは「人間資本」という概念や、それを計量する方程式において端的に示されている。したがってシカールは、優生学ないしは社会衛生学から「生命信仰」へと至る宗教的なヴィジョンを打ち出しつつも、結論部のまとめでは次のように確認することを忘れない。「社会衛生学とは、人間資材ないしは人間資本、その生産、保存、効率を対象とする経済科学である」。その目的は「この資材に最大限の完成度を与え、そこから質や量、持続の点で最大限の性能、最適の効率を引き出すことである」。そこに適用される原理は「生物学的決定論。環境の作用。生体組織の相互依存。空間と時間における社会連帯（感染と遺伝）。活動の必要性。訓練による発達。機能的な同化作用。労働による進歩の法則。獲得形質の遺伝。病的な遺伝。など[50]」。このまとめは、シカール個人の知見を要約したものにとどまらず、この時点でフランス優生学が到達した地点を確認するものでもある。ここにみられるのは、「医学から社会へ」というたんなる直線的な流れではない。そこにあるのは、もう少し錯綜した循環的な流れである。つまり、人間の生命や生体を眺める視線のうちに、すでに経済的な効率といった観点が含み込まれ、そうして得られた衛生学的視野によって、新たな社会の姿が捉えられるというプロセスがあるのだ。優生学とはこのように、ある錯綜を孕んだ知であり、その錯綜を見極めなければ、優生学の本質を見抜くことは不可能である。

シカールは「人間畜産学 zootechnie humaine」すなわち「労働を生産する機械としての人間を産み、改良し、使用するための技術[51]」という衝撃的な語をもち出すに至る。これは動物畜産学 zootechnie animale と対比されて用いられている。人間は家畜に関して、意識的で選択的な交雑を重ねた結果、よりすぐれた品種を産み出してきた。家畜ではこのように、人間の手によって合理的で効率的な生殖が行われているのに、どうしてその手法を人間自身には適用せず、生殖を偶然に委ねているのか――かくなる疑問を投げかけつつ、シカールは人間も家畜と同様にみずからの生殖を管理すべきだというのだ。こうした発想は、シカール個人の極端な発想ではなく、実は以前からあるものだ。例えばそれは、最後の啓蒙思想家コンドルセの著作においても見いだすことができ、またルカにおいてもみられ、以降彼の遺伝論とともに繰り返し引き合いに出され、二十世紀前半まで続くことになる。いわばそれは、生殖をめぐる啓蒙主義であり、アンヌ・カロルが指摘するように「盲目の生殖から啓蒙された生殖へ[52]」という進歩を目指す。結婚や生殖を、偶然や個々人の欲望にゆだねるのではなく、計画された合理的なものにしようとするのだ。ただしそのための手段は、身体的な強制ではなく、精神的な説得であるとされる。人間を家畜と同様に管理するにせよ、人間は動物と異なり、物理的手段によって動かされるのではない。人間は教育や啓蒙活動によってこそ、合理的な生殖に導くことができる――このような確信のもとに、フランスの優生学は進んでいくのである。

おわりに

フランス優生学の制度的な到達点として、一九四二年に法制化される婚前検診の義務化がある。これは、結婚前に健康診断を受けさせることによって、各自にみずからおよび配偶者の健康状態を意識させつつ、場合によっては結婚を思いとどまらせるという抑止的効果を狙ったものである。当時のフランスはナチス占領下・ヴィシー政権下にあったが、この制度は第二次大戦後のド・ゴール政権下でも継続され、今日まで続いている。しかしこの国では、アメリカやドイツ、北欧諸国、日本のような断種法が導入されることはなかった。ここから、フランスではあたかも優生学が存在しなかったかのような言い方がなされることがある。しかしながら、断種政策のような「ハード」な優生学は存在しなかったかもしれないが、婚前検診のような「ソフト」な優生学は確固として存在した。前者が外科手術で身体に直接介入するのにたいして、後者は教育や啓蒙活動を通じて、間接的な抑止を狙う。ブルジョワの社会衛生学において端的に示されたように、教育という側面はフランスの優生学において一貫して重視されている。このように、制度的にはさておくにしても、少なくとも思想的にみれば、フランスにもきわめて興味深いかたちで優生学的な発想が育まれてきた。それは国際的な流れのなかで成立したと同時に、社会ラマルキズムや社会衛生学の延長上で、フランス独自の発展もみせた。このような意味で、フランスの優生学を語ることには一定の意味があるといえるだろう。

優生学を断種政策との関連でのみ語ることには、ある種の危険が伴う。すなわち、極端な政策と結びつけることによって、優生学を例外的で周縁的な場所に位置づけてしまい、この思想のもつ広がりを捉え損なってしまうおそれがある。むしろフランスのような事例を通してみることによってこそ、この思想の普遍的な姿が浮かび上がってくるだろう。優生学は、ナチズムのような極端なイデオロギーとだけ結びつくものではなく、特殊で偏った思想でも過去の遺物でもない。アンドレ・ピショーによれば、優生学は二十世紀前半に民主主義諸国において広範に支持された思想であり、これに制度として反対したのはカトリック教会とソ連のルイセンコ派のみである(53)。他方で、優生学をプラトンに端を発するような古い起源をもつ思想として解釈してしまうことにも、別の危険が伴う。すなわち、そうすることで、この思想の背景となった社会的・経済的背景を見失ってしまうおそれがある。これまで検討してきたように、優生学の成立や展開は、資本主義のある段階における労働や分業のあり方と密接な関わりをもつ。ウィリアム・シュナイダーも、優生学を十九世紀末から二十世紀初頭にかけてあらゆる先進諸国に現れた現象として、資本主義の拡大、階級対立、経済循環の認識、政府の肥大化、科学的世界観の確立との関連で解釈している。

このように優生学を捉える場合、それにまつわる両価性や雑種性にとりわけ眼を向けねばならない。まず両価性についていえば、優生学を広い意味で捉えるならば、そのすべてが絶対的に断罪され、忌避されるべきものでもなくなるようにみえる。確かにナチズムによる政策や、他の先進諸国でも導入された断種政策は、おぞましいものであり、擁護の余地はないであろう。それにたいして、啓蒙的な優生学、あるいは「ソフト」な優生学は、一見したところ「よい」面を含んでいるようにも思われる。しかしながら「よい」優生学と「悪い」優生学とを、簡単に区別できるのだろうか。両者のあいだの線引きの問題は、容易に解決されるものではない。ここまではよい、ここからはいけないというような分割線が、あらかじめ自明なかたちで引かれているわけではない。物理的な強制ではなく、精神的な説得であるにせよ、それらは同じ論理から導かれ、人々は同じ眼差しのもとに捉えられている。そもそも、優生学は文字通り「よい」「すぐれた」生を産みだすことを目的としていた。いったい生命に関わる「よさ」とは何だろうか。質的なものだろうか、それとも量的なものだろうか。それすらも自明でない。確かなのは、回答は生物学の閉じられた領域のなかだけでは見つからないということだ。この問いが政治的・社会的・経済的次元を含んでいるのは、過去の歴史をみれば明らかである。少なくとも、ペリエやシカールなど、フランス優生学において、目指すべき「よさ」とは人間資本の生産性であり、それは現代の資本主義社会のシステムに適合的な労働との関連で見いだされている。「よさ」の基準が生物学に内在しているわけではまったくない。

さらに雑種性についていえば、優生学が対象とするのは、実際のところ曖昧かつ雑多な領域である。一般的な想像に反して、優生学はいわゆる遺伝病だけを対象とするのではない。真に遺伝的な疾病の数は実は限られており、二十世紀前半に優生学的な政策によって断種された者の大半は、遺伝病の患者というよりも、むしろ精神上ないしは行動上の障害を抱える者たちであった。つまり、彼ら彼女らを他の者たちから区別する基準は、実のところは医学的なものだけにかぎらない。これまでみたように、優生学におけるすぐれた生とは、すぐれた労働を行う生であるとすれば、優生学的な政策によって排除される生とは、結局のところ労働には適さない生ということになる。その場合の労働とは、第二次産業革命後の資本主義下における労働、すなわち石油や電力、化学の技術を用いた、より大規模で機械化された生産に従事する労働であり、より高度な注意力を必要とされる労働である。おそらく優生学の発達と同時に、アルコール中毒に関する関心が高まるのも、こうした労働を念頭においているからであろう。つまりそれまでの労働であれば、多少の酒気を帯びた労働者がいてもそれほど問題にならなかったのが、この時代の労働になると、酩酊からくる不注意が重大な事故や甚大な損害を引き起こす可能性を孕むようになったのである。このような状況のなか、優生学の周囲には、医者、生物学者、人類学者、社会学者、政治家など、多様な領域の研究者が集まってくる。優生学とは理論と実践、科学と政治を同時に含むものであり、そこでは自然と社会の関係が、たんに説明上のアナロジーにとどまらない。まさに実践上で、自然と社会の両者が関わり合うのだ。さらにいえば、優生学とはたんなる学問の一分野ではなく、「人間の再生」を目指したより包括的な領域である。「生命への信仰」を掲げるシカールにおいては、科学というよりも宗教に近い存在である。十九世紀においては、すでに社会ダーウィニズムがそのような存在であった。優生学にたいするカトリック教会の非難、現代の新興宗教がもつ優生学的興味などの点を考え合わせてみても、優生学のもつ宗教的な含意を窺うことができる。

他方で、優生学が雑種性をもち、その周りには多様な領域の研究者が集まるにせよ、そのなかでもやはり医者が突出して目立つ点には、一定の注意を向けておくべきだろう。おそらくその背景には、医者の政治的立場や一般的イメージをめぐる変化がある。つまり医者が、もともとはホーム・ドクターとして私的領域にとどまっていたのに、それが立法者・行政官として公的領域へ乗り出すという動きがある。医学という知も、たんなる個別の対処療法から、集団を対象とする公衆衛生学へ、さらには未来の世代を対象とする社会衛生学へと発展する。そうしたなかで、医者が国民や人類の未来を担う存在となり、さらには新たな人間をつくり出す創造者となる。フランスにおいては医療や教育の場をめぐって、世俗の共和国とカトリック教会とが争い、そのなかで多くの医者は世俗性《ライシテ》の担い手としてカトリックに対抗し、共和派の政治家として活躍する者も少なくなかっただけに、こうした動きはとりわけ顕著であったといえる。こうした医者が、社会的な眼差しを含んだ医学的言説によって、政治に積極的に介入しようとしたのである。そして、一見医学の専門的知識に関わるようにみえることでも、実のところはある特定の社会観を前提としている言説が、医者のあいだだけでなく、一般の人々のあいだにも流通するようになる。そうした傾向は、昨今の少子化に関わる議論や、喫煙や肥満をめぐる議論においてもみられる。優生学とは、何か特殊な、他とは隔離された、閉じられた領域ではない。そのかぎりでは、すべてを医者のような専門家に任せるのでもなく、また単純に断罪するのでもなく、優生学に含まれる両価性や雑種性を丹念に検討しつつ批判していく必要があるだろう。

注

（1）フランスにおける優生学の歴史という主題で、フランスで単著として出版されたものとしては、まずCAROY, Anne, *Histoire de l'eugénisme en France : les médecins et la procréation XIXe-XXe siècle*, Paris, Seuil, 1995を挙げることができる。またこれに先だって、アメリカ人の研究者によるものだが、SCHNEIDER, William, *Quality and Quantity: the Quest for Biological Regeneration in the Twentieth-Century France*, Cambridge University Press, Cambridge, 1990がある。また優生学についての国際比較研究であるADAMS, Mark（ed.）, *The Wellborn Science: Eugenices in Germany, France, Brazil, and Russia*, Oxford, Oxford University Press, 1990（佐藤雅彦訳『比較「優生学」史――独・仏・伯・露における「良き血筋を作る術」の展開』現代書館、一九九八年）でフランスについて執筆しているのも、同じウィリアム・シュナイダーである。アンヌ・カロワ以前には、彼女の師に当たるジャック・レオナールが、いくつかの論文のかたちで、この主題について取り上げている（LEONARD, Jacques, «Eugénisme et Darwinisme : espoirs et perplexités chez des médecins français du XIXe siècle et du début du XXe siècle», *De Darwin au Darwinisme : science et idéologie*, Paris, Vrin, 1983, pp.187-207 ; «Le premier Congrès international d'eugénique（Londres, 1912）et ses conséquences françaises», *Histoire des sciences médicales*, 1983, pp.141-146）。その後ピエール＝アンドレ・タギエフが、やはり論文であるが、優生学の問題を論争的なかたちで取り上げている（TAGUIEFF, Pierre-André, «L'eugénisme : objet de phobie idéologique», *Esprit*, novembre 1989, pp.99-115, «Sur l'eugénisme : du fantasme au débat», *Pouvoirs*, n°56, 1991, pp.23-64 ; «Retour sur l'eugénisme. Questions de définitions（réponse à J. Testart）», *Esprit*, n°200, 1994, pp.198-215）。最近ではアンドレ・

ピショーが、フランスの事例だけに限らず、また優生学だけに限らずに、広く生命に関する科学が孕む社会的問題といった主題を積極的に取り上げている（PICHOT, André, *L'eugénisme, ou les généticiens saisis par la philanthropie*, Paris, Hatier, 1995 ; *La société pure : de Darwin à Hitler*, Paris, Flammarion, 2000 ; *Aux origines des théories raciales de la Bible à Darwin*, Paris, Flammarion, 2008）。また BACHELARD-JOBARD, Catherine, *L'eugénisme, la science et le droit*, Paris, Presses universitaires de France, 2001も、世界中の法制を視野に入れながら、優生学の歴史的経緯から現代における問題までを論じるきわめて幅の広い研究である（日本の件に関しては、優生保護法改正以降に出版されているにもかかわらず、そのことには触れられていないけれども）。これ以外には、主にベルギーの研究者の手による論文集 MISSA, Jean-Noël, SUSANNE, Charles（éd.）, *De l'eugénisme d'Etat à l'eugénisme privé*, Bruxelles, De Boeck, 1994 や、精神医学の方からこの問題にアプローチした SIMONNOT, Anne-Laure, *Hygiénisme et eugénisme au XXe siècle : à travers la psychiatrie française*, Paris, Seli Arslan, 1999, 小著であるが DROUARD, Alain, *L'eugénisme en questions : l'exemple de l'eugénisme «français»*, Paris, Ellipses, 1999, フランスの優生学に関する文献目録・引用集である LA HAYE JOUSSELIN, Henri de, *L'idée eugénique en France : essai de bibliographie*, Paris, 1989 がある。もちろんこれですべてではなく、論文の類はまだ他にいくつかあるだろうが、この主題を正面から取り上げた主要な単著に関してはこれくらいであり、フランスにおける社会ダーウィニズムの歴史や衛生学の歴史といった主題に較べて、手薄の感がある。

（2）ENGS, Ruth C., *The Eugenics Movement: An Encyclopedia*, Westport, Greenwood Press, 2005.

（3）BEJIN, André, «Condorcet, précurseur du néo-malthusianisme et de l'eugénisme républicain», *Revue de la Bibliothèque Nationale*, n°28, 1988, pp.37-41.

（4）フランス優生学関連の文献目録である LA HAYE JOUSSELIN, *L'idée eugénique en France*, *op.cit.* には、コンドルセ、カバニス、コントの著作からの引用が含まれている。

（5）またラプージュは eugénisme《ユージェニスム》 の語を用いたが、その主導者・実践者の意味では、今日使われている eugéniste《ユージェニスト》 という語ではなく、むしろ sélectionniste《セレクショニスト》 の語を用いている。

（6）たとえば、一九一二年に発足するフランス優生学協会において使用されるのは eugénique《ユージェニック》 の語であり、これは同協会が発行する機関誌の題名ともなる。ところが、この協会の重要なメンバーのひとりであるシカールは、一九二〇年代になっても、講演や自著で eugennétique《ユージェネティック》 の語を用いている。

（7）現在刊行されている辞書には、callipédie や mégalanthropogénésie の語は見つからず、死語といえるが、puériculture の語は現在でも使用される。

（8）いずれも *Dictionnaire de langue française de Littré* による。

（9）日本語の遺伝も、例えば『大辞泉』には「財産の遺伝」という用法が記載されているので、かつては法的・経済的な意味を含む場合もあったようである。

（10）REY, Alain, *Dictionnaire historique de la langue française*, Paris, Le Robert, 1995による。ピショーによれば、一八二一年のもう少し前でも、hérédité《エレディテ》を生物学的意味で用いる用法に出合うらしい（PICHOT, *Aux origines des théories raciales de la Bible à Darwin*, *op.cit.*, p.207）。

（11）LUCAS, Prosper, *Traité philosophique et physiologique de l'hérédité naturelle dans les états de santé et de maladie du système nerveux : avec l'application méthodique des lois de la procréation au traitement général des affections dont elle est le principe...*, tome II, Paris, Baillère, 1850, pp.907-908.

（12）二十世紀の前半になっても、例えばシカールはルカを優生学の先駆者と位置づけ、『自然的遺伝に関する哲学的・生理学的論考』から引用している。*Cf.* SICARD, de Plauzoles, *Principes d'Hygiène sociale : cours libre professé à la Sorbonne*（1922-1927）, Paris, Editions médicales, 1927, pp.147-148.

（13）例えば、第三共和政期にフランスの小学校で広く用いられた教科書『二人の子供によるフランス旅行』をみれば、白色人種・黒色人種・黄色人種・赤色人種という四人種の区分が挿絵とともに示されている。白色人種については「もっとも完成された人種」と記されている。この教科書は一八七七年の初版以降、大ベストセラー・ロングセラーとして多くの版を重ね、一九〇五年には改訂版も出るが、この人種に関する部分の変更はない（*Cf.* G. BRUNO, *Le Tour de la France par deux enfants : devoir et patrie*, Paris, Belin, 1977, p.187）。

（14）TAINE, Hippolyte, *De l'intelligence*, 2vol., Paris, Hachette, 1870 ; LAFORGUE, Jules, *Œuvres complètes, œuvres et fragments posthumes*, tome troisième, L'Âge d'Homme, Lausanne, 2000, p.331.

（15）PERRIER, Edmond, *Les colonies animales et la formation des organismes*, deuxième édition, Paris, Masson, 1898, p.XXXII（本書の初版は一八八一年であるが、そこにはこの序文はない）。

（16）この点に関しては、拙稿「道徳の在処を求めて——十九世紀フランス思想の探求（二）」『西南学院大学フランス語フランス文学論集』第四六号、二〇〇五年の第三章「道徳衛生」を参照。

（17）LACASSAGNE, Alexandre, *Précis d'hygiène privée et sociale*, Paris, Masson, 1876, p.ii.

（18）CHEYSSON, Emile, «L'Economie sociale et l'hygiène»（extrait de la *Revue d'hygiène*, t.XVII, n°2, 1895）, Paris, Masson, 1895.

（19）COSTE, Adolphe, *Hygiène sociale contre le paupérisme*, Paris, Baillière, 1882.

（20）DUCLAUX, Emile, *L'hygiène sociale*, Paris, Baillière, 1902, p.9.

（21）*Ibid.*, p.271.

（22）一九〇四年の社会衛生連合創設当時には、会長はカジミール＝ペリエであるが、一九〇六年からはブルジョワが受け継ぐ。なお、先に触れたエミール・シェイソンは副会長を務めている。

（23）«Discours de M. Léon Bourgeois», *Alliance d'hygiène sociale, Congrès de Lyon*（*13-16 mai 1907*）, Lyon, Bulletin n°9 bis, Imprimeries réunies, p.26. なおこのときの演説は、BOURGEOIS, Léon, *La politique de la prévoyance sociale*（*I*）: *La doctrine et la méthode*, Paris, Bibliothèque Charpentier, 1914, pp.26-41 にも再録されている。

（24）«Discours de M. Léon Bourgeois», *op.cit.*, p.27.

（25）«Rapport de M. le Dr Gautrez», *Alliance d'hygiène sociale, Congrès de Clermont-Ferrand*（*1er et 2 octobre 1921*）, Clermont-Ferrand, Imprimeries G. Mont-Louis, 1922, pp.45-46.

（26）«Discours de M. Léon Bourgeois», *op.cit.*, p.31.

（27）*Ibid.*, p.30.

（28）LANDOUZY, Louis, *Hygiène sociale : L'alimentation rationnelle*, conférence faite à la Sorbonne, mars 1908, Paris, Masson, 1908.

（29）*Ibid.*, p.33.

（30）*Ibid.*, p.40.

（31）*Ibid.*, p.44.

（32）*Ibid.*, p.45.

（33）ピナールはフランス優生学を語るうえで重要な人物のひとりであるが、本章では詳しく取り上げることができない。彼については LEFAUCHEUR, Nadine, «La puériculture d'Adolphe Pinard», *Darwinisme et société*, Paris, Presses universitaires de France, 1992, pp.413-435 を参照。

（34）*Eugénique, organe de la Société française d'Eugénique*, Paris, Baillière, 1913, p.43.

（35）*Ibid.*, p.42.

（36）*Ibid.*, pp.157-159.

（37）*Ibid.*, pp.62-68.

（38）国際優生学会議は第三回も同じくニューヨークにて一九三二年に開催される（*Cf.* LEONARD, «Le premier Congrès international d'eugénique（Londres, 1912）et ses conséquences françaises», *op.cit.*, pp.141-146）。

（39）SCHNEIDER, *Quality and Quantity*, *op.cit.*, p.96.

(40) *L'Eglise et l'eugénisme : la famille à la croisée des chemins*, Paris, Editions mariage et famille, 1930, p.IV.
(41) CAROY, *Histoire de l'eugénisme en France*, *op.cit.*, p.264.
(42) APERT, E., CUENOT, L., DARWIN, Le Major (Léonard), HOUSSAY, F., MARCH, L., PAPILLAUT, G., PERRIER, Ed., RICHET, Charles, SCHREIBER, G., *Eugénique et selection*, Paris, Félix Alcan, 1922, pp.4-7.
(43) *Ibid.*, pp.7-8.
(44) TORT, Patrick, *Dictionnaire du darwinisme et de l'évolution*, Paris, Presses universitaires de France, 1996中の«SICARD, Henri»の項を参照。
(45) SICARD, *Principes d'Hygiène sociale*, *op.cit.*, pp.35-38.
(46) *Ibid.*, p.68.
(47) *Ibid.*, p.85.
(48) *Ibid.*, p.83.
(49) *Ibid.*, p.150.
(50) *Ibid.*, p.213.
(51) *Ibid.*, p.16.
(52) CAROL, *Histoire de l'eugénisme en France*, *op.cit.*, pp.286-288.
(53) PICHOT, *La société pure*, *op.cit.*, p.158.

付記　本研究は西南学院大学共同研究育成制度（「日本優生学の国際的系譜」研究代表カレン・J・シャフナー、平成二十三〜平成二十五年度）による助成を受けた。

第二部

日本優生学の由来

第五章

日米優生学の接点　植物学者山内繁雄を中心にして

大坪　寿美子

はじめに

本章では藻類学者、山内繁雄《やまのうちしげお》（一八七六～一九七三）の優生思想、運動を分析する。山内は、植物学者であり優生学の学問としての成立時にいち早くそれをカリキュラムに取り入れたジョン・コールター（一八五一～一九二八）に師事、米国シカゴ大学で植物細胞学の教育を受けた後、大正期に日本における優生思想普及、制度化に参画する。しかし一九二七（昭和二）年東京高等師範学校を早期退職後太平洋戦争勃発まで、米国に仕事の拠点を移し、日本に残した家族に会いに日米を毎年往復する異例の研究生活を送り、彼の学問的、社会的活動を追う作業は困難になった。そのためか山内の日本での一般向けの出版物について、あるいは専門的な研究に言及した研究[1]はいくつかあるものの、その日米の専門的研究、社会活動全般を理解した上での彼の優生思想、運動の日本優生学史における意義を問う作業はいままで等閑に付されていた感がある。

日本の優生学史研究の端緒を開いた科学史家、鈴木善次は若いころからの研究をまとめた一九八三年の著書

『日本の優生学　その思想と運動の軌跡』で明治期から第二次大戦終了時までの優生学関係の活動を三つの段階に分けた。第一期はダーウィンの進化論の紹介と福沢諭吉らによる人種改良論の展開の時期、第二期は明治末期から大正初期にかけて帝国主義、植民地主義の拡大に伴う人種、民族間競争を背景とし、脚光を浴びた社会ダーウィニズムと関連した優生学をめぐる議論の時期、そして第三期は大正末期から昭和初期にかけての優生学研究の体制作りや優生思想の啓蒙普及活動開始の時期である。第二期の特徴として、鈴木は英米では生物学者が議論の中心に位置していたのに対して、日本では幅広い分野の人たちが関わっていたこと、また第三期の啓蒙普及活動をになっていたのが生物学や医学の専門家ではない「素人」だったことを指摘、総括して学問としてではなく社会運動として根付いていったことを日本の優生学の特性とした(2)。山内が積極的に優生学に関わったのは主に大正初期から中期（一九一〇年代中ごろから後半）であるが、その活動内容は鈴木の第二期、第三期のものと一致する。のちに生物学史家松原洋子は九〇年代半ばまでの欧米での優生学史研究の成果を踏まえ、鈴木による日本の遺伝学者の分析は主に主義主張を対象としており、専門的な研究論文は分析対象からはずれているという重要な指摘を行った(3)。

本章では米国優生学が学問として成立しようというまさにその時期、シカゴ大学で学び、教鞭をとった山内に焦点をあてることで、第一に、学問としての日米優生学の接点を、第二に、日本の生物学者の優生学研究の体制作り、優生運動への参加を考察したい。山内は、鈴木はその著書に言及しているが、経歴、活動については不明となっている。そのため、生物学者山内の優生学制度化、社会運動への積極的な参加については触れられていない。しかし山内の経歴、活動をたどると、一九一三（大正二）年の帰国後、彼の優生学も学問より社会運動――とくに女子教育――に重点を移したようにみえる。高木雅史が教育学の視点から指摘しているが(4)、興味深いことに、山内は獲得形質の遺伝を否定するメンデル理論に基礎をおく生物学の専門家であるにもかかわらず、環境因子の遺伝への影響の可能性に肯定的であった。これも優生学の学問から啓蒙運動への山内の変質を表すものなのだろうか。鈴木はヨーロッパで優生学思想が台頭した要因にラマルク説を時代遅れなものとして遺伝理論の傍流に追いやったドイツのアウグスト・ヴァイスマンによる生殖質連続説の提唱があるとの見解を示している(5)。そこで本章では、第三に環境の遺伝への影響に関する山内の論点を整理し、鈴木のいう日本の優生学の特質である、「非学問化」の複雑な過程と要因を検証したい。

一　植物学者としての研鑽時代と科学的実績

山内は一八七六年、山形県の士族の家に生まれた。そして二歳の時、鶴岡市の神職の家の養子になったが、一八九四年、山形県の庄内中等学校を卒業後、東京に転居、高等師範学校で博物学を学んだ。その後、同校専科に進み、修士号を授与された(6)。

さらに研究を続けるために、一九〇四年、日本を出て米国に赴き、コロンビア大学から奨学金を受けて、一年間、同大学に在籍した。この間、藻類の蒐集で知られるニューヨーク植物園で調査を行っている。翌年の夏はマサチューセッツ州ウッズホールで過ごし、高名な海洋生物学研究所（ＭＢＬ）でカーネギー財団の補助による研究席を得た。ここで行われた彼の紅藻類のイトグサ目の一種（学名 *Polysiphonia violacea*）の研究は、この研究所の植物学を担当する、シカゴ大学植物学教授ブラッドリー・デーヴィスの指導のもとに行われた。ＭＢＬはシカゴ大学と強い結びつきがあった。かつて黎明期（一八七九〜一八八一年）の東京大学でお雇い外国人教師として教えたことのあるチャールズ・ホイットマンはＭＢＬの創設者かつ初代所長であり、シカゴ大学で動物学の教授も兼任していた。そうした縁もあってその後、山内はシカゴ大学に研究員として移り、ＭＢＬで蒐集した藻類を対象に、コールター（植物学）、チャールズ・チェンバレン（一八六三〜一九四三、植物学）のもとで藻類の細胞学研究をさらに続けて一九〇七年、同大学で博士号を取得した。

卒業後も、山内はシカゴ大学の植物学科技術助手として活発な研究活動を続けた。一九〇六年から一九一三年までに、コールター編集による学術誌、『ボタニカル・ガゼット』等に一三の論文を発表している。これらの論文の中で、彼は特異な生殖過程に関心を寄せた。たとえば最初の重要な論文で、イトグサ属の一種 *Polysiphonia violacea* という紅藻の生活史に、配偶体（gametophyte）世代と胞子体（sporophyte）世代の交代があることを、図解によって詳細に示した。それによって、海藻類の生活史における減数分裂（meiosis）は胞子形成時に認められる、というデーヴィスの学説を立証したのである。その後の科学論文のほとんどもまた、世代交代の理論的問題と関連して、紅藻の染色体形態論に焦点を当てている。イトグサ属の一種 *Polysiphonia violacea* の調査が完了すると、彼の研究対象は Fucus（褐藻類ヒバマタ目）、Cutleria（褐藻類ムチモ属）、Nephrodium（羊歯類オシダ属）、Osmunda（羊歯類ゼンマイ属）などの植物に移った。これらのプロジェクト用の材料を蒐集するためには、シカゴ大学付属ハル植物園のほか、米国内外への出張研究が不可欠となった。たとえば一九〇八年には、ウッズホール海洋生物研究所を再訪したほか、イタリアのナポリ臨海実験所という、世界的研究機関にまで足を伸ばしている。一九〇八年十月から一九〇九年五月にかけては、ここでもカーネギー財団から補助を受けて研究に従事した。(7)

一九〇九年、ナポリでの研究を終え、山内は日本に帰国した。そして日本でも学位を取るために、それまでの米国で発表した一連の研究成果を文部省に提出した。一九一一年七月、日本の理学博士号を授与された。しかし、彼は同省から二年間の海外留学奨学金を得て、三月にはすでに日本を離れていた。公式には、米国とイギリスで植物学教授法の学習を命じられたことになっているが、実際は、東京高等師範学校の教授になった山内の休職許可といったようなもので、この奨学金でシカゴ大学でさらに研究を続けることが可能になった。

奇しくもその年の夏、シカゴ大学は遺伝学と優生学に関する講座を開いた。その目的は、「個体変異、遺伝、進化の知識の進歩、および、その知識と植物、動物、人類の改良や繁栄との関係を要約すること」であった。山内の指導教官、コールターがこの講座を組織し、遺伝学の第一人者たち、ウィリアム・キャッスル、チャールズ・ダヴェンポート、エドワード・イースト、そしてウィリアム・タワーを講師として招いた。[8] これ以前から講師の一人ダヴェンポートは優生学関連の論文をいくつか著しており、同年、一九一一年には『人種改良學（*Heredity in Relation to Eugenics*）』を出版している。[9] ダヴェンポートはこの講義の優生学に関する部分に最新の研究内容を盛り込んでいた。山内がこのときヨーロッパにいたのか、シカゴに戻っていたか明らかではないが、これら講師陣から直接にまたはコールターから間接に聞いた動植物における遺伝のパターンを人類のそれに応用する新しい研究分野に胸躍らせたに違いない。なぜならその直後から、彼はこれらのテーマについて日本で精力的に執筆活動を開始するようになったからである。すなわち、二年の「留学」期間を終え、一九一三年初頭、山内は帰国、研究者としての経歴に一時終止符を打った。彼は帰国すると同時に、母校、東京高等師範学校で教授として教鞭をとった。

日本での彼の活動に話を進める前に、二点説明しておきたい。第一は、メンデルの遺伝理論の問題と関係する。一九〇〇年、メンデルの法則が再発見されるや、英米ではすぐさま生物学者、農産物品種改良家、植物学者を含む進化論者の多くはこれを応用し、実験、品種改良で次々と成功を収めた。

アメリカの科学史家ダニエル・ケヴルズは、米国で一九〇七年から、ダヴェンポートが人間の目、髪、皮膚の色のメンデル遺伝について分析したことを指摘している。[10] 優生学の推進者であり、シカゴ大学優生学連続講義の講師であったダヴェンポートは一八九九年から、ニューヨーク州コールドスプリングハーバーに新設された実験進化研究所へ転任する一九〇四年まで、シカゴ大学で動物学を教えていた。同大学在任中、彼はイギリスに赴き、優生学という新しい科学分野の創立者であるフランシス・ゴールトンと同僚のカール・ピアソンを訪ねている。山内が米国に到着したまさにその年、ダヴェンポートはシカゴを離れ、実験進化研究所を立ち上げる仕事に着手していた。そしてその後、優生学記録局も設立、局長となったほか、アメリカ育種協会の優生学委員会の事務局長等、優生学者の中で指導的な地位を確立していく。彼の存在は鈴木が観察したように、英米の生物学者の優生学研究の制度化への積極的な関わりの目立った例といえる。

一方シカゴ大学動物学教授だったホイットマンのメンデル説に対する反応は、ダヴェンポートのものより慎重であった。東京大学の恩師であったホイットマンへの追悼文の中で、彼を日本に招聘した東京大学の初代動物学教授だった米国人エドワード・モースの進化論講義を『動物進化論』として一八八三年に出版した石川千代松（一八六〇～一九三五）は次のように書いている。

メンデル理論に関して、教授は絶対反対ではなかったが、かなり疑問を持っておられたように思われる。私に「鳩の突然変異体や雑種を注意深く調べると、メンデル理論が大いなる真理とは思えないのだ」と言われた。私がシカゴを訪れた際［一九〇九年三月］、シカゴ大学では生物学科が科を挙げてメンデル理論の検証に取り組んでいた。これらの研究プロジェクトの中心にいたのが教授であった。[11]

山内の研究はこのような環境の中で行われた。前述のとおり、彼の主たる学術的関心は藻類の生活史、世代交代にあり、減数分裂における染色体等について細胞学的に観察し、理論的に分析していた。遺伝理論に関する考え方が直接、明確に述べられているわけではないが、メンデル的遺伝の枠組みを問題視している形跡もない（優生学にはまったく言及していない）。山内がシカゴ大学で研究を始めた頃、ウォルター・サットン、テオドール・ボヴェリ、ユーゴー・ド・フリースらの生物学者はすでに、メンデルの遺伝因子の行動が細胞分裂における染色体の行動に対応していることを、細胞学的に観察していた。このように、当時の細胞学はメンデルの法則を前提にして構築されていた。しかし後述するように山内が、その後日本で書く論文では、メンデル―ヴァイスマン的前提――すなわち、獲得形質の非遺伝性――に諸手を挙げて賛成はできないとしている。

一方日本では早い時期に獲得形質の遺伝否定説が有力となり、メンデル学説が受け入れられていく。ドイツの発生学者、ヴァイスマンの生殖質連続理論が、東京大学でモースやホイットマンに薫陶を受けたあと、一八八六年から一八八九年までドイツでヴァイスマンに師事した石川によって広められ、急速に受け入れられるようになっていく。また一九〇六年に東京大学農学部の外山亀太郎が白繭、黄繭種の蚕でメンデルの法則を世界で初めて動物の遺伝においても観察した論文を発表したことも、その普及に拍車をかけたといえる。

第二は、山内が帰国する直前、日本から客人を迎えていることである。日本女子大学校の創立者、校長でもあった成瀬仁蔵である。成瀬は一八九〇年代に米国留学をしたころから、人種改良の必要について考え始め、帰国後日本女子大学校を創設するが、優生学に造詣の深い学者を集め、女子高等教育推進のために、女子の生殖の国家的意義を人種改良学を使って説明した。一九一八年には専門学校であった日本女子大学校（そのため大学とは呼べず大学校としていた）を大学に昇格させるべく、総合大学構想の中で医学部の創設、そのなかで人種改良学科設立を模索した。(12) そんな成瀬は一九一二年六月、平和団体、帰一協会を組織した。彼は、同年夏、海外の志を同じくするであろう人びとにこの運動への参加を要請するため、米国とヨーロッパに向けて旅立った。成瀬のシカゴ滞在中、山内は、シカゴ大学の学長ハリー・ジャドソン、石油王で同大学創立者のジョン・ロックフェラーら、シカゴ在住の有力者との会見の準備に奔走した。成瀬との出会いがその後の山内の道徳また婦人問題への意識を喚起し、東京帰着後の彼の優生観形成に大きな影響を与えたことは想像に難くない。

二 優生学者／教育者としての山内（一九一三〜一九二七年）

1 帰一協会

一九一三年四月山内は、明治天皇が崩御し、新しい時代、大正の到来を告げたばかりの日本に帰ってきた。大正時代（一九一二〜一九二六年）はしばしば「デモクラシー」という言葉でくくられるが、全てがそんなキーワードに還元されることはないにせよ、たしかにそれまで政治的権力構造の圏外にいた人々が自己主張を始めた時代であった。文化的には、教育と印刷メディアの普及のおかげで、知識はもはやごく一部のエリートの独占物ではなくなりつつあった。

日本に帰国後、山内は海外で行った研究を日本語で発表し始めた。最初は、東京植物学会の年次総会で発表された地中海産サンゴモ（*Corallina officinalis* var mediterranea）の生活史に関する研究であった。この研究はその後、『植物学雑誌』に掲載された。[13] 彼は東京帝国大学遺伝学教授藤井健次郎、東京帝国大学農科大学教授三宅驥一、東京帝国大学講師牧野富太郎など、第一線で活躍する日本の遺伝学者や植物学者と親しく交流した。[14]

研究の拠点が米国から日本に移り、研究言語が英語から日本語に変わるとともに、山内の知的活動の領域も変化した。おそらく東京高等師範学校が初等、中等学校の教員を養成するために設立された教育機関だったからであろうが、同校の研究設備は十分なものではなかった。新たな研究論文の発表がなくなったのは、植物学教育の専門家になったせいもあるであろう。彼はまもなく『細胞と遺伝』と題する著作を出版した。それは、一般読者を対象に、シカゴ大学仕込みの細胞学、遺伝学について解説したもので優生学についても詳説している。遺伝と優生学（人種改良学）に関する章で、山内は優生学を、動植物の品種改良技術の人間への応用と定義づけた。そして、ゴールトンによって設立されたロンドン大学の優生学研究所では、人間の精神的、肉体的特質の遺伝についての研究が行われている、と述べている。また、動植物に見られる遺伝の基本的法則をメンデル理論に基づいて説明してから、肥満、白子、夜盲症など、人間の遺伝の例をいくつか示した。この章の結びで山内は、生物学的観点から、何らかの好ましくない異常な遺伝形質の持ち主は血族結婚を避け、「正常な」人物と結婚すべきである、としている。子孫に異常形質が伝わるのを避けられる可能性が高くなるからである。さらに、社会学的観点から、男性と女性の両方が、低知能、性犯罪、アルコール中毒、犯罪志向などを含む遺伝形質を抱えていることが疑われる場合、この男女の結婚、あるいは出産を制限したほうがよい、と付け加えている。[15]当時、翻訳書ではなく、遺伝を主題に日本人学者が日本語で書いた唯一の著作、しかも読みやすい本として、高く評価された。[16]

一九一四年、この『細胞と遺伝』が出版される一月前、山内は成瀬の帰一協会の会合に招かれ、講演を行い、大正の知識人である出席者たちは「東西両文明の調和」について話しあった。日清、日露の戦争であいついで大帝国を負かし、突然台頭してきた軍事大国としての日本の帝国建設拡大の野心が米国を刺激した。西海岸で高まる反日感情を背景に、在米日本人移民への差別は激しさを増した。このため、山内が出席した帰一協会の会合では、「人種」問題がしばしば議論の対象となった。山内が正式に協会に加入した後に開かれた一九一四年三月の会合で、協会を財政的に支援していた会員である実業家、渋沢栄一が、遺伝因子が決定する人間の形質は教育によってどの程度まで改善されるのか、詳しい説明を求めた。[17]これに対して、山内は四月の会合で、生物学的立場から見解を述べた。ラマルク、ダーウィン、ヴァイスマン、ド・フリース、メンデルらが主張したさまざまな進化論を広く紹介し、ゴールトン、ピアソンらの優生学についても言及した。そして、獲得形質の遺伝を否定し、その結果、生物学的決定論を強調するヴァイスマンの生殖質理論と、環境と教育が人間の性格の発達に影響を及ぼすとするラマルクの説が、論争を繰り広げてきたことを述べた。それまでに入手可能だった実験的生物学の知識を考慮すると、いずれの学説も正しい可能性があるとした。彼は、完全な生物学的決定論に対する不安を、ゴールトンに関するコメントの中で、ゴールトンらは遺伝を強調しすぎ、外界からの影響をあまりに軽視しすぎているように思われる、と述べている。[18] すなわち彼の意見は心身の鍛錬に励み、衛生状態を改善させることによってより良い子孫を誕生させ、人種改良が可能であるとするネオラマルク主義の主張も内包していた。

成瀬はさらに山内に、「遺伝と女性を含む若い人々の責任」について十二月に講演をするよう依頼した。この講演で山内は、「遺伝因子」対「環境因子」の論争について論じた。そして、あまり賢くない両親から賢い子どもが生まれる例や、その逆の例があることと、生物学的決定論はそのような現象を完全には説明できないことを指摘した。[19] 優生学、すなわち人種改良について、よい遺伝子を持っていても、努力や教育などの外的要因なしでは、自分の持てる潜在能力を完全に開花させることはできないと述べた。生まれた以上、自分の遺伝的潜在能力を完全に発現させるのは、若い人々に課せられた義務、というわけである。また彼らのもう一つの義務は、「健全な」相手を見つけて、「健全な」子孫を残し、民族の力を強化することである、とした。[20] これは、遺伝的に価値があると思われる家系の出産を奨励する、まさに優生学的主張である。

山内と成瀬との結びつきは帰一協会の関係を超えてさらに強まった。成瀬は山内を日本女子大学校の講師とし、日本女子大学校で博物史や細菌学を教えさせた。山内は一九一五年、東京高等師範学校での本来の仕事を続けながら、女子教育に従事しはじめた。[21] おそらくこの関係で、山内は、成瀬の同僚、麻生正蔵がまとめあげ、一九一六年に設立された婦人問題研究会にも参加、その会合のひとつで、優生学について講演を行った。ここで興味深いのは、山内が、女性の人生にとって優生学が非常に重要であると認めたことである。[22]

成瀬と山内は帰一協会の定例会に熱心に出席した。協会の会員を対象に、優生的な結婚と出産を実行するための人類の道徳的義務について、山内はさらにまた別の講演を行っている。この講演は、世界の団結、平和、協力に対する関心という帰一教会の普遍的テーマに沿うように構成されていた。彼はまず働き蜂の利他的生き方について論じた。生来の本能に導かれ、グループ全体の安寧を守るため命を失う働き蜂もいる、と言及してから論点を人間に向けた。文明社会の悲しむべき花柳病（性病）の蔓延の例を挙げ、「不適切」すなわち「不健全」な人間が「健全」な人間と交わり、それによって人類の生物学的地位の水準を低下させるのを阻止するため、一人ひとりが責任ある行動をするよう呼びかけた。優生学的に好ましい生活をすることは、一国の興隆と没落に留まらず、人類全体の幸福と大いに関係すると主張した。優生学的に暮らすことは人類共通の責務なのだと述べているのである。[23]

帰一協会や婦人問題研究会の会合で生物学的見解を発表するほか、山内はもっと専門的な聴衆に対しても講演を行った。東京帝国大学医学部で一九一六年に行った講義では、胎教の概念について述べた。胎教とは、妊娠中の女性が精神的安定に努めることによって、胎児によい影響を与えることをいうが、山内は胎児が体内に宿るやいなや環境因子がその子の発達に影響し始めることを認め、胎児が妊娠中の母親の経験を継承する可能性を完全には否定できないと言ったのである。これはトーマス・モーガンなど米国の主流の遺伝学者の見解と著しく相違する。[24]

山内が様々なメディアを通じて専門的知識を持たない一般向けに優生学の説明をしていた一九一〇年代半ば、先に述べた渋沢の山内への講演課題にもみられるように、帰一協会は、日本移民に対する米国の人種差別に大きな関心を寄せていた。協会の中心メンバーの一人であり、もと在日キリスト教宣教師で、京都の同志社大学で神学と科学を教えていたシドニー・ギューリックは米国の排日移民政策に反対する国際協調の唱道者であった。一九一五年の再来日の前に、ギューリックはすでに移民排斥法案提案の支持者ロバート・ウォードら、米国の優生学を援用する移民排斥論者に反論する討議に参加していた。[25] このように山内は、米国からの帰国後、皮肉にも彼の研究を培ってくれた米国で沸きあがってきた優生思想を使って、人種差別を正当化する論も含む排日運動に対応して成立した日本の人種平等および東西調和を模索する帰一協会に積極的に参加した。また関連団体においても米国仕込みの優生学を応用した科学的な配偶者や生殖方法の選択を啓蒙するようになっていったのである。

2　大日本学術協会

大日本学術協会も東西調和に取り組んだ団体の一つであった。一九一五年、山内は教育者としてこの協会の設立に関わった。設立宣言書で、協会会長で文学博士・法学博士の加藤弘之は明治維新以後日本人は自分たち自身の思考や洞察力の価値を高く評価することなく、ただただ西洋文化の導入にあけくれていたと指摘する。しかし、日清、日露戦争の勝利を機に自信を取り戻し、日本に東洋主義の復活を願う声が勢いを増して、学知の西洋依存打破への気運が高まったことが協会設立につながった旨を明らかにしている。[26]

山内は、東京大学前総長であり帝国学士院院長であった加藤を支える五人の発起人の一人であった。山内は大日本学術協会による叢書の刊行に大きな役割を果たした。叢書には、一九一五年の彼の著書『遺伝論』、一九一七年の『人類の遺伝』が収められている。叢書の第一巻目はこの『遺伝論』であるし、この叢書の広告によれば、さらに『科学と宗教』と題する本も刊行が予定されていた。[27] 叢書のうち三冊を担当するつもりだった、山内の協会に対する関与は深いと言わざるを得ない。

山内の環境因子をおざなりにしない優生観は『人類の遺伝』にも詳述されている。環境と教育を通じた人種改良の強調は、多くの人々が貧しい環境や、教育の欠如あるいは不足が原因で才能を十分に活用できず、遺伝で受け継いだ潜在能力に到達することなく暮らしている、という所見に基づいている[28]。この考え方はラマルク説、すなわち、習慣の変化、とくに精神的肉体的形質の用不用を通じて獲得された形質の遺伝説に矛盾するものではない。彼は、歴史的に偉大な人物は年取った両親から生まれている例を提示した。これらの例が山内に、獲得形質の遺伝を否定する学説を無批判に許容することを躊躇させた。というのも、両親の経験がより豊富である結果、子どもたちが賢いことを示唆していると思えるからである。つまり、高齢の両親は若い両親より多くの年月を費やして知性を磨く努力をしてきたと推測される[29]。次の項で述べるように、偉人の両親の年齢に焦点を当てた例を選択したことに、彼の遺伝への理論的関心が反映されている。

環境と教育について意見を述べてから、山内は話題を生物学的要因に転じ、遺伝を管理また操作することによっても人類は改良できると指摘した。可能な方法として、遺伝病を持つ家系を排除すること、「健全な男性」と「健全な女性」を結婚させること、突然変異によって発生した「健全な異体」を保護することなどがある[30]。「環境因子」と「遺伝因子」の関連性以外にも、彼の優生学的主張にはもう一つ特徴がある。すなわち、種族改良義務は人類の道徳的事業であり、個人の自由よりも重要であるという主張である[31]。帰一協会への参加とこの道徳観の形成も関連があるとみてよいだろう。

3　獲得形質の非遺伝性に対する疑問

以上のように日本に帰国後、遺伝、優生学に関する山内の論説は、メンデル・ヴァイスマン説の定着に伴ってラマルク説を看過しはじめた世界の（フランスやラテンアメリカなどを除く[32]）生物学の趨勢に比較して、環境因子の遺伝に関する影響の大切さをことさら強調する姿勢を一貫して堅持していた。これは山内が日本に帰国して研究から遠ざかり、教師養成を本業とした以上、教育による人性の向上の否定は自らの職業の否定につながるという危機感から生物学者としてのメンデル・ヴァイスマン説を捨てたために生まれた姿勢なのだろうか。ここでは山内が理論的にこの点をどう解釈していたのか帰国後の出版物の中から特に重要なものを詳しくみていきたい。

一九一五年から一九二四年にかけて、著書を刊行するかたわら、山内は教育者を対象にした大日本学術協会の雑誌『教育學術界』にもしばしば記事を書いた。一九一六年に発表された記事の一つは、「カイムプラズム説に反対する一学説　獲得性の遺伝について」と題されている。カイムプラズム説とはヴァイスマンの生殖質連続説のことだが、この中で山内は、シカゴ大学動物学教授のチャールズ・チャイルドが提唱したいわゆる勾配理論を紹介した。(33) チャイルドが研究していた下等動物のプラナリアは、ヒルのような細長い体を持ち扁形動物に分類されるが、驚くべき再生能力を持つ。切断されると死ぬどころか、たとえば頭部のような重要な部分を含め、体のどの部分を失ってもその部分を再生させ、数日後には切断された各部分がそれぞれ完全な個体に再生されるのだ。つまり無性生殖でも増殖が可能なのである。プラナリアの再生実験を行っていたチャイルドは生物の頭尾軸に沿って徐々に生理的変化がおこることに気付いた。切断されて喪失した部分に未分化な細胞が、再生芽という細胞集団を形成する。この再生芽が喪失組織を順々に生み出し、分化した細胞に変化し、完全な個体が復活、誕生するのである。

一九一五年の研究で、チャイルドはこの理論をさらに発展させ、大きさ、形状、構造パターン、行動の相互依存関係などはすべて、頭尾軸に沿って前部から後部へ変化が徐々に伝達されることをつきとめた。チャイルドはその後、この概念の応用をほかの材料、動植物、大人と胎児にまで広げた。そして、勾配理論の概念を老化現象や若返り現象に応用し、実験的研究に基づいた自らの考えを書き下ろした。(34) チャイルドの新しい論文をいくつか読んだ山内は、これらの論文が、ヴァイスマンが提唱した有力な進化論、すなわち前に述べた生殖質連続理論の信頼性を揺るがせる可能性があることを理解した。山内は、生殖細胞が体細胞と同様に変化しやすいことを示唆するチャイルドの見解を指摘し、ヴァイスマンの学説に再考の余地があることを示した。チャイルドは二つの古い生殖細胞が接合によって若返るかもしれないと考えた。言い換えれば、生殖細胞は生来の性質のみでなく、発生後獲得した性質、つまり環境に影響される可能性があり、生殖細胞と体細胞は完全に分離されているわけではないということである。このように、後天的形質も一つの世代から次の世代へと引き継がれていく可能性がある。論文の中で山内は、生殖質連続理論に支えられ、英米で急速に受け入れられてきた後天的形質の非遺伝性説が絶対的真理ではない可能性を提起したのである。

山内は、専門的な科学教育を受けた読者のためにもこうした論説を紹介している。たとえば、チャイルドの研究をさらに詳しく述べたものや、H・M・ベネディクトのブドウの葉の研究を論じたものである。ベネディクトは複数の植物の胚細胞に老化の徴候を発見したことから、ブドウの葉の研究はチャイルド理論の実験的裏付けとなった。チャイルドはこの植物学的知見が人間の遺伝に応用できる可能性を模索し、偉人と彼らの高齢の両親を取り上げた。それを受けて山内は、以前にも増して胎教について好意的に論じている[35]。

後天的形質の非遺伝性に対する科学的疑念は、ホイットマン、チャイルドだけでなく、山内の指導教官、コールターも共有していた。コールターは次のように書いている。「しかしながら、手に入る大量の証拠は後天的性格の遺伝を否定しているように思われる。とはいえ、ほかの方法ではとても説明できない多数の生物学的事実が存在する。動物の場合、このメカニズムが後天的性格の遺伝を不可能にしているように見えるかもしれない。しかし、植物の場合は明らかに違う[36]」。

在米研究者時代の山内の一連の論文は、前述のように藻類の特殊な生殖過程を細胞学的に観察したものを含む生活史の分析を主としていて、メンデル説とラマルク説に絡ませて遺伝を論じるものではない。しかしコールターはチャイルドのいうように植物や下等動物では有性生殖のほか、分裂、出芽、胞子形成、栄養生殖など様々な無性生殖の例があり、老化、若返り現象を含めると、後天的な形質の遺伝等、メンデル理論に依拠しても解明できない世代間の形質の伝播の可能性を秘めていた。山内が引用する例をみるとシカゴ大学の生物学者たちの懐疑的な最新の研究動向が色濃く反映されており、彼の後天的性質の遺伝の強調は、単純に生物学者から教育者への転進による非科学化に還元されるべきものではないといえよう。

4　大日本優生会

山内が設立したもう一つの団体に大日本優生会がある（一九一七〜一九二〇年）。共同創立メンバーは、東京府立第一高等女学校校長市川源三、同校の自然史教師金子《かねこ》直一《ただかず》、遺伝学者で教育官僚の阿部《あべ》文夫《あやお》などで、山内の同世代、同窓で東京高等師範学校の研究科出身の市川（一八七四年生）の自宅に事務所をおいた。彼らが目指したのは、種族改良を達成するために、日本人の遺伝調査、講演会開催、論文発表、図書館への資料提供、展覧会開催、優生学に関する相談サービス提供などによって優生学を広めることであった。参加に関心のある人々は、一円の年会費支払いを求められた[37]。一九一八年末、彼らの友人であり婦女新聞の主催者であった福島四郎は、自分の新聞社の中に大日本優生会の下部組織である相談室を創設した。相談室の目的は、生まれつき障害を持つ子どもの検診と結婚の学術的調査にあった[38]。会の要である市川が欧米に一年間の出張に旅立ち、一九二〇年十月、足掛け三年で大日本優生会は永久休止状態になるが、活動期間中、山内は「結婚と悪質遺伝」、「人性の遺伝」という題で二度講演している[39]。市川、金子、山内など女子教育に携わる人々が、優生団体の初期制度化に関わった。このことは、成瀬が「人種改良」論者が集う日本女子大学校を作ったこととともに、日本の優生政策策定に当たり女性が果たした大きな役割を理解する上で重要な点である[40]。

その後設立された多くの優生団体が、大日本優生会こそこの種の団体の嚆矢であったと認めている。活動期間が短く、掲げた目標をあまり実現できなかったが、優生運動史上で際立つのは、"eugenics"という英語に「善種学」や「民種改善学」がより好ましい訳語として「優生学」に当て、その普及に果たした役割[41]とその後の優生学団体制度化の道筋をつけたことである。

すなわち、これらの創立メンバーは優生学への関心を持ち続け、優生学の研究と普及を促進するための団体設立に、その後も積極的に関わることになった。たとえば、一九二〇年代半ば、市川、金子、阿部、山内らは全員、医学ジャーナリスト後藤竜吉（正確には龍吉）の要請に応え、彼の設立した日本優生学会設立運動に賛同、支援した。雑誌は戦時まで継続発行されるものの、この試みも時期早尚、資金不足などで頓挫するのだが[42]、その後も彼らの優生学制度化への関心は持続する。大日本優生会の創立メンバーのうちの三人、山内、阿部、金子は、一九三〇年代初めに、国際優生学会（International Congress of Eugenics）の会員として名簿に記載されている[43]。これ以前に、阿部が既に国際優生学会協会（International Federation of Eugenics Organizations, 以下ＩＦＥＯ）参加条件を満たす日本の優生学会設立に興味を示していたのは明らかである。一九三四年、ブラジルの法律が露骨な優生学的理由に基づいて年間日本人移民の人数を厳しく制限した時、阿部は、さまざまな国の優生学者が世界大戦の衝撃、異民族異人種雑婚、移民など、国際的優生問題を日常的に話し合う場、ＩＦＥＯに代表団を派遣した場合に予測しうる利点などを説いて、外務省に日本の優生学会の制度化、その国際参加を物心両面で援助するよう促した[44]。このような試みにもかかわらず、ＩＦＥＯ加入の努力はすぐに挫折した。高まる軍国主義によって世界の大半の国々が日本を排他する中、国際運動としての優生学それ自体が勢いを失い始めた。しかし国内では、阿部は日本のもっとも著名な優生学の信奉者、東京大学生理学教授の永井潜と共に、一九三〇年、日本民族衛生協会

学制度化に人的つながりがみえるのである。[45] このように大日本優生会から、日本優生学会、日本民族衛生協会に至るわが国の優生の設立に大きく貢献した。

5 師弟の類似した知的活動

優生学の普及と組織化に加え、山内は植物図鑑の作成にも参加した。彼は東京博物学研究会と協力し、海草を含む二、六〇〇以上の野生植物を扱う図鑑を編纂した。これに先立ち、一九二一年、山内は小学生を対象とする実験的動植物学教育指導書も出版した。そして、その他の著作で、人文学（教育、宗教、倫理、社会学、人類学）と科学との関係を探った。[46]

山内と同じく、彼が優生学という新分野に出合うきっかけを作ったシカゴ大学時代の恩師、コールターも図鑑と教科書を書いていた。[47] 宣教師の子息であった彼も、『聖書の世界（*Biblical World*）』、『キリスト教の世紀（*Christian Century*）』など、キリスト教関係の定期刊行物に、科学と宗教に関して多くの論文を書いている。[48] コールターと違い、山内はクリスチャンではなく、養家は神職であるし、履歴書などには宗教は神道としていた。しかし、すでに述べたように、彼は宗教的、道徳的研究団体、帰一協会に関わり、科学と宗教に関する本の出版を意図していた。二人はともに生殖質連続説には慎重だった。専門的研究とは異なる、一般向け教科書、参考書、啓蒙書の出版は、研究施設が不十分だった東京高等師範学校の山内に限った活動ではなかったのである。師弟の研究的興味、教育目的、道徳的関心が似ていたためか、二人は常に連絡を取り合っていたようだ。コールターが日本を訪れた一九二四年も、山内は恩師とその家族を案内した。[49]

この再会数カ月前の一九二三年十一月、九月の関東大震災の際には、奇跡的に焼け残った東京高等師範学校の植物学科書庫が皮肉にも校内の火事で焼失し、同学科は大半の備品、植物標本箱、蒐集図書を失った。なかでも山内の損害は甚大で、研究室のほとんどすべてを失った。山内も研究所を元の状態に戻すべく資金集めに奔走したものの、後にシカゴ時代の縁故を通じて米国での教職と研究の機会を申し出られると、それを受け入れた。[50]一九二七年春、東京高等師範学校と日本女子大学校を退職した。

6　その後の人生

それ以後山内は夏を、フロリダ半島南端のサンゴ島群のひとつ、ロガーヘッドキーにカーネギー財団が設立したドライトルトゥーガス海洋生物研究所で過ごすようになった。そして、毎年秋に家族の待つ日本に帰国し、それから米国に戻って、研究助手として冬学期と春学期の授業を受け持った。[51]日米間を往復するこのスケジュールは、両国間に戦争が勃発する一九四一年末まで続いた。当時、山内は論文出版の手はずを整えるため、首都ワシントンにいた。今となっては内容を知るすべもないこの本は結局出版されず、山内は祖国日本に帰国を余儀なくされた。学者であったため、山内は抑留を逃れ、日本の外交官や将校など高官を乗せた交換船に乗る特権を与えられた。南アフリカで、乗船客は日本帝国に住む米国民および米国の同盟国の国民と交換された。[52]一九四二年の帰国後ほぼ三〇年にわたり、山内は引退生活を送り、一九七三年に亡くなった。前述のように、一九二七年に再び米国での研究生活を始めた後、一九三二年に開催された国際優生学会議に会員として、かつて大日本優生会を立ち上げた仲間、市川、金子とともに登録している。しかしながらそれ以後、最終的に国民優生法制定という結果をもたらした断種法を巡る議論への山内の参加、または彼の関心を示す文書は見当たらない。

三　考察

日本の優生（民族衛生）学史でも、優生学イコールナチズムという単純な図式は昔のものとなり、新しい研究が進んでいる。しかし松原洋子が指摘したように日本の優生法の源流をナチスドイツに見出す見方は[53]比較的最近まで通説だった。なるほど日本の優生学で最も主導的な役割を果たした永井はドイツ留学経験者であるし、一九四〇年に制定されたわが国の国民優生法は一九三三年にナチスドイツが制定した断種法を模範にしている。ナチの優生学の社会への援用は有名な事実であるし、両国とも戦時中はアーリア人種、大和人種の優等性を標榜していた。しかし日本の優生学、思想、運動は、実際のところ、ドイツの民族衛生だけでなく、イギリスの優生学、米国の生物学、ヨーロッパの母性フェミニズムなど、種々の西洋の学知からも影響を受け、日本の慣習や、時代のニーズを背景に相互作用しながら、形成され発展してきた。西洋からの優生知識の受容は間接的に書物、論文を読んで日本人有識者が紹介し、活動に使っていくことが主流だったなか、山内の生物学者としての経歴は日本と西洋の、詳しく言えば米国との、優生学の数少ない直接的な接点であり、それだけに意義深い。

ここでは本章のはじめに提起した三つの論点に立ち戻り、山内の研究、その他の著作活動を通して明らかになった日本の優生学の側面に光を当てたい。まず第一は学問としての日米優生学の接点についてである。山内は一九〇四年に渡米、シカゴ大学のコールター教授に師事し、藻類の生活史の細胞学的研究を行った。三年後には博士号を取得し、その後も植物学技術助手として研究や講義を続けた。途中一時帰国やヨーロッパでの研究材料蒐集などはあったが、一九〇九年に帰国した。その後、日本において理学博士を取得したが、文部省の海外留学奨学金を得て一九一一年春にシカゴ大学に再び戻った。その夏には恩師のコールターが遺伝学と優生学の連続講座を組織したが、この講座にはコールドスプリングハーバー実験進化研究所と優生記録局の所長を兼務し、優生学の研究と啓蒙活動、社会応用に邁進するダヴェンポートも講師陣に名を連ねており、彼らを通して山内は明らかに優生学についての触発を受けた。一九一三年に日本に帰国するやいなや、細胞学からみた遺伝学・優生学について、出版・講演を通して一般有識者に積極的に紹介していく。ただし、日本に帰国し、東京高等師範学校で博物学教師養成に従事する彼には十分な実験施設も時間もなくなり、その専門的研究は休止され、彼の遺伝学や優生学関係の著作に自らの研究を反映させることはしていない。したがって、彼の研究内容が米国の遺伝学、優生学研究動向に影響を与えることはなく、日米優生学の接点とはいうものの、学知の相互交換という接点ではなく、米国の遺伝学、優生学を直接に知りうる立場にいた山内が米国から日本への知識の移植の橋渡しになったという意味での限定的接点であった。

第二は日本の生物学者の優生学研究体制作り、優生運動への参加についてである。生物学史家鈴木善次の優生学史の唱える三段階説では、第二期、明治末期から大正初期にかけて、人種、民族間の競争に勝つための人種改良が幅広い分野の人たちによって議論され、生物学者はそれに参加するが、指導的役割は果たしていないという。また第三期、大正末期から昭和初期にかけて、後藤龍吉など二人の民間人が優生学研究の体制作り、また優生思想の啓蒙普及運動を牽引したとされる。日本における優生学は学問としてではなく、社会運動として人類遺伝学、または関連の学問の「専門家」ではなく、理論に疎い「素人」が中心になって定着していったことが日本の優生学の特徴であると結論付けている。日本の優生学、思想、運動史の特色の特定の裏付けに使われた「専門家」の優生議論が一般向けの啓蒙論に属するものだけであって、この時期区分、学術論文はないという問題点を指摘したのが同じく松原であった。本章ではその指摘に応える形で、米国で出合った米国優生学を日本に紹介して、制度化の端緒を開いた生物学者の山内の専門論文と、彼自身が深く設立運営に関わっていた大日本学術協会が発行した叢書や雑誌『教育学術界』を中心に発表された教育関係者、一般向けの著作をあわせて詳読した。結果は専門論文には優生学は論じられていないし、一般書の優生学関係の部分には彼自身の専門的研究を引用することはなかったということが判明した。その意味では、山内の場合、米国のダヴェンポートのように、動物学や人間を使ってメンデル理論の遺伝の実験をしながらコールドスプリングハーバー実験進化研究所や優生学記録局を創設、運営し優生学の研究、啓蒙社会活動に表裏一体で積極的に関わり、社会に大きな影響力を持っていくことはなかった。ただし、山内の日本帰国後の主な仕事は教師育成であって、研究施設、体制が研究者を続けることを許さない状況であったことを踏まえれば、彼の一九一七（大正六）年の大日本優生会設立への参加は研究のできる施設を得て、この分野で研究ができればという希望のシンボルであったかもしれない。人種問題や女子教育といったテーマに沿って優生学を専門家として山内に解説させた帰一協会も婦人問題研究会の仲間も、制度化を模索した大日本優生会の仲間も、専門を異にする人たちであった。また彼らの運動の中で環境因子重視の優境学的優生学が受け入れられやすいのも事実だった。また早い時期に遺伝学、優生学の夏期講座を組織した山内の恩師コールターもその他多くのシカゴ大学の生物学者たちも、その後は優生学の研究にも啓蒙にもあまり関与していない点は指摘しておきたい。優生学の中心にダヴェンポートのような生物学の専門家がいた米国でも、多くの生物学者が距離をおいていたのも事実だったといえる。

最後になぜ山内が環境因子の遺伝への影響の可能性を強く信じていたのか、という点についてである。これは彼の日本での使命が生物学の研究ではなく、教育者の養成となったことが直接の原因となって、メンデル・ヴァイスマン主義からネオラマルク主義への変節をしたというわけではなく、シカゴ大学の生物学科全体のメンデル理論への懐疑主義が反映されていたようだ。植物、また下等動物によくある無性生殖、老化、若返り現象などでの遺伝形質の伝播はメンデル理論だけでは説明できないことが多く、親子間共通遺伝形質の伝播への環境因子の影響は否定できないというかつての恩師、同僚の研究を帰国後も山内は精読し続けていた。彼はメンデル理論を捨て、ネオラマルク主義理論だけで遺伝を説明しようとはしなかったが、彼の優生学解釈における後天的要素の遺伝可能な範囲が、当時の一般的な日本の生物学者より大きかった（優境学的要素が大きかった）のであった。こうした山内の考えは、シカゴ研究グループから得ていた生物学の理論に裏付けられたものであり、この理論が、教員養成、女子教育、帰一協会での道徳的世界平和と人種、移民問題――環境因子を認めて人種改良を目的とするほうが有効である分野――など彼の日本における活動内容と合致したことも一因かもしれない。

米国優生学が学問として勃興する時期、リアルタイムで優生学に出合い、それを速やかに日本に紹介した山内の活動を分析すると、鈴木のいうように、確かに日本では優生学関連学問とは無関係の様々な分野の知識人が優生学に興味を示し、山内のような専門家に解説を依頼し、優生学の援用を模索しながら社会運動を推し進めていった様子がわかる。ここで大切なのは彼らの社会運動は優生運動そのものではなく、ほかに目的がある運動で、優生学は科学的にそのような運動を正当化していたことである。山内自身の優生学制度化、啓蒙運動である大日本優生会の活動は時期的に鈴木説の第二期と第三期の狭間[54]で、活動自体は短く、直接の成果は限定的であったが、その人脈、目標は以後の制度化、運動に受け継がれた。つまり、内容的には第三期の活動の先触れ現象といえる。大日本優生会に於ける山内の存在は日本の生物学者がこのような活動の中心にはいなかったという鈴木説の一つの例外であろうか。山内の藻類研究と優生学啓蒙は乖離していたようにみえるが、彼の新ネオラマルク論的優境論は自己の研究には依拠しないものの、最新の生物学理論に基づいており、優境論は必ずしも非専門的とは限らないことがわかった。本章が示す鈴木説の検証は以上のように鈴木説を支持する例と反証となる例を含み、両義的である。鈴木の指摘した日本の優生学の特色のほか、山内の成瀬や市川という女子教育者との出会い、協力関係で明らかになったのは、米国にはあまり見られない日本の優生運動と男性生物学者、教育家の女子教育への深い関わりという特徴である。ネオラマルキズムは女性に高等教育を与え、よりよい子どもを産ませ、育てていき、日本の人種を改良するという計画にふさわしい理論であった。そんな教育を受けた女性たちが日本の優生法成立の先駆者として活動を始めたのも大正時代である。女性は優生政策の対象としても、また主体者としても、日本の優生学、思想、運動史、法制化の中で重要なので、山内、女子教育、ネオラマルク的優生学のリンクという特徴は強調しておきたい。

注

（1）本章はSumiko Otsubo, "Between Two Worlds: Yamanouchi Shigeo and Eugenics in Early Twentieth-Century Japan," *Annals of Science* 62.2（2005）, pp. 205-31をもとに西南学院大学で二〇一〇年七月に行われた学術講演会「優生学と優生政策——米国・日本・アジア」のテーマに沿って優生学の日米関係を中心に再分析、修正、削除、加筆したものである。紙数の関係で出典は重要なものに限りできるだけまとめたが、詳しくは右記英文拙論を参照されたい。なお注に関しては英文拙論注から使用したものが多いので、今回新たに補足したものも和文のものも基本的にこの英文注フォーマットに統一した。新しい視点でこの研究を再考する機会、論評をくださった西南学院大学の山崎喜代子先生と講演会で司会としてコメントくださった同大学カレン・シャフナー先生、また原論文の和訳を最初に担当してくれた、母大坪眞子に心から感謝したい。Existing studies dealing with Yamanouchi Shigeo include Suzuki Zenji, *Nihon no yūseigaku: Sono shisō to undō no kiseki*（Tokyo, 1983）, pp. 80, 85-90, and 107; Takagi Masashi, 'Taishō demokurashī-ki ni okeru 'yūseiron' no tenkai to kyōiku: Kyōiku zasshi no naiyō bunseki no shikaku kara," *Nagoya Daigaku kyōiku gakubu kiyō*（Kyōiku Gakka）36（1989）, pp. 167-77; Mitsuo Chihara and John A. West, "Shigeo Yamanouchi（1876-1973）: A Noted Japanese Phycologist," *Phycological Research* 46（1998）, pp. 81-84; and Mizoguchi Hajime, "Japanese Biologists at the Naples Zoological Station, 1887-1956," *Historia Scientiarum* 8.2（1998）, pp. 99-113（p. 105）.

（2）Suzuki（note 1）, pp. 187-88.

（3）Matsubara Yōko, "Tenbō: Yūseigakushi kenkyū no dōkō III: Amerika oyobi Nihon no yūseigaku ni kansuru rekishi kenkyū," *Kagakushi kenkyū* II 34（1995）, pp. 97-106, esp. 102.

（4） Takagi (note 1).

（5） Suzuki (note 1), pp. 72-73. As for the close relationship between Weismann's theory and Mendelism, see Mark H. Haller, *Eugenics: Hereditarian Attitudes in American Thought* (New Brunswick, NJ, 1963), pp. 61-63; Diane B. Paul, *Controlling Human Heredity 1865 to the Present* (Atlantic Highlands, NJ, 1995), p. 41, and Hamilton Cravens, *The Triumph of Evolution: American Scientists and the Heredity-Environment Controversy 1900-1941* (Philadelphia, PA, 1978), pp. 39-40.

（6） "Kensha ika shinkan kakeisho, rirekisho tsuzuri," compiled by Tsuruoka Machiyakuba, handwritten MS (photocopy), Tsuruoka-shi Kyōdo Shiryōkan, 1892; "Jinbutsu chōsa hyō: Yamanouchi Shigeo," handwritten MS (photocopy), "'Tsuruoka hyakunen no jinbutsu to jiseki' chōsa hyō tsuzuri," Tsuruoka Shiritsu Kyōdo Shiryōkan, Tsuruoka; and The Doctors in Botany of the University of Chicago, "A Record of the Doctors in Botany of the University of Chicago 1897-1916 Presented to John Merle Coulter Professor and Head of the Department of Botany by the Doctors in Botany at the Quarter-Centennial of the University June, 1916 Chicago" (Reprinted from the single presentation copy) (Chicago, IL, 1916), p. 30 (text-fiche).

（7） Shigeo Yamanouchi, "The Life History of Polysiphonia Violacea (Preliminary Note)," *Botanical Gazette* 41.6 (June 1906), pp. 425-33; "The Life History of Polysiphonia Violacea," *Botanical Gazette* 42.6 (December 1906), pp. 401-48; "Apogamy in Nephrodium (Preliminary Note)," *Botanical Gazette* 44.2 (August 1907), pp. 142-46; "Sporogenesis in Nephrodium," *Botanical Gazette* 45.1 (January 1908), pp. 1-30; "Spermatogenesis, Oogenesis, and Fertilization in Nephrodium," *Botanical Gazette* 45.3 (March 1908), pp. 145-75; "Apogamy in Nephrodium," *Botanical Gazette* 45.5 (May 1908), pp. 289-318; "Mitosisin Fucus," *Botanical Gazette* 47.3 (March 1909), pp. 173-97; "Cytology of Cutleria and Aglaozonia: A Preliminary Paper," *Botanical Gazette* 48.5 (November 1909), pp. 380-86; "Chromosomes in Osmunda," *Botanical Gazette* 49.1 (January 1910), pp. 1-12; "The Life History of Cutleria," *Botanical Gazette* 54.6 (December 1912), pp. 441-502; "The Life History of Zanardinia," *Botanical Gazette* 56.1 (July 1913), 2, and two articles published in Japanese, "Zanarudenia no seiikushi (yohō)," *Shokubutsugaku zasshi* 288 (1911), pp. 9-11, and "Sangomo no seiikushi," *Shokubutsugaku zasshi* 318 (1913), pp. 279-85.

（8） William E. Castle, John M. Coulter, Charles B. Davenport, Edward M. East, and William L. Tower, *Heredity and Eugenics* (Chicago, IL, 1912). For more on the biological laboratories at Woods Hole and Naples, see James D. Ebert, "Carnegie Institution of Washington and Marine Biology: Naples, Woods Hole, and Tortugas," *Biological Bulletin* 168 (Supplement) (June 1985), pp. 172-82.

（9） C. B. Davenport, *Heredity in Relation to Eugenics* (New York, 1911). Its translation was published as *Jinrui kairyōgaku* from Dai Nihon Bunmei Kyokai in 1912. See also Kiyoko Yamazaki, "Beikoku yūseigaku no kaitakusha: Davenport to idengaku," in *Seimei no rinri*, vol. 2, *Yūseigaku no jidai o koete*, ed. by Yamazaki Kiyoko (Fukuoka, 2008), pp. 35-74, esp. 52.

(10) Daniel J. Kevles, *In the Name of Eugenics: Genetics and the Uses of Human Heredity* (New York, 1985), p. 43. See also Yamazaki (note 9), esp. pp. 55-57.

(11) Ishikawa Chiyomatsu, "Hoittoman sensei," *Dōbutsugaku zasshi* 23 (March 1911), 150. This obituary was translated by Yamanouchi and held in the Whitman Papers at the Archives of the Joseph Regenstein Library at the University of Chicago. See Jane Maienschein, "Whitman at Chicago: Establishing a Chicago Style of Biology?," *The American Development of Biology*, ed. by Ronald Rainger, Keith R. Benson and Jane Maienschein (Philadelphia, PA, 1988), pp. 151-82, esp. p. 177, and note 54 on p. 180.

(12) See Chapter 2 "Naruse Jinzō (1858-1919) : Incorporating 'Proto-eugenics' into Women's Higher Education" in Sumiko Otsubo Sitcawich, "Eugenics in Imperial Japan: Some Ironies of Modernity, 1889-1945" (Ph. D. dissertation, Ohio State University, 1998).

(13) Yamanouchi, "Sangomo no seiikushi" (note 7).

(14) Yamanouchi Sada, letter from (Tokyo) to the Tsuruoka-shiritsu Kyōdo Shiryōkan, Yamagata, 1973 (?), attached handwritten MS (photocopy) to the "'Tsuruoka hyakunen no jinbutsu to jiseki' chōsa hyō tsuzuri," Tsuruoka-shiritsu Kyōdo Shiryōkan, Tsuruoka.

(15) Yamanouchi Shigeo, *Saibōto iden* (Tokyo, 1914), pp. 209-21.

(16) N. S. Sei (pseudonym), "Shitsugi ōtō: Toi 12 iden ni kansuru Nihonbun no ryōsho o shiritashi (Mumeishi)," *Dōbutsugaku zasshi* 27 (March 1915), 172.

(17) *Shibusawa Eiichi denki shiryō*, ed. by Shibusawa Seishū Kinen Zaidan Ryūmonsha, 68 vols. (Tokyo, 1955-71), XLVI, pp. 500-509 (Hereafter SEDS).

(18) Yamanouchi Shigeo, "Iden," *Kiitsu Kyōkai kaihōo* 6 (November 1915), pp. 24-58.

(19) See T. H. Morgan's observation on this point in his "Are acquired characters inherited?," *Yale Review* 13.4 (1924), pp. 712-29, esp. pp. 718-19.

(20) Yamanouchi Shigeo, "Iden to seinen no sekinin," *Katei shūhō* 297 (11 December 1914), 3, and *Katei shūhō* 298 (18 December 1914), 4.

(21) See a handwritten manuscript, Shomuka, "Nihon Joshi Daigakkō kyōshokuin Meiji 34-Shōwa 19," (Tokyo, 1978), fol. 63.

(22) Yamanouchi Shigeo, "'Yuūzenikkusu' ni tsuite (2)," *Fujin mondai* 1.3 (December 1918), 350. Yamanouchi's connection with the Japan Women's College was more than just his close association with Naruse. Yamanouchi's wife Yaeko, whom he married in 1911, was a graduate of Naruse's college. See Yamanouchi Sada (Shigeo's second wife and also an alumna of the Japan Women's College), letter (note 14), and "Yamanouchi sensei," *Kaihō* 13 (1911), 86.

(23) Yamanouchi Shigeo, "Seibutsugakujō yori mitaru jinrui to rentai sekinin," in *Kiitsu kyoōkai sōsho*, 10 vols. (Tokyo, 1916-25), I, *Shakai dōtokujō no kyōdō sekinin*, ed. by Kiitsu Kyōkai, pp. 47-73 (p. 47) and *Seishoku to sensō*, Jiji Sōsho, No. 22 (Tokyo, 1915).

(24) Yamanouchi Shigeo, "Jinrui no iden," *Kyōiku gakujutsukai* 34.2 (November 1916), pp. 224-25, documenting his lecture at the forty-fourth popular lecture of psychology, held at the forensic medicine seminar of medical college, Tokyo University. It was also published as "Jinrui no iden," *Shinri kenkyū* 11.1 (January 1917), pp. 1-8. See also *Jinrui no shinka* published from Kokushi Kōshūkai in 1922. Compare this with Morgan's critical view on prenatal impressions. He saw them as "the most pathetic of all the inventions of human credulity." See Morgan (note 19), p. 714.

(25) About his effort not to discriminate against any particular race in US immigration laws, see Sandra C. Taylor, *Advocate of Understanding: Sidney Gulick and the Search for Peace with Japan* (Kent, OH, 1984) and Izumi Hirobe, *Japanese Pride, American Prejudice: Modifying the Exclusion Clause of the 1924 Immigration Act* (Stanford, CA, 2001). For Gulick's role in the Association Concordia, see Taylor, p. 77. See, for example, Sidney L. Gulick, "Race Betterment and America's Oriental Problem," in *Proceedings of the First National Conference on Race Betterment* 8-12 January 1914, ed. by Secretary of Race Betterment Foundation (Battle Creek, MI, 1914), pp. 546-51, and Robert Ward, "Race Betterment and Our Immigration Laws," in the same volume, pp. 542-46.

(26) Katō Hiroyuki, "Dai Nihon Gakujutsu Kyōkai setsuritsu sengensho," in Yamanouchi Shigeo, *Jinrui no iden* (Tokyo, 1917), no page number (in the advertisement section at back).

(27) Advertisement at the back of Yamanouchi, *Jinrui no iden* (Tokyo, 1917), no page number.

(28) Yamanouchi, *Jinrui no iden* (note 26), pp. 322-34 and 342-43.

(29) Ibid., pp. 97-157.

(30) Ibid., p. 343.

(31) Ibid., p. 341.

(32) William H. Schneider, "The Eugenics Movement in France, 1890-1940," in *The Wellborn Science: Eugenics in Germany, France, Brazil, and Russia*, ed. by Mark B. Adams (New York, 1990), pp. 69-109; Nancy Leys Stepan, "Eugenics in Brazil, 1917-1940," in the same volume, pp. 110-52; and Nancy Leys Stepan, *"The Hour of Eugenics": Race, Gender, and Nation in Latin America* (Ithaca, NY, 1991).

(33) Yamanouchi Shigeo, "Kaimu purazumu setsu ni hantai suru ichi gakusetsu: Kakutoku sei no iden ni tsuite," *Kyōiku gakujutsukai* 33.5 (August 1916), pp. 1-4.

(34) Libbie H. Hyman, "Charles Manning Child, 1869-1954," *Biographical Memoirs of the National Academy of Sciences* 30 (1957), pp.

73-103; J. C. Burnham, "Child, Charles Manning," in *Dictionary of Scientific Biography*, ed. by Charles Coulston Gillispie and others, 16 vols. (New York, 1970-80), III, pp. 247-48; and "CDB Millennium Hassei to saisei: Hito wa puranaria ni narerunoka," www.cdb.riken.jp/jp/millennium/2_1.html (Accessed on October 13, 2010).

(35) See C. M. Child's review article, "Age Changes in Leaves," *Botanical Gazette* 61.5 (May 1916), pp. 435-38 on H. M. Benedict, "Senile changes in leaves of Vitis vulpine L. and certain other plants," *Cornell University Agricultural Experimental Station Memoir* 7 (1915), pp. 281-370; and Yamanouchi Shigeo, "Vaisuman no seishokushitsu ni hantai suru iken," *Hakubutsu gakkaishi* 22 (1916), pp. 7-10, and "Shokubutsu saibō no zenshinteki rōsui," *Hakubutsu gakkaishi* 24 (1917), pp. 13-16.

(36) Andrew Denny Rodgers III, *John Merle Coulter: Missionary in Science* (Princeton, NJ, 1944), p. 262. Coulter's works examined by Rodgers here were "Inheritance of Acquired Characters," in *Plant Genetics* (Chicago, IL, 1918), pp. 16-27, and *Evolution, Heredity and Eugenics*, School Science Series, No. 5 (Bloomington, IN, 1916). Although he had never articulated his doubt in a theoretical way until 1916, Yamanouchi had been raising the question of the non-inheritance of acquired characteristics at least since 1914 when he published *Saibō to iden*.

(37) About the Greater Japan Eugenics Society, see "Dai Nippon Yūseikai," *Jinsei* 13.7 (July 1917), pp. 263-64, and descriptions in "Nihon Minzoku Eisei Gakkai no sōritsu," *Minzoku eisei* 1.1 (1931), pp. 94-95, and Gotō Ryūkichi, "Yūsei undō ni chokumen shite," *Yūsei undō*, 1.1 (November 1926), pp. 64-66. See also Hirata Katsumasa, "Dai Nippon Yūseikai no kenkyū," *Nagasaki Daigaku Kyōikugakubu Kiyō: Kyōiku Kagaku* 63 (June 2002), pp. 15-29 and Ogawa Takashi, "Ichikawa Genzō no 'yūseigaku,'" *Kyōto Daigaku Shōgai Kyōikugaku, Toshokan Jōhōgaku Kenkyū* 2 (2003), pp. 81-92.

(38) Ishizaki Shōko, "Bosei hogo, yūsei shisō o megutte," in *Fujo Shinbun to josei no kindai*, ed. by Fujo Shinbun o Yomu Kai (Tokyo, 1997), pp. 189-208 (195-96).

(39) Hirata (note 37), p. 21.

(40) Sumiko Otsubo, "Engendering Eugenics: Feminists and Marriage Restriction Legislation in the 1920s," in *Gendering Modern Japanese History*, ed. by Barbara Molony and Kathleen Uno (Cambridge, MA, 2005), pp. 225-56.

(41) Shunjū sei (Gotō Ryūkichi), "Yakugo 'yūseigaku' raisan," *Yūseigaku* 33 (November 1926), p. 14. Suzuki Zenji notes that scholars who had used other translations began using the term "yūseigaku" by 1919. See Suzuki (note 1), pp. 75 and 77.

(42) Chapter 5 "Gotō Ryūkichi (1887-d. Unknown): The Japan Eugenics Society and U.S. Race Politics" in Otsubo Sitcawich (note 12).

(43) International Congress of Eugenics, *A Decade of Progress in Eugenics: Scientific Papers of the Third International Congress of Eugenics*

held at American Museum of Natural History, New York, 21–23 August 1932 (Baltimore, MD, 1934), pp. 511-31.

(44) See Abe Ayao, *Yūsei kōwa* (Tokyo, 1936), pp. 97-101, "Yūseigaku Dantai Kokusai Renmei International Federation of Eugenic [sic] Organization yori Nihon Minzoku Eisei Gakkai no seiritsu ni taisuru shukuji," *Minzoku eisei* 1.1 (March 1931), p. 101. About the IFEO, see "Membership and Organization of the International Federation of Eugenics Organizations," *Eugenical News* 13 (1928), pp. 12-16. See also Abe Ayao, letter from Taipei to Sakamoto Tatsuki, Foreign Ministry, Tokyo, 9 June 1934, File B, 10, 10, 0, 22, Foreign Ministry Archives, Tokyo.

(45) Hirata Katsumasa also sees this continuity. See Hirata (note 37), p. 21.

(46) Tōkyō Hakubutsugaku Kenkyūkai, ed. *Zukai: Shokubutsu meikan*, rev. by Yamanouchi Shigeo (Tokyo, 1924). Yamanouchi Shigeo, *Shōgakkō ni okeru dōshokubutsu kyōju jikken shishin* (Tokyo, 1921). His various writings seem to indicate that he was synthesizing knowledge in humanities and social sciences. Some of his criticism of humanists and social scientists who missed important points by overlooking insights from sciences is revealing. For example, see Yamanouchi Shigeo, "Iden to kyōiku," *Kyōiku gakujutsukai* 32.1 (1915), pp. 2-4; "Bankin no seibutsugaku," *Kyōiku gakujutsukai* 36.5 (1918), pp. 1-8; "Idengakujō yori mitaru kokuminsei," *Kyōiku gakujutsukai* 37.5 (1918), pp. 1-6; "Idengakujō yori mitaru kokuminsei (shōzen)," *Kyōiku gakujutsukai* 37.6 (1918), pp. 30-34; "Seibutsugakujō yori mitaru kyōiku no gainen," *Kyōiku gakujutsukai* 49.5 (1924), pp. 55-67.

(47) See, for example, John Merle Coulter, *Catalogue of the Phaenogamous and Vascular Cryptogamous Plants of Indiana* (co-authored with Charles R. Barnes and others) (Crawfordville, IN, 1881), *Manual of the Botany (Phaenogamia and Pteridophyta) of the Rocky Mountain Region, from New Mexico to the British Boundary* (New York, 1885), and *New Manual of Rocky Mountain Botany* (an expansive revision of the 1881 work; New York, 1909).

(48) These articles include "What Biology Has Contributed to Religion" (1913), "Jesus' Attitude toward a New Religious Movement" (1914), "The Religion of the Scientist" (1920), "Is Evolution Anti-Christian?" (1921), and "Evolution and its Explanations" (1922). In 1924, he even published a book, *Where Evolution and Religion Meet*. Coulter was also articulate in expressing his views on the interface of biology and education in certain education journals: "The Mission of Science in Education" (1900, 1915), "Some Problems in Education" (1901, 1908), "Botany as a Factor in Education" (1904). As for the analysis of his writings exploring the relation between religion and science, see Rodgers (note 36), pp. 292-97. It should be noted that Coulter believed that orthogenesis deserved more attention (p. 296). Suzuki Zenji, in his examination of zoologist Koizumi Makoto's eugenics view, noted that Koizumi was sympathetic towards orthogenesis and critical of the tendency to slight the Lamarckian theory of gradual evolution. See Suzuki

(note 1), pp. 134-37. For orthogenesis, closely associated with Lamarckism, see Peter J. Bowler, *Evolution: The History of an Idea*, rev. ed. (Berkeley, CA, 1983), pp. 268-70.

(49) Yamanouchi also arranged a lecture by John Coulter at an Association Concordia meeting held on February 21, 1924. The American botanist talked about "the new spirit of cooperation." In his opinion, the purpose of education was not limited to passing on knowledge to students, but was also for developing genuine personal character. That was only possible by providing education which could overcome individual self-interest, promote a spirit of cooperation, and develop human ties beyond national boundaries even among those with different ideas. See Yamanouchi Sada, letter (note 14); "Yamanouchi sensei," *Hakubutsu gakkaishi* 31 (1924), p. 122; SEDS, XLVI (note 17), pp. 674-76. See also Rodgers (note 36), p. 298.

(50) "Yamanouchi sensei," *Hakubutsu gakkaishi* 32 (1925), p. 94; "Eiga Evolution jōei ni tsuite," *Hakubutsu gakkaishi* 33 (1926), pp. 100-02; "Yamanouchi Shigeo shi: (Rihaku, Tōkyō Kōshi shokubutsugaku kyōshitsu)," *Hakubutsu gakkaishi* 34 (1927), pp. 82-83.

(51) "Yamanouchi Shigeo sensei o mukaete," *Hakubutsu gakkaishi* 39 (1930), pp. 97-99; Yamanouchi Shigeo, "Dorai Torutūgasu," *Hakubutsu gakkaishi* 50 (1933), pp. 4-5; "Kankeisha dōseiroku," *Shōnaikan hōkoku* 32 (1928), pp. 62, 65; "Kankeisha dōseiroku," *Shōnaikan hōkoku*, 33 (1929), p. 50; Yamanouchi Shigeo, location?, to Shōnaikan, Tokyo?, n.d. (Autumn?) 1930, reprinted as "Yamanouchi Shigeo shi tsūshin," *Shōnaikan hōkoku*, 34 (1930), pp. 96-97; Yamanouchi Shigeo, Tokyo?, to Shōnaikan, Tokyo?, n.d. (Autumn?) 1931, reprinted as "Yamanouchi Shigeo shi tsūshin," *Shōnaikan hōkoku*, 35 (1931), p. 78. As for Yamanouchi's research associate position at the University of Chicago, see "Yamanouchi, Dr. Shigeo," in *American Men of Science: A Bibliographical Directory*, 6th ed. (New York, 1938), p. 1585. See also *Shōnai Jinmei Jiten Kankōkai, Shinpen Shōnai jinmei jiten* (Tsuruoka, Yamagata, 1986), p. 643. For more on the Marine Biological Laboratory at the Dry Tortugas, Florida, see Ebert (note 8), esp. pp. 180-82.

(52) About his trip back from the US to Japan, see "Yōkoso okaeri, Hinomaru no minato e; Asamamaru, Konde Verude-gō Shōnan nyūkō," *Tōkyō nichi nichi shinbun*, 10 August 1942, p. 2, and "Ko o kabau hahaoya no demo, seifu awatete dan'atsu su, haisen ga umu Beikoku no higeki," *Yomiuri hōchi shinbun*, 12 August 1942, p. 2.

(53) Yonemoto Shōhei, Nudeshima Jirō, Matsubara Yōko, and Ichinokawa Yasutaka, *Yūseigaku to ningen shakai* (Tokyo 2000); and Matsubara Yōko, "Minzoku yūsei hogohōan to Nihon no yūseihō no keifu," *Kagakushi kenkyū* II 36 (1997), pp. 42-50; esp. 42.

(54) Hirata Katsumasa shares the similar view based on his analysis of the Great Japan Eugenics Society. See Hirata (note 37), p. 16.

第六章

日米優生学の連携の一例

——ロズウェル・ヒル・ジョンソン——

K・J・シャフナー

はじめに

十九世紀中頃、人間や社会についての考え方にある変化が見られた。英国の神学者であり経済学者でもあったトマス・マルサスの人口増加と淘汰の理論に影響を受けたチャールズ・ダーウィンは一八五九年、マルサスの「生存への闘い」にヒントを得て生物進化論を提言した。そしてその思想はハーバート・スペンサーによる社会進化論という思想を生み「適合者の生存」など、人間や社会への考え方に変化を与えることになった。ダーウィンの従兄弟であるフランシス・ゴールトンは「優生学」という言葉を造り、それを「人種の内なる質を改善するあらゆる影響に対処する科学であり、究極的な利益へと導くもの」と定義した。(1) 二十世紀が始まると、このような考え方は社会を改良しようという試みの背景になったのである。

これらの思想の多くは日本にもたらされた。書物の翻訳や、海外留学や国際会議から帰国した日本人、そして来日する外国人などによって紹介されたのである。例えばエドワード・S・モースは東京大学の教授であったが、ダーウィン進化論を日本で初めて紹介し、その講義内容は、『動物進化論』として石川千代松がまとめて一八八九年に出版している。ダーウィンの進化論は、一八九六年に立花鉄三郎により『生物始源一名種源論』として、一九〇五年には丘浅次郎らにより『種之起源』として翻訳された。また一九一四年、チャールズ・B・ダヴェンポートによる『人種改良学』が翻訳出版され、さらにゴールトンの著書は、コロンビア大学で日本女性で初の博士号をとった原口鶴子によって一九一六年に『天才と遺伝』として翻訳出版されている。日本の優生運動に関わった東京高等師範学校教授山内繁雄はアメリカで研究を行い、永井潜や丘浅次郎、池田林義はドイツで研鑽を積み、それぞれ進化論や優生学の紹介者になった。また来日した外国人の中には、スタンフォード大学総長で優生学者のディビッド・S・ジョーダン（一九一一年来日）、産児調節を広め優生運動の支持者でもあったマーガレット・サンガー（一九二二年来日）などがいた。[2] また、アメリカ優生学者ロズウェル・ヒル・ジョンソンは日本を三回訪れ、日本の研究者と深い交流を持った。

一九六〇年代頃から、アメリカでは優生学が社会におよぼした影響について、人々の関心が次第に高まり、一つの研究テーマとなっていった。マーク・ハラーの『優生学――アメリカの思想における遺伝説に基づく見解』、これに続いてケネス・ラドメーラーの『優生学とアメリカ社会――歴史的な評価』、ドナルド・ピッケンズの『優生学と進歩主義』が出版されている。[3] また最近出版された書籍は、優生学政策やその領域の様々な見方に焦点を当てている。[4]

優生学研究に関してもうひとつ残されている領域は、様々な国の優生学を比較したものである。ダニエル・ケヴルズは一九八五年、『優生学の名のもとに――「人類改良」の悪夢の百年』でイギリスとアメリカの優生学運動の歴史的評価と社会におよぼした影響について著している。[5] またステファン・キュールは一九九四年の著書『ナチ・コネクション――アメリカの人種主義とドイツ国家主義』で、アメリカ優生学がナチスドイツにおける優生学の発展と実行に重要な役割を果たしたことに焦点を当てている。マーク・アダムズの『比較優生学史』はドイツ、フランス、ブラジルとロシアでの優生学の姿を明らかにしている。[6]

日本においては、鈴木善次が一九八三年『日本の優生学』の中で優生学運動の思想と歴史について述べている。また藤野豊が一九九八年『日本ファシズムと優生思想』に取り上げている。平田勝政と加藤秀一はそれぞれ優生学の歴史年表を作成し、日本の優生学と文献についての歴史的概略が分かるように提示している。大坪・スィトカウィチ・寿美子は、一九九八年の博士論文で、日本の優生学と山内繁雄の役割を検証している。また日本における明治大正期のキリスト教社会改良者と医学者の協力について明らかにしている。[7]

日本の優生学と他の国々の優生学との繋がりについては、研究すべき課題としてまだ残されている。鐘月岑は一八九〇年代から一九四〇年代までの日本の植民地下における中国優生学を比較研究している。[8]

この章の目的はロズウェル・ヒル・ジョンソンという人物を通して、アメリカと日本の優生学の連携を検証することにある。ジョンソンがダヴェンポートやエズラ・S・ガスニーに宛てた手紙で、あるいは優生学についての彼の論文で、そして日本とアメリカの学術誌の記事などで、優生学における日本との接点やその影響について知ることができる。一九三〇年代に生じたアメリカ優生学の方向転換にも言及し、その中でジョンソンの優生学への考え方や行動がどのような変化を遂げたのかも検討する。

一　ロズウェル・ヒル・ジョンソン

ロズウェル・ヒル・ジョンソン（Roswell Hill Johnson 1877-1967）は、ブラウン大学で研究を始め、優生学者の

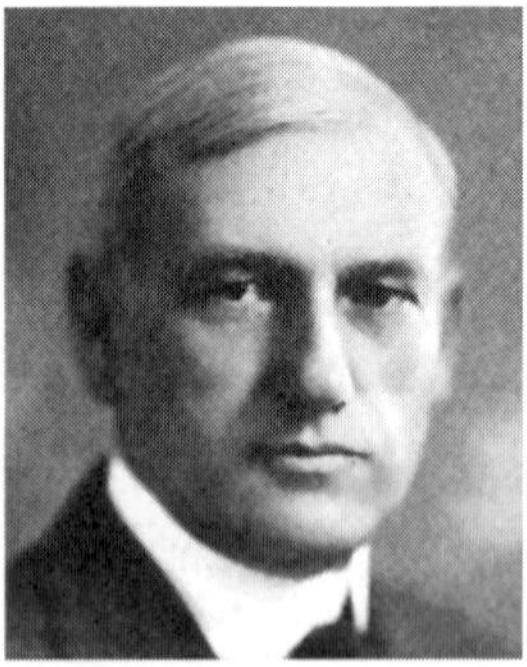

図1　ロズウェル・ヒル・ジョンソン
出典：*Eugenics*, 3 : 5 (May 1930), 180.

ダヴェンポートがいたハーバード大学に移り、その後ダヴェンポートが転出したシカゴ大学を卒業した。修士号はウィスコンシン大学で取得している（一九〇三年）。高校で生物学を教えていたが、その後再度ダヴェンポートのもとで、ニューヨーク州コールドスプリングハーバー実験進化ステーションでの研究員の資格を得た（一九〇五年から一九〇八年まで）。ジョンソンはこの間地質学も学び、その後は父親の石油業を継ぐことになった。(9)

一九〇六年、アメリカ育種家協会の優生学委員会のメンバーとなり、ロンドンで開催された第一回国際優生学会議（一九一二年）に出席している。一九〇八年ニューヨークを離れてオクラホマに移り、地質学の専門家として仕事をした後、一九一二年ピッツバーグ大学の鉱物学科に就職し、一九一六年から一九三三年まで専任教員として地質学を教えていた。彼は、地質学の講義以外にも、アメリカでの最初の優生学と社会衛生学の講義を行った一人であった。この授業では生殖を制限すべき者、産児調節方法、性的行為の改善による方法、優秀な人々の子孫の増加などのテーマが取り上げられた。この授業の内容からも、ジョンソンの学生たちが「禁酒運動、女性権利運動、社会主義思想、移民問題、社会復帰、職業指導、主婦の年金など様々な改革運動についての優生学的見方」について学んでいたことを見ることができる。(10)

ジョンソンは優生学に関する様々な組織で大きな役割を果たしている。彼はアメリカ育種家協会の機関誌『遺伝ジャーナル（*Journal of Heredity*）』にしばしば執筆をしていた。またアメリカ優生学協会の創始者の一人となり、一九二六年から一九二七年にかけて二代目の会長を務め、数年間書記や会計、所長などを務めた。その定期刊行物『優生学（*Eugenics*）』の編集者として活躍し、優生法に関する委員会のメンバーも務め、法律に関するコラムなどを定期的に執筆していた。さらに、優生学協会の委員会は移民制限について検討したが、その議長を務めたのが、北方人種の遺伝的優秀性を主張した優生学者マディソン・グラント（Madison Grant）であった。またジョンソンはダヴェンポートのもとで『優生学ニュース（*Eugenical News*）』の合同編集委員会の議長も務めた。この機関誌はニューヨーク州コールドスプリングハーバーの優生記録局の出版物であった。それに加えて、優生学研究協会（Eugenics Research Association）でも活動しており、一九一四年の人種改良国民会議、一九二一年の第一回アメリカ産児制限会議などにも出席している。同年にはニューヨークで開催された第二回国際優生学会議で「配偶者の選択」というタイトルで発表し[11]、一九三二年の第三回会議にも出席している。

1　『応用優生学』の執筆

ジョンソンの優生学への貢献は、優生学の会議や組織の範囲を超え、優生学教育にまで及んでいた。アメリカ遺伝学会の機関誌『遺伝ジャーナル』の編集長、ポール・B・ポペノー（Paul B. Popenoe）とジョンソンは、『応用優生学（*Applied Eugenics*）』という本を共同執筆している。一九一八年に出版されたこの本は、一般人への優生学の紹介のために留まらず、アメリカの大学での優生学の授業に使われた。いくつかの章はジョンソン自身の記述であることが分かる。ポペノーは序文で、「自然淘汰」の章は一九一〇年にジョンソンが書いた、『科学大衆月刊誌（*Popular Science Monthly*）』に掲載された記事に基づいていると述べ、一一章から一三章の「配偶者選択法の改善」、「優良階級者の結婚率向上法」、「優良階級者の出産率の向上策」はジョンソンの論文に酷似している。

『応用優生学』によるジョンソンの影響力はアメリカだけに留まらず、ドイツ語、ロシア語、日本語に次々に翻訳され、広められた。日本では、外国書籍の収集・紹介を目的とした大日本文明協会によって『応用優生学』が選ばれ、一九二二年照沼哲之助が三四六ページの日本語に訳したため、ジョンソンと彼の優生学に関する考え方は、来日の数年前までには日本に紹介されることになった[12]。

大日本文明協会[13]は日露戦争の勝利後の一九〇八年、当時の早稲田大学総長大隈重信の指導のもと創設された。その目的は新しい知識の探求、新時代への知的・文化的啓発、西洋と東洋との調和の取れた融合であった。協会は二百冊もの書物を出版し、多くの欧米の学者たちの紹介に努めた。書物は編集委員会によって分類され、それぞれが一万部ずつ発行されたうえで、協会の講読会員に配布された。『応用優生学』の内容は、講演によって、東京だけでなく日本中で紹介され、さらに講演内容が協会から出版された。ジョンソンの師であり、優生記録局長であったダヴェンポートの『人種改良学』も、同協会により翻訳本が出版されている。一九二〇年代以後の優生政策の啓蒙運動が広がる頃、ジョンソンはロシアや中国、日本の旅における見聞に基づいて、著書『応用優生学』の内容を補足した。この改訂増補版は、一九二九年原澄次により同協会から再度翻訳出版されたが、英語の改訂版は、アメリカでは一九三三年になって出版された。

2　日本におけるロズウェル・ヒル・ジョンソン

一九三一年の来日講演に先立って、ジョンソンは二度日本に来ている。一回目は一九二八年の世界旅行の際に、日本に立ち寄っているのである。ジョンソンはダヴェンポートへの手紙で、その旅行が「とても成功した」と書いている[14]。この世界旅行について『東京朝日新聞』のインタビューでも語っており[15]、ジョンソンはそれ以来日本の社会問題に関心を持ちはじめていると述べ、自分の研究に基づき、優生学がこの問題の解決策になるとして自信を示した。

二度目は一九二九年で、アメリカ優生学協会の派遣で来日している。一九二九年三月号の『優生学（*Eugenics*）』には協会に宛てたジョンソンの報告があるが、その中で「優生学の原理や立法化の研究のために、日本では帝国議会に委員会ができていて、優生学の計画が検討されている」と書いている。[16] ジョンソンは当時アメリカ優生学協会の書記を務めていて、新しく創設された帝国議会の委員会に協会の援助と協力を申し出た。日本の民族衛生学会の機関誌『民族衛生』には、ジョンソンは優生学推進の目的で行われたロシアへの講演旅行の際に来日したこと、将来日本での講演旅行を希望しているということが書かれている。[17] 当時のアメリカ優生学協会の会長リオン・ウィットニーは次のように記している。「ジョンソンは日本人が他の国の人々同様、この主題にとても関心があるという印象を持って帰国した。……断種手術と人種改良は確かに、今日正しい知識を持つ国家の理念となっている」。[18]

このジョンソンの二度目の来日は、一九三一年夏の講演旅行の準備のためであった。それはアメリカ優生学協会の後援と、ピッツバーグの人道博愛家フランシス・J・トランス夫人の資金援助で行われた。この旅の詳細は一九三一年の『優生学ニュース』に書かれている。[19] またジョンソンは人間改良財団のガスニーに詳しい報告を書き送っている。それはカリフォルニア工科大学の資料室に保管されている。その報告書の題は、「ロズウェル・H・ジョンソン、一九三一年日本での優生学講演報告――将来派遣される講演者のための提案」というものであった。[20]

ジョンソンは一九三一年七月上旬に横浜に到着し、九月五日に出立する。滞在中の五十余日、一三都市でおよそ一、一九〇〇人の聴衆に対して講演を行った。この講演旅行の主催者は内務省衛生局副局長野辺地慶三と、当時日本優生学会の事務局長であり東京府立第一高等女学校の自然科学教師であった金子直一の二名であった。金子は女子教育に優生学的知見を導入しようとしていた。講演のほとんどが野辺地の積極的な関心もあって内務省衛生局によって手配された。野辺地は、「南方面」すなわち名古屋、京都、大阪、神戸、広島、福岡、熊本、長崎のみならず札幌、旭川、新潟、長野の講演会でも責任者となり、金子が東京神田ＹＭＣＡと弘前での講演を担当した。

盛岡では宣教師宅での急な追加講演も行われた。ジョンソンは、野辺地が担当したところは成功し、出席者も多かったと記している。野辺地が関わっていないものは明らかに準備が不十分であり、出席者も多くはなかった。

手に入った資料からは、ガスニーに講演の流れについて語っており、ジョンソンの講演は産児調節と断種手術をテーマとしたことが分かる。ジョンソンはガスニーに講演の流れについて語っており、野辺地のためには講演の原稿と講演を日本語に翻訳したものを渡している。これらは各都市の通訳に前もって準備のために送られたのだが、内務省も事前に講演内容の確認を望んでいたようである。

（二）　産児調節に関する講演

七月二十日の夜、ジョンソンは神田ＹＭＣＡで約一〇〇名の聴衆を前に講演を行った。ＹＭＣＡ定期刊行物はその題を「優生学上より見たる産児制限の諸問題」としている。[21] その報告によると、講演に続いて活発な質疑応答がなされた。『東京朝日新聞』の記事ではあらゆる層にジョンソンが歓迎されているわけではなく、政府が彼の行動と出席者に目を光らせていたことが分かる。[22] 野辺地は、ジョンソンは産児調節の話題についてふれることに「臆していた」と書いている。

産児調節は日本では重要な争点であった。一九二二年のサンガーが日本で経験したことは、日米両国でこのテーマに関して対立があったことを物語っている。彼女はサンフランシスコの日本領事館でビザを取ることができないままアメリカを出発することを余儀なくされた。船上で一緒になった帰国途中の日本人政治家にこのことを話してようやく上陸許可を得ることができたが、彼女の講演活動は非常に制限を受けた。ある新聞記者は彼女の講演に感心して以下のように報告した。「サンガー夫人が得意の哲学を最後の高調に導いた時には満堂の聴衆は咳一つする者もなかった。問題の『産児制限』という言葉は一回も口にせずに遺憾なく産児制限の原理を徹底さした老練《(ママ)》さ」「一時間半に亙る講演は聴衆の心に忘れられぬ感銘を烙きつけた」[23]。

ジョンソンは、サンガーの主張と方法に対して時に反論もあり、全てが優生学的であるとは限らないと感じていた。ジョンソンはサンガーの率いるアメリカ産児調節連盟の会合には出席していたが、彼女とは距離を置いていた。第一回アメリカ産児調節会議へのジョンソンの演説の原稿は機関誌である『産児調節レヴュー（*Birth Control Review*）』に載せられた。以下に挙げる演説の引用部分からジョンソンの産児調節に対する立場が明らかである。

我々の最も切実な問題は優れた者からの出生率を増やし、劣った者の出生率を減らすことである。……女性が産児調節の情報に飛びつく理由は優れない健康、最後の出産からの回復の時間の不十分さ、何よりももう一人子どもを儲ける経済力が無いことである。……産児調節とは出産の抑制だけではなく、出産そのものを制御することである。つまり優れた者からの多くの出産、そうではない者からの出産の制御である。[24]

一九二一年十一月二日のダヴェンポート宛ての手紙で、ジョンソンは同年ニューヨークで行われた第一回アメリカ産児調節会議への出席の根拠をこう書いている。「産児制限の運動に私が積極的である理由の一つは、個人主義の傾向と闘い、この運動をできるだけ優生学主義に留めておくことである」。さらに手紙の中には、次のような会議の決議の写しが入っている。

決議――一般的に世界の出生率を減らしたい一方で、この会議はより優良な人種に貢献できない子孫を残す者によって、それ［引用者注：産児調節］が行われるべきであることをはっきりと意識し、それと同時に特別な人種的価値がある者の出生率が低すぎることをはっきりと意識している。それ故、以下のことを決議する。我々は特別に価値ある者がさらに人種に貢献することを推奨する。(25)

この決議は、優生学者たちの願いが社会の望ましくない要素を減らし、望ましい要素を増やすことであることを表している。

一九三〇年三月のアメリカ優生学協会機関誌『優生学』の記事には、日本での産児調節に対して同様の考えが載っている。ロンドンの『産児調節ニュース（*Birth Control News*）』には、一九二九年五月の『ジャパンタイムズ（*Japan Times*）』の記事を引用し、日本医師会が以下のことを提言したとある。「産児調節を後押しする法律の制定を推進すること、その目的は精神的かつ身体的に望ましくない男女を人口から取り除くためである」。この日本医師会が優生政策推進の立場を言明したとの記事の真偽について、『優生学』の編集部スタッフが東京の聖路加病院のR・B・トライスラー（当時の院長）に確認した。その結果、報道された日本医師会の提言内容の記事には誤りがあったと、一九二九年十二月十七日発刊の『優生学』の記事で訂正されている。記事は続けてトライスラー医師は、当時の白神東京副市長が東京市でこの法律を成立させようとし、優生政策の推進者で国会議員である安部磯雄も白神副市長を支援していたと報道している。しかし、白神らのこの動きは日本政府のみならず、医師会、公衆衛生担当者によって妨害されることになった。次に白神らは精神病患者の隔離に熱心であった医師を集めてこの対策を進めようとしたが、具体的な前進は得られなかった。さらに、警察や内務省は白神に法律の推進を止めるよう警告したと書いている。また、トライスラー医師は「日本の法律は避妊の実施について禁止しているが、東京には六〇件くらいの産児調節を相談する個人病院がある」と記事の中で述べている。(26)

ガスニーに宛てたジョンソンの報告の中で、原稿用紙に日本産児調節連盟に属する関係者の名前が書かれている。それには、名誉議長として、早稲田大学を退職した国会議員の安部磯雄の名前が上がっている。当時安部はアメーバ赤痢にかかっており、自宅療養中にもかかわらず、ジョンソンを二度にわたって自宅に招き歓迎している。ジョンソンは、彼を評して優生学に携わる者が会わなければならない人物であるとし、通訳は不要であると言っている。また連盟の議長、石本シズエとの会話にも通訳が必要なかったことを述べている。[27]

　連盟のメンバーには、労働運動・女性運動の活動家の赤松明子や平塚らいてう、金子しげりがいた（金子は離婚後、結婚前の苗字山高に戻している）。また、キリスト教社会運動家生江孝之、作家・児童文学翻訳家で社会福祉の解説者の村岡花子、日本女子大学歴史学教授で女性運動活動家の川崎なつ、大阪の医師町静子、そして連盟の会長として、東京の医師間島僴がいた。間島について、ジョンソンは、彼が自分の医院で何件か断種手術を行い、産児調節も進めていたことを記している。通訳を介せずに彼と話したジョンソンは、間島が「産児調節の状況に最も知識のある男」だと評した。[28]

（二）　断種手術に関する講演

　ジョンソンの講演の二番目のテーマは断種手術であった。一九三一年八月号の『神經學雜誌』のニュースコラムによると、日本精神衛生協会は同年七月二十五日に歓迎会を学士会館で開き、ジョンソンは三〇名の参加者の前で断種問題、特にその法的側面について講演をしている。また金子直一と東京帝国大学医学部教授で東京府立松沢病院長三宅鑛一、同大医学部教授呉秀三は講演の後の意見交換会にも参加している。[29]その会では、断種は不適格と見なされた人の生殖を制限する方法の一つだと語られた。

　しかし優生学的断種の必要性を初めて指摘した外国の優生学者はジョンソンだけだったわけではなかった。サンガーも「知的な人々の出産率を相対的に高めるという要望に対する答えはただ一つだ。それは狂人や精神薄弱者の重荷をわれわれの背からまず取り除けと政府に要求することだ。そして、そのための手段は断種である」と語っていた[30]。

断種についてのジョンソンの立場は彼の執筆内容から分かる。『優生学』のコラムの中で、彼は社会の「不利益な」要素を取り除く四つの方法を説明している。それは隔離、避妊、結婚許可証の制限、そして優生学的断種である。ジョンソンはその中でも断種こそが他のものに取って代わるべきものだと主張している。基本的に自立していて、施設に入る必要があまりない人の場合、または患者のためのベッド数に限りがある場合には断種こそが最上策だと主張した。その上、断種は不適格者の生殖という危険を引き起こすことなく、施設の収容者を社会に戻すことも可能にすると述べている[31]。

二　日本における優生学

1　日本の優生学の組織

ジョンソンの来日は二つの組織と関係あるものであった。それは日本民族衛生学会と日本優生学会であり、大部分は前者との関係で来日していた。二つの組織についてのジョンソンのガスニーへの報告書から、その関係と活動の評価が明らかにされている。

(一)　日本民族衛生学会[32]

ジョンソンは日本民族衛生学会を「主に高い知的レベルの学者によって構成されている権威あるもの」とし、

アメリカ優生学研究会と密接な繋がりがあるものだとしている。「日本では『メンツ』が重んじられているので、この学会にまず接触すべきである」と強調した。アメリカにある優生学研究協会同様、主な活動は会員の研究論文の発表と機関誌の発行であった。遺伝学者阿部文夫と東京帝国大学生理学教授の永井潜によって一九三〇年東京で創設されたこの学会は、国際優生学連合への加入へ向けて基準を世界に合わせようとしていた。永井はこの会の理事長であり、機関誌の編集長であった。永井をはじめ学会の有志の面々が集い、ジョンソンの歓迎会を開催し、講演の機会を持つに至った。(33)

ジョンソンはこの学会において女性会員が不足していることを取り上げ、「あまりにも生物学的すぎて、社会学的に不十分である」と批判した。またこの会の歴史の浅さを考慮に入れ、「大恐慌と満州事変の狂気」の最中に機関誌の出版を続けるのは困難だと認識していた。彼はまた、会員が「人口と家族」の問題についての帝国議会の委員会に参加していることは断種の法案化に影響力を与えられると感じた。ジョンソンは学会の第一の関心が精神薄弱者と精神異常者の施設での隔離と断種であると判断していた。(34)

（二）　日本優生学会

ジョンソンは日本優生学会は日本民族衛生学会より後にできたと誤認していた。この学会は実際には一九二四年、大阪で後藤龍吉によって設立されたものである。一九三〇年以降の後藤は目立った活動はしなくなったので、ジョンソンと後藤は何の繋がりもなかったようである。(35) 日本民族衛生学会とは違い、この会は大学の研究者だけでなく、それ以外の知識人や教育者、医師やジャーナリストなども広く属していた。法制化や政府の施策により、一般大衆の考え方に影響力を与えることを求め、機関誌『ユーゼニックス』（後の『優生学』）も発行していた。後藤はダヴェンポートやハリー・ロフリンなどのアメリカ優生学者の記事を多く引用したり、様々なペンネームを使って多くの記事を書いた。学者の中には共鳴者もいたが、わずかな支援を得ただけで、資金収集のために広告も集めなければならなかった。この学会も日本民族衛生学会と同じく断種の法制化に強い関心を持っていた。

日本優生学会の会員でジョンソンと最も関わりがあったのは金子直一である。ジョンソンによると、彼はキリスト教の聖職者で熟達した教育者であり、東京府立第一高等女学校で自然科学を教えていた。彼は優生学に早くから関心を持っていて、山内繁雄、阿部文夫、市川源三とともに、一九一七年大日本優生会を作ったが、この会は三年間しか続かなかった。金子はこの学会の事務局長も務めており[36]、学会の機関誌にも多くの記事を載せている[37]。彼はジョンソンを横浜港に出迎え、案内役、通訳を務めた。彼の名前はサンガーの産児制限連盟の名簿に載っており、一九三二年の第三回国際優生学会議にも出席している。

2 収容施設

ジョンソンは様々な施設を訪ねることで、日本の優生学の状況について直接情報を得た。ガスニーに宛てた報告では、野辺地からいろいろな施設を案内されているが、残されたメモからはその詳細は分からない。しかし日本滞在時に訪問した場所は推測できる。

(一) 東京近郊のハンセン病療養所と瀬戸内海の国立癩療養所

ジョンソンは来日する優生学者に、特に東京のハンセン病療養所を訪ねるよう勧めている。これは連合府県立療養所であり、関東、静岡、山形、甲信越のハンセン病患者のために一九〇九年東京の東村山に建てられた全生園のことである[38]。また国立癩療養所、のちの国立療養所長島愛生園は一九三〇年、瀬戸内海の長島に開所した。

一八九七年のベルリンで行われた国際癩病会議には日本人の医師たちが出席していた。そこでは接触伝染と隔離の効果に関する意見が分かれていたが、結論として日本においては患者の隔離が最上策とされた。当時ハンセン病は不治の病であり、感染し、遺伝するものだと広く考えられたのである。一九〇七年の「癩予防ニ関スル件」にハンセン病患者に対する政策が盛り込まれた。この法律では、介護する人がいない患者は全て公共の療養所で治療を受けなければならないと規定された。また、介護者がいれば自宅で療養できたが、警察で登録することが義務付けられた。この法律が一九〇九年に実施されて、地方にもハンセン病療養所ができ、ハンセン病患者がそこに送られていた。

第十章でくわしく述べられるが、光田健輔は、一九一四年から一九三一年まで国立療養所多磨全生園の所長を、一九三一年から一九五七年まで国立療養所長島愛生園の所長を務めた。光田は患者が配偶者と一緒に入所できるよう、手術を望む男性の患者に精管切除手術を行ったが、内務省はこの件を黙認した。また彼は子孫にこの病が感染するのを避けるため、断種手術と堕胎を実行している。まず自主的な志願者を対象とすることを基本にしていたが、後に患者は自分たちには選択の余地がなかったと語っている。

一九三〇年に無癩県運動が実施される一方、全てのハンセン病患者が強制的に隔離される法律が可決され、長島愛生園は初の国立のハンセン病療養所として設置された。[39]

ガスニー宛てのジョンソンの報告には、ハンセン病に関するマル秘の文書が付けられていたと書かれていたが、カリフォルニア工科大学の資料室で調べたところでは、ファイルには入っていなかった。ジョンソンがガスニーにハンセン病についてどのように語ったのかは直接には分からないが、ジョンソンの博士論文の解説によって分かるのは、彼がハンセン病の遺伝性に確証を持っていなかったことである。「ハンセン病体質が遺伝するかどうかの根拠は定かでないが、より密集し、清潔ではないところに癩病の兆候がより多くなるであろう」と書いている。[40]それが「劣性の細胞」であるが故に、ハンセン病患者の隔離や断種について反対したわけではない。つまり彼の解説は、知能が遅れた者、精神異常者、アルコール中毒者の隔離や断種が社会の改善に大きな価値があると考えていたことを示すものである。

（二）　刑務所と非行少年のための施設（感化院）

これは特定することがさらに困難な施設である。ジョンソンは刑務所を「新たな模範となるもの」と称している。該当するところとして小菅刑務所（現　東京拘置所）が考えられる。一九二三年の関東大震災で被害を受け、一九三〇年に再建された[41]。

小菅刑務所はジョンソンの言う感化院として最も良く当てはまるもので、「精神薄弱や知能の低い者のためのもの」であった。そういう情報で候補となる施設は他に二つある。一つは一八八五年高瀬真卿によって設立された「私立予備感化院」（翌年「東京感化院」に改称）であり、もう一つは一八九九年留岡幸助により開設された「家庭学校」である。留岡はアメリカに留学して、感化監獄[42]で指導を受けた。隔離が目的であるアメリカの施設と違って、両方の施設の目的は感化教育・教護教育、すなわち自立であった[43]。煉瓦造の建物はドイツの表現主義建築に影響された鉄筋コンクリートの建物に建て替えられた。

ジョンソンは日本の全国的な警察組織と、犯罪者の分類に称賛の言葉を残している。遺伝的問題を持つ犯罪者を他の犯罪者と分け、「前者の再生産」を回避することは効果的な手段であると受け止めた。ジョンソンは犯罪者の分類のために、知能テストだけではなく、人格テストにも改善が必要だとした。

（三）　精神病院

これに関しても、精神薄弱者のための施設であるということ以外は特定できる記録はない。東京帝国大学医学部精神医学教授である呉秀三と三宅鑛一は日本精神衛生協会開催のジョンソンの講演会に出席していた。呉が東京府立松沢病院の前身である東京府立巣鴨病院長に就任したのは一九〇一年であるが、一九二一年松沢村への病院移転後、一九二五年まで院長を務め、三宅はその後一九三六年まで院長を務めている。ジョンソンの来日時は三宅が院長であったことになる。ジョンソンの来日時の訪問施設候補に当然挙がったと思われるが、記録は見出せなかった。

この病院の前身は明治維新の士族の廃止と廃藩置県の混乱によって生じた浮浪者の保護収容のため、一八七二年東京府本郷に創設された養育院に始まる。後に精神薄弱者の治療施設となり、一八八六年巣鴨に移転し、一八八九年巣鴨病院と改称し、病院内に東京帝国大学医学部精神医学教室が置かれていた。[44]

（四）　川田によって大島に作られた精神薄弱者のための学園（私立）

ここはジョンソンの評価が低かったところである。しかし問題は学校自体ではなく、交通の不便さにあった。ジョンソンは「船が小さすぎ、船酔いをしてしまい、上陸の際の埠頭がなく危険であった」と書いている。創立者川田卓次郎は、一九一六〜一九一八年、カリカック家の研究で有名なヘンリー・H・ゴダードに師事するため渡米をしている。一九一九年、キリスト教の信念に基づいて精神薄弱者のために大島に建てられた施設は、藤倉学園と呼ばれた。川田は「心練」という治療法を編み出した。これには教育的治療や子どもたちが日々目的を持って過ごすための温泉療法、そして自立のための治療法が含まれていた。[45] 川田は断種政策の強い支持者で、一九三〇年時点で川田の施設においては断種を実施していると言明している。[46]

精神的な障害がある人のための日本の優生政策についてジョンソンは、欠陥のある者の数を断種や隔離によって制限する政策が不十分であると主張している。大多数の患者が私的な施設で治療を受けており、そこで優生政策を実践するのはさらに難しいと嘆いた。彼は日本での断種実施に対する最も大きな抵抗の理由は祖先崇拝によるものであると認識していた。「家系を維持しなければならないという感情は断種に逆の効果をもたらす」と言う。ジョンソンは断種や隔離の「不自然さ」あるいは人に対する「損傷」に基づく反対に出合うことは予想していたが、東洋に来る前には家系存続の必要性ゆえの反対に遭遇したことがなかった。しかしまた「家族の中の欠陥ある者あるいは精神病者」を遠く離れた施設に送りたがることにも気付いていた。ジョンソンはこのような行為は家族の結婚への悪影響を減らすためであると捉えていた。(47)

三　優生政策の実施

1　産児調節運動

日本での産児調節運動はジョンソンの来日の際にはすでに始まっており、一九三一年には日本産児調節連盟が設立されていた。社会学者は、産児調節は女性たちが、望まない妊娠や病気のときの妊娠、子育てなどから自由になる一つの方法だとした。安部磯雄のような社会改革者はこれを人口や食糧供給のバランスを取る方法だと擁護している。(48)永井潜は内閣人口食糧問題調査会（一九二七年設立）の人口部委員であった。そこで産児調節が取り上げられたが、はっきりした方針は決まらなかった。一九二九年の報告では劣悪者を減らし、優秀者を増やし、人間の質を向上するために産児調節相談所設置の必要性を記している。(49)

政府は富国強兵政策で出産を奨励し、女性にとって「よい母親像」とは出産をし、母親に適する人であると定義した。一九二八年、委員会は四回目の会合を開き、人口規制政策を決定した。議題の中には、青年男女間の死亡率の不均等、女子体育、母性の保護、医学的な受診相談、避妊具の必要性などがあった。[50] 永井は結婚制限法と断種の強制の必要性を訴えたが、これらは最終案には入れられなかった。

一九三一年七月二十二日の『読売新聞』には、東京池袋周辺に優生結婚相談所が設置されることが報道され、「性生活、性教育、結婚媒介、性能教育」のためと書かれている。[51] 開所はジョンソンの来日に合わせられ、安部磯雄や間島僴が相談役であった。

一九三五年日本民族衛生学会は、東京日本橋の百貨店で優生結婚普及会を開いた。[52] 一九三一年に優生結婚相談所が設定されたときとは異なり、この会に関わった者はほとんどが女性であった。永井は会長となり、永井の妻が副会長の一人になった。もう一人の副会長も、一一人の顧問も、一四人の幹事も皆女性であった。[53] 永井は東京帝国大学で男子に教えるのみでなく、日本女子大学や東京女子医科大学でも教鞭をとった。この動きは、結婚に必要な情報を女性に提供したばかりでなく、女性が社会問題に関与するための助けとなった。以前からジョンソンは日本の公の場所に女性が参加していないことを指摘していた。「日本女性の活動に対して制限が大きいことと、科学的な会合においてのように、女性の参加がなく、知的な男性のグループだけが集まる不自然さは嘆かわしい。まもなく変化が起こるであろう」[54]。実際、変化はすでに始まっていたのである。

2　断種の法制化とガスニー

安部は断種法を通過させることに積極的だった。ジョンソンの来日後、カリフォルニア州パサディナにある人類改善財団のガスニーとの接触が図られた。安部とガスニーの往復書簡からは、断種法通過の困難さがうかがえる。[55] 一九三六年十二月、ガスニーは安部にカリフォルニアの新聞に掲載された記事について伝えている。「日本政府は精神異常者、癲癇持ち、重いアルコール中毒者、犯罪癖のある者への断種の法案を提出する予定である……」

との記事を読んで彼は法案の状況を尋ね、その文面で注意を促した。「日本で注意深く、人間的に施行されるこのような法律は、日本だけでなく全ての文明国で、人類の改良に貢献するであろう」。これに対して、安部の返事は翌年の八月までなかった。安部は自分たちの党（社会民衆党）が、一〇年間の歴史の中で最近の選挙において急激な成長を遂げたことを挙げ、これが続けば国会で過半数を占めることになると報告し、法案の対象になるグループとして、日本に五万人のハンセン病患者がいることを報告している。ガスニーはその返事として、将来の断種の対象者として「癲癇、精神異常など」を挙げている法案についての記事を送ったようである。そして日本の法案に「精神薄弱者」が入るのかどうかを尋ね、カリフォルニア州で最も多く行われている断種はこのグループに対してであると強調した。

ガスニーから次に安部へ送られた手紙は一九三九年二月のもので、遺伝的な欠陥がある者への断種法に関する新聞記事の再確認を求めている。しかし安部からの四月の返事は否定的なものであり、法案は議会に提出はされたが通過しておらず、さらに数年はかかりそうだというものだった。この法案に反対する意見の中には、ハンセン病が遺伝的なものではなく、感染によるという議論があった。安部は断種への偏見と誤解がたくさんあるが、知識人はこのような法律の必要性を理解してきていると書いている。

国民優生法は一九四〇年に国会を通過した。強制的な断種は遺伝病の患者に限定されていたが、精神的な欠陥がある者、身体的な欠陥がある者、犯罪傾向がある者が断種対象に入っていた。精神的な欠陥がある多くの患者が施設に収容されたカリフォルニアの場合と違い、精神病者は法律の範囲外で強制収容の対象にならなかった。当時厚生省は、国民優生法のもとでの断種手術は一九四一年には七四〇件になるだろうと報告したが、実際にはわずか九四件に過ぎなかったと松原洋子は述べている。次の四年間も合計で四五四件で、この低い値は続き、太平洋戦争中は極めて低い件数に留まった。[56]

3　結婚と家族

安部の日本の家族に対する関心事は赤線地帯についてであり、特に売春と妾に代表されるところであった。安部の活動は公的な売春の廃止にも向けられていた。ジョンソンはこの社会問題を女芸人、つまり芸者と結びつけ、この問題は見合い結婚の結果であるという見方をした。彼は「魅力的であること」は芸者の特権ではなく、全ての若い女性に適切に教えられるべきものであるとし、芸者の最高の技巧を取り入れて、日本女性全ての特徴にすれば、芸者は要らなくなるし、男性が自分の妻の魅力に気付けば、他の方を向く必要はなくなるだろうと述べた。また芸者に取って代わるために、女性にもっと「自由と自発性」が与えられる必要があり、これが女性の魅力を増すことになると考えた。(57) 恋愛結婚が日本の文化に根付かなくても、見合い結婚にも恋愛が必要だと考えたのである。

東京滞在中に、ジョンソンは東京帝国大学法学部教授穂積重遠に会っている。「家族法の父」と呼ばれる穂積は教育を通してだけではなく、法律を通しても社会改良を目指す、優生学的な影響力の強い立場にいた。彼は新結婚法の制定に取り組んでいたが、保守陣営の反対にあっているとジョンソンに語った。新しい『応用優生学』の中でジョンソンは日本の習慣についての自分の認識を披露し、日本の結婚と出産の割合が高いこと、重要な地位にある男性に独身者が少ないことや、アメリカ女性と違って、日本女性はキャリアにこだわらず、子育てへの不安から子どもを少数に制限せずに、良妻賢母を目指していることは賞賛すべきことであると述べた。しかし優生学者であり社会学者であるジョンソンとしては、日本の結婚と離婚手続きについては懸念があった。

結婚式の前に結婚許可が下りる規定もないし、間に立つ仲人に登録も必要なく、誠実に正式な手続きを遂行するという法的、社会的な強制力もない。その結果結婚が軽いものとなり、配偶者の選択がそれほど注意深くなされていない。結婚の登録がなければ、結婚は法律上の位置づけがないし、内縁の関係ではなおさらである。[58]

ジョンソンは男女別々の教育は両親や仲人が結婚を取り仕切るという風習を後押しすることになっているし、両親は子どもが三十歳（女は二十五歳）になるまで結婚に対して禁止する権利を持つことは適当ではないと感じていた。親の反対を押し切ることは認知されない結婚という結果を生じ、私生児を産むことに繋がる。離婚に関して、ジョンソンは次のように言っている。「理想的な解決は……結婚相談の専門家による許可を受け、報告者や公衆の目もなしで、それぞれに、自分が望む証人の同席で、特定の意見に束縛されることなく、相談の後に自分の決断をすることではないか[59]」。しかしジョンソン提案のほとんどは、すぐには実行には移されなかった。変化に時間が必要であった。

4　日本の優生運動を遅らせる要因

産児調節、断種、家族と結婚に関して、ジョンソンは日本が優生学の政策を少しずつ実施しているという進歩を認めた。しかし彼は博士論文に優生運動を遅らせる五つの要因を述べた。第一に、人口過剰、製糸業の崩壊や海外軍事作戦による経済不況が社会改良のための資金を減らすことを挙げ、また、その状態がしばらく続くであろうと推測した。第二と第四に、相続習慣を取り上げ、富裕層が全財産を慈善活動ではなく、子孫（具体的には長男）に残すことは社会改良の資源を制限すると述べた。第三に、ジョンソンは出生順位よりも、能力で相続を決めることこそ優生学上の利点となると主張した。ジョンソンは「穢多非人」の部落民が職業で差別されていると理解していた。身体・知能調査をして彼らを対照群と比較すれば、彼らの中に一般国民の平均をはるかに超えている者は少なくないと彼は予測していた。そういう調査をすれば階級制度をなくす同意が生まれるだろうし、社会改良に繋がっていくだろうと考えていた。ジョンソンはいくつかの限られている交配集団よりも、広い育種集団の方が社会のために良いと断言した。彼が気にする最後の要因は軍事教育・軍事訓練で見られる「軍国精神」であった。児童書、おもちゃ、演劇や映画が戦争と戦いに関わるものが圧倒的である状況は、平和的な将来の展望を語ることができないだろうと主張した。一方、彼は国際司法裁判所に参加することや海外の平和運動の影響によって、日本の軍国化傾向が少しでも軽減されることを望んだ(60)。彼の日本における民族改良を遅らせる要因の分析には、彼の社会学的かつ環境主義的な考えが反映している。

四　ジョンソンの優生学における方向転換

日本旅行後、ジョンソンは「代父」と呼ばれたダヴェンポートに「優生学的な仕事」ともっと深く関わることができるような転職に関して相談の手紙を書いた(61)。年齢を考えると、給料付きの職を手放さないようにとダヴェンポートは彼に忠告した。社会学をどこで勉強したらいいかという問いに関して、ダヴェンポートはコロンビア大学かシカゴ大学を勧めている。「そこの学部長たちは人間に関する事柄に関して、体質および遺伝の大切さを除外するほど狭い考え方をしないからだ(62)」とその理由を挙げた。ジョンソンは結局、ピッツバーグ大学で社会学の博士号を一九三四年に取得する。博士論文の題は「国際優生学」で、その論文はロシア、中国、日本などへの旅行の経験を引き合いに出していた。

卒業後、彼は社会衛生士としてハワイ州ホノルルにあるパラマセツルメント（福祉事業団）で、またハワイ大学で社会衛生学と優生学の非常勤講師として働くことにした。ダヴェンポートは彼に人種間の混血児に劣った性質の遺伝形質が現れるかどうかについて研究することを勧めるが、ジョンソンは若者が良い結婚ができるように講義に力を入れた。彼の給料を払う資金は一年分しかなかったので、彼は次の年また別の仕事を探し、ダヴェンポートに教職、講師、ロビイストや施設の仕事がないかを尋ねた。

転職の助け船はダヴェンポートからではなく、以前の共著者ポペノーによって出された。ポペノーは一九三〇年にロサンゼルスでアメリカ家族関係研究所を設立していた。一九三五年から一九六〇年の退職まで、ジョンソンはジョンソンはポペノーと一緒に結婚カウンセラーとして勤めた。その研究所は、精神および肉体障害を持つという理由で幸福な結婚生活を送れないであろう人を特定し、性、遺伝、夫婦関係、子育てという面で家庭生活を改良しようとしていた。一九四一年に彼は「ジョンソン気質分析」と呼ばれる九つの異なる気質を測る性格調査を作った。健全で仲むつまじい夫婦の子供が増えることが目標であった。また、一九四八年には他の研究所の同僚と『結婚へ向けて（*Looking Toward Marriage*）』という本を著した。[63]

ジョンソンのアメリカ社会を改良するという目的は変わっていなかったが、その焦点が変わってきた。強制断種や隔離ではなく、個人が十分に選ぶことができるように情報を提供することを選んだのである。遺伝を強調するばかりでなく、よい環境をも備えることを主張するなど、ジョンソンは優生学の正統派から改良派[64]に移ったように見える。

おわりに

ジョンソンはダヴェンポートによって優生学に出合った。その出合いは生物学への関心に基づいたものであった。ジョンソンは、彼の指導教官と違って、優生学関係の仕事で生計を立てることがすぐにはできなかった。優生学は彼にとって副業のようなもので、石油関係の仕事が金銭的な支えとなった。

ダヴェンポートは精神薄弱、癲癇や精神病のような欠陥の形質は遺伝によるものと言い、人種も遺伝的であるとして異人種間結婚の危険性を強調していた。一方、ジョンソンの活動は広い範囲で行われて、むしろ、様々な分野、様々な国と民族に触れる機会を持った。その後彼の関心は社会学的な方向に向いていった。ダヴェンポートが彼の興味にあまり賛同していなかったことは、ジョンソン宛ての手紙で見ることができる。「社会学者の問題点はここにある。私の経験で言えば、彼らは事実を勉強するよりも、証明なしに考え方を普及する。多くの社会学の本を最近読んでいるが、事実に関する貢献が少なく、本によって矛盾している考えが多い。科学的訓練は単なる推論を信用しないことであろう」[65]。しかしジョンソンは社会学に優生学の新しい可能性を見出した。

ジョンソンは優生学の社会学的見解を日本に紹介した。それは、遺伝学や医学を強調することではなく、自分の考え方によって、社会改良の実践を推進することであった。民族的な優位性を意図したアメリカの優生学者とは違い、ジョンソンは日本人の称賛すべき点を多く見出し、多くの点で「優秀」であるとした。来日後に書かれた記事で、全ての日本人を締め出すことになったアメリカの移民法について嘆いている。法律が民族の長所や短所ではなく、個人の価値を根本原理として制定されていたならば、「他の国々とより良い友好関係ができ、周りにある憎悪――すなわち誇り高い日本人に対する不幸なこと」を回避できたであろうと悲しんだ[66]。

ジョンソンは「優生学運動が東洋のどこよりも早く日本で前進するだろう」と予測していた。それは「強い政府や、西洋よりも個人を強調しない強い社会気風があり、平等主義あるいは宗教的な理想という根強い障害がなく、民族的なプライドが存在する」[67]からである。また彼は、「日本は次かその次の世代で、優生学的人口政策推進で世界の指導者の一国となるであろう」と予測している[68]。戦後、アメリカとドイツでの優生学政策が影響力を失いつつあったが、ジョンソンが予測したように、日本では優生学が法律に与えた影響はその後もっと強く現れることになった。一九四八年に施行された優生保護法は、「不良な子孫の出生を防止する」(69)目的で、ハンセン病までを断種対象とし、一九九六年まで効力を持っていた。

注

(1) Francis Galton, "Eugenics: Its Definition, Scope, and Aims," *The American Journal of Sociology*, 10:1 (July 1904) <http://galton.org/> (2009/11/28アクセス).

(2) 英語の用語 birth control は「産児調節」や「産児制限」など、時代によって、人によって様々に訳しているが、本章では「産児調節」で統一する。ただし、当時の文献を引用するときにはそのまま使うことにする。

(3) Mark H. Haller, *Eugenics: Hereditarian Attitudes in American Thought* (New Brunswick, N.J.: Rutgers University Press, 1963), Kenneth M. Ludmerer, *Genetics and American Society: A Historical Appraisal* (Baltimore: John Hopkins University Press, 1972), Donald K. Pickens, *Eugenics and Progressives* (Nashville: Vanderbilt University Press, 1998).

(4) 断種に関して Philip R. Reilly, *The Surgical Solution: A History of Involuntary Sterilization in the United States* (Baltimore: John Hopkins University Press, 1991) と Harry Bruinius, *Better for All the World: The Secret History of Forced Sterilization and America's Quest for Racial Purity* (New York: Alfred A. Knopf, 2006) が参考になる。地域研究では、米国南部に関する Edward J. Larson, *Sex, Race and Science: Eugenics in the Deep South* (Baltimore: John Hopkins University Press, 1996) と米国バーモント州に関する Nancy Gallagher, *Breeding Better Vermonters: The Eugenic Project in the Green Mountain State* (Hanover, N. H.: University Press of New England, 1999) が参考となる。

(5) Daniel J. Kevles, *In the Name of Eugenics: Genetics and the Uses of Human Heredity* (New York: Alfred A. Knopf, 1985). 西俣総平訳『優生学の名のもとに――「人類改良」の悪夢の百人』朝日新聞社、一九九三年。

(6) Stefan Kühl, *The Nazi Connection: Eugenics, American Racism, and German National Socialism* (New York and Oxford: Oxford University Press, 1994). 麻生九美訳『ナチ・コネクション』明石書店、一九九九年。Mark B. Adams, ed. *The Wellborn Science: Eugenics in Germany, France, Brazil, and Russia* (Oxford: Oxford University Press, 1990). 佐藤雅彦訳『比較「優生学」史――独・仏・伯・露における「良き血筋を作る術」の展開』現代書館、一九九八年。

(7) 鈴木善次『日本の優生学――その思想と運動の歴史――』三共出版、一九八三年、"Geneticists and Eugenics Movement in

Japan and America: A Comparative Study," *Proceedings of the XIVth International Congress of the History of Science* 3（Tokyo, 1974）: 68-70, "Geneticists and the Eugenics Movement in Japan," *Japanese Studies in the History of Science* 14（1975）: 157-164. 藤野豊『日本ファシズムと優生思想』かもがわ出版、一九九八年、平田勝政「日本優生運動年表（戦前編）——障害者の教育・福祉との関連で——」『長崎大学教育学部紀要——教育科学——』第六七号（二〇〇四年六月）、二一～二八頁、加藤秀一 "Gender and Eugenics" <http://www.meijigakuin.ac.jp/~katos/Eugenics.htm> <http://www.meijigakuin.ac.jp/~katos/Eugenics2.htm> <http://www.meijigakuin.ac.jp/~katos/Eugenics3.htm>, Sitcawich, Sumiko Otsubo, "Eugenics in Imperial Japan: Some Ironies of Modernity, 1883-1945," 博士論文、オハイオ州立大学、一九九八年（本書第五章）、"Between Two Worlds: Yamanouchi Shigeo and Eugenics in Early Twentieth Century Japan," *Annals of Science* 62:2（April 2005）: 205-231. Sumiko Otsubo, "Toward a Common Eugenic Goal: Christian Social Reformers and the Medical Authorities in Meiji and Taisho Japan,"『甲南大学総合研究所叢書　八六』二〇〇六年四月、四三～八六頁。

（8）Yuehtsen Juliette Chung, *Struggle for National Survival: Chinese Eugenics in a Transnational Context, 1896-1945*（London: Routledge, 2002）.

（9）ジョンソンに関する情報は以下のものが参考となる。Ruth C. Engs, *The Eugenics Movement: An Encyclopedia*（Westport, Ct.: Greenwood Publishing Group, 2005）, 185-187, J. McKeen Cattell and Dean R. Brimhall, ed., *American Men of Science: a biographical directory*, 5th edition（Garrison, N. Y.: The Science Press, 1933）, 585, *Who Was Who Among North American Authors, 1921-1930*, Vol. 1（Detroit: Gale Research Co., 1976）, 785, Edward Slavishak, "From Nation to Family: Two Careers in the Recasting of Eugenics," *Journal of Family History: Studies in Family, Kinship and Demography* 34:1（January 2009）, 89-115.

（10）"Courses in Eugenics, University of Pittsburgh 1918," <http://www.eugenicsarchive.org/eugenics/view_image.pl?id=494>（2009/11/29 アクセス）American Philosophical Society, Dav, B:D27, Ser 2, CSH-ERO

（11）Roswell Hill Johnson, "Mate Selection," *Eugenics, Genetics and the Family, Second International Congress of Eugenics, 1921*, Vol. 1（Baltimore: Williams and Wilkins Co., 1923）, 416-425. *Eugenics Review* 14:4（January 1923）, 258-265にも発表された。<http://www.ncbi.nlm.nih.gov/pmc/articles/PMC2942485/>（2011/5/23 アクセス）

（12）ポール・ポペノー、ロズウェル・ヒル・ジョンソン共著、照沼哲之助訳『應用優生學』大日本文明協会、一九二三年、Roswell Hill Johnson and Paul B. Popenoe, *Applied Eugenics*（New York: MacMillan Co., 1918）.

（13）横山利明『日本進化思想史（二）人間を探し求めた人々の記録』新水社、二〇〇三年、一〇頁、佐藤能丸『志立の明治人（上巻）福沢諭吉・大隈重信』芙蓉書房、二〇〇五年。

(14) Letter, September 25, 1928, Johnson, Roswell Hill, Folder 5, 1928-1936, Charles Davenport Papers, American Philosophical Society.
(15) 「優生学の応用で人種改良を説く学者——日本を講演旅行」『東京朝日新聞』一九三一（昭和六）年七月十九日、G3。
(16) "News and Notes," *Eugenics* 2:3 (March 1929), 29（ジョンソンが使っていた表現は "imperial Commission" であった）.
(17) 「ジョンソン博士の来朝」『民族衛生』第一巻三号、一九三一年八月、一五二頁。
(18) Leon Whitney, *The Case for Sterilization* (New York: Frederick A. Stokes Co., 1934), 139 <http://openlibrary.org/b/OL7242963M/case_for_sterilization>（2009/9/26 アクセス）
(19) "A Eugenicist in Japan," *Eugenical News*, 16:11 (November 1931), 195. 署名記事になっていないが、ジョンソンの手書き報告が元になっている。それを見ると記事のつづりの間違いがわかる。Johnson, Roswell Hill, Folder 5 1928-1936, Charles Davenport Papers, American Philosophical Society.
(20) Report to Gosney, Box 24, File 5, E. S. Gosney Papers And Records Of The Human Betterment Foundation, Archives, California Institute of Technology.
(21) 「優生學講演」『東京青年』一九三一（昭和六）年八月号、一九頁。
(22) 「優生学の応用で人種改良を説く学者——日本を講演旅行」『東京朝日新聞』一九三一（昭和六）年七月一九日、G3。
(23) 『国民新聞』大正十一年三月十六日、天笠啓祐『優生操作の悪夢——医療による生と死の支配——』社会評論社、一九九六年、一〇三頁で引用されている。Takeda Hiroko, *The Political Economy of Reproduction in Japan: Between Nation-State and Everyday Life* (London: Routledge Curzon, 2005), 50-62も参考になる。
(24) Roswell Hill Johnson, "Eugenic Aspect of Birth Control," *The Proceedings of the First American Birth Control Conference* (New York: The Birth Control Review, 1921) <http://www.archive.org/stream/birthcontrolwha00unkngoog/birthcontrolwha00unkngoog_djvu.txt>（2009/9/24 アクセス）
(25) Johnson, Roswell Hill, Folder 4 1921-1927, Charles Davenport Papers, American Philosophical Society.
(26) Louise Steven Bryant, "Birth Control in Japan," *Eugenics: A Journal for Race Betterment* 3:3 (March 1930), 116.
(27) 石本シズエ男爵夫人は石本恵吉男爵との離婚後、労働党の加藤勘十と結婚して加藤シズエとなった。
(28) Roswell Hill Johnson, Report to Gosney.
(29) 「ジョンソン博士歓迎會」『神經學雜誌』三三：六、一九三一（昭和六）年八月、四四〇頁。
(30) Margaret Sanger, "The Function of Sterilization," *Birth Control Review* 10:10 (October 1926), p. 299. 天笠啓祐前掲書、一〇二〜一〇三頁に日本語で引用されている。

(31) Roswell Hill Johnson, "Sterilization: Its Legality, Need," *Eugenics* 3:5, 180.

(32) 一九三五年に法人になった後、日本衛生協会と呼ばれた。Sitcawich, 272.

(33) 「ジョンソン博士の来朝」『民族衛生』第一巻三号、一九三一年八月、一五二頁。「ジョンソン博士慰労送別會開催」『民族衛生』第一巻四号、一九三一年十月、一一二～一一三頁。

(34) Roswell Hill Johnson, *International Eugenics*, Pittsburgh University Ph. D. Thesis, 1934, 189-190.

(35) Otsubo Sitcawich 論文、262.

(36) 桐山直人「医療と教育」史上の人々 <http://members.jcom.home.ne.jp/kiri-n/KANEKONAOITI.htm>（2009/11/13 アクセス）

(37) 金子直一「優生学の起源」『優生学』（一九二六年十月）、一五～一九頁、「断酒十年」三七（一九三七年三月）四六～四八頁、「ゴルトン以後の優生学」三二（一九二七年十月）一三～二七頁など。

(38) 「国立療養所多磨全生園」<http://www.hosp.go.jp/~zenshoen/syoukai.html>（2009/12/6 アクセス）

(39) 栗原彬著「ハンセン病と水俣病――共生を求め」<www.jds.org/jds2008/2008_shiryo/s_kurihara_shiryou.doc>（2009/11/26 アクセス）

(40) Roswell Hill Johnson, *International Eugenics*, 191.

(41) 「東京拘置所／旧小菅刑務所」<http://www.tokyokenchikushikai.or.jp/tatemonomap/tokyo50/t47/t47.htm>（2011/1/31 アクセス）もう一つの可能性は豊多摩刑務所で、その獄舎も地震で倒壊し、一九三一年に復旧工事が完了した。府中刑務所の設計図は他の刑務所と非常に異なるが、ジョンソン訪問時はまだ工事中であった。巣鴨刑務所も一九二三年の関東大震災で崩壊し、その施設は府中に移された。一九三五年六月になるまで公の開所はなかった。

(42) 「感化監獄」は英語で Reformatory と言い、非行少年を収容する施設を指す。ジョンソンが来日した頃、多くの施設は社会を非行者と彼らの子孫から守るための隔離政策をとっていた。

(43) 小林仁美「感化教育・教護教育師における留岡幸助と家庭学校の意義」『教育史学』三三（一九九〇年十月）、五三～六九頁 <http://150.86.55.181:8080/dspace/bitstream/123456789/1891/1/nihonnokyoikusigaku_33_p53-69.pdf>（2011/1/31 アクセス）

(44) 長岡和『爆弾精神科医』情報センター出版局、二〇〇八年、一三六頁。

(45) 「法人概要」<http://www.fujikuragakuen.or.jp/about.html>（2009/11/20 アクセス）

(46) 平田勝政「戦前日本における優生学の知的障害者福祉分野への影響に関する歴史的研究」『長崎大学教育学部紀要――教育科学――』第六〇号（二〇〇一年三月）、三七～四四頁。

(47) Roswell Hill Johnson, *International Eugenics*, 108-109, 191.

（48）安部磯雄『生活問題から見た産児制限』東京堂、一九三一年。
（49）Takeda, 62, 山本紀代子「生殖をめぐる政治と家族変動——産児制限・優生・家族計画運動を対象として——」『園田学園女子大学論文集』第四五号（二〇一一年一月）、一〜一八頁。
（50）加藤秀一 “Eugenics and Gender 2” <http://www.meijigakuin.ac.jp/~katos/Eugenics2.htm>
（51）「日本優生学協会相談開設」『読売新聞』一九三一（昭和六）年七月二十二日、朝刊、九面。
（52）Otsubo Sitcawich 論文、270.
（53）Otsubo Sitcawich 論文、272.
（54）Roswell Hill Johnson, *Applied Eugenics,* 1933, 368.
（55）Correspondence, Box 8, File 3 Japan Korea, E. S. Gosney Papers And Records of The Human Betterment Foundation, Archives, California Institute of Technology.
（56）Matsubara, Yōko, “The Enactment of Japan’s Sterilization Laws in the 1940s: A Prelude to Postwar Eugenic Policy,” *Historia Scientiarum*, *The History of Science Society of Japan* 8:2（December 1998）, 187-201.
（57）Roswell Hill Johnson, *Applied Eugenics*, 1933, 368.
（58）Roswell Hill Johnson, *Applied Eugenics*, 1933, 367.
（59）Roswell Hill Johnson, “Divorce,” *Eugenics* 3:10（October 1930）, 385.
（60）Roswell Hill Johnson, *International Eugenics*, 192-194.
（61）Letter, March 3, 1931, Johnson, Roswell Hill, Folder 5, 1928-1936, Charles Davenport Papers, American Philosophical Society Johnson.
（62）Letter, April 2, 1931, Johnson, Roswell Hill, Folder 5, 1928-1936, Charles Davenport Papers, American Philosophical Society.
（63）Roswell Hill Johnson, Helen Randolph and Erma Pixley, *Looking Toward Marriage*（Boston: Allyn and Bacon, 1943）.
（64）第二次世界大戦後に優生学が焦点を変えたことに関して Stefan Kühl, “The Cooperation of German Racial Hygienists and American Eugenicists before and after 1933,” in Michael Berenbaum and Abraham J. Peck, ed. *The Holocaust and History: the known, the unknown, the disputed and the reexamined*（Bloomington, IN: Indiana University Press, 1998）pp. 134-151, Alexandra Stern, *Eugenic Nation: Faults and Frontiers of Better Breeding in Modern America*（Berkeley: University of California Press, 2005）, Wendy Kline, *Building a Better Race: Gender, Sexuality and Eugenics from the Turn of the Century to the Baby Boom*（Berkeley: University of California Press, 2005）等参照。

（65）Letter, October 20, 1910, Johnson, Roswell Hill, Folder 3, 1910-1920, Charles Davenport Papers, American Philosophical Society.

（66）Roswell Hill Johnson, "Population Control by Immigration," *Birth Control Review* (February 1932), 157.

（67）Roswell Hill Johnson, *International Eugenics*, 193.

（68）Roswell Hill Johnson, *Applied Eugenics*, 1933, 369.

（69）「史料・法律――優生保護法」<http://www.soshiren.org/shiryou/yuseihogohou.html>（2011/6/25 アクセス）

付記　本研究は西南学院大学共同研究育成制度（「日本優生学の国際的系譜」研究代表カレン・J・シャフナー、平成二十三～平成二十五年度）による助成を受けた。

第七章　ナチス優生政策と日本への影響
――遺伝病子孫予防法から国民優生法へ――

河島　幸夫

はじめに

現行の母体保護法は人工妊娠中絶に関する法律として知られている。しかしこの法律の中には「不妊手術」つまり断種について規定した条文も含まれているということは、意外に知られていない。ただしこれは本人の自発的意思による断種のみであり、いわゆる強制断種は許されていない。ところが母体保護法の前身である優生保護法は妊娠中絶の規定のみならず、任意および強制の断種（同法では優生手術と呼ばれていた）をも規定した条文をもっていた。優生保護法が効力をもった一九四八年から一九九六年まで約半世紀にわたって強制断種を施された障害者たちは約一万六、五〇〇人にのぼる。彼らはいわば日本の優生政策の犠牲者であった。これらの断種犠牲者たちに対して国は謝罪も補償もしていない(1)。

この優生保護法の前身は国民優生法と呼ばれ、一九四〇年に制定された。国民優生法は中絶に関する規定を含まず、断種のみを優生手術と呼んで規定している。そこには強制断種の条文も含まれていたが、実際にはそれは適用されず、任意断種も当時の戦時下における多産奨励の掛け声の中で少ない実施数に終わった。とはいえこの国民優生法こそは、戦後の本格的な優生法である優生保護法の先駆けであったから、それが出現した背景や理由を知っておくことは、有意義であろう。端的に言えば、国民優生法はナチス・ドイツの断種法である遺伝病子孫予防法から少なからず影響を受けて制定された。ただし、ナチス断種法との類似性は国民優生法よりも戦後の優生保護法の方が大きい。それでは日本でこうした優生政策が推進されるうえでナチスの優生学はどのような影響を与えたのであろうか。それを解明する手掛かりとして、ナチス・ドイツの優生政策とその背景、日本への影響について概観することにしよう。

一　ドイツにおける優生学の展開とナチス断種法の成立

1　ドイツにおける優生学＝民族衛生学の生成

欧米列強による帝国主義の時代潮流の中で、イギリス人のチャールズ・ダーウィンの進化論やその従兄弟フランシス・ゴールトンの優生学の影響を受けてドイツにおいても十九世紀の後半から生存競争、弱肉強食、適者生存、優勝劣敗、自然淘汰を掛け声とする社会ダーウィニズムの考え方が広まっていった。その中から、健康で優秀な人間を増やし、逆に病弱で劣った人間を減らすことによって民族・人種・国家の発展・強化を図ろうという優生学的人種主義の思想が知識人たちの心をとらえるようになった。その場合、優秀な人間を増やすことを積極的（positiv）優生といい、劣等な人間を減らすことを消極的（negativ）優生という。これら二つを含めた優生学（Eugenik）は当時のドイツではRassenhygiene（直訳すれば人種衛生学であるが、日本では民族衛生学と訳されることが多い）と呼ばれ、二十世紀前半には流行科学として大いにもてはやされた。

ドイツの優生学者として最初に有名になった人物は医師アルフレート・プレッツ（一八六〇～一九四〇）である。[2]Rassenhygiene（民族衛生学）という用語は彼の造語である。彼は一九〇四年に優生学の専門雑誌『民族・社会生物学雑誌』（Archiv für Rassen- und Gesellschaftsbiologie）を創刊し、[3] その翌年にはドイツ民族衛生学会（Deutsche Gesellschaft für Rassenhygiene）を創設し、優生学と優生思想の普及に活躍した。彼は一九一二年にロンドンで開催された国際優生学大会にも参加した。国際的な交流を通じてドイツの優生学者たちは外国、特にアメリカからの影響を受けることになった。また、オーストリアの外交官としてアメリカに赴任したゲーツァ・フォン・ホフマンの一九一三年の著書『北アメリカ合衆国における民族衛生学』[4] から、ドイツの優生学者たちはアメリカの優生運動について多くの情報を得ることができた。

2　優生学の時代背景としての社会問題

ところで優生学が普及するようになった時代背景として、資本主義の発展がもたらす社会問題の深刻化について触れておかねばならない。ドイツは十九世紀半ば以降、急速な資本主義的工業化の時代を迎えていた。それに伴って労働者や農民の劣悪な労働条件、貧困、不衛生や疾病、住宅難、孤児、売春などの社会問題が民衆を苦しめるようになった。

一八七一年にオットー・フォン・ビスマルクの主導の下に、プロイセンを中心として諸領邦を結合した連邦国家のドイツ帝国が建国された。宰相ビスマルクは一八七八年に社会主義者鎮圧法を制定させて社会主義運動を弾圧する一方で、一八八〇年代には当時の世界で最も先進的な社会保険立法を実現した。民間においてもキリスト教会によって支援されたプロテスタント系の福祉活動である《内国伝道》（Innere Mission; Diakonie）やカトリック系の福祉活動である《カリタス》（Caritas）、さらには非宗教系の福祉事業が大きく展開されるようになった。

第一次世界大戦後のヴァイマル共和国の時代（一九一八〜一九三三年）のドイツにおいては、新設の労働省は、カトリック社会教説の《補完性原理》（Subsidiaritätsprinzip —— 民間の団体に最大限の自由な活動を委ね、足りない部分を国家が補助する）の影響を受けて、公共的性格の民間福祉事業に大きな公的財政援助を与えるようになった。一九二二年には連邦青少年福祉法など様々な社会立法が整備され、民間の福祉団体に大規模な国家補助が開始された。それは、一方では民間の福祉事業に大きな発展のチャンスを与えるとともに、他方では福祉団体予算の国家補助への依存度を高め、福祉分野への国家の介入にも道を開くことになった。

こうして福祉国家への道が整備されるとともに、国家財政に占める福祉や医療の支出の割合も増大した。やがて順調な経済状態が行き詰まりに達すると、国家は深刻な財政難に陥ることになる。帝国主義時代に付き物の戦争や軍事予算の増大もまた、こうした困難を倍加させることになった。そこで、深刻化する社会問題の解決方法として注目されはじめたのが、優生学であった。

３　消極的優生の手段としての断種の発見

優生学者たちは、まず優秀な人間の増殖を図るために宣伝活動を推進したが、それほどの効果が見えてこない状態の中で、むしろ彼らが劣った人間とみなしている種類の人々、つまり障害者や精神病患者などが急速に増加していると判断し、これを阻止するために消極的優生の手段として断種を重視するようになった。しかも断種の採用を本人の自由意思に任せておくだけでは、その普及は望めないと考え、強制断種の立法化を目指すようになった。そうすることによって効果的に遺伝性疾患の患者の増殖を阻止することができ、その結果、医療費や福祉予算が節約できるというわけである。

ところで断種（Sterilisierung; Sterilisation; Unfruchtbarmachung; Vasektomie）とは、男子の精管ないし女子の卵管を切断または結紮し（まれに生殖腺にエックス線を照射し）、精子と卵子の受精を不可能にする処置である。これによって性欲（性交能力）は消滅しないが、患者が死亡する場合もある。断種とまちがえやすい去勢（Kastration; castration）とは、生殖腺（男子の精巣＝睾丸、女子の卵巣）を除去する処置であって、その結果、性交能力は失われる。

さて、世界で初めての断種立法はアメリカで行われた。すなわち一九〇七年、インディアナ州では州立施設に入所している「犯罪者、白痴および精神薄弱者」の強制断種を規定した法律が制定され、一九一一年までに「その大部分は犯罪分子」である八七三人の男子が断種された[5]。アメリカではそれ以外の州でも断種法が制定され、その数は三〇州に近くなった。

ドイツでもアメリカの断種法にならって立法化を主張する人々が登場した。すでに一八八九年、医療参事官パウル・ネッケは道徳的堕落者の断種を主張し、一九〇三年、エルンスト・リューディンはアルコール依存症患者の断種を主張している[6]。断種政策を採用する大きな理由として挙げられたのは、経済的理由である。例えば一九一二年のオットー・ユリウスブルガーの主張によれば、「療養所、刑務所、特別教育施設、精神病院における犯罪者や精神病者のためにいかに莫大な費用が注ぎ込まれているかを、考えてみればよい。それは、常に増加する反社会的分子の群れを収容するためにますます新たな施設の建設が必要となっていることからも、わかるとおりだ[7]」というわけである。彼は、一九二八年以降スイスの二つの州で採用されているような、本人の自由意思に基づく断種の方式を拒否し、むしろ強制的措置を提言していた。しかし当時、第一次世界大戦以前にはまだまだ断種に対する拒絶反応が民衆の間に存在していたから、多くの優生学者には近い将来の断種の法制化は無理であろうと思われた。

ところが第一次世界大戦におけるドイツの敗北は優生学の問題をめぐる時代の雰囲気を大きく変えることになった。敗戦に伴う経済的・社会的窮状に打ちのめされた人々、そうした状況を深刻に受けとめた知識人は、一見無駄遣いのように見える福祉施設や更生施設への公的出費に難色を示し始めた。法学者のカール・ビンディングと精神医学者アルフレート・ホーへの共著『生きるに値しない生命の抹殺の解除』(8)（初版一九二〇年）は、当時白痴と呼ばれた重度の知的障害者を「生きるに値しない生命」（lebensunwertes Leben）と名付けて、法学、医学および経済的節約の視点からこうした人々の殺害を殺人罪に当たらないことにしよう、と提言し、知識人たちの間に賛否両論を含めて少なからぬ反響を呼び起こしていた。この書物は優生学の書物とはみなされなかったが、その後の断種運動、ナチス・ドイツによる断種の立法化、秘密の障害者安楽死作戦への道を備えた学問的先駆けとして位置付けることができるだろう。

4　ベータース医師の断種法制定運動

第一次世界大戦後のヴァイマル共和国の時代のドイツにおいて、一般社会の人々に断種の効用を宣伝した代表的人物はザクセン州ツヴィカウの郡医師グスタフ・エミール・ベータース（Gustav Emil Boeters）である。ベータースは一九二三年、「劣等者」の断種に関する法律案をザクセン州政府に送付し、新聞にも公表した。さらにドイツの中央政府の共和国保健庁へも「精神的劣等者の断種」を促す自己の新聞記事を送り、立法化を働きかけた。同年十二月三日の彼の政府あて書簡は次のように述べている。

「これまで二〇年以上にわたって私は民族衛生学の分野で実践を重ねてきた。すなわちこの領域で良い遺伝子を持つ人種仲間をできるだけ増加させようという努力を怠らなかった。しかしだんだんと私は、今日の状況ではこうした活動は無駄骨であると信じるようになった。むしろ今では、悪質遺伝子を有する子孫の増殖を減らすという分野での活動の方が、はるかに容易で多くの成果が約束されているように思われる。

私は実際の民族衛生学上の努力を自己の公職の領域であえて行動に移したドイツ最初の医官である。わがツヴィカウでは断種手術が精神的劣等者などに対して——上級および最上級官庁の監督下で——着手されている。

断種手術の必要性は、白痴の人以外にとっては誰の目にも明らかであるのに……多くの場合、両親などから許可が決して得られない。そこで私は法律上の強制の導入を切望する」。

もちろんベータースも「あらゆる勢力」、特にカトリック教会がこうした見解に反対していることは認めざるを得なかった。(9) それに対して彼は次のような期待を吐露している。

「しかしそうした反対意見はやがて克服されるか、無視されねばならない。経済的窮状は、まさに一人の《人種的独裁者》(Rassendiktator) の登場を要請している。もし可能なら戦時下の《将軍司令官たち》による随意の処理権限によって軍事的独裁の方式を用いれば、私の提案はよりすみやかな立法化が可能になるのではなかろうか(10)〔!〕」。

まもなくベータースは、「精神的劣等者」や「生まれつきの犯罪者」などはそもそもこの世に存在しない方がよいという結論にまで突き進んだ。「生きるに値しない生命の抹殺という問題が解決されない限り」、われわれは「生きるに値しない生命の〔出現の〕阻止」に甘んじなければならないというわけである。(11) その一〇年後、彼が待望した《人種的独裁者》がアドルフ・ヒトラーという名で登場すると、彼の夢は実現への道を直進することになる。

さて、こうしたベータースの執拗な働きかけに対して当時のヴァイマル共和国保健庁は応答しなかった。そこで彼は共和国政府とザクセン州政府に対して「生きるに値しない生命の手術措置による予防」に関する法律案を送付した。「ザクセン法」と呼ばれたその法律案の内容（一九二五年十月十八日のもの）は次のとおりである。

一、生まれつきの盲、生まれつきの聾唖、癲癇または白痴のゆえに普通の小学校の授業に参加することができないと認められた子供は、できるだけ早く生殖能力を除去する手術を受けなければならない。内分泌に必要な腺および器官は維持される（断種）。

二、公立・私立の施設で介護されている精神病者・精神薄弱者・癲癇・先天性盲人・先天性聾唖者および道徳的放縦者は、出所または休暇の前に断種される。

三、精神病者、精神薄弱者、癲癇患者、先天性盲・聾唖者は、断種が成功してのち、はじめて結婚を許可される。

四、父親不明の子を幾度も出産した女子はその精神状態を検査される。遺伝的劣等性が明らかとなった場合は、断種されるか、または生殖能力がなくなるまで閉鎖施設で保護される。

五、遺伝的劣等性を疑いえない受刑者は、自発的意思により断種手術を受けて後、自らの申請により、刑の一部を免除される。（以下略）

これに付けられた実施規定によると、「アルコール依存症、モルヒネ・コカイン中毒、改善の見込みなき労働忌避ならびに浮浪者、ジプシーも遺伝的劣等性ありとの推定を受ける」ことになった。[12]

共和国保健庁はベータースの働きかけに対して、結局、必要最小限の消極的拒否の応答で対応した。それは、断種を立法化すれば一定の利点が財政上存在するかもしれないが、法制化に必要な科学的根拠がまだ与えられていないし、社会の混乱状況が続いている中でこの問題での法律案を持ち出すことは控えた方がよいといった理由であり、それゆえ法制化は試みられなかった[13]。

5　プロイセン断種法案

しかし、一九二九年十一月にアメリカのニューヨークで起こった株式大暴落から始まる世界恐慌は敗戦国ドイツに最も深刻な影響を与え、その政治、経済、社会は危機的な状況に陥った。そうした状況に促されて断種の法制化を現実的課題とし取り上げたのが、ドイツ最大の州であるプロイセン州であった。一九三二年七月に開催されたプロイセン州保健審議会には、のちにヒトラー暗殺計画に加わった牧師ディートリヒ・ボンヘッファーの父で精神医学者のカール・ボンヘッファー（ベルリン大学医学部教授）も委員として含まれていたが、この審議会は次のような原則を採択した。

一、優生学の推進、子を持つ家庭に対する優生学的啓発の強化、並びにこの領域を学校教育の中に取り入れること。

二、遺伝性障害を持つ者の継続的な「人間にふさわしい」世話。その場合、「生きるに値しない生命の殺害または遺棄は論外である」。強制断種の拒否。それと同時に「自発的な優生断種」に関する法律の制定を求める。

三、遺伝的に健康な家族の育成[14]。

こうした原則を踏まえて作成された一九三二年七月のプロイセン断種法案は、任意断種のみを規定しており、強制断種は採用されなかった。最終的には審議未了で廃案となったのであるが、この法案には次のような内容が盛られていた[15]。

第一条　遺伝性精神病、遺伝性精神薄弱、遺伝性癲癇または他の遺伝性疾患に罹っているか、疾患の遺伝原基を保有する者は、本人が同意し、医学の学説上高い確率で子孫に重い身体的または精神的遺伝疾患が予測される場合には、断種手術を受けることができる。

同意の前に断種の結果について啓発が行われなければならない。

法定代理人を持つ者の断種または介護者を持つ者の断種に際しては、法定代理人または介護者の同意をも必要とする。

第二条　断種は第四条に掲げる委員会の承認を得てのみ許可される。承認の裁定を申請できる者は次のとおりである。

一、第一条の第一文、第三文でその同意が必要とされている者。彼らのいずれもが独立して申請する権利を有する。

二、開業医もしくは公立病院医師。

三、病院、療養所、養育施設の収容者および刑務所の受刑者にあっては、施設長。

四、福祉団体の長。

第四条　断種の実施を判定する委員会は州の最高官庁によって任命される。委員会はドイツの医師免許をもつ二名の医師と一名の後見裁判所判事によって構成される。医師のうち少なくとも一名は人間遺伝学の有識者でなければならない。

……委員会の決定は多数決による。

このプロイセン断種法案に対する反響はどうであったか。ドイツの医師層は好意的反応を示した。プロテスタント系の《内国伝道》も留保付きで任意断種の法案に賛同した。他方、カトリック教会は、一九三〇年十二月三十一日の教皇ピウス十一世の回勅「カスティ・コンヌビイ」（Casti connubii 貞節な結婚）に沿って一切の断種や人工妊娠中絶を拒否し、断種法案に反対した。やがてヴァイマル共和国の末期現象の中で、一九三二年七月二十日のプロイセン・クーデタによって共和国首相フランツ・フォン・パーペンがプロイセン州首相代行のオットー・ブラウンを罷免し、州政府の権限を掌握した。さらに一九三三年一月三十日のヒトラー政権成立以降、まもなく均制化（Gleichschaltung）の措置によって諸州の権限は中央政府に移されてしまった。しかもナチス政府は強制断種を含む新たな断種法をもくろんでいた。こうしてプロイセン断種法案は採決にかけられることなく、あっけない終幕を迎えることになったのである。[16]

しかし、財政上の理由から泥縄式に作成されたこのプロイセン断種法案が切り開いた道の不吉なゆくえを予言するかのように、一九三三年当時、カトリックの司牧医師アルバート・ニーダーマイヤーは福祉雑誌『司牧』（Seelsorge 魂の配慮）に次のように書き残している。「人々は任意断種でストップし続けるのでは済まなくなるであろう。人々は必然的に強制断種に到達するであろう。しかしそこでもとどまり続けることができなくなるであろう。分かち難い必然性によって人々は優生的指標による胎児の殺害をも主張するようになるだろう。ひとたび断種を始めれば、《生きるに値しない生命の抹殺》に対してもはや有効に反論をなしえなくなる。優生学の様々な根絶措置は一つのイデオロギー的統一体を形成している」[17]。この予言はナチスの政権掌握によって実現されることになる。

6　ヒトラーの優生学的人種思想

アドルフ・ヒトラー（一八八九〜一九四五）をはじめとするナチスの指導者たちがドイツ民族至上主義（北方人種崇拝）と生存競争における優勝劣敗の理念とに囚われていたことは、よく知られている。そうした意味でナチズムは社会ダーウィニズムの極限形態だったといえるだろう。第二次世界大戦末期の一九四四年六月二十二日、すでにドイツが敗戦に向かっていたこの時期になってさえ、ヒトラーは将校たちに向かってこう語っている。「自然の摂理は常に変わらず……淘汰の原理が自然を支配していること、強者が勝利者として生き残り、弱者が滅ぶことを、われわれに教えている。……〔自然は〕特にいかなる場合にも、強者の存在を犠牲にしても弱者が支えられ、守られるべきだというようなヒューマニズムを知らない。……弱さは有罪の宣告理由である[18]」。

ヒトラーの考えによれば、世界で最も優秀な人種は北方人種（ゲルマンないしアーリア種）である。そして基本的にはこの人種によって構成されたドイツ民族こそは、世界を指導し、支配する資格を持つ。そこでドイツ民族が他民族との生存競争に勝ち抜くためには、ドイツ民族を人種的に浄化する（特にユダヤ人を排除する）とともに、ドイツ民族自身の中の劣等な要素、低価値の人間を除去していき、ドイツ民族の人種的「品種改良」（Aufartung）を図らねばならない。「人種汚濁の時代に自国の最善の人種的要素の育成に貢献した国家は、いつの日か地上の支配者となるに違いない[19]」。

ドイツ民族自身の品種改良の第一歩はドイツ民族の中に強健な子供を増やし、逆に劣等な子供を産ませないようにすることである。そこでヒトラーは政権掌握の一〇年前、一九二三年のミュンヘン一揆に失敗して逮捕された獄中で、著書『わが闘争』（Mein Kampf）の執筆に取りかかり、出獄後の一九二五／二六年に出版した。彼はその中で「健全な精神は健全な肉体にのみ宿りうる[20]」と力説して、次のように書いている。

「民族主義国家は人種を一般生活の中心に置かなければならない。民族主義国家は人種の純粋保持のために努力しなければならない。……ただ健康な者だけが子供を産むべきであって、自分が病身で欠陥があるにもかかわらず子供を作ることは、ただ恥辱であり、むしろ子供を産むことを断念することが、最高の名誉である。……しかし反対に健全な子供を産まない国民は、非難されねばならない。その場合国家は、幾千年もの未来の保護者として考えられねばならず、この未来に対しては個人の希望や我欲などは何でもないと考え、犠牲にしなければならない。国家はかかる認識を実行するために最新の医学的手段を用いるべきである。国家は、明らかに何らかの病気を持つ者や悪質の遺伝のある者や、さらに負担となる者は、生殖不能と宣告し、そしてこれを実際に実行すべきである」[21]。

遺伝病とみなされた男女に不妊手術＝断種を施し、さらには人工妊娠中絶をも強制する遺伝病子孫予防法の制定は、こうしたヒトラーの思考＝優生学的人種主義（eugenic racism）を実現に移す最初の企てであったといえよう。ここでの抹殺の対象となったのは、生命を作り出す生殖細胞であり、胎児であった。

7　ナチス断種法＝遺伝病子孫予防法の制定

ヒトラーが一九二〇年代半ばに獄中で『わが闘争』を執筆した際に参考にした書物の一つは、エルヴィン・バウル／オイゲン・フィッシャー／フリッツ・レンツ共著の『人間遺伝学と民族衛生学』の改訂第二版[22]であったという。それを聞いた共著者の一人レンツは、一九三一年の『民族・社会生物学雑誌』においてヒトラーを称賛して、「彼は民族衛生学の本質的思想とその意義を大きな精神的感受性とエネルギーで習得した」[23]と記している。「ヒトラーは民族衛生を政策全体の中心的課題と認め、そのために全力を投入しようとしている実際的影響力を持つ第一の政治家である」とすれば、何百万人もの支持者を持つ「ナチス運動から有効な民族衛生の貫徹のための偉大な事業」[24]が打ち出されることだろう。こうした期待をヒトラーとその運動に抱いた民族衛生学者レンツが、ナチスの政権掌握後に断種法の作成に中心的役割を演じたのは、言うまでもない。

ナチス断種法制定の準備のために内務大臣ヴィルヘルム・フリックは一九三三年六月二日、人口・人種専門家会議を招集した。そこに招聘された委員たちは人種学者ハンス・F・K・ギュンター（当時、ナチスによって創設されたイェーナ大学社会人類学教授）、優生学者で医師のアルフレート・プレッツ、精神医学者エルンスト・リューディン（ミュンヘンのカイザー・ヴィルヘルム精神医学研究所長）、ドイツ農民全国指導者ヴァルター・ダレ、ナチス医師連盟会長ゲルハルト・ヴァーグナー、大工業家フリッツ・ティッセン、ナチス親衛隊全国指導者ハインリヒ・ヒムラー、それにフリッツ・レンツ（ミュンヘン大学民族衛生学教授を経てベルリン大学教授）らであった。この会議の開会に当たり内相フリックはあいさつの中で、「われわれは、遺伝的に健康な子孫の数を増やすために、まず非社会的分子、劣等者および絶望状態の病人のための出費を減らし、重い遺伝性障害者の増殖を阻止する義務を負っている」[25]と述べ、新政府が民族衛生政策を推進することを力説した。これに感激したプレッツは、ナチ政権の登場によってついに「民族生物学的革命の時代」が開幕したとして、次のようにコメントしている。「われわれの運動が啓発と実践の点で遅々とした歩みをしていた初期の頃を思い出すなら、私がドイツにおける民族衛生学の最初の開拓者の一人として高貴な喜びと内なる希望を持って祖国のためにその誇らしい草創期の舞台劇を追求してきたことを、理解してもらえるだろう。ドイツ民族衛生学の運命と第三帝国（ナチス・ドイツ）の運命とドイツ民族の運命は末永く互いに固く結びあわされ続けるであろう」[26]。

一九三三年七月十四日、ヒトラー内閣は「遺伝病子孫予防法」（Gesetz zur Verhütung erbkranken Nachwuchses）を制定し、翌年一月一日から施行した[27]。ナチス政権は一九三三年三月二十四日、脅迫によって国会で全権委任法を採択させ、立法権は国会から内閣に委譲されていたから、ヴァイマル共和国の時代にはあれほど困難だった断種の法制化も容易に可能となったのである。遺伝病子孫予防法は、プロイセン断種法案において許容された任意断種だけでなく、強制断種をも規定していた。さらに一九三五年六月二十六日の改訂・追加によって人工妊娠中絶と異常性欲者の去勢とが合法化されることになった。この法律の対象となった疾患は、当時、遺伝性のものとみなされていた先天性精神薄弱（知的障害）、精神分裂病（統合失調症）、躁鬱病、癲癇、ハンチントン病、盲・聾・唖、重度奇形（身体障害）、重度アルコール依存症、そしてのちに異常性欲亢進症であった。

それでは、このいわゆるナチス断種法の立法理由はどのようなものであったろうか。当時のヒトラー内閣による立法理由書は次のように述べている。

「国民的決起〔ナチスの政権掌握〕の時以来、公共社会は人口政策問題および持続的に進行する出産現象について徐々に真剣に考慮するようになった。

実に国民人口の減少のみならず、ますます顕著になりつつあるわが国民の遺伝質の問題は深刻な考慮を必要とする。遺伝的に健康な家族は一子または無子の状態に移りつつある一方、無数の低価値者および遺伝的負因者は何の抑制もなく増殖し、その病的・非社会的子孫は国民全体の負担となっている。

健康なドイツ人の家族、特に教養ある階級が平均わずか二児を持つにすぎないのに対して、精神薄弱者および他の遺伝的低価値者は平均一夫婦につき三～四人の出産率を示している。かかる状態においては一国民の構成は一代一代変化し、結局三代で価値の高い階級は低格な階級によって完全に圧倒される。このことは価値高き階級の絶滅を意味し、もって至高の諸価値は重大な危機に直面する。これはまさにわが民族の運命を左右する問題である。

さらに精神薄弱者、補助学校生徒、精神病者、非社会的人間などに対し年年莫大な金額が支出され、それは、将来子供を生みだす家族からあらゆる種類の税金として取り立てられる。保護に要する費用の負担は、その金を労働によって調達せねばならぬ人々にとっては、すでにいかなる状態においても絶望的な状態にまで到達した。

数十年来、ドイツおよび他の諸国の遺伝学者は声を大にして、高価な遺伝質を今後ますます喪失することはすべての文化民族の重大な変質を招くに違いない、と警告している。しかして今日、ドイツ国民の広い層より、遺伝病子孫予防法を制定し、生物学的に低価値の遺伝質を除去せしめようとする要望が起こった。断種は徐々に民族体を浄化し、病的遺伝素質の淘汰に役立つものである。
断種は精神病および重い遺伝病の遺伝を防止する唯一の確実な方法であるから、それは将来の世代のために隣人愛より出た行為として、また用意周到な行為とみなされねばならない。従って遺伝病子孫予防法は該当する遺伝病者の家族にとっては真に社会的な行為なのである……」[28]。

ここには、まず第一に、価値の低い人間（Minderwertigen）の出生を防止し、民族体を浄化する（den Volkskörper zu reinigen）という優生学的人種主義の主張と、第二に、社会的負担の節約という経済的な理由が押し出されるとともに、断種が本人にとって「隣人愛」（Nächstenliebe）の発露であり、家族にとっては社会に貢献する行為であるというように、ドイツ人の多くに受け入れられやすいキリスト教的用語と名誉心が利用されていた。

この法律の第一次施行令（一九三三年十二月五日）第一条によれば、断種とは「睾丸または卵巣を除去することなく、精管または卵管を変位させて不通にし、または切除する」ことであり、また第五次施行令（一九三六年二月二十五日）には断種方法として外科手術だけでなく、放射線（レントゲン、ラジウム）照射の処置も加えられた[29]。

さらに一九三五年六月二十六日の法律改訂によって、断種の決定を受けた女性の同意（承諾）による妊娠中絶の規定と異常性欲犯罪者の同意（承諾）による去勢の規定とが追加された[30]。

ただし、カトリック教会からの強い要請に譲歩して、第一次施行令の第一条により、次の場合には断種を実施しないこととされた。①高齢、②隔離された施設への収容、③満十歳未満。

さて、遺伝病子孫予防法の第一条（1）は断種の理由を総論的に掲げ、（2）は断種の対象となる疾患を列挙している[31]。

「第一条（1）一定の遺伝性疾患を患う者は、医学上、その子孫に重い肉体的または精神的欠陥を与えるおそれが大であると認められる場合には、外科的手術により、生殖不能（断種）となすことができる。

（2）本法において遺伝病者とは次の各号の一つを患う者をいう。

一　先天性精神薄弱（angeborener Schwachsinn）

二　精神分裂病（統合失調症 Schizophrenie）

三　回帰性（躁鬱）精神病（zirkuläres〈manisch-depressives〉Irresein）

四　遺伝性癲癇（erbliche Fallsucht）

五　遺伝性舞踏病（erbliche Veitstanz. ハンチントン病 Huntingtonsche Chorea）

六　遺伝性盲（erbliche Blindheit）

七　遺伝性聾（erbliche Taubheit）

八　重度の遺伝性奇形（schwere erbliche körperliche Missbildung）

（3）そのほか強度のアルコール依存症（Alkoholismus）も生殖不能となすことができる」。

断種の申請権者としては、本人または法定代理人のみならず（第三条）、医官（官吏たる医師）、病院長、施設長、刑務所長もまた患者ないし入所者の断種を申請することができるとされた（第三条）。これは、患者本人の意思を無視して他者の申請によって本人の断種が強制されうること（強制断種）を示すものであった。また断種の決定は遺伝健康裁判所（Erbgesundheitsgericht）によって行われるものとされたが（第五条）、その裁判所の構成員は地区裁判所判事一名（裁判長）、医官一名、遺伝健康学つまり優生学の専門家一名の合計三名にすぎない（第六条）ところからして、この組織は形式的には裁判所であっても実質的には委員会に他ならなかった。この裁判所の上級審として上級遺伝健康裁判所（終審）が置かれたが、その構造も遺伝健康裁判所に類似していた（第一〇条)。

この遺伝病子孫予防法によって一九三四年から一九四五年までのナチスの時代に約三〇万人以上の人々が断種されていった。これは当時のドイツ人口全体の約〇・五パーセント、ほぼ二〇〇人に一人の割合となる。その多くは一九三四年から一九三九年に集中しているが、それ以降もナチスの断種政策の実施が中止されたわけではない。[32]一九三九年以降に断種件数が激減するのは、子供および大人の患者・障害者に対する《安楽死作戦》が開始されたからである。すなわちナチス国家の優生政策の重点が患者・障害者の生殖能力の破壊から彼ら自身の存在そのものの抹殺に移行したのであった。一説によれば、一九三四〜一九四五年の間に約四〇万人が断種されたとも推定されている。断種犠牲者の男女比は半分ずつであったが、断種によって死亡した人の九〇パーセントは女性であった。[33]断種法を持った多くの国々の中で断種犠牲者の数が桁はずれに多かったのが、このナチス・ドイツであった。

断種法は二十世紀の初めにアメリカの諸州にはじまり、ヨーロッパに波及し、やがて日本でも断種立法の必要性が声高に議論されるようになった。当時、同じようなファシズム体制への道を突き進んでいた日本の優生学者や優生思想家たちは、ナチズムにおける断種法の成立に強い印象を受け、それを参考にして日本でも断種法を制定しようと奮闘したのである。

二　日本における断種法＝国民優生法の成立

1　国民優生法の立法理由――人種的優生思想――

日本においてもすでに明治時代から優生学が知識人の間に受け入れられ始めていたが、特に一九三〇年代になるとナチス断種法についての情報の流入に刺激されて、断種の立法化を主張する人々が多くなってきた。そうした状況について、一九四一年に『断種法』を著した藤本直は次のように記している。

「我が国で断種法制定の必要が説かれ出したのもそう新しいことではない。然し乍ら……俄かに重大問題として世人の注意を引き初めたのは、何といっても此処二、三年のことである。殊にドイツ国が一九三四年一月一日から断種法を実施して、一ヵ年の内に六万人近くを断種し、而かもその結果が頗る良好だとの報が、我が国人の耳目を欹てしめる好箇の刺激となったことは否まれない。多面、昭和十一年〔一九三六年〕の十一月には我が国とドイツとの間に防共協定が結ばれ、両国は頓に友好関係を増したのであるが、此の事はドイツが目下前記の如く断種法実施に力を入れている関係から、我が国の断種運動に拍車をかけることになったとも見られ得るであろう(34)」。

このように記した藤本自身、かつては断種法の成立は日本ではまだまだ先のことだろうと予想していたが、意外にもナチスの断種法制定の七年後の一九四〇年五月一日に国民優生法が制定され、翌年の七月一日から施行されることになった。

国民優生法の目的は第一条に記されている。すなわち「本法ハ悪質ナル遺伝性疾患ノ素質ヲ有スル者ノ増加ヲ防遏スルト共ニ健全ナル素質ヲ有スル者ノ増加ヲ図リ以テ国民素質ノ向上ヲ期スルコトヲ目的トス[35]」。要するにこの法律のねらいは悪質とみなされた遺伝病患者の増加を阻止することであった。その手段として採用されたのが断種であって、それは「優生手術」と名付けられている。従ってこの法律の実体は、ナチス断種法の正式名称と同様の、一種の遺伝病子孫予防法に他ならなかったのである。この国民優生法案の提出理由を当時の厚生大臣吉田茂（戦後の首相とは別人）は次のように説明している。

「国民優生法案ノ目的ト致シマスル所ハ、国民素質ノ向上ヲ図リマシテ、之ニ依ッテ国家将来ノ発展ヲ期セントスルニアルノデアリマシテ、此ノ目的ヲ達成致シマスル為ニ、一面ニ於テハ、悪質ナル遺伝性疾患ノ素質ヲ有スル国民ノ増加ヲ防遏致シマスルト共ニ、健全ナル国民ノ増加ヲ図ラントスルモノデアリマス。

元来我ガ国民素質ノ優秀デアリマスルコトハ、光輝アル二千六百年ノ歴史ノ如実ニ示ス所デアリマスガ、現下ノ時局ニ際会致シマシテ、興亜ノ大業ヲ完成シ、将来愈々其ノ発展ヲ期センガ為ニハ、我ガ国民ノ優秀性ヲ維持スルハ固ヨリ、益々是ガ増強ニ努ムルコトハ、今日喫緊ノ要務ト存ズルノデアリマス。

我ガ国民体力ノ現状ヲ見マスルニ、近年其ノ低下ノ傾向ヲ見受ケラレルノデアリマシテ、其ノ素質モ亦自然ニ之ヲ放置シテ置キマスルトキハ、次第ニ低下スルノデハナイカト懸念セラルルノデアリマス。而シテ国民体力ノ向上ヲ期シマスガ為ニハ、単ニ環境ノ改善ニ依リマスル後天的素質ノ向上ヲ図ルニ止マラズ、更ニ進ンデ根本的ニ国民ノ先天的素質ノ向上ヲモ期スルコトガ肝要デアルト存ズルノデアリマス。今我ガ国民ノ先天的素質ニツキマシテ検討ヲ加ヘテ見マスルニ、不健全ナル素質、殊ニ悪質ナル遺伝性疾患ノ素質ヲ有スル向ガ、漸次増加スル傾向ガ見エルノデアリマス。是等ノ遺伝性悪疾ガ遺伝ヲ致シマシテ、子孫ニ其ノ発病ヲ見マスルコトハ、啻ニ患者又ハ患者ヲ有スル家族ノ悲惨ナル苦悩トナルノミナラズ、之ヲ国家的ニ見マシテモ、斯ノ如キ悪疾ナル素質ガ遺伝シテ行キマスナラバ、将来ノ国家発展ノ上ニ、洵ニ憂慮スベキ事態ガ齎サレルコトニ相成ラウカト存ズルノデアリマス。……

本法案ニ於キマシテハ、悪質ナル遺伝子疾患ノ素質ヲ有スル者ハ、綿密ナル審査ヲ受ケマシタル後ニ、必要ト認メラルル時ニハ、優生手術、即チ生殖ヲ不能ナラシムル手術ヲ受ケ得ルコトヲ認メタノデアリマシテ、之ニ依ッテ悪性ノ遺伝的素質ガ、将来ノ国民ノ中ニ増加スルコトヲ防止セントスルモノデアリマス。尚ホ是ト関連致シマシテ、避妊手術又ハ妊娠中絶等ノ如キ行為ノ濫用セラレマスルコトヲ厳重ニ取締リ、以テ健全ナル素質ヲ有スル国民ノ人為的ノ減少ヲ致シマスル原因ヲ除キ、人口増加ニモ資セントスルノデアリマス。……」(36)。

これを前述のナチス断種法の立法理由と比べてみると、ナチスの場合に挙げられている理由のうち、経済的理由、つまり遺伝病患者の増加による財政負担を軽減するためといったことは、日本の国民優生法の場合には全く触れられていない。しかし、もう一つの根本的な理由、つまり、このまま放っておくと遺伝病患者が増加し、民族の退化と国家の弱体化をもたらすにちがいないという危機意識は、ナチス・ドイツと軍国日本に共通であった。こうした民族国家の衰亡を阻止し、国民の素質向上＝品種改良と国家発展を図るという民族的ないし人種的優生思想は、ナチス断種法と国民優生法とに共通の要素だったのである。当時の厚生省予防局が発行した『国民優生法釈義』（一九四一年三月）は、「最近ナチス政権が確立されてから、ドイツ民族国家の信念が国是の根本となり、総べての政策に民族衛生が加味され、健全優秀なドイツ人の増殖を第一の目標として掲げて居る(37)」としてドイツの動向を紹介している。「ヒットラー出づるに及び極力民族の純潔と発展を説き全力を尽して其の向上に努め漸くその効果を示し初めた(38)」。ここには、まさに遺伝病子孫予防法を手始めとするナチス流の優生政策を日本も取り入れるならば、日本もそのような効果を上げることができるのだという期待が表明されていた。この『国民優生法釈義』は同法の究極目標を次のように締めくくっている。

「根本は国民の国家に対する責務の自覚に在る。優秀健全なる多数の子女を養育し優秀なる次代国民として、我等現代国民の完遂し得ざりし大使命を将来に達成せしめ、以て肇国の大理想を八紘に光被せんとする国民精神の発揚に存するのである。国民優生は国家永遠の対策である。国家の優生方策と国民の優生に対する認識とこの二者の確立によって初めて真に国民優生が実現せられ愈々光輝ある皇国の将来が期待せられる。現下新東亜建設の聖業遂行に当って我日本民族が真に国民優生に目覚めて精進した暁にこそ今日にも増して日本民族が世界に誇り得る精神力身体力を有する光栄ある国民となることを確信するものである[39]」。

2 断種の対象となる病気

それでは国民優生法において断種（同法の用語では優生手術）の対象となる病気は、どのようなものであろうか。その第三条には次のような疾患が記されている[40]。

1 遺伝性精神病
2 遺伝性精神薄弱
3 強度且悪質ナル遺伝性病的性格
4 強度且悪質ナル遺伝性身体疾患
5 強度ナル遺伝性奇形

これを前述のナチス断種法の第一条に掲げられた遺伝病と比較すると、確かに遺伝病子孫予防法の例示する病名の方が具体的・個別的であるのに対して、日本の国民優生法は一般的で概括的な病名を掲げているにすぎない。しかし実質的には、国民優生法の規定は、ナチス断種法が列記する病気のすべてを含んでいるものとみてよいであろう。ここにも国民優生法へのナチス断種法の影響をうかがい知ることができよう。なおナチス断種法では強度のアルコール依存症も断種の対象とされたが、これは国民優生法の中には取り入れられなかった。[41]

3　断種の手続き

国民優生法によれば、断種の申請が本人からなされると、地方長官はまず地方優生審査会に意見を求めなければならない。そのうえで断種の決定がなされる（第八条）。これに不服のある場合は、二十九日以内に厚生大臣にその申し立てをすることができる（第九条）。厚生大臣は、その申し立てに対する決定を下す前に中央優生審査会に意見を求めなければならない（第一〇条）。こうした国民優生法における断種の手続きは、ナチス断種法における第五条以下の遺伝健康裁判所の規定を参考にしたものといえるであろう。この点でも二つの法律は共通している。

4　ナチス断種法との相違点

ナチス断種法が強制断種を導入していたのと同様に、国民優生法もまたその第六条で強制断種を規定していた。すなわち「前条〔第五条〕ノ規定ニ依リ優生手術ノ申請ヲ為スコトヲ得ル者本人ノ疾患著シク悪質ナルトキ又ハ其ノ配偶者本人ト同一ノ疾患ニ罹レルモノナルトキ等其ノ疾患ノ遺伝ヲ防遏スルコトヲ公益上特ニ必要アリト認ムルトキハ同条ノ規定ニ依ル必要ナル同意ヲ得ルコト能ハザル場合ト雖モ其ノ理由ヲ付シテ優生手術ノ申請ヲ為スコトヲ得」として、精神病院、保健所の長または所定の医師に強制断種の申請を認めている。[42]しかし実際には強制断種の実施は凍結されたので、国民優生法の下では任意断種のみが行われた。これは二つの法律の実際面での大きな違いである。

さらに、ナチス断種法では、一九三五年五月二十六日の改訂・追加によって、人工妊娠中絶と異常性欲者に対する去勢とが合法化された。国民優生法ではこれと全く異なり、中絶や去勢は採用されなかった。特に中絶に関しては刑法第二一二条から二一六条までの堕胎罪が効力を持ち続けた。

5　断種の実施状況における日本とドイツの相違

このようにして日本の国民優生法はナチスの断種法の影響を受けて作られたわけであるが、両国における断種の実施状況は全く異なっていた。

まずナチス・ドイツでは遺伝病子孫予防法に基づいて約三〇万人以上の遺伝病患者・精神病患者・アルコール中毒者などに対して断種が強制された。これは健常者も含めたドイツの総人口の実にほぼ二〇〇人に一人の割合である。これら断種被害者の多くは、ナチス・ドイツにおいて《生きるに値しない生命》とみなされ、第二次世界大戦下（一九三九〜一九四五年）には秘密の内に遂行された《安楽死作戦》（Euthanasie-Aktion）の犠牲となった。その数は約二〇万人にのぼると推定されている。(43)

これに対して軍国日本においては、すでに一九三一年の満州事変以降、一九三七年の日中全面戦争への突入を経て、一九四一年から一九四五年までの太平洋戦争に至る約一五年間もの戦争状態もあって、兵士を増やすべく人口増加の必要が叫ばれ、そのために「産めよ殖やせよ」をスローガンとする多産が奨励された。その結果、国民優生法の下での断種の実施数は五三八人にとどまったのである。(44)

民族優生・人種優生の思想はナチス・ドイツと軍国日本とに共通して流行し、当時の日本もドイツにならって国民優生法を作ったのであるが、優生政策の実施状況は二つの国で大きく異なっていた。

やがて一九四五年、ドイツも日本も共に敗戦を迎え、ファシズム体制は終幕した。戦後のドイツではナチズムへの厳しい反省から優生思想や優生政策は退けられるようになった。遺伝病子孫予防法も廃止された。ところが戦後の民主日本では逆に優生政策が戦前よりも強化されるという現象が生じた。その法律面での表れが一九四八年制定の「優生保護法」であった。

むすび

十九世紀後半から二十世紀にかけては優生学、優生思想、優生政策が流行した時代である。そうした背景と土壌の中で欧米諸国において断種法が次々と制定されていった。特に一九三四年に施行されたナチス断種法＝遺伝病子孫予防法は日本にも決定的な影響を与え、ついに一九四〇年、国民優生法が成立した。この法律は任意断種のみを実施したが、この法律の立法理由、目的は、遺伝病患者の断種によって悪質遺伝病の増加を阻み、それによって全体としての民族退化を防ぎ、国民素質の向上を図り、国家の発展に資するというものであった。そこにはナチス断種法の立法理由とも共通する民族優生思想＝優生学的人種主義がうかがわれる。ただし、戦前、戦中には兵士補充のための人口増加の要請、つまり前述のように「産めよ殖やせよ」のスローガンもあって、断種の実施数は少なかった。

ところが戦後になると、人口急増にブレーキをかける要請も手伝って、日本の優生政策はかえって強化された。すなわち一九四八年に作られた優生保護法は、この法律の名称もさることながら、「不良の子孫の出生を防止」する（第一条）という公然たる優生思想を掲げて、知的障害者などに強制断種を実施し、中絶をも許容する法律であった。あわせてハンセン病患者への断種と中絶をも規定していた優生保護法は、「らい予防法」と同じく一九九六年まで存続したのである。こうした国家の優生政策の被害者に対しては、ドイツやスウェーデンでは謝罪や補償が行われたが、日本ではハンセン病患者の場合を除いて、そうした動きは見られない。

優生保護法は一九九六年に全面的に改訂され、優生思想を示す文言や強制断種関係の条文が削除され、名称も「母体保護法」と改称された。[45] しかし、ナチズムの中核的要素のひとつであった人種的優生思想は、今日の日本や世界においても消え去ったといえるであろうか。《優秀》な人間の出生や増加を希求し、逆に《劣等》な人間の誕生阻止や減少を図るために様々な技術と工夫を開発し、ひいては民族・国民・国家・家族の強化・繁栄・発展を目指すという思考様式は、二十一世紀の今も変わることなくわれわれの中に生き続けているのではなかろうか。とりわけ遺伝子診断、受精卵診断、出生前診断、クローン人間の誕生の試みなどに使われる技術が国家の優生政策に取り入れられるならば、民族衛生や優生学的人種主義は再び新たな装いを持って登場するかもしれないのである。人種主義的優生思想や優生政策はナチズムや国民優生法・優生保護法だけに現れた過去の遺物ではない。むしろそれは人間存在の根源に付着する永遠の難題ともいえる。それゆえにこそわれわれは歴史に学び、この問題に対する注意を怠ってはならないであろう。

ことわり

一、本章の中の〔……〕は、補足説明のために河島が挿入したものである。

二、本文ないし引用文の中には差別語に当たる言葉も使用されている。これは当時の時代状況をできるだけ正確に把握するためである。その点で読者のご理解をお願いする次第である。

注

（1）朝日新聞（福岡版）一九九七年九月十七日の記事「本人の同意なしの不妊手術——日本でも実態調べて」

（2）プレッツについての簡潔な紹介は、次の書物の Alfred Ploetz の項目を見よ。Ruth Clifford Engs, The Eugenics Movement: An Encyclopedia, Westport/London, Greenwood Press, 2005, p. 180f.

（3）Archiv für Rassen- und Gesellschafts-Biologie einschliesslich Rassen- und Gesellschafts-Hygiene（1904-1944）. この雑誌（以下、ARGB と略記）についての簡潔な紹介は、R. C. Engs, The Eugenics Movement, op. cit., p. 11f.

（4）Geza von Hoffmann, Die Rassenhygiene in den Vereinigten Staaten von Nordamerika, München, J. F. Lehmann 1913.

（5）Barbara Bromberger/Hans Mausbach/Klaus-Dieter Thomann, Medizin, Faschismus und Widerstand: Drei Beiträge, Köln, Pahl-Rugenstein 1985, S. 133.

（6）Ibid., S. 133.

（7）Otto Juliusburger, Zur Frage der Kastration und Sterilisation von Verbrechern und Geisteskranken, in: Deutsche Medizinische Monatsschrift, 1912, Nr. 9 (Sonderdruck), S. 6f.

（8）Karl Binding/Alfred Hoche, Die Freigabe der Vernichtung lebensunwerten Lebens, Leipzig 1920. 邦訳書＝カール・ビンディング／アルフレート・ホッヘ〔ホーヘ〕著、森下直樹・佐野誠訳『《生きるに値しない命》とは誰のことか』窓社、二〇〇一年。この書物についての批判的分析として、河島幸夫『戦争・ナチズム・教会——現代ドイツ福音主義教会史論』新教出版社、一九九三／九七年の第七章「《生きるに値せぬ生命》の抹殺構想とキリスト教会」特に二六四～二七六頁を参照。

（9）ドイツのカトリック、プロテスタントの両キリスト教会の断種問題に対する対応についてくわしくは、河島幸夫「ナチス優生政策とキリスト教会——遺伝病子孫予防法（断種法）への対応」山崎喜代子編『生命の倫理——その規範を動かすもの』九州大学出版会、二〇〇四年。のちに補訂して河島幸夫『ドイツ現代史とキリスト教——ナチズムから冷戦体制へ』新教出版社、二〇一一年の第四章（一二二～一五五頁）に収録。

（10）Brief von Boeters an das Reichsgesundheitsamt vom 3. 12. 1923, Bundesarchiv Koblenz R86/2371, zit. n. B. Bromberger u. a., Medizin, Faschismus und Widerstand, a. a. O., S. 136.

（11）Zeitung am Montag, Berlin 7. 2. 1925, zit. n. B. Bromberger u. a., a. a. O., S. 136.

（12）Lex Zwickau, BA Koblenz R86/2374, zit. n. B. Bromberger u. a., a. a. O., S. 137f.

(13) Vgl. B. Bromberger u. a., a. a. O., S. 138.

(14) A. Ostermann, Die Eugenik im Dienst der Volkswohlfahrt, in: Eugenik II, 1931/32, S. 242.

(15) Entwurf des Preussischen Landesgesundheitsrates für ein Sterilisierungsgesetz vom Juli 1932, in: Joachim Müller, Sterilisation und Gesetzgebung bis 1933, München 1985, S. 127f.（Anhang）

(16) プロイセン断種法案の終幕についてくわしくは、vgl., J. Müller, a. a. O., S. 101, 103, 105. なお、プロイセン断種法案に対するプロテスタント、カトリックの両キリスト教会の反応についてくわしくは、河島幸夫、前掲書『戦争・ナチズム・教会』二九三～二九七頁を参照。

(17) Albert Niedermeyer, Zum Entwurf eines Gesetzes über die Unfruchtbarmachung Minderwertiger, in: Seelsorge 11, 1933/34, S. 7（Soderdruck）.

(18) Helmut Krausnick, Judenverfolgung, in: Hans Buchheim/Martin Broszat/Hans-Adolf Jacobsen/Helmut Krausnick, Anatomie des SS-Staates, Bd. 2, München 1984, S. 246.

(19) Adolf Hitler, Mein Kampf, 158-159. Aufl., München 1935, S. 782. 邦訳書＝アドルフ・ヒトラー著、平野一郎・将積茂訳『わが闘争』下巻、角川文庫、一九七六年、四四七頁。

(20) A. Hitler, a. a. O., S. 276. 前掲邦訳書『わが闘争』上巻、三五九頁。

(21) Ibid., S. 446f. 前掲邦訳書、下巻、五五頁以下。ただし訳語を少し修正した。なお上巻、三六三頁も同趣旨。

(22) Erwin Baur/Eugen Fischer/Fritz Lenz, Menschliche Erblichkeitslehre und Rassenhygiene, 2. verm. u. verb. Aufl., München, F. J. Lehmanns Verlag, 1923.

(23) Fritz Lenz, Die Stellung des Nationalsozialismus zur Rassenhygiene, in: ARGB 25, 1931, S. 302.

(24) 以上の引用は、F. Lenz, a. a. O., S. 308.

(25) Ansprache des Herrn Reichsministers des Innern Dr. Wilhelm Frick auf der ersten Sitzung des Sachverständigenbeirats für Bevölkerungs- und Rassenpolitik am 28. Juni 1933 in Berlin, in: ARGB 27, 1933, S. 416.

(26) A. Ploetz, Berichte, in: ARGB 27, 1933, S. 419.

(27) Reichsgesetzblatt, Teil 1, 1933, Nr. 86, S. 529-531; Arthur Gütt/Ernst Rüdin/Falk Ruttke（Hg）, Gesetz zur Verhütung erbkranken Nachwuchses, 1. Aufl., München, J. F. Lehmanns Verlag, 1934, S. 56-59; Dies.（Hg）, a. a. O., 2. neubearb. Aufl., 1936, S. 73-83; Ingo von Münch（Hg）, Gesetze des NS-Staates. Dokumente eines Unrechtssystems, 3. neub. u. erw. Aufl., Paderborn 1994, S. 113-117. 青木延春『優生結婚と優生断種』（龍吟社、一九四一年）四五～四九頁。藤本直『断種法』（岩波書店、一九四一年）二五二～

(28) 二五八頁。米本昌平『遺伝管理社会――ナチスと近未来』(弘文堂、一九八九年) 一二三～一二八頁。なお、ローマ教皇庁からの反発を考慮して、この遺伝病子孫予防法の公表は政教条約の交渉終了（一九三三年七月二十日に締結）後に行われた。Vgl. Akten der Reichskanzlei, Regierung Hitler, Bd. 1: 1933/1934, Teil 1: Januar-August 1933, München, R. Oldenbourg 1999, S. 664.

(29) Gütt/Rüdin/Ruttke (Hg), a. a. O., 1. Aufl., S. 59f. 青木延春、前掲書、四九～五〇頁。ただし訳語を修正した。

(30) Gütt/Rüdin/Ruttke (Hg), a. a. O., 1. Aufl., S. 63; 2. Aufl., S. 84. 青木延春、前掲書、四四および五四頁。藤本直、前掲書、二五八および二六九頁。

(31) Gütt/Rüdin/Ruttke (Hg), a. a. O., 2. Aufl., S. 80. 青木延春、前掲書、四五および五二頁。藤本直、前掲書、二五六頁（藤本の著書には去勢の導入に関する法律改訂の条文は掲載されていない）。

(32) 注（25）を見よ。

(33) Hans-Joseph Wollasch, Kirchliche Reaktion auf das "Gesetz zur Verhütung erbkranken Nachwuchses" vom Jahre 1933, in: Ders., *Beiträge zur Geschichte der deutschen Caritas in der Zeit der Weltkriege*, Freiburg 1978, S. 204f. 同書によれば、一九三四年の断種人数は三二、二六八人、一九三五年は七三、一七四人、一九三六年は六三、五四七人で、この三年間の合計は約一七万人。一九三四～一九三九年に約三〇万人が断種され、それ以降は激減しているが、断種が中止されたわけではない。

したがって、「不妊手術は原則として中止された」とする市野川容孝氏の記述（米本昌平・松原洋子・橳島次郎・市野川容孝著『優生学と人間社会』講談社現代新書、二〇〇四年、一〇〇頁）は正確ではない。同様に、松原洋子氏の見解に基づいて「ナチス断種法は三十九年九月、……実行されなくなっていた」とする次の新聞解説も正確ではない。朝日新聞（福岡版）二〇〇九年七月二十二日夕刊、昭和報道七八「産めよ殖やせよ」四「民族の血」。この解説記事は後に次の単行本にもそのまま収録されている。朝日新聞「検証・昭和報道」取材班『新聞と「昭和」』朝日新聞出版、二〇一〇年、一六六頁。

(34) Gisela Bock, *Zwangssterilisation im Nationalsozialismus. Studien zur Rassenpolitik und Frauenpolitik*, Opladen 1986, S. 8 u. 12.

(35) 藤本直、前掲書、三二六頁。三五六頁をも参照。

(36) 『国民優生法ニ関スル法規及条規』厚生省予防局、一九四一年十二月、一頁。青木延春、前掲書、三七七頁。藤本直、前掲書、四五六頁。

(37) 藤本直、前掲書、三六二～三六三頁。

(38) 『国民優生法釈義』厚生省予防局、一九四一年三月、四九頁。

(39) 同書、八～九頁。

同書、二三頁。

(40)同書、一頁および二六頁。

(41)当時は実質的には戦時体制下にあったせいか、国民優生法に対する強い反発は起こらなかった。プロテスタント教会の指導的人物で生協運動の父、賀川豊彦は「最近日本に良い法律ができた」と評価している。彼もまた当時の多くの人々と同様に、「白痴、低能、発狂、変質者は、多く遺伝素質より発生致します」と考えていたからである。賀川豊彦「優生法と母性の宗教的自覚」『雲の柱』一九四〇（昭和十五）年十月号、一二頁。同「日本に於ける社会事業の現在及将来――天皇、皇后両陛下御進講時の草稿」『世界国家』一九四七（昭和二十二）年三・四合併特集号、五頁。賀川豊彦の優生思想についてのバランスのとれた最近の論文として、杉山博昭「賀川豊彦と優生思想」『賀川豊彦学会論叢』第一八号、二〇一〇年六月。

　なお、当時の日本における優生運動と優生政策一般について概括的に紹介した最近の新聞記事としては、朝日新聞（福岡版）二〇〇九年七月十六、十七、二十一、二十二、二十三日夕刊、「昭和報道」七五～七九、「産めよ殖やせよ」一～五。この記事は次の単行本にも収録されている。前掲書『新聞と「昭和」』朝日新聞出版、第九章「産めよ殖やせよ」一五九～一六八頁。

(42)前掲書『国民優生法釈義』二、三頁および三三、三四頁。

(43)くわしくは次の拙著を参照されたい。河島幸夫、前掲書『戦争・ナチズム・教会』の第八章「ナチ《安楽死作戦》とベーテルの抵抗」（三一三～四一四頁）、同『政治と信仰の間で――ドイツ近現代史とキリスト教』創言社、二〇〇二年の第五章「ナチス安楽死作戦への道」（一二九～一五八頁）、同『ナチスと教会――プロテスタントの教会闘争』創文社、二〇〇六年の第三章「ナチス安楽死作戦と内国伝道」（七五～一〇五頁）。

(44)小俣和一郎「日本の精神医療と優生思想」優生手術に対する謝罪を求める会編『優生保護法が犯した罪』現代書館、二〇〇三年、一四一頁。同氏は、国民優生法の下で断種の数が少なかったもう一つの推定原因として、戦地への医師の動員による本土内の医師不足を挙げている。

(45)河島幸夫「母体保護法のナチス的系譜？――ひとつの素描」『西南学院大学法学論集』第三八巻三・四合併号、二〇〇六年二月（一～三三頁）も参照。

付記　本研究は西南学院大学共同研究育成制度（「日本優生学の国際的系譜」研究代表カレン・J・シャフナー、平成二十三～平成二十五年度）による助成を受けた。

第三部

日本とアジアにおける優生政策の展開

第八章

永井潜再考

――優生学啓蒙活動の真相を探る――

中馬　充子

はじめに――優生学を考える今日的意義――

優生学（eugenics）は、人類の遺伝的組成を改善することを目的として、劣悪な遺伝形質の淘汰と優良な遺伝形質の保存・増加について研究する学問である。これは一八八三（明治十六）年にイギリスの遺伝学者フランシス・ゴールトンによって提唱された。この学問分野は、今日では、否定的イメージを伴うものとなっている。旧ナチス・ドイツが、優生学的な論拠に基づいて、優れたアーリア民族、ゲルマン人を作ろうとした一方、劣等民族としてユダヤ人を減らそうとして大規模な虐殺を行ったからである。

ゴールトンは、進化論で知られるダーウィンの従弟であり、彼に始まる優生学は、戦前はナチだけでなく、優生学運動としてヨーロッパはもとより、生物学者チャールズ・B・ダヴェンポート（Charles B. Davenport）[1]の手を通じてアメリカにも広く浸透した。セオドア・ローズヴェルトをはじめ当時の進歩的改革者たちも、この大義をこぞって支持していたのである。「適者生存（fitter family）」コンテスト[2]のような奨励的ないし勧告的な運動もあったが、その活動は望ましくない遺伝子をもつ人々に断種を強制する法律を制定するよう働きかけるものだった。その結果、断種法は最終的には二九州に広がり、六万人が断種された。連邦最高裁は、一九二七年に断種法の合憲性を認めたのである。

ヒトラーは一九三三年に政権を掌握すると遺伝病子孫予防法（断種法）[3]を制定し、アメリカの優生学者たちは喝采した。ヒトラーが断種だけにとどまらず大量殺戮や大虐殺を行ったために、アメリカの優生学運動は退潮したが、戦後もすぐに消滅したわけではない。一九四〇年代や五〇年代には強制的な断種は減ったものの、七〇年代までそれが持続した州もあった。今日では、それに対して州知事による謝罪が行われているという[4]。このように優生学という言葉には否定的なイメージがつきまとっているが、それは国家的強制を伴うものだったからかもしれない。

それでは、断種が自発的に行われるのなら良いのか、そもそも優生学は悪いものなのかどうか。マイケル・サンデル[5]はそのような問題提起を行う。例えばシンガポールでは一九八〇年代に、高学歴で能力の高い女性に結婚や出産を奨励する政策を取る一方で、高校も卒業していない低収入の女性に対しては、なるべく子供を出産させないように不妊化政策が行われた。不妊手術を条件に、安価なアパートに入居する際の頭金四、〇〇〇シンガポールドルを付与したのである。これは強制ではないが、経済的に断種を促進するものなので、「新しい優生学運動」の例である。

遺伝子の二重螺旋構造の発見者の一人であるジェームス・ワトソン博士は、「強制ではなく自由な選択に基づく限り、遺伝子工学の増強には何の問題もない」と考えており、優生学的な発想を示している。そして、現実に「ノーベル賞受賞者からの精子提供を募る」というような優生学的な目的を掲げた精子バンクの試みも存在した（一九九九年に閉鎖）。また、商業目的で、身体的・能力的に優れた精子を提供する精子バンク（カリフォルニア・

クライオバンク社）も存在する。また、これまでは子どもは偶然の巡り合わせで生まれると考えられていたが、今日では、ダウン症など様々な遺伝病が手軽な出生前診断でわかるようになった。そのため、「そのような子どもを産むべきか否か」という選択が親に課されることになる。これは両親にとって非常に重たい判断である。

小林正弥によると、核心は「善き生」についての道徳的議論が不可避であるという主張であり、サンデルの政治哲学の「善き生」を支える生命観は「贈り物」としての生命という考え方であるという。私たち人間は、「天賦の生命を善く生きる」ことを「目的」とする存在である。しかし、「どのような子どもが生まれるか」ということを操作できるようになると、より不運な人々に対する連帯感は減少してしまうのではないか。なぜならば、才能が贈り物だからこそ、「リスクや資源などや運命を共有し、分かち合って扶助する」という相互の責務が生まれてくるからであるとサンデルは懸念する。

筆者はサンデルのこの議論を視座におきたい。併せて、健康であることは、すべての人々にとって基本的な願望であるが、健康を「生活全般が良好に営まれている状態」、すなわち自己実現に向けて、潜在的能力を可能な限り拡大し、安全で健康的なライフスタイルを獲得していく過程であると捉えることにしたい。人々が抱え込む「内なる優生思想」は、現実との葛藤を引き起こす。今日では、的確な意思決定と行動選択を可能にし、一人ひとりが健康的なライフスタイルと新しい生命倫理規範を獲得することなしには、もはや自己実現の可能性すら矮小化することになりかねない。優生思想は、ナチス・ドイツなどに見られるようなごく限られた全体主義的集団の思想ではなく、プラトンにはじまり福沢諭吉、加藤弘之、海野幸徳、そして永井潜に至ってもなお生き残る普遍的な思想である。今日でもなお、大方の予想をはるかに越えて、優生思想の片鱗が社会のいたる所で観察され日常生活に根強く影響しており、問題の深刻さを物語っている。

本章では、近代日本において優生思想および優生学がいかに民衆の中に浸透していったのか、その社会的受容の経緯について、とくに東京帝国大学医学部生理学教室教授でありながら、優生学および断種法に傾倒した永井潜[6]の言説と啓蒙活動に焦点を絞り、再考を試みるものである。なお、啓蒙活動については主に新聞報道を対象に永井訃報記事からその考え方を取り纏めることにした。

一　永井潜研究

筆者は先に、近代日本における優生思想および優生学の歴史を[7]、大きく①明治初期の欧化思想の影響を受け、人種改良を雑婚に求めた時期、②明治中期以降のゴールトン優生学流入に呼応して、最先端の学問として優生学が流行した時期、③大正期以降、優生学の研究体制づくりと啓蒙運動が盛んになった時期に分け、その誕生の経緯を明確にするため、特に明治初期に焦点を絞り、戦前と戦後への乖離よりはむしろ多くの連続性や同質性が存在することを指摘した[8]。その過程の中で、「優生学の父」と称される永井潜の足跡を辿るにつれ、書き残した著述類の分析と咀嚼に困難を極めた。そして何よりも人物像の曖昧さを払拭できずにいたのである。永井は博士論文「冬眠動物の新陳代謝に就いて」（一九一一年、三十四歳）で医学博士号を取得したものの、生理学に関する研究論文や学会発表などの研究業績を作っていない。また、歴代の東京大学教授記念論集は、本人の研究業績と共に当該教室の同僚・弟子のなかでもとりわけ精鋭隊が寄稿する論文集であるにもかかわらず、永井の場合は医学全般の『日本生理學文献』[9]であった。発起人総代の宮崎彪之助は「今御在職廿五年に際し先生の御功績を永遠に且つ最も有意義に記念せんため……本邦醫學文献を普く捜索すること実に困難であるため……教室有志相謀り本書の編纂を企てたり」とはしがきに記している。しかし、永井の筆も含めて「優生學」に関する文献の記載はない。さらに福山誠之館高校（広島県福山尋常中学校）同窓会資料室に永井潜関連の所蔵品数点があり、人物誌に「生命学者、東京帝国大学教授、日本性学会会長、医学博士」、「一八九五年第一高等学校大学予科第三部（医科志望）に無試験入学」「医学博士学位授与」「日本民族協会会長」「国立北京大学専任名誉教授」「九州大学講師」などの経歴と、叙勲歴が記されているが、ここでも優生学に関する記載はない。以上のことから、東京大学医学部生理学教室教授でありながら実質的にはその職責を果たせず、優生学の啓蒙活動に向かわざるを得なかったのではなかったか、しかしその啓蒙活動は生理学教室の業績としては評価されない、では類がないほどの叙勲歴は何に対する叙勲なのか、永井のイメージは極めて曖昧であった。

岡田英己子[10]は、平塚らいてうの優生思想形成過程を追うなかで、平塚が日本女子大学校時代に東京大学医学部生理学教室初代教授の大澤謙二講義を聴いたこと、大澤の後継者である永井潜も、同時期に大澤講義を通して結婚制限に研究関心を待つことに至った経緯を明らかにしている。また、永井に代表される東京大学医学部の一群が、ナチ断種法に傾倒していく経緯を年表で提示し、東京大学教授永井が優生学研究と断種法制定運動に没頭する理由を明らかにしようとした。しかし岡田[11]は、平塚らいてうの優生思想形成過程については、八割程度まで明らかにできたが、平塚の好敵手で「日本の断種法制定運動のリーダー永井潜」については、彼が多弁多作であるにもかかわらず、不思議なくらいに生身の自己を語る章はなく、その生涯と活動を辿るには三～四年の年月を費やさねばならないだろうと永井像の把握の困難さを指摘している。岡田が指摘したように「生理学研究に不向きな永井」が優生学と断種法制定を先導することになる第一の機会が大澤であったことは明白である。朝日新聞の「学界余談」において、「恩師大澤謙二先生」と題して三回に亘って回顧している。東京帝国大学において従来西洋人のみによる教授であった本課生に対して、大澤が、村岡理学博士とともに日本人初の大学教員として正式に講義をした点（東京朝日一九二七年一月十六日）、我が国各種食品の消化吸収の良否を検査した実験報告は有益性が高く、「我国栄養学の元祖」であり、「我国生理学の父」であると同時に、「我国醫科学の母」というべきであると絶賛している点（同、一月十七日）、そして、加藤弘之が意見を求めたことにより発した「右利左利」の研究を「萬國生理學會」（一八九九年、伊國ツリン）で演説した点、また、「遺傳生學性病豫防等」にも多大の興味を有し、『通俗結婚新説』（一九〇九年）への研究成果発表、および国民の保健衛生にも多大な貢献を行った点（同、一月十八日）を紹介しているが、去勢術や断種法に関する大澤の見解にはまったく触れていない。

二　永井潜の思想と実践

1　なぜ優生学か

昭和期に入ると永井は「日本民族衛生学会」設立（一九三〇年）に尽力し、その理事長に就任する。永井が「優生学」（eugenics）ではなく「民族衛生」（Rassenhygiene）という語にこだわったのは、ゴールトンの優生学をドイツに紹介した、ドイツのアルフレート・プレッツ（『わが民族の優秀性と弱者の保護』一八九五年）の流れを受けている点を強調するためであった。事実、機関誌『民族衛生』第一巻巻頭言に「今猶民族衛生の第一線立って奮闘しつつある独逸の碩学、アルフレッドプレッツと同じ心事を以て立ち、同じ覚悟を以て進まん」と表明している。日本民族衛生学会は生理学者の永井潜を理事長に立てているものの、医学系の学術団体というよりもむしろ社会運動を担う組織であった。会員には政治家、法学者、軍関係者、ジャーナリスト、そして大正期に「安全第一」を日本に根付かせた内田嘉吉なども名を連ねており、研究活動よりも啓蒙活動に主眼があったといえる。

2　メディアと永井潜

一九三四年二月以降一九三七年三月に至るまで、断種法は「民族優生保護法案」として国会に提出され続けたが、いずれも審議未了に終わっている。しかし、永井潜らは断種法の必要性をさらに強調して建議案を内閣に提出し、結果、一九四〇年に、断種法は「国民優生法」として議会を通過した。その第一条は「本法ハ悪質ナル遺伝性疾患ノ素質ヲ有スル者ノ増加ヲ防御スルト共ニ健全ナル素質ヲ有スル者ノ増加ヲ図リ以テ国民素質ノ向上ヲ期スルコトヲ目的トス」と謳い、翌年の「施行令」や「施行規則」などにより断種手術の対象者が具体的に定められている。特に厚生省豫防局による「國民優生図解」[12]には、手書きの統計的図表が描かれており、「國民素質の低下を防止して社会の不安と家庭の悩を一掃せねばならぬ」、あるいは「遺傳を支配するものは何か、それは遺傳子である」として染色体（小熊氏原図）や遺傳子（東京帝大惱研究所）が図示されているが、とりわけ図「國民優生法」（図1）は、当時の厚生省豫防局の到達点と言えよう。

メディアもまた反対論と慎重論を掲載しながらも内務省衛生局談「精神病者と天刑病者は避妊手術で子孫を斷つ」（讀賣一九三〇年七月六日）、「法の強制力で生殖を不可能に」（朝日一九三三年十月十三日）、「悪質男女の斷種法律で強制せよ」（讀賣夕刊一九三五年十二月八日）、そして「悪質の遺傳病者に子を産ませぬ法律」（朝日一九三六年一月十五日）と次々と大きな見出しで断種法の必要性を強調し続けていくのである。

また、讀賣新聞には立法化の経緯と共に「要は悪質遺伝の素質を有するものを防遏し健全なる素質を有するものの増加をはかり国民素質の向上を期さうといふ最大目的にかはりはない」（讀賣夕刊一九四〇年三月九日）とのコメントが掲載されている。

当時の状況を窺い知るものとして、「讀賣新聞」（一九三八年一月二十八日）は永井潜が中心となって立法化を提唱していた「断種法」が立案に向けて前進したという記事を掲載している。紙面には永井の顔写真とともに「断て！ 悪血の泉」「時代の要望〝斷種法〟を厚生省がいよいよ取上げ」という見出しが掲載されているが、今日と違って購読者数に限界があるものの、当時のマスコミは断種法を時局に適った政策として歓迎し、永井潜も時代の寵児となっていた。

その制定準備を本格的に進める初の「民族衛生協議会」が二十二日午後一時から陸海軍、司法及び精神病学界の権威者を集めて開催された。当時台北帝大医学部長永井潜の姿はなく[13]、代わりに高野豫防局長の顔写真と共に「断種法をここまで運んだ努力の第一人者高野六郎博士は〝首途の辭〟を左の如く語った。『いよいよ協議会を開くまでに漕ぎつけました、問題が問題だけに急いではいかん、慎重を期したいと思ふ、……断種が一般にはいろいろと誤解されているようだ……多くはどうぞこの画期的立法がうまく進むようにと願って来ているよ』」（讀賣夕刊一九三八年四月二十三日）と報じた。

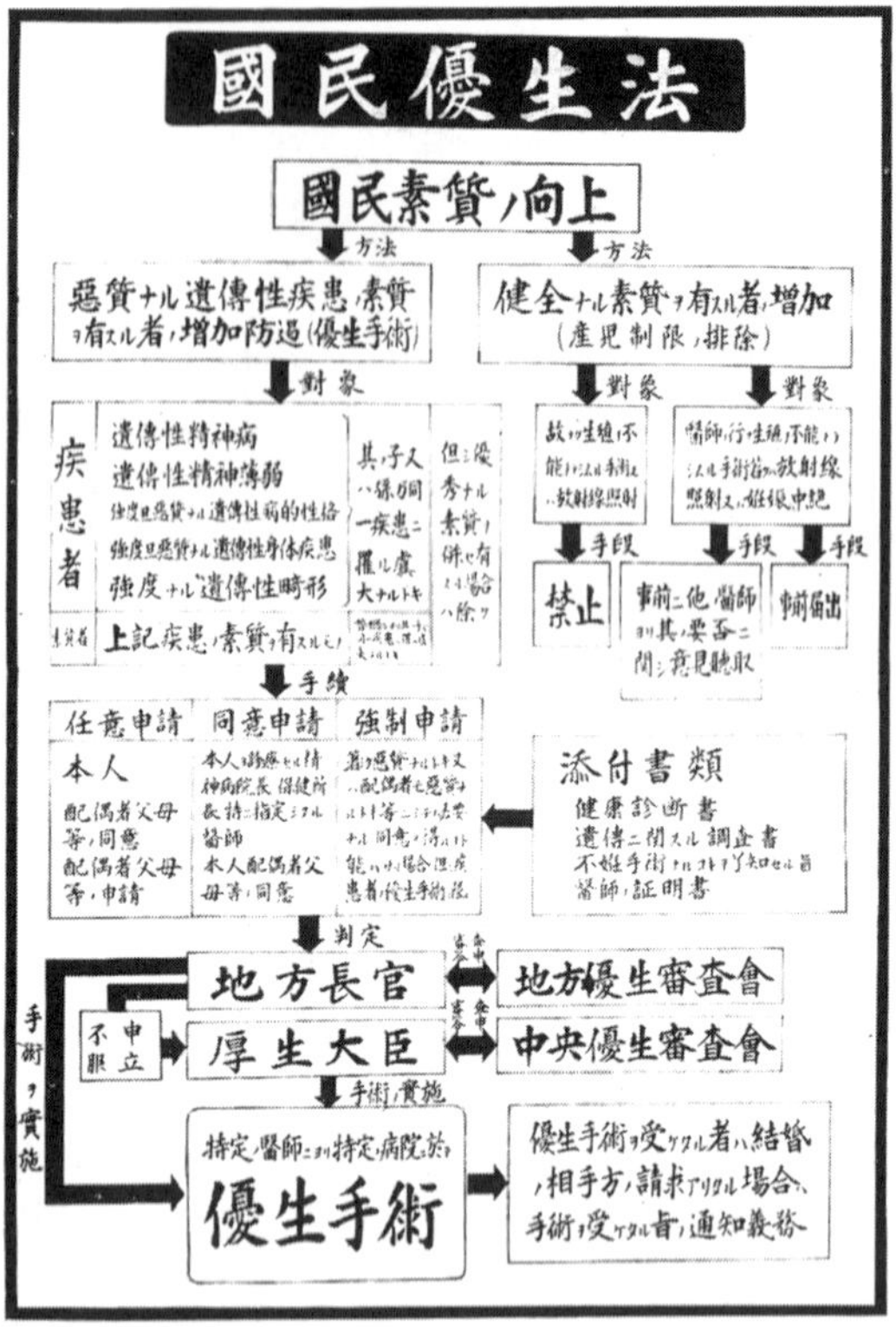

図1　厚生省豫防局『國民優生図解』（1941年3月）掲載（国立国会図書館蔵）

国民優生法とはいわゆる「断種法」であり、「悪質なる遺伝性疾患の素因を有する者の増加を防遏する」ことを主たる目的として、その人たちに、「生殖を不能ならしむる手術または処置」を施すための法律である。悪質遺伝性疾患の第一が「遺傳性精神病」（分裂病・躁鬱病・癲癇）であり、実際に手術をうけたのも、これら遺伝性精神病とされた人たちであった。[14] その成立の背景には、ダーウィンの自然淘汰学説（いわゆる進化論）の影響で十九世紀後半から欧米に広まった「社会ダーウィニズム」があった。それは精神病者や障害者、犯罪者などは劣等で適応力を欠いた遺伝の結果であり、社会のなかで「淘汰」されるべき存在であるとする思想である。精神医学の領域では、モレルの遺伝変質説（一八五七年）がその二年後に出版された『種の起源』と結びついて、まずドイツ、ついでフランスを支配下におき、やがて欧米先進国、そして日本においても、精神障害を人類の不適格者を排除する自然法則の一部とみなすようになったのである。

新聞記事によるメディア報道においても、やはりその先導を果たしたのが永井潜であったと言えよう。管見の範囲で新聞紙上、優生学に触れた永井潜の言説は、一九一三年十一月八日に青年会館で開催された読売記念講演会の講演録に始まる。加藤弘之、[15] 新渡戸稲造ら錚々たる顔触れのなかで永井潜は、「人種改善学ユーゼニックスの必要を論ず」と題し、最高最大の理想を実現し得るためには、「実験遺傳學」を根拠とした極めて新しい「人種改善学」が必要であることを主張した。「人種改善学・ユーゼニックス」なる新しい学問を披露しながらも、同時に、「悲しいかな所謂雑草は能く蔓るのでありまして、悪い奴が兎角増えて行く傾向が認められ」、「良い遺傳物質を選って悪い物質を排除しなければ吾人の目的を達することはできない」、「精神病や結

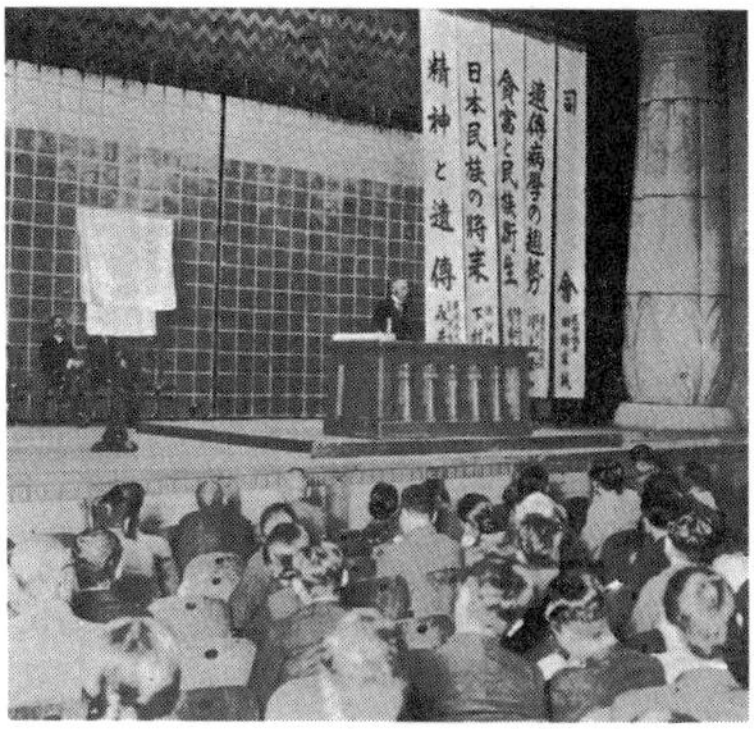

図2　日本民族衛生學會講演會
（1932 年 11 月 2 日於大阪市中ノ島朝日會館）
寫眞は「精神と遺傳」の講演中の永井潜博士
（『優生学』第 9 年第 12 号掲載）

核、あるいは不具になる傾倒を世の中から排除しなければならず、……そのための法律も必要でありませう」と指摘する三十七歳の東京大学医学博士の言説は相当にセンセーショナルであったに違いない。アカデミックで流暢な語り口から時折発せられる人間社会の排他的「闇」の部分がそのまま、永井潜の「光と闇」の二面性を如実に表していたとも解することができる。そして、この講演がその後の永井潜の進むべき道を決定づけたと言っても過言ではない。つまり、その言説は、一九三六年十二月「〝斷種法〟愈よ議會へ」の報道で語られた「民族の花園を荒す雑草は斷種手術によって根こそぎに刈取り日本民族永遠の繁榮を期さねばならぬ」(讀賣一九三六年十二月十二日)と語る六十歳の永井潜と何ら変わることはなかったのである。また、日本には統計処理ができていないが、「合衆國に於て悪い方の種が扈つて行くと云ふ立派な統計」があり、「カリフォルニヤ」や「インディヤナ」における断種の実態を紹介している(讀賣一九一三年十一月十七日)。永井潜の情報源について確証はないものの、アメリカ優生学研究協会創立によるユーゼニカル・ニューズ(Eugenical News)創刊(一九一三年)、第一回国際優生学会議(一九一二年ロンドン)開催、C・ダヴェンポート *Heredity in Relation to Eugenics*(一九一一年)などによるものと推測される。

では、永井潜の優生思想を支えたものは何であったか、何を根拠に押し進めたのか。米国の人類改善財團会長ガスニーによる「敬愛せるドクトル永井よ。我等は、最近、貴國内務省が、優生学的斷種法に関しての調査を命じたと云ふことを、多大の興味を以て伝聞した」で始まる書簡には、参考に供したいと、合衆国における一九三三年一月一日に至るまでの断種に関する調査成績が同封されていた。[16] さらに、同財団発行の小パンフレット「人間の斷種」(Human Sterilisation)(齋藤文学士譯述)を日本民族衛生学会発刊の『民族衛生叢書』第二巻に添付している。近代日本の洋行経験をもついわゆる日本人エリートたちは、他の誰よりも強い自尊心を抱き西洋へ渡った人々であった。しかしながら「黄色」である限り西洋からの承認を得ることはできないという「人種的ジレンマ」を払拭することに注意を注いだ。つまり、欧米の有識者と肩を並べ、同等の価値観を共有することは自己の優秀性を証明することに外ならず、永井潜も例外ではなかったと言えよう。新聞記事においても、言説においても、そして寄稿においても、最高学府における「生理學の泰斗」としてのプライドと共に、「人種的ジレンマ」を抱きながら、ガスニーの「敬愛せるドクトル永井」に応えるべく優生思想の啓蒙活動に傾倒していくことになったものと解釈できる。

また、永井の講演やラジオ放送について、「単なる生物學者でなく哲學、文學方面に対する造詣も深く、それだけに今夜の講演も一般の科学者のそれとは異なって何人が聴いても興味深いものがあらうと期待される」（讀賣一九二九年七月十一日）、「今月今日は近代の実験遺傳学を築きあげたグレゴアメンデルの誕生日に当るので、その學説の大要を述べて心静かにこの偉大なる人をしのびたいと思ふ」（東京朝日新聞、けふの放送番組、一九三二年七月二十二日）、あるいは「永井潜の「生命とは何か」は二十四日で第四回目がすんだが、その該博さ、おもしろさ、熱情には敬服する。同じ第二毎週金曜日の「科学談話室」も相変わらずおもしろく、ためになる」（讀賣夕刊一九五四年六月二十七日）と記されるなど好評を博していたようである。

一九三〇年代の後半には社会事業家や精神科医の諸団体からも「断種法」制定への積極的推進活動が展開された。日本精神衛生協会、公立及代用精神病院協会、救治会は、内務大臣の「精神病対策確立に関する陳情書」（一九三六年）のなかで、国公立精神病院の設置・拡充などに加えて「断種法」の制定を陳情した。また日本精神神経学会は「精神病に関する遺伝調査委員会」（一九三八年）を設置した。このような動向のなかで、一九三四年から国家主義、民族主義の政治家たちが数度にわたって帝国議会に提出していた「民族優生保護法案」は、一九四〇年に政府案「国民優生法」として可決成立したのである。

3　反対論と慎重論に対する永井潜の反論

もっとも日本の精神科医たちは単純な断種法促進論を展開したわけではない。一九三八年の第一回全国公立精神病院長会議は、「遺伝が確実な場合に限り、本人または家族の申請によって断種が行い得るように法律を制定するのは、極めて望ましい」との意見で一致した。しかし精神神経学会は反対論ないし慎重論に傾き、とくに金子準二は、永井潜を中心とする「民族優生保護法」の制定に対して反対論を唱え続けた(17)。讀賣新聞は金子の反対意見と共にこの経緯を次のように掲載している。「数年前永井潜博士らによって〝斷種法〟制定の運動が起こされた頃から犯罪精神学者の立場から〝斷種法〟は国家を滅亡さす理想論なりと絶対反対的立場に立っていた警視庁医務課の金子準二博士を始め、東京地方裁判所断種鑑定医菊池甚一博士、……精神病学界の諸権威の間に意外に強い反対意見があるのに鑑み、かかる立法の性質上出来得る限り各方面の摩擦を防ぎ円満に仕事を運ぼうとの厚生省及び委員側の意見から反対意見の緩和を図るため第二回委員会は無期延期されることになった」（讀賣夕刊一九三八年五月十三日）。

永井潜は反対論に対する反論「斷種法に對する反對の反對(18)」において、「斷種法の根本精神を徹底せしめる為には、どうしても強制的でなければならぬ」と主張しており、「国家が其の権力によって国民の生活に基準を示し、個人の我勝手を抑圧して民衆の社会生活をして、安寧幸福たらしめんが為に外ならんのであって其の意味から言えば、法律の前には国家社会が第一義であり、個人は第二義的存在であらねばならない」と反論している。加えて、ガスニー、ポペノーらの多数資料を根拠に、「被術者」に不利になるどころか幾多の幸福を恵むことが明瞭であり、これを行わないで放置しておくことこそ、却って「残忍」であるとも述べている。

中谷は、日本における断種法の論争をまとめて、国家の中枢に近く、海外の動向に敏感な大学アカデミズムの指導層が推進論に与したのに対して、一般の精神病院医師の多くは民族改良という優生政策の目的に関心が薄かったと纏めている。また、ドイツに比して実施件数が少なかった理由として、法の強制力の弱さ、精神科病床が少ないための系統的処理の難しさに加え、現場の精神科医が消極的であったことを挙げた[19]。

三　永井潜の影響力

1　日本学術振興会と永井潜

日本学術振興会第八常置委員会（医学・衛生）に設置された（小委員会）研究班は、永井潜「アイヌの医学的民族学的研究」、三宅鑛一「優生学的遺伝問題」調査を行う。一九三四年、永井潜を委員長として「斯の大切な人間資料の調査研究」に着手し、「アイヌの三大病と云はる、結核・梅毒・眼疾を主として診療班を設置し、斯の不幸なる民族をして最新治療の恵沢に浴しめん事を企て」北海道沙流郡平取村において、第一回調査会が行われた。藤野[20]は「優等民族」の科学者が「劣等民族」を見る視点であると指摘している。アイヌを「不幸な民族」とみなし、優生学の研究対象としてその墓を暴き、埋葬されている骨を骨格標本として持ち去るという行為が学問の名のもとに、ごく当然のこととして実行されたのである。この調査に対して「今回学術振興会より研究費の補助が決定」されたと述べられ、学術振興会の理事林春雄とともに永井が冬の北海道へ出かけることも報じられている。学術振興会による調査研究は、同時に民族衛生学会の事業の継続拡大という側面も併せもっていたといえよう。永井潜は「毎日、わが日本民族とは最も深い血族関係にある滅びゆく民族アイヌの優生學的研究に餘念もないがこの研究が何時完成するか判らない」（讀賣一九三四年五月十六日）と答えているが、「世界に誇るべき多くの業績をあげ、ここに始めて人種学上の謎の扉が開かれるにいたった」（讀賣一九三八年二月十一日）と四年後にその解散が報じられている。

2　大学設置と永井潜

永井潜は北海道帝国大学医学部設置[21]の創立委員として、一九一八年から組織・人事・設備等の構想を進め、附属病院の設置開業を経て、一九二二年四月、初めて医学部第一期学生六七名を迎えている。創立期の教授陣のほとんどすべてが東京帝国大学の出身であり、少壮の医学者が多数を占めていた。[22]また、一九二六年、日本医科大学の設置により戸塚武彦が初代教授に着任し、生理学講座が発足したが、東京帝大医学部時代、永井潜と橋田邦彦に師事しており、専門は電気生理学・刺激生理学であった。また、金沢医科大学生理学第一講座初代教授の上野一晴は、一九一八年十二月東京大学医学部卒業後、直ちに同大学生理学教室永井潜の門に入り、一九二〇年より欧州諸国に留学、主として英国のラングレー教授のもとで研究を重ね、一九二三年十月帰国後直ちに金沢医科大学（現金沢大学大学院医学系研究科循環医科学専攻血管分子生理学教室）に赴任した。生理学の授業時間数は今日と大差ない年間二百余時間に及び、特に二十年にわたる心臓に関する研究では、ケンブリッジ製心電計を駆使し新知見を挙げるなど研究にも精力的に臨んでいた。一九三三年七月に、第一二回日本生理学会大会が上野の当番幹事の下に金沢市で開催され、出演総数二〇六、参加者数約二〇〇名であった。上野は、永井潜と同様の学歴と研究歴、および留学経験を有しているが、双方の生き方の相違は明白である。当時の東京帝国大学医学部出身者の多くは、上野に準じている。

3　占領下における大学医学部と永井潜

一九三七（昭和十二）年三月に定年退職を迎えた永井潜を送る会が、還暦祝いと渡支送別会を兼ねて開催されたが、新聞紙上に次の記事が載せられた。「最近我に日支関係が逼迫して支那の一部では〝對日開戦論〟まで上がっているとき、日支外交の〝癌〟とされる北支へ〝科學の使徒〟として赴く博士は同時に〝平和の使徒〟とも期待されるわけだ、これは外務省對支文化事業部並に同仁會の斡旋で費用はすべて外務省持ちで話が整った、……博士の講座担当は三回に分かれて第一回は本年四月から七月まで、次は来年一月から三月、最後は同年九月から十二月までとしこれで生理學総論、各論の講義を完成する予定、従って博士は三度渡支するわけで博士は永年のよき助手荒金學士を伴い来る廿日午後八時半東京発で西下する」（讀賣一九三七年四月十六日）。

一九三七年日中戦争が始まると、若い医師が軍医あるいは徴用医として北支、中支に召集され、医師の不足を補う目的で一九三九年五月に七帝国大学及び六官立医科大学にそれぞれ臨時附属医学専門部が設置された。

北京大学医学院の主席教授として他の教授の監督にあたったのは永井潜であった。当時植民地であった台湾の台北帝国大学医学部の初代医学部長三田定則が総長になったため、永井が東京帝国大学退官とともに第二代の医学部長に就任することになる。台北帝国大学医学部は、一九三六年に設置・開校されたばかりで、永井は医学部の運営とともに講座の増設・拡充といった草創期の重責を負うことになる。しかし、医学部長に就任して間もない時期に、永井はその行政的手腕を買われて国立北京大学医学院に是非にと招聘され、一九三八年に主席教授となった。事実、一九三八年八月八日、永井潜案の秘「國立北京大學醫學院改革擴充ニ關スル件」が山川局長宛に届けられている。[23] ①医学院学制改革に関する件 ②研究院創設に関する件 ③北大医学院に於ける教職員補充 ④研究院に於ける教職員の任命 ⑤医学院拡充に伴う経費の増加に関する件 ⑥医学院拡充に要する費用増加の総括永井潜着任前年の一九三七年七月七日には盧溝橋事件が勃発し、北平は七月二十八日陥落したが、『北京大学校史』は、日本軍の北京大学占拠を以下のように記している。「八月二十五日、日本の憲兵隊が北京大学に入り、第二院長室に来て検査を行い、売国奴組織の治方維持会もまた北京大学等の大学責任者を招集して談話をした。九月三日、日本軍は、北京大学第二院と「灰楼」という新宿舎に進駐した。十月十八日、地方維持会は北京大学を「保管」するという布告を第二院校門に掲げた。北京大学はこれより八年の長きに亘り日本軍とその手先の手に陥った。「紅楼」はひとたび侵略者の憲兵隊本部となるや、その地下室は愛国志士を拘禁・迫害する所に利用された。中国語学文科の入口には、「小隊附属将校室」の門札が掛けられ、文学院院長室扉の標識は、「南隊長室」となった。北京大学は、日本の侵略者の破壊と蹂躙をこうむる所となった[24]」。

占領時の様子について、北京にいたエドガー・スノーは次のように描写している。「日本軍が北京を占領すると、この町から脱出しようと気違いじみた足掻が始まった。しかしもう手遅れであった。北京をとりまく古いダッタンの城壁も、占領前には虚しいながら安心感を与えていた。しかしこの冷酷な現実に直面すると檻になってしまった。天啓の時代がやってきたのだ。人々は宣告を待つ囚人のような気持ちになった[25]」。

一九三六年八月に北平大学医学院を訪問した東京帝国大学医学部長・永井潜の視察談によれば、訪問時の正教授二一名のうち一〇名が元日本留学生で、千葉と九州出身者が四名ずつ、岡山と京都が一名ずつであった。一方、同仁会[26]が一九三〇年に発行していた『中華民国日本医薬出身者名簿（第四版）』には、一千百余名が掲載されている。そして、「中国における新医の現在数は如何と見るに、およそ五千名と註せられている。そのうち三千五六百名は中国内の諸学校卒業者であるというから、残りの千四五百名が諸外国に留学したもので、その三分の二が日本医薬学の出身者ということになる。何とすばらしい勢ではないか[27]」と永井のコメントが添えられていた。また、永井潜は「残念なことに現在日本は負けている。中国の医事衛生を左右する力はほとんど英米派に握られている。

（略）英米の力が跋扈しているのであるが、かように日本派の圧迫されている主な原因は何処にあるかといえば、どうも足並みの揃わないことであります。中華民国の卒業生と母校との間に密接な連絡をつけた民国文化の事業に関係ある諸団体相互の協同工作が、最も大切でありましょう。由来中国に対する日本の政策の失敗は、軍部と外務との調子が揃わなかったためだとさえ言われているではありませんか[28]」と指摘している。さらに、永井潜が北平大学医学院教授の四名が千葉出身であったことについて、「千葉は夙に医専時代から中国の留学生には大いに同情し関心を持たれていたので、所謂蒔いた種が今芽を出したので、千葉出身者は中国では多数重要な位置にあるのであります。（略――中国・青島で同仁会が第一回医学大会を開いた際、千葉出身の日本人教員、元留学生、青島の衛生課に勤めている若い人が多く出席し、同窓会である「猪の鼻会」が開かれるなどしており）同学出身者教育の事業が非常に楽しい、実に意味深いものである事を痛切に感じたのでした[29]」と述べている。

盧溝橋事件からちょうど一年経った一九三八年夏、北京で日中の学者たちが集い、相互連携をもって、両国の文化的連携を強固にし、「東亜学術」振興を図ることを目的とする「東亜文化協議会」が創設された。永井潜も同時期に北京大学で講義を行うとともに、北京大学医学院長として、中国人医師の養成に尽力している。しかし東亜文化協議会は日中戦争下の日本が主導して立ち上げた組織として、後に批判を蒙る組織でもあった。つまり、元留学生たちは、日本との友好連携を模索しながらも、一九三〇年代末から四〇年代の政治力学の中で、結果として「日本の文化工作の協力者」として悲劇的局面に立たされていくことになる。

4　暉峻義等と小酒井光次、そして家族

婦人問題や女性労働研究の先駆的存在といえる大原社会問題研究所設立（一九一九年）に貢献した暉峻義等[30]は、東京帝国大学において大澤謙二・永井潜・富士川游などの授業を受講した。続けて大学院の永井潜生理学研究室

で研究を行う傍ら、警視庁と内務省から調査を受託し、東京の貧民街本所を調査するなど、医学と社会科学を融合させ、社会衛生研究の分野では最先端の貧民街研究を行った。大原社研に「医学専門家」として職を得た暉峻は、石川知福（永井研究室）や八木高次[31]（北里研究所）、桐原葆見（富士川推薦）らを採用し、労働科学研究所の基礎を築いている。また、暉峻の著『社会衛生学』には社会衛生学の研究方法と補助科学として、統計的方法、人類学的生体測定、経済学、法律学、心理学、民族衛生（人口と優生）の六項目をあげているが、暉峻編集[32]の『社会衛生年鑑』（一九二〇年五月～一九五二年）の内容構成もほぼ類似している。例えば文献二五分類の中には「性の衛生」「遺傳及び體質」「人種衛生」も含まれており、米国における優生学と人種秩序（異人種間結婚禁止法や断種法）に関する情報なども瞥見できる。また、暉峻は「永井潜博士の主唱の下に日本民族衛生學會が創立せられたる事は我衛生學會に於ける注目すべき事件であった。即ち同學會は先づ優生學的運動の合理化を目標として成立、……英國然り独逸然りであった我が國の民族衛生學會も強固なる愛國的意義を高調していることの注目に値するものである[33]」や「永井教授の主唱にかかる民族衛生學は昭和九年に於ては、一層に多数の業績を社会に提示し得た[34]」など、永井への支持的立場をとっていた。

加えて、永井潜に影響を受けた人々のなかには次の三者もいた。福岡健男は一九四〇～一九五〇年代の性教育運動家、ならびに開業整形外科医であり、性科学研究所と日本性教育協会を設立した青年運動家でもあった。永井潜を尊敬し、「性は生、性は聖なり」、ならびに遺稿『キンゼイ報告と日本女性の性行動』などがある。横山正松は命令された生体実験を拒否し、非人道的な行為を回避した軍医であり、恩師川村麟也教授（東京帝国大学医科大学卒、恙虫研究第一人者）から生理学を学び、新潟医科大学一九三九年三月卒業後の一九三九年に国立北京大学医学院生理学教室助手として就任したが、永井潜は一九三八年より同医学院主席教授として在籍していた。

そして小酒井不木であるが[35]、彼の商業誌デビューは明治四十四年に京都『日出新聞』に売り込んだ連載小説「あら浪」であった。処女出版は大正四年、二十五歳の時に書き下ろしで出版した『生命神秘論』で、当時彼は帝大大学院の学生で、永井潜に師事していた。『生命神秘論』版元の洛陽堂は永井潜の『生命論』なども出版しており、永井の推薦もあって出版が決まったのであろう。この頃の小酒井不木から古畑種基への書簡（明治四十五年七月十五日）には永井のことが記されている。「僕は来学期は生理学助教授の永井潜博士の好意によって同先生方に寄宿して勉強することになったから、多少今後は奮発の効果が占めらるゝことゝ思ふ。同先生には君等が九月早々生理総論の講義を聞くことになっている。いづれ君も親しく逢ふ折があるであろう」。また、小酒井光次著『優生学』[36]では、「本篇を草するに当り永井潜著『人生論』の中の「人種衛生の理論」は非常に参考になったばかりでなくこの叙述の形式は主としてそれに依った」と記されている。その後、大学での研究中心の生活、海外留学の決定、留学先での結核の療養といった状況が重なり、大正九年にフランスから帰国した彼は結局一年間の休暇期間を経ても結核が治らず、任地に赴く事ができぬまま東北帝国大学教授の職を辞し、活路を執筆業に見出すことになった。しかし、急逝した不木の葬儀の折、『新青年』において追悼特集（一九二九年六月号）が組まれることになり、別室を借りて急遽行われた座談会には、不木の恩師、永井潜、後輩の古畑種基、江戸川乱歩、森下雨村ら一〇名が顔を揃えた。さらに、『犯罪学雑誌』（一九二九年六月号）には不木の「私の敬愛する永井潜先生と三田定則先生（再録）」に加えて、永井潜「噫小酒井光次君」ほか一九本の追悼文が掲載されている。

さて、永井潜は北京大學名誉教授専任時の一九四二年七月二十六日に、三女多壽子を喘息性狭心症で亡くしている。永井編集の「限なき感謝の念を以つて亡き娘の遺稿を搦下に捧げ奉る　永井潜」と記した『ガーベラの花』[37]には、多壽子が四歳の時から喘息発作に苦しめられ、疫痢、盲腸炎等々、様々な大患に苦しめられたこと、台湾に帯同して以来、一層烈しい喘息発作に悩まされたことが綴られている。また日本女子大学附属高女を懐かしみ「東京に帰りたい」が口癖でもあり、「今にして思へば、何故臺湾へ連れて行ったかと夫れのみ残念に堪へません」

と悔いている。この遺稿には永井一家と親交の深い七名が多壽子への弔文を寄せているが、多壽子は生前「私は父の人格とその勤勉とには本當に心服せしめられるわよ、お父さんは眞劒に皆さんの事を心配していて、夜も眠れない事すらあるのよ」[38]と語っていたようである。また、「主人も一生の事業にすると申しますし、皆さまも先生の事業を助けるといって電車賃も自辨ではたらいてくれますので感謝しています、私どもの素人考へでももつと知識があったら避けられたらうにと思ふ悲惨な例がよくあります、一般に徹底させるためには讀んだり、聞いたりするよりも目で見る方がわかり易いと思ひますので幻燈にうつすのが一番良いだらうと考へています」（讀賣一九三五年二月二十五日）と、永井の運動を援護する啓蒙団体「結婚衛生普及會」を組織する花江夫人が傍にいたのである。

むすびにかえて

本章は、近代日本において優生思想および優生学がいかに民衆の中に浸透していったのか、その社会的受容の経緯について、永井潜の言説と啓蒙活動に焦点を絞り、再考を試みるものであった。本稿が特に永井潜に着目したのは東京帝国大学生理学教室教授という指導的立場にありながら、断種法および優生学に傾倒したことで知られる人物であるからである。「日本の斷種法制定運動のリーダーと誰もが認める」永井潜が、その専門分野である生理学研究ではなく、優生学および断種法に傾倒せざるを得なかった深層について、彼の言説と啓蒙活動の真相に焦点を絞り、「歴史の闇に埋没した作者の問いを発掘する」ことを試みた。しかし執筆を終えてみると、所詮は蟷螂の斧であった。時代的背景も然ることながら、問題設定が過大で複雑に過ぎたと臍をかんでいる。永井潜がメディアを通していかに啓蒙しようとしたのか、特に新聞記事を取り纏め、一九五七年五月十七日の訃報から遡ることによって、これまで見えて来なかったものを見ようとしたが、そこから見えてきたものは、藤野豊や岡田英己子によって明らかにされた歴史的事実とその解釈の行間をわずかに埋める程度でしかなかった。

東京大学医学博士である永井潜の発言は、メディアの優生学報道を暴走させるには十分すぎたと言っても過言ではない。とりわけ、一九一三年十一月八日の創刊四十周年「讀賣記念講演會」における永井潜の講演「人種改善学ユーゼニックスの必要を論ず」は決定的であったと言えよう。

また、永井潜の影響力は、台湾と北京における医学教育の方向性を示唆している。新たに発掘された史料のひとつに、永井潜案の『秘「國立北京大學醫學院改革擴充ニ關スル件」』（一九三八年八月八日）があった。北京大学医学院の主席教授としてほかの教授の監督にあたるのみならず、医学院の施設拡充とカリキュラムにも影響を及ぼしている形跡が認められるが、しかしその秘案には、いわゆる優生学に関する内容は盛り込まれていない。さらに、日本における社会衛生研究の対象領域にも少なからず影響を及ぼしている。婦人問題や女性労働研究の先駆的存在といえる大原社会問題研究所設立（一九一九年）に貢献した暉峻義等の『社会衛生年鑑』（一九二〇年五月–一九五二年）には、「性の衛生」「遺傳及び體質」「人種衛生」が連載され、米国における優生学と人種秩序（異人種間結婚禁止法や断種法）に関する情報なども瞥見できるからである。

そして、師弟と家族との関係についてであるが、暉峻義等や小酒井光次などの師弟たちからは敬愛される恩師であり、娘からは尊敬に値する父親であったと言えよう。

歴史上、一定の時代にあらわれ、つくられる多くの制度、組織および論説は、なぜその時代にあらわれ、つくられたのか、あるいは、その時代に生きた人々が何のためにそのような制度や組織をつくろうと考えたのか、制度や組織や論理をつくった「作者の問い」に史料から迫るところに、歴史研究の醍醐味があり意義がある。

我が国は一九九六年まで、本人の同意に基づかない強制優生手術をある一定の者に対して為し得るという法律をもっていた。その法律たる「優生保護法」の改正が遅れた理由のひとつに、我が国においては精神障害者に関して常に自己決定権の例外として論じられる向きがあったことが挙げられよう。また、本法はその第一條「優生上の見地から不良な子孫の出生を防止する」という公益上の目的に適うよう準備されたものであり、これらは優生思想に裏打ちされたものであったと言わざるを得ない。また、優生手術規定の運用手続においては県主導であり、患者の意見への配慮が欠如したものであったと評価されよう。そして、このような手続が正当化されたのは、まさに「強制優生手術」であると解釈されたことに起因していると思われる[39]。

大学に籍をおく場合、しばしば「研究か、教育か」という問題につきあたる。このときに引き合いに出される「フンボルト理念」、つまり「よい研究者はよい教育者になれる。よい教育者は同時によい研究者になれる。よい研究をしてその研究成果を教育で伝えていく[40]」ことが求められるが、最高学府における生理学教室教授としての永井潜は、その根底にある優生思想の問題性に限定する限りそのいずれの責務も果たすことができなかったと言えよう。

以上の点から、近代日本における優生学の由来について、永井潜の啓蒙活動と言説を遡って得られた事実は、いわゆる「斷種法」に対する反対論や慎重論はあったものの、当時の国家がそれを要求していたに外ならず、永井潜はその先導的役割を担った一人に過ぎなかったと結論できる。

注

（1）山崎喜代子「米国優生学の開拓者　ダヴェンポートと遺伝学」山崎喜代子編『生命の倫理2　優生学の時代を越えて』（九州大学出版会、二〇〇八年）三五～七四頁。

（2）K・J・シャフナー「良い血統の者と生まれなかった方がよかった者」山崎喜代子編『生命の倫理　その規範を動かすもの』

（九州大学出版会、二〇〇四年）二〇三～二〇四頁、K・J・シャフナー「優生学時代の女性」山崎喜代子編『生命の倫理2　優生学の時代を越えて』（九州大学出版会、二〇〇八年）一〇三～一〇七頁。

（3）河島幸夫「ナチス優生政策とキリスト教会――遺伝病子孫予防法（断種法）への対応――」山崎喜代子編『生命の倫理　その規範を動かすもの』（九州大学出版会、二〇〇四年）二三五～二七〇頁。

（4）オレゴン州知事、ヴァージニア州知事、カリフォルニア州知事、ノースカロライナ州知事、巻末年表。

（5）小林正弥『サンデルの政治哲学〈正義〉とは何か』（平凡社新書、二〇一〇年十二月）二四六～二五四頁。

（6）人種改良論に重点を置き、日本の優生学および優生政策制定の中心人物となったのが、東京帝国大学医学部生理学教室教授永井潜である。「人類をして佳良なる子孫を畜殖せしめ不良なる者を絶滅せしめようと思うたならば、先づ第一に其種子則ち遺伝によりて子孫の形質を定むべき単位性質に目を著けねばならぬ」とした。そして、最先端の遺伝学や優生学の知見によれば、人間の性能や形質を規定するのは、主として遺伝であるが故に、遺伝による性能や形質の変化は未来の子孫に伝達できるが、教育をはじめとする環境による変化は一代限りであるが故に、教育は人種改良にはまったく役に立たないものであるとも説いた。

（7）通史という脈絡を見失わずに文脈を辿る意味で、藤野豊（『日本ファシズムと優生思想』かもがわ出版、一九九八年）の時期区分も極めて重要である。藤野研究は、わたしたちのくらしの周辺に障害者福祉の基点を見定め、妊娠した女性と産科系医学による胎児診断、受精卵検診、かつての羊水診断、それらによる出産か中絶への判断の揺らぎなどと、戦後の「優生保護法」や現行の「母体保護法」のさまざまな現実の世相とを交叉させ得る。そこに「生きるに値する生命」と「生きるに値しない生命」という選別があり、優生思想が今なお生き続けている現実と、ここに至る経緯を正しく記憶しておくことを指摘した。

（8）中馬充子「近代日本の衛生思想成立過程における優生思想」『生命の倫理2　優生学の時代を越えて』（九州大学出版会、二〇〇八年）。

（9）日本生理學文献調査會編纂、東京帝國大学醫学部生理學教室　代表者　橋田邦彦『日本生理學文献』東京帝國大學教授永井潜先生御在職廿五年記念出版、一九三二年八月二十日。

（10）岡田英己子『新・旧優生学とナチ断種法批判に関する日独比較史――平塚らいてうの優生思想の再考から』二〇〇五～二〇〇七年度、科学研究費補助金（基盤研究（C））研究成果報告書、二〇〇八年二月。

（11）岡田英己子前掲書、ii頁。

（12）厚生省豫防局、國民優生図解（全七九頁）、一九四一年三月、国立国会図書館蔵。

(13)官秘第三九九一号　昭和十三年十二月十五日　拓務大臣　八田嘉明内閣総理大臣　公爵近衛文麿殿　海外出張の件　台北帝国大学教授（一等）永井潜　右の者外務省文化事業部ノ委嘱ヲ受ケ衛生施設状態調査ノ為本年十二月二十一日ヨリ翌十四年一月三十日迄四一日間ノ予定ヲ以テ中華民国へ出張ヲ命シ度旨台湾総督ヨリ稟申有之条々御認可相成度及稟請候也　追テ本件ニ関スル旅費ハ外務省ニ於テ支弁ノコトニ相成候　□官秘第二一一一号 昭和十三年六月二十日　拓務大臣 大谷尊由 内閣総理大臣公爵　近衛文麿殿 海外出張に関する件　台北帝国大学教授（一等）永井潜　右の者医事衛生状態調査並北京大学医学部復興事務に関し協力の為六月二十九日ヨリ向ふ八五日間ノ予定ヲ以テ中華民国へ出張せしめ度旨台湾総督ヨリ稟申有之条々御認可相成度及稟請候也　追テ本件ニ関スル旅費ハ外務省ニ於テ負担のものに付申添候

(14)加藤博史『福祉的人間観の社会史――優生思想と非行・精神病を通して』（晃洋書房、一九九六年）。

(15)日本で最初の人種改造論を説いた高橋義男（福沢の弟子）と加藤弘之の雑婚論争は、福沢諭吉を巻き込みながらベルツが決着をつけたかたちで収束した。拙論「近代日本の優生思想と国家保健政策」山崎喜代子編『生命の倫理　その規範を動かすもの』（九州大学出版会、二〇〇四年）二八五頁。

(16)永井潜「人類改善財團と其の創立者ガスネー」三巻、七二～七六頁。

(17)田辺子男「日本の精神医学一〇〇年を築いた人々」臨床精神医学一〇、一九八一年、八七五～八八三頁。

(18)永井潜「斷種法に對する反對の反對」（『民族衛生』三巻四・五合併号）四六～四七頁。

(19)中谷陽二「戦前の日本における断種法をめぐる論争」精神医学史研究三、二〇〇〇年、六〇頁。

(20)藤野前掲書、二四〇～二四一頁。

(21)『北大百年史』通説：二〇九～二五八（一九八二年七月二十五日）、第五章北海道帝国大学の創設（一九一八～一九三〇）二〇九頁。

(22)生理学担当には宮崎彪之助が着任している。前掲『北大百年史』二一五～二一六頁。

(23)永井潜案秘「國立北京大學醫學院改革擴充ニ關スル件」一九三八（昭十三）年八月八日（国立公文書館蔵）。

(24)『北京大学校史』一九八九～一九四九（上海教育出版社、一九八一年）二二三頁、末永恵子訳。

(25)エドガー・スノー著、森谷巌訳『アジアの戦争』（みすず書房、一九五六年）二頁。

(26)同仁会とは一九〇二（明治三十五）年六月、医事衛生の事業を通して近隣のアジア諸国と文化提携をしようという目的で、財団法人として設立されたもので、具体的には近隣諸国に対し、医学、薬学及びこれに付随する技術を普及して民衆の健康を保護し、病苦を救済し、併せて彼我の交誼を図り、東洋の平和を確保し、近代文明の域に誘導しようというのが目的であった。その設立の当初は、圏内の道、府、県に支部を設けたほか、上海、漢口、営口など中国大陸の各地にも支部を設け、医師、助産婦などを派遣した。その範囲は韓国、満州、中国の主要都市をはじめ、バンコック、シンガポール、木曜島などのいわゆる「大東亜共栄圏」全域に及んでいた。いわば日本のアジア文化施策の一環となっていたといえる。かくして同仁会の対支防疫事業は太平洋戦争終了まで続けられ、その目的を十分に達しえたが、特に中支における医学部防疫事業には、多くの北大出身者あるいは北大関係者が参加し、戦場における兵士と同じように幾多の困難と戦いながら活躍し、目ざましい成果をあげた。

(27) 永井潜「中華民国医界視察談」『同仁』一九三六年十月号、一〇二頁。
(28) 永井潜「中華民国医界視察談」『同仁』一九三六年十月号、一〇八頁。
(29) 永井潜「中華民国医界視察談」『同仁』一九三六年十月号、一〇二頁。
(30) 第一〇回日本医学会総会（一九三八年）特別企画「戦時体制下医学講座」体力問題（六五）、講演　暉峻義等「労働関係について」、第一一回日本医学会総会（一九四二年）一九四二年三月二十五日〜三十日　東京帝国大学（六六）、講演　暉峻義等「産業と結核」。
(31) 八木は「優生問題の甚だ大切なことを論じて居られるがこれは我々のとるべき道として最も妥当な見解と思われる」と判断し體質學、内分泌學、人類學、遺傳學等の研究所の設立も有利なことと指示している。社会衛生年鑑、昭和十三年版、一九三八年八月一日刊、二〇八頁。
(32) 暉峻所長が全文献（購入・寄贈・交換）を毎日点検し、抽出すべきだと思う論文・著者名のすべてにレ点をつけておき、事務助手がレ点をノートに手書きで書写する。レ点をつけた文献については示された日時までに担当若手研究員から報告を求める。『日本社会衛生年鑑解説』（皓星社、一九九八年）七頁。
(33) 社会衛生年鑑、昭和七年版、一九三二年七月一日刊、三頁。
(34) 社会衛生年鑑、昭和十一年版、一九三六年九月一日刊、六頁。
(35) 講演録、二〇〇四年二月二十二日（日）一三：三〇〜一五：三〇　於蟹江町産業文化会館三階会議室。
(36) 小酒井光次『実験遺傳學　附　優生學』（春秋社、一九二九年）。
(37) 永井潜『ガーベラの花』非売品五〇〇部限定、昭和十八年十一月十一日。
(38) 富田三郎（國立北京大學醫学院内科學教授）「君を憶ひて」『ガーベラの花』一六三頁。
(39) 稲田朗子「断種に関する一考察――優生手術の実態調査から」九大法学通巻七十五号、一九九八年三月。
(40) 有馬朗人監修『研究者』（東京図書、二〇〇〇年）二二一〜二二三頁。

付記　本研究は西南学院大学共同研究育成制度（「日本優生学の国際的系譜」研究代表カレン・J・シャフナー、平成二十三〜平成二十五年度）による助成を受けた。

朝日・讀賣等新聞掲載記事に見る永井潜

年齢	発行日	新聞・刊	見出し・記事	永井備考	優生学関連
80	1957・5・17	朝日・朝	東大名誉教授永井潜氏は十七日午前一時四〇分藤沢市鵠沼六七一五の自宅で脳軟化症のため死去。八十歳。明治三十五年東大卒、生理学研究のため英、仏、独に留学し、三十九年帰国、東大助教授となり、四十四年「冬眠動物の新陳代謝について」で医博となる。大正四年東大教授、医学部長、十二年定年退官後、名誉教授となる。台北大学医学部長、北京大医学院長を歴任、現在に日本民族衛生協会、日本性学会各会長を務めていた。生理学のほか哲学、医学史、性教育、人口問題などの著書が多く「生命論」「結婚読本」「自然科学史」などがある。葬儀は二十一日午後一時から三時まで青山葬儀所で行う〈顔写真〉。	死去、旭日大綬章（中野文庫、旧・勲一等旭日大綬章受章者一覧）	一九五六　日本人類遺伝学会創立　国際遺伝学会議開催（東京・京都）
		讀賣・朝 讀賣・夕	永井潜氏、東大名誉教授、永井潜氏は十七日午前一時四〇分藤沢市鵠沼六七一五の自宅で脳軟化症のため死去。八十。葬儀は二十一日午後一時、告別式は同二時都青山葬儀所。広島県生まれ、明治三十五年東京帝大医学部を卒業、独、仏に留学し大正四年東大教授。定年後台北帝大医学部長などを歴任。また生前までは日本性学会、日本民族衛生協会、日本性教育協会の各会頭だった。明治、大正、昭和にかけ性教育問題を医学上の立場からひろめた。主著に優生学概論、新生命論、民族の運命などがある〈顔写真〉。	一九五五・八　編集主幹に永井潜をむかえ『薬石日報』（第七五九九号）を継承し復刊。㈱薬石日報社設立。	
77	1954・6・27	讀賣・夕	ラジオ週評／永井潜の「生命とは何か」（NHK毎週木曜日第二）は、二十四日で第四回がすんだが、その該博さ、おもしろさ、熱情には敬服する。同じ第二毎週金曜日の「科学談話室」も相変わらずおもしろく、ためになる。		
76	1952・11・27	讀賣・夕	性学会大会ひらく／日本性学会大会は二十七日朝十時から讀賣ホールで本社後援により第一回総会と研究発表会とを開いた、総会では会長永井潜博士、副会長安藤画一博士、同館稔氏以下二十四氏の役員を指名で選出	一九五二・十一・十五　永井潜「醫師の倫理」内科懇話會において、日本醫事新報第一四九〇號	
73	1949			九州大学講師	一九四九　国立遺伝学研究所設立
72	1948				一九四八・七・十三〜一九九六　優生保護法制定

年齢	発行日	新聞・刊	見出し・記事	永井備考	優生学関連
71	1947			北京引揚	一九四七・一・一〜一九四九・八・一　群馬優生協会編「優性新聞」
66	1943・9・22	讀賣・夕	北京大学教授永井潜博士母堂茂乃自は十九日午前八時五〇分目黒區三谷町二二の自宅で死去した。享年八十八、葬儀は二十五日午後二時から三時まで青山斎場で執行する	一九四三・十一・十一　永井潜「ガーベラの花」限なき感謝の念を以つて亡き娘の遺稿を捧げ奉る	
65	1942・8・14	讀賣・朝	北京十三日発同盟／東亜文化協議会第六次協議会は来る三十一日北京で開会、日本側評議員として北京大学医学部名誉教授永井潜博士ほか六十五名並びに中国側六十八名など		
		朝日・朝	東亞文化協議会		
64	1941・1・26	朝日・朝	結婚の書と文化的反省／林龢		一九四一・十一・十二　精神病院院長事務打合会　国民優生法施行に関する件について指示事項あり 六・十二、十三、十四　厚生省全国社会課長会議　同右 四・二十二　厚生省所管警察部長会議　同右 七・十三　大日本民族科学協会発会 七・一　国民優生法施行 三　厚生省予防局「國民優生図解」国民優生法ほか 一・八　文部省体育局誕生
	1・11	朝日・朝	大陸文化報告／中国文華の遺伝質／永井潜		
	1・10	朝日・朝	大陸文化報告／中国文華の遺伝質／永井潜		
	1・9	朝日・朝	大陸文化報告／中国文華の遺伝質／永井潜		
	1・8	朝日・朝	大陸文化報告／中国文華の遺伝質／永井潜		
63	1940・11・9	朝日・朝	永井潜博士、東上	勲一等端宝章	

年齢	月日	紙面	記事	事項	事項
	11・5	朝日・夕	翼賛会一人一語／国民と共に／国民生活指導部長喜多壮一郎〈写〉	一九四〇・二　永井潜「差別感と平等観」、東亜聯盟二・二	一九四〇・五・一　国民優生法制定
	3・9	讀賣・夕	〝天才と狂人紙一重〟諺も法に加味／五年間に三たび目の脚光、優生法、日本民族から悪質遺伝を一掃しようといふ厚生省立案の〝優生法〟は九日の閣議で本極となりいよいよ十日衆議院に〝国民優生法〟として提出。永井潜博士らの提唱で〝断種法〟の名で世に紹介されてから五年目に當り議會には三度目の登場…本法運用に萬全を期するため厚生省に中央優生審査會、各府縣に地方優生審査會を設置し中央廿名、地方は各十名の委員を任命する。		
	1939 11・30	朝日・朝	往年の学風／女醫學校の頃（三）／竹内茂代	一九三九・七・三十一　台北帝国大学退官	一九三九・十二　第二（民族優生法案）特別委員会答申案
62	1・13	朝日・夕	大陸へ「學徒進軍」		八　国立人口問題研究所設立
	1938 12・16	朝日・朝	新支那建設の基礎　教育精神再建成る臨時政府・一年の成果		
61	8・2	朝日・朝	台北大醫学部長更迭	国立北京大学専任名誉教授	七　国民体力審議会発足
	6・28	讀賣・朝	永井博士赴任の辯／北支新政権の下に機構を刷新して今秋九月再開校に決した國立北京大学醫学院顧問に選ばれた東大名誉教授、臺北帝大醫学部長永井潜博士は廿九日午後一時東京驛發單身赴任「新興支那は新しい醫師を必要としているので實際に手腕のある人を養成したいと思う、私は昨年四月から四ヶ月間當時の北平大學で講義をつづけていたが事変勃發のため已むなく歸朝したので非常に思い出深いものがある」	一九三八・十二　官秘第三九九一号・衛生施設状態調査為十三年十二月二十一日ヨリ四一日間中華民国へ出張	二　第七十四回帝国議会に議員立法として提出されるが、厚生省は政府案を作成すると明言
	6・25	朝日・夕	開く北京大學　那須・永井両博士赴任〈写〉	九・十五　永井潜氏より局長宛書信、北京大學醫學院拡充ニ關スル件（八・八）（国立公文書館蔵）	一九三八・六・十八　第二回民族衛生協議会にて満場一致で「断種法」の制度が可決
	5・13	讀賣・夕	「断種法」を猛爆撃、精神病學の権威金子博士が近く委員會で反對聲明　一、人類の遺傳學的研究は現在不完全なものであり、従つて精神病が遺傳するか否かについては幾多の疑問がある　二、遺傳の決定が困難である　三、精神病者といへども環境さえよくなれば再生して社會適應性を増加する　四、斷種法の制定は精神病的素質者間の結婚を増加する　五、統計によれば精神病的遺傳素質者は減少する傾向があることなど廿四項目に亙る反對理由を上げる（金子顔写真）金子博士の談「人道上からも許されない問題だ、斷種法を支持している顔触を見てもわかる様に専門家はこんな馬鹿げたことには絶對に賛成できない」	七・十五　柏井他六郎、永井潜他共著「空中浮遊煤塵定量ノ一新法ニ就テ」臺灣醫學會雑誌資料庫〇一四八六八編號 六・二十　官秘第二一一一号・永井潜北京大醫学部復興事務協力の為中華民国出張旅費外務省	

年齢	発行日	新聞・刊	見出し・記事	永井備考	優生学関連
60	10・26	朝日・朝	永井潜博士、赴任		
61	1937 11・21	東京・夕	禍はアメリカ映画　注目すべき昨年度の出産激減　内務省驚いて警告	一九三七・十二・十六　臺北帝国大学教授永井潜外五名任命ノ件（内総　近衛文麿）	一九三七　学術振興会内に国民体力問題考査委員会優生学部委員会設置、永井委員長
	1・28	讀賣・夕	斷て！　悪血の泉、時代の要望〝斷種法〟を厚生省がいよいよ取上げ、委員会を設け立案に着手／この〝斷種法〟は精神薄弱者、早發性痴呆症、躁鬱症及びアルコール中毒、ヒステリー症、兇悪な犯罪者などの變質者、癲癇、癩患者、聾唖者、盲者などを一般的対象として醫學的切斷の方法によってその悪血遺傳を防止、民族の血の浄化をはかろうとするものだが、豫防局ではこれらの悪血遺傳のうち特にわが國に精神病者が最も多い点に鑑みて同病者の根絶を最大目標に法の立法にあたることになった／〝悪血の泉を斷って民族の正しき血を護れ〟の叫びは數年前から永井潜理事長の日本民族衛生協會を中心とする學界から揚げられ〝斷種法〟施行の実践運動となって…（永井潜、八木、三宅顔写真）／學術振興會でも元東大教授三宅鑛一博士を委員長とする優生委員會を組織し純良なる種族保存について本腰となって研究に乗出したが、厚生省では議会後同委員会及び日本民族衛生協會を母体に諮問機関を設置して積極的に法案の検討に入ることになった		一・二十五　第七十三回帝国議会に「民族優生保護法案」提出審議未了 一・十一　厚生省誕生、国立公衆衛生院設立
	1・30	讀賣・二夕	〝生態トーキー〟の河石博士臺大へ／「生態レントゲン・トーキー」の発明者名古屋醫大助教授河石九二夫博士は臺北帝大の永井博士から懇望され来る四月から開講する同大醫學部外科学第二講座担任教授としてちかく發令赴任することになった。		
	2・11	讀賣・夕	興味ある五年の成果／アイヌは白色人種だ／文豪トルストイもその一人　業績あげて研究會来月解散／人種學上の謎といはれるアイヌ人種に對し醫學的、民族生物學的方面から研究のメスを當てこれに解決の鍵を興《あた》ふべく日本学術振興會で第八小委員会を設け全國各大學の權威を動員……委員長臺大醫學部長永井潜博士…。		
	4・23	讀賣・夕	時代のホープ／〝斷種法〟の第一歩　權威を網羅、けふ厚生省に初の協議會ひらく／悪血の遺傳を斷って日本民族の純血を護り地上から精神異常者を根こそぎにしようといふ〝斷種法〟はさきに非常時保健國策の一つとして厚生省の重要課題にとりあげられたが、…現臺北帝大醫學部長永井潜博士の不参を見ただけで予定の顔ぶれが揃ひ…。斷種法をこゝまで運んだ努力の第一人者高野六郎博士は〝首途〟の辯を…。（高野豫防局長写真）	上妻秀雄、永井潜他共著「日傘類ノ遮光度ニ就テ」臺灣醫學會雑誌資料庫〇一四八二七編號／永井潜「北京滞在中ノ所見」（原稿未着）臺灣醫學會雑誌資料庫〇一四八八五編號	四・十三　東北帝大　日本民族衛生協会学術大会 四・二　第七回日本民族衛生学会（京都・田宮猛雄会長）

10・17	讀賣・二夕	灣大へ永井潛博士、まづ醫學部長で返り咲き／第三代總長候補に、去る三月停年後支那から招聘され北京大學名譽教授として活躍中の東大名譽教授永井潛博士は支那事變勃發のため中途歸朝、こんど臺北大教授として再び教壇に返り咲くことになり在京中の二令嬢だけを東京に殘し一家をあげて臺灣に移住すべく廿五日赴任の途につくことになった、…行政的手腕にかけては定評のある學者だけに…。（永井潛顔写真）	東京大学名誉教授 十　永井潜「血と文化と日本民族」いのち　五（一〇） 二六一 叙正三位	
8・23	朝日・朝	ラジオ／聴きもの解説／青年の夕に時局を反映　豊富な特輯内容	一九三七・十・九　任官	
8・19	朝日・朝	北支随想／北平の思い出（三）／永井潜	台北帝国大学医学部長	
8・18	朝日・朝	北支随想／北平の思い出（二）／永井潜		
8・17	朝日・朝	北支随想／北平の思い出（一）／永井潜		
5・25	讀賣・夕	北平日支合同學士會、（北平廿四日發同盟）支那側の招聘に應じて生理醫學特別講演のため帝大名誉教授永井潛博士が来平したのを機會に日支合同學士會を結成することとなり廿三日午後七時日本人倶樂部に第一回會合を行った支那側より北平大學校長を始め約四十名出席した	一九三七・七・十五　日本学術振興会国民体力考査会優生学部委員会（永井代表）から民族衛生振興の具体策が提出	
4・22	朝日・朝	眠り病（日本脳炎）の洋行　ゲッチンゲン大学　二〇〇年祭に桑木・竹内両博士出席〈写〉		
4・16	讀賣・朝	支那へ醫學使節、東大・永井博士の還暦祝ひ　晴の壮行會と化す／輝ける數々の業績を学界に残してこの三月停年退職、こんど支那の北平大學醫學院〝名譽教授〟として生理学講座担当…こんどは花江（四十七）夫人も門司から同行することになった（永井潜写真）		四・十五　第六回日本民族衛生学会（仙台、永井潜会長）
3・21	朝日・朝	東大醫學部異動		三・四　第七十回帝国議会に民族優生保護法案提出するが議題とならず
3・8	朝日・朝	悪質の根絶から唱えられる断種どんな者に必要か		
1936 12・13	讀賣・朝	断種法の社会的関心		
12・12	讀賣・朝	画期的な法の産聲　悪血の泉を斷って護る民族の花園　研究三年、各国の長をとった〝斷種法〟愈よ議會へ／日本民族衛生協會（理事長東大醫學部長永井潛博士）が中心となり…永井潛談「この法案は各国の立法例を侯爵し我が國情にも照し合わせて作ったから極めて無理のないものだ、もちろん反對論もあるが…民族の花園を荒す雑草は斷種手術によつて根こそぎに刈取り日本民族永遠の繁榮を期さねばならぬ」		

年齢	発行日	新聞・刊	見出し・記事	永井備考	優生学関連
60	12・9	朝日・朝	ニュース縮刷版／醫學の日独協定〈写〉		
	12・4	朝日・朝	日独醫學協會八日に発会式		
	11・27	朝日・朝	東京医師禁酒会　来春一月誕生		
59	10・19	朝日・朝	けふの番組（東京ＪＯＡＫ）／三・一〇教師の時間「國民の保健問題」醫博・永井潜「凡ての問題は過去よりも現在よりも将来に懸っている、一國の隆昌は何よりも國民の保健に在る、その意味において私は次代國民の指揮者となり、その運命のハンドルを握って居られる尊敬すべき教師諸君に向って、國家興隆の大本たる國民保健に関して卑見を陳述する心算である」		
	10・14	朝日・朝	病魔の侵蝕甚しく国民の体力低下す〝健康日本〟建直し評定　非常時に暗影／報告書の大要		
		讀賣・朝	私の待望の書である永井潜博士の『優生學概論』慶大醫學部　川上理一／邦語で書かれた優生學の良書は少なくない、…一見常識とは相反する如き主張を、現代遺傳生物學上の理論を以て明快に説かれているのに刮目される。〈永井潜顔写真〉		
	3・28	讀賣・朝	爆彈聲明果然波紋、眞鍋教授を向ふに猛烈なる論争へ、内職、停年問題にも飛火か注目されるけふの教授會		一九三六・七・六〜七　第五回日本民族衛生学会（札幌、永井潜会長）
	1・15	讀賣・朝	悪質の遺傳病者に子を産ませぬ法律　斷種法・愈よ議會へ　健全なる日本人を作る／悪質民族根絶の一手段として永井潜博士を中心とする生理學者が多年主張、宣傳に努めてきた優生學上の「斷種法」の法制化については、内務省をはじめ異説の醫學者や道學者間にいろいろの反對がありその具体化は困難とされていたが…〈松村、永井、荒川、八木の諸氏顔写真〉同法案の骨子は…なほ一般に遺傳すると信じられているレプラ、肺病、癌患等は現代の醫學では傳染性と認定されているため同法の適用を受けないことになっている…		
	1935 12・8	讀賣・夕	これはきつい！、悪質男女の斷種、法律で強制せよ、女の名流ずらり並べ優生結婚普及會けふ誕生／「結婚衛生思想の普及および涵養」つまり真面目な結婚をして頭のい丶丈夫な子供をつくりませうといふので、永井潜博士を中心とする日本民族衛生學會員の奥さん連の「日本優生結婚普及會」、その發會式を兼ねた記念講演會が七		

年齢	年月日	新聞	記事	備考
58			日午後一時から軍人會館で賑やかに行はれた。會長に永井博士、副會長に同博士夫人花江さんと女醫博の竹内茂代さんの二人、そのほか長與東大総長夫人玉子、鳩山一郎夫人薫子、牛塚市長夫人なほ子さんなどの名流夫人をはじめ「御趣旨まことに御もつとも」とインテリ女性千餘名が集まって〈發會式写真〉	
	10・9	朝日・朝	豆戦艦　十月の雑誌／文藝春秋	日本民族衛生協会の外郭団体「日本優生結婚普及会」設立
	7・20	朝日・朝	学校の照明研究　特別委員を挙げ調査に決す学校建築設備評議会	
	6・22	朝日・夕	不老長生の夢、愈実現か　空の偉人リンディ大佐　心臓、肺臓人工に成功／大成功！　永井博士談〈写真〉	
	5・25	讀賣・朝	白痴・不良の撲滅に人間の頭脳改造、篤志の二十万圓で東大に我國最初の研究所	
	2・25	讀賣・朝	夫君の運動助けて御歴々の夫人達　斷種法制定の掩護射撃 生れ出た・民族衛生學會の夫妻團體 悪い病氣の子は産むな／日本民族衛生學會のうしろ楯としてその運動を掩護射撃する結婚衛生普及會といふ啓蒙團體が、學會員の奥さん連の手でできあがり、この四月に發會式を擧げる〈写真は永井博士夫人〉…永井女史の話　初代會長に決定している永井花江（四五）女史は中野區大和町七〇の自宅で語る「主人も一生の事業にするとと申しますし、…」	
	1934 12・21	讀賣・朝	東大の醫學部長に永井潛博士當選〈顔写真〉	一九三四・十二・二十七〜一九三七・三・三十　東京大学医学部長
		朝日・朝	東大醫學部長永井博士推薦／長與博士の東大総長就任に供なふ後任醫學部長候補者選挙の結果廿日醫學部教授会で永井潛博士を推す事に内定、博士は停年まで二年余〈顔写真〉	
57	9・10	讀賣・朝	けふから開講の新講座／婦人よ自らを知れ　医学博士永井潜	
	6・14	東京日日新聞	優生結婚相談所開所一ヵ年の成績　永井潜博士等、多数の優生学者をメムバーに持つ日本民族衛生学会付属優生結婚相談所は昨年六月開所以来、わが国優生運動の第一線に立って来たが…相談所が力を注いでいる健康証明書の交換等は一向実行されそうもない…	
	5・16	讀賣・朝	科學者の横顔／書籍の中で一日送る永井氏／頭にすでに白髪を交へながら山と積まれた書籍の谷の中にみづみづしい童顔に笑をたたへてゐるのが、わが優生學の泰斗東大醫學部に生理學を講ずる永井潛博士、心のオアシスを書蔵美術品に求め一切の娯楽はやらない〈顔写真〉	

一九三五・八・二十六〜九・一　国際人口会議（ベルリン）「純粋に科学的の会議」
八・九〜十七　第十五回万国生理学会大会（レニングラード＆モスクワ）
四・一〜二　第四回日本民族衛生学会（大阪、田結宗誠会長）
二・二十二　第六十七議会「日本民族優生保護法案」再提出審議未了
一九三四　日本民族学会成立
十一・二十　内務省にて開催　保健衛生調査会民族衛生特別委員会　断種法制定に関し意見交換
十一・十　本郷鉢の木にて発起人会を開催
日本民族衛生学会　断種法案起草
七・三十〜八・四　ロンドン第一回人類学民族学国際会議（姉崎・岡出席）
七　スイス・チューリッヒ優生学団体国際会議
四・二〜三　第三回日本民族衛生学会（東京、永井潜会長）

年齢	発行日	新聞・刊	見出し・記事	永井備考	優生学関連
57	2・1	朝日・朝	新しい時代の女性を養成　学校を出てお嫁入までに役に立つ家庭学を	一九三三・十一・一　永井潜談「民族の血を科学的に浄化せんと断種法建議案、今議會に愈々提出」ユーゼニックス第十年第十一號	十一・四～十二・十七　日本赤十字社と日本民族衛生学会共催「結婚衛生展覧会」 二　第六十五回帝国議会に初めて「民族優生保護法案」提出
56	1933 10・20	朝日・朝	総合的研究に進む人口問題調査会　上田博士を新に評議員に		
	10・13	朝日・朝	優生運動の立法化、『斷種法』を制定、悪疾絶滅へ、民族衛生學會が乗出して来議會へ建議案／日本民族衛生學會では優生運動を積極的に起すことになり…立法運動にまで展開すべく、同會では會長永井潜醫博以下「斷種法建議案」（名称未定）の草案を起草中である。／永井潜談「来議會には學會の建議案として提出するつもりです、内務省の方でもそれまでにまとまれば、官民合同でやれるわけですが…日本は無論國情に適するようにせねばならず、殊に人道的に非難されぬやう、始めはもちろん反對もある事でせう。一度や二度では通るまいが根気よくやらねばならぬ仕事です」		
	9・13	朝日・朝	人生論（三）第二放送　人類の繁殖／醫博　永井潜	永井潜「體質ニ就テ」（原稿未着）臺灣醫學會雑誌資料庫七〇〇二二九編號	一九三三・七・十四　独ナチスにより断種法制定　遺伝病子孫予防法（ナチ断種法）制定（一九三四・一・一施行）
	6・13	朝日・朝	良縁をむすんで、よき子を生め、結婚や育児のことなら何でも新看板、優生結婚相談所／帝大教授永井潜博士を理事長とする日本民族衛生學會では今度結婚、育児の諸問題に関して優生學と醫學の見地から適切な相談と輔導とを行ふのを目的に「優生結婚相談所」を設けこの二十日から日本橋白木屋醫務室で店開きすることになった。…一件三圓（文書一圓）の料金で相談に應ずる事になった（永井博士の談）		
	5・31	讀賣・朝	婦人／因襲を排し優生學の立場から結婚相談所を新設／…今度永井潜博士の民族衛生學會ではそれに付属した結婚相談所をはじめるといふことになりました。象牙の塔の中の研究だけではならないといふので、場所も日本橋白木屋の三階を借りうけ…来月十五日から開く豫定		
	5・20	朝日・朝	職業指導講座　医学上より見たる職業の選択 医博　永井潜〈写〉		
	3・13	大阪毎日新聞	血統浄化の大旆　不妊化運動起る　全国に魁け名古屋市で合法的産制の啓蒙十一日午後七時から名古屋市中央亭で開かれた民族衛生学の権威東大教授永井潜博士を中心とする座談会に端を発したもので…		
	1932 12・1	讀賣・朝	破婚の悲劇を救ふ、結婚衛生相談所、東大永井博士の膽入りで来春早々から無料で公開／本邦生理學の泰斗として知られている永井潜博士を會長とする東京帝國大學生理學部内日本民族衛生學會では、今回日本民族の民族向上と民族衛生の實施指導の第一歩として来年早々から結婚遺傳調査及び避妊方法の實際について、無料で廣く一般市民の相談に應ずる	一九三二・十一・二　於大阪市中ノ島朝日會館、日本民族衛生學會講演会、「優生学」第九年第十二号（永井潜講演写真掲載）	

年齢	年月日	新聞	記事	文献	事項
54	1930・11・30	朝日・朝	日本民族衛生學會發會式／日本民族衛生學會は三十日午後一時半から日比谷公會堂において發會式をかねて記念講演會が開かれる、安達内相、田中文相、櫻井帝國學士院長の祝辭があり、杉田直樹、古屋芳雄、三宅鑛一、永井潜、下村宏、石川千代松諸博士の講演がある予定、同會は永井潜博士を理事長として設立されたので、各種の優生運動並びに日本人體質遺傳の根本的調査をなす計畫であり、九大教授田中義麿博士、金沢醫大教授古畑種基博士等を始めとして地方理事二十数名を任命している。		
	8・26	朝日・朝	趣味の科學知識、忘られ勝ちな精神の遺傳（後六時三十分）／永井潜〈写〉…遺傳の関係が重きをなすのであるからそれが優生學の非常に大切な目的で、その目的を達するには實際上何が一番必要であるかといふ點について述べて見たいと思ふ／紙上アナウンスAK二十六日放送者／永井潜氏　明治三十六年東大醫學部生理學科出身の遺傳、優生學の大家…		
	1931・9・29	讀賣・朝	結婚／生活を幸福にするには遺傳の調査が肝腎、年頃の子女をもつ両親への注意、東大教授醫學博士永井潜		一九三一・十・十一　第一回日本民族衛生学会（東京、永井潜会長）
55	3・31	朝日・朝	家庭／ある婦人の身に起つた不幸な事件への批判、卅日の本紙『女性相談』の質問に就て、識者の代表的意見を聴く／…来年大學を出る立派な愛人をもつた處女が「盗人に妊娠させらる」といふ……／血統を断ちたい——優生學の立場から（永井潜）この婦人に對して直ちに違法的行為を行へといふ事は私の立場としてはいはれませんが、…かういふ場合があるからこそ私達は民族を優秀にしたいとの考へから極悪人には斷種させる法律を速かに作りたいと奔走している位です〈顔写真〉		
	7・22	朝日・朝	けふの放送番組　七時三十分講演「メンデルと遺傳學説」東大教授醫博永井潜〈顔写真〉	一九三二・八・二十　日本生理學文献（一八七三〜一九三〇年）日本生理学文献調査会編纂　東京帝国大学教授永井潜先生御在職廿五年記念出版　東京帝国大学医学部生理学教室　代表者橋田邦彦	
	8・26	朝日・朝	母の血液の酸性度で生れる子の性別が判る　学界に発表された…サ博士の研究		
	11・22	大阪時事新報	人口問題解決の常設機関設置　適切なる方策を樹立する委員の顔ぶれ決定　永井潜…		一九三二　プロイセン断種法案（廃案）、第三回国際優生学会議　於ニューヨーク　十一・二十　第二回日本民族衛生学会（東京、永井潜会長）
		朝日・朝	人口問題研究に、内務省が常設の機関を創立／我國の人口が益々激増しつつある傾向に鑑み、内務省社會局では民間の有力者と協力の下に人口問題に関する研究を目的とする常設人口問題研究會を創立、委員を永井潜、安部磯雄、吉田茂、…		

年齢	発行日	新聞・刊	見出し・記事	永井備考	優生学関連
53	10・15	朝日・朝	学校に歯科医を置く　学校衛生調査会で可決	日本民族協会会長	一九三〇・四・八　厚生省資源局「総動員基本計画綱領」　厚生省（内務省衛生局・同社会局・逓信省簡易保険局が移管、体力局・衛生局・予防局・社会局・労働局・臨時軍事援護部・保健院が設置）予防局に予防課（結核・トラホーム・ハンセン病・性感染症・寄生虫病）／防疫課（急性感染症）／優生課（精神障害・慢性中毒・脚気・癌担当） 一　池田林儀、資金難により『優生運動』廃刊（五巻一号）
	10・10	朝日・朝	読書ページ／「生理学汎論」を読む／永井潜		
	7・6	讀賣・朝	精神病者と天刑病者は避妊手術で子孫を斷つ、民族衛生の立場から實施する、内務省の産兒制限法／内務省衛生局では民族衛生の立場から産兒制限法の研究を重ねていたが…二大遺傳病患者に斷種を採用することに決定し男性は輸精管の緊縛、女性はレントゲンの放射を行ってこれ等病者の子孫を斷ち病原の根絶を圖るわけである。／内務省衛生局の談、『慘酷』の説は當らぬ／「醫學者の間で多年是非が唱えられていたが社會的の廣い立場から斷種を採用することにした。この産兒制限法は世間でいふいはゆるバースコントロールと違って奢侈、淫の為ではなく優生學によるものであって永井潜博士等も熱心に力説している…」		
	6・23	朝日・朝	大衆科學／血族結婚の最近の學説（二）／醫学博士永井潜／なぜ血族結婚の子孫には、忌むべき結果が頻々として現れてくるのであらうか。…かく血族結婚は、その家系が優秀である以上、寧ろ望ましいものであるが、併しそれはまれに見る例外であって多数の場合には、忌むべき遺傳質が、たとひ外見上には現れないでも、劣性として隠れて居て血族結婚を行ふ場合、それが濃厚になり、悲しむべき結果を招来することになるのであるから避け得らるる限り避けた方が間違ひない。（終）		
	6・22	朝日・朝	大衆科學／血族結婚の最近の學説（一）／醫學博士永井潜／支那には同姓めとらずといふおきてがあるが…動物でも同族生殖の結果は大抵不良である。人間でも廢疾者や、つんぼ、盲、白痴、若死等は、血族結婚者の子孫には、然らざる者に較べて遙かに多い。…然るに最近實驗遺傳學の躍進によって如上の見解に大なる變革が起こって来た。…メンデル説によると…		
	5・16	朝日・朝	読書ページ／「生命の科学」／永井潜		
	1・26	大阪時事新報	人口部特別委員会「人口統制に関する諸方策」の答申案決定。結婚出生避妊に関する医療上の相談に応ずる為適当の施設をなすこと…。		
	1・16	朝日・朝	本社民衆講座、満員の盛況		
	1・15	朝日・朝	朝日民衆講座　欧米視察講演会　十五日午後六時より本社講堂にて		
	1・13	朝日・朝	五九回朝日民衆講座　欧米視察講演会　十五日夜六時、本社講堂		

年齢	年月日	新聞	記事
52	1929・8・16	讀賣・朝	読書人を甦らす地理書、醫學博士永井潜
	7・11	讀賣・朝	永井博士の講演は興味深甚／今夜七時二十五分ごろ『生物學上より見たる愛』という講演をされる醫學博士永井潜氏は東京帝大教授であり生理學の大家として其の名を海外の學界にまで廣く知られている斯界の泰斗（永井潜横顔写真）
	1928・12・8	朝日・朝	優生問題答申要綱、人口部特別委員會の審議／人口食糧問題調査委員會人口部特別委員會は七日午後一時半から内務省社會局において開かれ、永井潜、永井亮、福田徳三、下村宏氏の各特別委員會他に大野社會部長、川西職業課長以下関係官出席◇遺傳學上から…科学的に研究す、民族衛生に関する調査宣伝機関の設立…天才精神病その他病的素質等の特殊な素質の調査又病毒その他結婚年齢、血族結婚、産兒制限等の調査機関の設置◇實行的施設…結婚および産兒相談所の設置◇法規の制定…合理的避妊乃至妊娠中絶又は絶種的手術を必要に應じて許容する、結婚に関して健康證明書を必要とする、不合理なる避妊法を取締る法規の制定
	11・29	讀賣・朝	産兒制限は國法上公認すべきや否や、國家當面の問題でもあり一般婦人にとってはなほさら重大問題／人口食糧問題調査會における優生問題に関する小委員會では刻下の問題として我が國に産兒制限を公認すべきかどうかに就いて先月末首相官邸に長岡社会局長および福田徳三、永井潜、永井亮の各博士を委員とする小委員會を開いて各自意見を交換したが結局答申案を作る迄に至らなかった…
51	10・31	讀賣・朝	産兒制限を奨勵は出来ぬ、外國の例と日本の場合で、優生問題小委員會／人口食糧問題調査會優生問題に関する小委員會は三十日午後一時半首相官邸に開會、永井潜、永井亮、福田徳三の三小委員並に長岡社会局長官以下各関係官出席、…
	7・14	朝日・朝	産兒制限、是非、人口問題調査會特別委員會／十三日午後一時半より永田町首相官邸に開會、藤村委員長外各委員長出席優生運動産兒制限問題を議題に供しまず川西幹事より　一、産兒制限の是非に對する世論の傾向　二、産兒制限國際協議會における産兒制限の傾向　三、各国における産兒制限運動の現況　四、我國における産兒制限運動の現況　五、産兒制限と優生問題　につき詳細なる説明あり各委員より…等種々の意見陳述あり結局　一、優生學上のある種の法律的制限又は宣傳による制限をなすことの是非　二、産兒制限を人口問題の解決として提唱すべきや否や　三、産兒制限の根本問題の是非は別として現在の産兒制限の相談所、方法、販売している器具、薬品等に就き取締を加ふる必要ありや否や、の點に関し永井潜、永井享、福田徳三の三博士を小委員とし更に調査審議を進むることとして同四時半散会、次回は三小委員の具体案を練った上秋頃開く予定

一九二九・六・十四　帝大教授永井潜 学事視察ノ為欧米各国へ出張ヲ命シ…永井教授ハ八七月下旬…大学経費より支払可致ニ付（内総　田中義一）。

一九二九　暉峻義等『産兒調節論』

ローマで国際優生学会議

一九二八　池田林儀「東京生物化学研究所」（目黒）開設

米優生協会の機関誌 Eugenics: A Journal of Race Betterment 創刊

五・一～二十一　参考館で「民族衛生展覧会」開催

年齢	発行日	新聞・刊	見出し・記事	永井備考	優生学関連
51	2・27	讀賣・夕	學術の花を飾り帝都に十九會、興味の中心は傅導説、二博士の大論争あらん／毎年四月の櫻時を期し全國的に開かる、醫学大會…學會興味の中心は何といっても例の傅導學説の出る生理學會で、永井潜博士を會長とし四月一日から東大醫學部で幕を切って落とさる、筈だが京大の石川慶大の加藤二博士はその後互に沈黙を守って一意研究に精進しているだけに今度は火の出るやうな眞劍の論争が行はる、だろうと期待されているが…。		
	1927 12・19	讀賣・朝	永井潜博士の新著「内分泌」を讀む、京都府立醫大教授醫學博士越智眞逸／◇次に第三章、即ち各個の内分泌腺に就て其の名称を擧げ、極めて簡單に其の機能を記して居るのみで其の解剖的組織的関係の如きは殆ど全く省略して居る。是は專門的見地から論ずれば、體を成さないと云ふ非難があるかも知れないが、讀者を醫學者以外の人に求めんとする場合、止むを得ぬことであらう。…要するに專門的見地からすれば、之を以て深遠際涯なき内分泌學説の全般を網羅したとは云へないであらう。◇行文も亦實に流麗温雅で恰も若草もゆる春の野を渉るそよ風に面を吹かるゝの思ひがあり、或はさゞ浪美しき琵琶湖上に眞帆片帆の静かに来応するの趣きもあつて、少しも難解の嘆なからしむるとは、博士の如き亘腕によって初めて實現せられたるものと信ずる。加ふるに編中多數の趣味深く奇抜な挿畫を加へて、説明を補って居るので讀者の欣びもさぞかしと想像せられる。	一九二七・十二・十二　東京帝国大学教授永井潜任命の件、人口食糧問題調査会臨時委員（内総　田中義一）	一九二七・十　内務大臣から日本医師会へ「民族衛生施設ニ関スル意見如何」諮問（衛生局所管） 七　人口食糧問題調査会設置 四・五　花柳病予防法公布
	11・25	朝日・朝	読書ページ／松村松年博士の快著『進化と思想』／醫學博士　永井潜		
50	1・18	朝日・朝	學界余談／恩師大澤謙二先生（三）／醫學博士　永井潜		
	1・17	朝日・朝	學界余談／恩師大澤謙二先生（二）／醫學博士　永井潜		一九二六・十　『太陽』三十二巻十二・十三号に著名人対象の産児調節に関するアンケート結果が掲載される
	1・16	朝日・朝	學界余談／恩師大澤謙二先生（一）／醫學博士　永井潜		
	1926 12・26	朝日・朝	學界余談／死／醫學博士　永井潜		
49	6・6	讀賣・朝	麥を枕に死んだ、作兵衛の話、永井潜博士の講演／今日「學者と犠牲的精神」といふ題の下に講演を放送する永井潜氏は帝大醫學部の出身で言ふ迄もなく生理學に於ける世界的泰斗である これ迄の氏の著作の中では「生命論」「人生論」などが特に有名である。		池田林儀・日本優生運動協会設立『優生運動』創刊号（一九二六・十一）〜第五巻第一号（一九三〇・一）通巻三七号

番号	年月日	紙面	見出し
48	1925 9・19	朝日・朝	けふの放送
	4・22	朝日・朝	けふの放送
47	1924 10・7	朝日・朝	鉄道院副総裁が木綿絣の着流で沿線視察　友情に厚く奇骨に富んだ是公中村君の一面／新市長裁可　本日午後に
	8・3	朝日・朝	研究したくも金がない學者達 補助費の申請が今年は千二百名、たつた十五萬圓の豫算に／既に大體の人選は百二十餘人と決定、その中東大醫學部眞鍋嘉一郎氏の「潜水病の研究」永井潛教授の「食品研究」長與又郎教授の「恙蟲病原研究」等は最も注目されている新研究
	1923 12・21	讀賣・朝	衛生讀本を発行する、内務省から／内務省では衛生思想を一般に普及する目的で…單行本として順次七冊發行…生命と自然界 活動と休養 民族の将来 永井潛、…
	11・30	讀賣・朝	文化生活研究會の發展、代理部も新設／…永井潛著「榮養」佐野利器著「住宅」…永井潛著「新生命論」吉野作造著「新井白石先生」等を陸續出版する計画
46	3・31	朝日・朝	學藝たより
	1922 11・27	朝日・朝	人間僅か三十年「五十年」は外国人だけの譬になる日本人は余りに心細いと各博士執筆の下に　内務省で衛生讀本
45	10・19	朝日・朝	出版界
	7・4	朝日・朝	市民自由大学
	5・9	朝日・朝	文相にゴルフをやれと　摂政宮殿下の御諚学校衛生主事会で　中橋さん自身の演説
44	1921 11・6	朝日・朝	科学知識普及会の改革
	9・20	朝日・夕	體育研究所の設立運動起る　専門学者を集めて心配な日本人の體格
	4・16	朝日・朝	學藝たより
	3・5	朝日・夕	解剖の昔語りに集る博士　蘭学先人の記念講演

一九二四・三・十二　従四位勳三等永井潛外六名歯科医師試験委員被仰付含従六位橋田邦彦

一九二三・三・二十三　日本性学会長／従四位勳四等永井潛外六名歯科医師試験委員被仰付（内総　加藤友三郎）従六位橋田邦彦

一九二二・三・二十九　正五位勳四等医学博士永井潛外六名歯科医師試験委員被仰付（内総　高橋是清）含正七位橋田邦彦

一九二一・三・二十六　正五位勳四等医学博士永井潛外六名歯科医師試験委員被仰付（内総　原敬）

一九二五　日本優生学協会設立草案提出　米優生学協会設立

一九二四・一・二十～一九四三・三　後藤竜吉の日本優生學會「ユーゼニックス」創刊（優生学）、創刊号二頁永井執筆「ユーゼニックスに就いて」

一九二二　サンガー夫人来日　山本宣治・東京生活究会がパンフレット（Family Limitation）作製、日本産児調節研究会設立「小家族」一号のみ発刊

一九二一・九・二十二～二十八　第二回国際優生学会議　於ニューヨーク

六・二十二　保健衛生調査会総会にて「民族衛生に関する調査ノ件」が全会一致で可決

大正十年度の保健衛生事業に「優生学及優境学と結核問題」が盛込まれる

年齢	発行日	新聞・刊	見出し・記事	永井備考	優生学関連
43	1920 9・29	讀賣・朝	佛教婦人青年會の文化講演／研究會敬老會愛幼會と絶えず新しい企てを催してゐる佛教婦人青年會は今回又新に文化運動を起し其の第一着手として十月三日より九日迄毎夜七時から高橋博士、永井潜、…安倍磯雄、中村古峡…の順序で講習會を開催…。		一九二〇 大日本学術協会発行「教育学術会」第四一巻第六号秋季倍大号「優生学諸問題の究明」永井潜執筆なし
	9・17	讀賣・朝	よみうり婦人欄／家庭生活改造の宣傳講演會／文化生活研究會と本郷帝大青年會内にある家庭購買組合とが主催…「男と女の比較」東京帝大教授醫學博士永井潜氏、「社会問題としての生活問題」東京帝大教授法學博士吉野作造氏、「題未定」日本女子大學教授井上秀子女史		
	9・14	讀賣・朝	森戸永井両氏講演／吉野作造博士等主催にて来十五日午後六時より帝大青年會に於て学生招待會を催し森戸辰男氏の「所謂學生の本分」永井潜博士の「異人種の接觸」講演あり		
	7・12	朝日・朝	學藝たより		五・一 大日本優生会 優生学講演会開催
	3・18	讀賣・朝	よみうり婦人欄／試験制度を改善して試験勉強の悪弊を矯正し小中學の教育を獨立させたい心理考査の成績に鑑みて／府立第五中學校長 伊藤長七氏／…又此の他に生理考査といって、今迄のやうに單に體格の検査でなくて、手足と體軀を色々に働かせてみるといふのも有効なもので、これは醫學博士永井潜氏など盛んに研究されて居ります…。	一九二〇・三・二十六 正五位勲四等医学博士永井潜外六名歯科医師試験委員被仰付（内総 原敬）	三・十 大日本優生会第四回結婚問題後援会開催
	2・25	朝日・朝	學藝たより	二・一 永井潜「生物學上より見たる死」変態心理五巻二号	
42	1919 8・15	朝日・朝	拓殖の余地十分なる 満蒙地方の食糧 無尽蔵な高粱と大豆 それで健康を保つ住民日本人が将来の発展地 永井潜博士の視察談		一九一九・十一・十四 大日本優生会第三回結婚問題後援会開催
	7・25	満州日日新聞	民族衛生の必要（上・下）永井潜氏談 戦後各国が等しく大いに注意せねばならぬこととして即ち人種衛生ということもあろうと思う…優生学の如きも大いに戦後の世界に貢献する次第である 然るに我が国に於ては保健衛生調査會なるものがあるにはあっても未だ是等の方面には実際に手を出してはいない…		十・四 大日本優生会第二回結婚問題後援会開催
	3・29	朝日・朝	府立五中の入学試験者に新式の體格検査 少年に就て飛行家の生理的研究資料を集める 永井潜博士の試問		六・十一 大日本優生会第一回結婚問題後援会開催

	3・20	讀賣・朝	筋肉と神經との関係／「人間は機械である」と云ふ標語は近世生理学の唯物的出発點である。…即ち人間は智慧に依って自分の筋肉の仕事の約九倍の仕事をするのである。筋肉が軍隊なら、神經は参謀、神經中樞は参謀本部である。優れた参謀は最も経済的に軍隊を用いると同じく、神經もなるべく經濟的に筋肉を働かせなければならぬ…。	一九一九・二・二十五　従五位勲六等医学博士永井潜外三名歯科医師試験委員任命の件右謹テ奏ス（内総　原敬）	
	2・16	朝日・朝	半搗米を奨励　名士連が集まって議會へ法令制定を請願　阪谷男が奨励の演説　昨日催した日本主食会の発會式		
	1・16	朝日・朝	白米食の節約を奨励する會		
41	1918 9・1	朝日・朝	青鉛筆	一九一八　勲五等瑞宝章	一九一八・十『廓清』八巻九・十合併号の特集「遺伝と環境号」で優種学が展開される
	6・9	朝日・朝	理科教育講習會		
	5・18	朝日・朝	食糧増殖會議		
	5・17	讀賣・朝	食糧増殖會議／農商務省会議室に開催各地方廳農業技術官並に農事試験場長等約百廿餘名出席…十七日午後よりは帝國大學教授醫學博士永井潜氏の「食物の榮養價と經濟的関係」と題する講演ある筈		
	4・8	朝日・朝	隈川学長　昨夜逝去　遺骸は解剖　葬儀は十日／門下二百人　青山博士以後の人望家　永井潜博士談／博士の功績　完成せずに逝った白米病の研究　太田孝之博士の談	二・二十　従五位勲六等医学博士永井潜外三名歯科医師試験委員任命（内総　寺内正毅）	
	3・10	讀賣・朝	皇族講話會、東伏見宮妃周子殿下の御主催にて、昨九日午後二時より霞ヶ関離宮に皇族講話會御開催御在京各宮妃、姫宮方御参集、文學博士細川潤次郎男の「婦人道」醫學博士永井潜氏の「動物學に就て」の両講話を聴召され…		
40	1917 11・8	朝日・朝	感化院長協議會	一九一七　叙正五位	
		讀賣・朝	感化院長會議（第二日）／内務省…院生に課すべき實科の種類及時間の配當、假退院者の成績及其の職業に関する件…医學博士永井潜氏の兒童心理に関する講話ありて四時散會せり。	八・二十三　永井潜外一名官等陞叙並免官ノ件右謹テ裁可ヲ仰ク（内総　寺内正毅）	
	8・23	讀賣・朝	永井博士勅任、廿二の閣議に於いて決定せる文部省所管人事一件は東京醫科大学教授醫學博士永井潜氏勅任教授に陞叙せるものなり		

年齢	発行日	新聞・刊	見出し・記事
40	3・17	朝日・朝	學界消息
	2・1	朝日・朝	理學文書目録委員　正五位勲四等醫學博士松原行一 従五位勲六等同上永井潜
39	1916 9・12	讀賣・朝	広告　医學博士永井潜先生著「人性論」定価二圓三十錢（挿絵七十余枚挿入）
	9・8	朝日・朝	最後の醫術開業試験、六十七歳の老人も受験、卅三年續いて施行された／試験委員の一人なる醫學博士永井潜氏は語る「今回ので愈々開業試験と云ふものは無くなつた、是まで永い間受験して及第の出来なかつた者の為には氣の毒であるが、政府も是まで出来るだけ寛大な處置を執って来たので、受験者には不平はない筈である…」
	8・6	朝日・朝	出版界
	5・14	讀賣・朝	私の健康法（五）冷水浴と體操／医學博士永井潜氏、離床（夏五時半、冬六時半）後直ちに上厠。次に浴室に赴き、裸體にて體操を行ふこと約五分にして、冷水浴を行ふ。冷水浴は既に二十五年間続けて居りますが、小生の健康は全く此の賜である。體操は…（永井潜似顔絵）
	5・9	讀賣・朝	心理學通俗講話會／十三日午後一時より帝大法醫學教室於開會、精神と身体との関係（永井潜）ほか講演あり
	5・7	朝日・朝	出版界
	4・24	讀賣・朝	よみうり抄、永井潜氏の新著「生物學と哲學との境」愈々今廿四日洛陽堂より發賣
	1915 12・17	讀賣・朝	著者講演會／十八日午後五時より日比谷圖書館に於開會、永井潜氏「内分泌と精神作用」
37	1914 9・20	讀賣・朝	學術協會の祝賀／大日本學術協會は着々進捗して今回「大日本学術叢書」第一編遺傳論を發刊、昨十九日午後六時上野精養軒にて創刊祝賀會を開けり、當夜の来賓は石川千代松、丘浅次郎、山内繁雄、遠藤隆吉、永井潜、亀高徳平の諸博士及び高島平三郎にして、…
	3・21	朝日・朝	東京帝国大學教授、永井潜『人種改善學の理論』
	1・27	朝日・朝	文部辞令（二十六日）

永井備考

二・二十七　従五位勲六等医学博士永井潜外三名歯科医師試験委員任命（内総寺内正毅）

一九一六　叙従五位勲六等瑞宝章

七・二十二　保健衛生調査会第三回会議にて「ユーゼニックス」提案するが採用されず

一九一五・九・十九　大日本学術協会祝賀会来賓として出席

一・二十五　東京帝国大学医科大学生理学第一講座主任教授

永井潜「人種改善学の理論」『人性』一一巻五・六・七・九号

一九一四・七・一　永井潜「生命に關する思想の變遷」第十四回関西醫師大会に於ける特別講演要旨、ユーゼニックス第一年第六號

優生学関連

一九一七・二・十六「大日本優生会」発足、保健衛生調査会第一回報告書

一九一六　内務省保健衛生調査会　第三回会議「ユーゼニックス」に関する調査事項の設置を提議するが採用されず

六　内務省衛生局に保健衛生調査会設置

一九一四　ダヴェンポート『人種改良学』邦訳／ドイツ国民衛生協会綱領発表／第一回人種改良国民会議

年齢	年月日	新聞	記事	備考
	1913 11・17	讀賣・朝	人種改善學ユーゼニックスの必要を論ず、医學博士永井潜／實驗遺傳學を根拠として、之に依つて吾々の最高最大の理想を實現し如うと云ふのであります。…合衆國に於て悪い方の種が扈《はびこ》つて行くと云ふ立派な統計が出来て居りますから、…體質の改良、良い遺傳物質を選つて悪い物質を排除すると云ふことでなければ吾人の目的を達することが出来ない、夫れにはどうしたらば宜いか、…若し精神病の系統であるとか、結核に罹り易い系統であるとか、或は不具になる系統、成るべくさういふ系統を世の中から排除するといふ方針を以て進まなければならぬのである、…現に亞米利加の或る州の如きは法律でもって結婚を制限して居る…悪い種を有つ者には生殖のできないやうな方法を取る、即ち子を造る種のある所、男で云えば睾丸、女で云えば卵巣を切って子供の出来ないやうなことを實際やって居る、或は避妊法をやらせる、悪い種の者と結婚しないやうにする、殊に社會の木鐸となる新聞紙、即ち四十年を御祝ひになる所の讀賣新聞の如き有力なる新聞に筆を執らるる人は斯ういふ大きな問題を以て社會を教育する必要があらうと思ふ（青年會館にて）	
36	11・8	朝日・朝	讀賣記念講演會／當日の出演者は加藤弘之、新渡戸稲造、嘉納治五郎、永井潜ほか	叙従六位
	9・1	朝日・朝	出版界、「生命論（永井潜著）近時の出版界に於ける最も有益有趣味の好著なり」	
34	1911 2・3	朝日・朝	學位授與式、二日左の九氏に對し授與式を行はれたり皆論文提出なり	医学博士学位授与「冬眠動物ノ新陳代謝ニ就イテ」
	2・2	朝日・朝	學位授與式、二日左の九氏に對し授與式を行はるべし皆論文提出なり	

一九一二　第一回国際優生学会議　於ロンドン
一九一一　アイオワ州断種法法制化、ドレスデン万国衛生博覧会（内務省・文部省・陸海軍が共同出品）
一九一〇　海野幸徳「日本人種改造論」大澤謙二「体質改良ニ就イテ」

第九章
日本の占領地政策下における優生学

鐘　月岑

はじめに

日本の国家と優生学者は満州と中国への帝国主義的拡張が日本の人口増加の当然の帰結であるとして正当化し、遺伝学者駒井卓（一八八六―一九七二）は日本人が人種的に優れていると主張した。駒井は、日本による東南アジアにおける天然資源調査活動が地域開発の手助けとなり、またこの地域における日本のリーダーシップを支える手段ともなり、これによって欧米の侵略に対抗することも可能になるとして、この調査活動への自らの関与を正当化した。もう一人の遺伝学者田中義麿（一八八四―一九七二）は、民族衛生を戦争と国家総動員に対する適切な準備であると考えた。有名な昆虫学者である松村松年（一八七二―一九六〇）は雑誌『文藝春秋』に掲載した「民族の覚醒」において、生物種間と国家間の生存競争における類似性を提起して、中国・東アジアとの戦争が必至というだけでなく、将来の進歩にとって必要であると主張した。(1)

中国人の優生学者潘光旦《パアングアンダン》（一八九九―一九六七、一九二二―一九二七年米国ダートマス大学、コロンビア大学に留学）は、人口集団の量と質という二つの指標を評価して、中日戦争を中国の民族の体力（民族元氣《ミンズゥユイエンチィ》）や民族活《ミンズゥホォウ》力《リ》を試す機会と捉えていた。「一人前の男になる過程は必ず苦難を伴うように、戦争という試練は成人式のような通過儀礼である」と、潘は戦争を称賛した。潘と日本の優生学者たちは戦争の準備に熱狂的に参加し、適者生存のこの試練に加担した。これらの優生学者に最初に見られた反戦姿勢が戦争協力への熱狂へと変容するにつれ、適者生存という意味付けも変化してきた。その変化は科学者自身の自己アイデンティティや民族のアイデンティティの両方を再構築することによって成されたのである。この変容は中国と日本に限られたものではなく、国境を越えた現象であった。世界的に広がった優生学的方法と技術は、第二次世界大戦へ向かう大きな趨勢の中で、軍事的利害対立のあるいろいろな地域に導入されることになった。

日本と中国の優生学者は共に中日戦争を人口集団に関わる戦争として認識し、民族の進化過程の一部として正当化したのであるが、本章では両国の優生学者たちの見解や、日中両国で共に採用された単一進化集団へと国民をひとつに統合する国家政策遂行における彼らの関与を明確にしたい。また、中日戦争と人口政策の相互作用、および、日中両国における優生学運動に与えたこれらの影響に焦点を当てる。さらに本章では、戦争戦略としての人口政策への日中両国の優生学者の関与を説明し、彼らの民族国家と民族集団に対する考えを具体化した戦争戦略と政治政策を検討する。また、日本の民族集団と人種集団の概念を詳しく説明するにあたり、日本の「日鮮同祖論」、「内台共婚法」と、台湾と朝鮮における日本の皇民化運動に焦点を当てて議論する。

一　国民のアイデンティティと戦時下動員

日本の優生学者永井潜は、日本人の自己犠牲と謙譲の精神が、科学的精神と一致していると見なし、その科学的精神は偉大な使命に関わっていると信じていた。そして永井は、東洋と西洋、個と集団、精神と物質、総合と分析、不易と変化、実体と現象、宗教と自然科学の間の二項対立を統合することは、自分を含め科学者の使命だと考えた。日本的精神は、神道や儒教、ならびに仏教の完全な融合を通して東洋文明の神髄をうまく同化したので、西洋文明の良い面も一定の期間を経れば取り込めるであろうと考えていた。

永井の国家的動員キャンペーンを伴っての強力な東西文化の統合の試みは、一つの民族の生存を確保するだけにとどまらず、現代文明が全体として繁栄することを確かにするために、科学者に偉大な使命を与えることになった。この使命をもった者の献身は、一般の科学者、とりわけ優生学者を、国家や国家関連の活動において、活発かつ熱狂的に関与するよう駆り立てる牽引力になった。一九三八年の厚生省設立はこの情熱と理性が結合された結果であった。そのようなわけで、厚生省のスタッフのほとんどが優生学者、民族衛生協会の会員、あるいは優生学の支持者であったということ、また民族衛生協会機関誌「優生学」が厚生省の官庁内刊行物に近いものであったことは驚くことではない(2)。また、名高い日本学術振興会は、厚生省官僚と他の科学者とともに、一九四〇年十月二十六日、民族国策研究会を設置した。

日本は国家総動員体制を生み出した。対照的に、中国においては、国家と科学者の頻発する協力不足、科学者間での理論と実践の不一致などとともに、戦時中の政治信条の分裂もあって、国民動員の努力は妨げられた。日本との開戦後、約六二の大学やいくつかの中央研究院と他の学術機関の研究部は、より安全で未開発な奥地に移転し、学生と教職員が書籍や機器の移送を助けた。中国人科学者が奥地のあちこちに移動した際、彼らは、国民党系の陣営と共産党系の陣営に再編成された。その政治指導部は国民党陣営のそれよりは共産党陣営のほうが、科学者集団を戦争準備の実利的な目的のために徹底的に支配した(3)。中国の戦争を支えるための科学者の動員の不十分さは、彼らの個人的な研究成果の達成を損なったとは決して言えないが、総力戦の軍事戦略の下での国の人

口政策を作成するにあたって、敵方のそれと比べ、努力と手順、速度と効率性において否定的な影響を強く及ぼした。(4)

二 人種集団と民族集団の構築——日本優生学者たちと人口政策——

戦時国家総動員の結果のひとつとして、前述したように、厚生省が一九三八年に設立された。厚生省の主な機能は「健康な市民、健康な兵士」の要請を満たすこと、そしてこれらの健康な兵士の量的質的に適切な人的資源を確保するという、優生学者たちの構想を実現することであった。厚生省設立前の一九三二年、政府は満州に送った二万の兵士のうち五〇〇人が結核に罹患していたという事実に直面し、日本へ送還せざるを得なかった。かくして軍は感染性のあるすべての病種を防ぐ措置に関して熱心になった。一九三六年、陸軍省医務局は「衛生省」を設立するための法案を提出した。この目的は陸軍省医務局長小泉親彦(一八八四―一九四五)の考えに基づき、市民と兵士の低下した体力と健康を引き上げるために、衛生状態を管理する中央集権的行政組織を構築することであった。(5)

一九三七年六月、陸軍は「保健社会省」を設立する改正案を提出した。この法案は、英国のベヴァリッジ計画(経済学者の名前に基づく。英国福祉制度基本計画提出、一九四二年)の幾年も前に作られ、日本を福祉国家にするという構想を含んでいた。近衛内閣は、中日戦争勃発二日後の一九三七年七月九日に「保健社会省(仮称)設置要綱」を作定した。日本は三カ月ほどの短期間で戦争に勝利できると推測していたにもかかわらず、勝敗が不確かな開戦当初であったので、枢密院によってこの法案は保留された。その間、枢密院のメンバーの何人かは「社会」の名は不適切(社会主義という言外の意味)であり、「保健」(国民の健康)は保険と間違いやすいものと見なしたため、委員会は「保健社会省」を「厚生省」に改めることにした。その用語「厚生」は、儒教教典「書經《スウジン》」に由来し、提案された「省」の目的が反映された「民の生活を豊かにする」という意味である。戦争がしばらく続くことが明らかになった後、戦争遂行計画を準備するために、近衛内閣は厚生省の設立を急ぎ、一九三八年一月十一日にその提案を復活させたのであった。(6)

厚生省の機構については、優生課は第一案の民事局所属から、第二案で衛生局医務課へと移され、厚生省設立後、最終的には慢性伝染病に関わる予防課と急性伝染病に関わる防疫課と共に予防局に設置された。この機構再編は優生学的アプローチと衛生学的アプローチの融和と見なされるかもしれない。体育、妊産婦ケア、国立競技場を管理する体力局、公衆衛生を扱う衛生局、社会福祉の責任を負う社会局、労働管理と産業衛生を取り扱う労働局のような、それぞれの機能しうる組織体を持つと共に、厚生省は、優生学者・衛生学者・社会主義者、(7)そして社会学者らによって議論されてきたラマルク的社会制御とメンデルの生物学的抑制の最良な要素を結合することで、管理効率の手本となることを意図していた。そしてこれらは民族の質を改良するための遺伝学的ならびに環境学的な手段の両方を合わせたものであった。(8)

厚生省は民族衛生協会が目標としていた多くの事項を採用するだけでなく、国民優生法の原案を提出した。厚生省はまた、台湾人・朝鮮人・満州人の人口調査を行っている優生学者と緊密に連携して仕事を進めた。当時の日本の人口は七、三〇〇万人、中国は四億七、〇〇〇万人であったが、日本の出生率は産児制限運動の結果、一九二〇年の三六・二パーセントから一九三七年には二六・七パーセントに減少していた。戦時体制の一環として、厚生省は、日本の東アジア全体における盟主の地位を維持するため、多数の質の高い兵士を生み出す必要に迫られた。(9)このため、厚生省は人口政策構想の中で、質・量、両側面から国民の改良に取り組んだ。

質的には、日本民族の改良は優生学的プログラムに基づいて、結婚相談や見合いを助けるなどの様々な機関の協力的調整によって補われていた。量的には、出生率の減少を逆転するために、一九四一年厚生省は、次の一〇年間に平均結婚年齢を三歳下げることを目標とした。そして、税の控除などの特権を供与して、一家族につき平均子ども数五人という目標を設けた。[10] 海外においては、優生学者らは植民地における人的資源管理をうまく取り扱わなければならなかったが、興味深いことに、その植民地においては優生学による質的なアプローチが欠落していた。

つぎに、筆者は優生学者らが国家の人口政策に関与したことに焦点を当てる。そこには、国の人口政策を作成する上で、人種集団（大和民族）と民族集団（日本民族）としての日本のアイデンティティを補完するこれら二重のアプローチが見出される。

優生学者永井潜は、華北の北京大学医学部長として勤務していた時期に優生学的活動に参加し、そして厚生省の公衆衛生調査委員会に関わっていた。一九三七年十月、永井は若い世代に対し、質・量ともにより優れた生殖のために祖先の犠牲的精神を取り入れ、日本文化と民族の生き残りを決めるであろう戦争に備えるために民族衛生の原理に従うように主張し、熱心に取り組みを始めた。[11] 永井は、現代文明の特徴は晩婚や性病のようなより弱い因子を選択的に残していると嘆いた。そして、これらの現象は個人主義の不健全な影響によるものと考えた。これは特にエリート男性と女性の間に見受けられ、彼らが家族・社会または国家の幸福に関心がなく、利己的に一過的な性的満足にふけることに原因があると永井は主張した。

永井は、日本人一人ひとりが自らの使命とすべき日本民族の目標を明確にし続けた。民族衛生の基準に基づいて、永井は、優れた民族の三つの条件として、（一）人口の多さ、（二）すぐれた民族的特質、（三）血統の純血さを挙げた。人口四億五、〇〇〇万人の中国と三億五、〇〇〇万人のインドは、第一の条件に合致しているが、低い民族的特質のために二番目を満たしていなかった。人口二億三、〇〇〇万人のロシアや一億三、〇〇〇万人のアメリカのような他の国々は、はじめの（一）、（二）の条件は満たすが、（三）の条件には足りなかった。日本民族の人口に関しては、永井は、内地に七、〇〇〇万人、朝鮮に二、二〇〇万人、台湾に五二〇万人、華北に一五〇万人、サハリンに三〇万人であると見積もった。植民地におけるこれらの人口に加えて、日本が一心同体化したと見なした満州に三、三〇〇万人の人々がいた。それゆえ日本は第一の基準を満たす十分な人口を有していると永井は考えた。この日本民族を大日本帝国に融合させる永井の考えは、日本国についての曖昧なアイデンティティでくるまれている。第一の条件である人口については、植民地の人々は日本民族・国民の一部として数えられた。しかし、第二の民族の質と第三の血統の純潔さにかかわる「吾が日本民族」の言葉の下では、植民地化した人々を排除している。

つぎに第二の民族の素質の點について考へて見ると、吾が日本民族が、天賦の素質に於て惠まれて居ることは、幾多の事例に於いて之れを示すことが出來るが、就中この旺盛なる同化力、即ちあらゆる外來の文化を攝取し、咀嚼し、消化して、自己個有のものに同化することは、眞に嘆賞に値するものがあるのであつて、東西の文化を渾融して、人類の師表たるべき使命を果たすべく、天は我が日本民族を造ったのではないかとさへ思はしむるものがある。凡そ一民族の最大能力は、戰爭に於て、最も十分に發揮されたのであるが、この點に於て、日本民族は實に輝しい歴史を有つ、畢竟するに幾多の良き遺傳質が組みあはされ、吾が國民の根幹をなす大和民族が造られ之れに更に幾多の血液がうまく調和混淆せられて、一旦立派な素質をもつたものが出來上るや、それが、島帝國であるといふ地理的關係に惠まれて、純粋なる状態を保つて、今日に及んだものではなからうかと想像されるのである。恰度その點は、英吉利に於て、ケルトとチュートンの二つの血液が混淆せられて島帝國たる英國に於て、生粋の英吉利人が出來上がつたのと同じではなからうかと思ふ。

次に第三の點である國民の血液の純粋であると云ふことは獨り肉體關係に於て大切であるばかりでなく、精神的の結合の上に、最も重大なる意義があることは、いふまでもないのである。そして其の純粋無垢の血族關係を土臺として、我日本の家族制度が建設せられ、畏くも、上　皇室を大家長と仰ぎ奉る所の、國家的民族的一大家族を構成し、皇統連綿として天壌と窮りなき世界唯一の國體を建設してゐることによつて、一層徹底的にその血液の純潔さの意義が、活躍して居るのである。近時ナチス政府の如き、その點に最も重きを於て、ドイツ民族が血液の純清淨化といふことに、全力を擧げてゐることは、御承知の通りである。[12]

三つの定義において、永井によって量的な意味で用いられている「民族」は「大日本帝国」全範囲を意味し、先に触れた中国人の優生学者潘光旦の「民族国家」の取り扱いにおいては、質的な意味において「大和」民族を意味した。この「民族」についてのダブルスタンダードは、まるで「大和」民族は軍事的拡張、ならびに征服者と被征服者との間の強制的な交婚〔訳者注：以下 intermarriage を、異人種あるいは異民族間の結婚という意味の人口政策用語「交婚」と訳す〕を通しては形成されなかったかのように、永井によって無批判に用いられた。[13] しかし「大和」民族の歴史的な過程から見て、今日の「大日本帝国」が、将来の「大和」民族になることはできないと思われる。これは、永井の発言においても、そして台湾と朝鮮の植民地における優生運動の欠落を見ても明白である。

一方、日本の皇民化運動は一九三七―一九四五年の戦争期に、台湾人と朝鮮人を帝国臣民に組み込むため、両方の植民地内で始まった。日本の皇民化運動は、台湾人と朝鮮人を真の日本人にすることを目的とした一連のキャンペーンであった。皇民化運動は、国語運動・改姓名・志願兵制度、そして宗教・社会風俗の改革を含んでいた。[14] しかし、精神的な変革の運動のなかでは、植民地開拓者と被植民地の人々が結婚を通じて同化されるという解決方法は、優生学者によっては奨励されなかったのである。

日本が台湾を占領し、台湾先住民の強い抵抗に遭遇した時から、日本人と台湾人との交婚は日本の異文化同化戦略のひとつであった。支持と支配権を得るために、先住民担当であった日本人の植民地警察官は融和の象徴として先住民と結婚した。しかし彼らの婚姻関係については、文化的な不適合と、高いリスクをもつ警察官という職業への先住民からの不満があった。最も深刻な不満の原因は、警察局が、殉死した警察官の未亡人を支援しなかったことであった。

記録では、一九〇九年にサイディック（Seediq）族の大頭目、莫那魯道《マナルダオ》（Mona Rudao）の姉妹と近藤儀三郎警視正との結婚があった。近藤が一九一七年に失踪した際、捨てられた妻は莫那魯道に助けを求めた。このような無責任な事件は、日本政府による不当な他の事例とともに、日本人に対する強い嫌悪感をかき立て、後に一九三〇年の霧社《ウーショー》事件に至った(15)。この事件の後、台湾総督府は、警察官と先住民との結婚を禁止した。そして日本の政治的支配を維持する戦略として、先住民のエリート女性との結婚だけが許された(16)。

一九一九年に田健治郎植民地総督（一八五五―一九三〇）は、日本の政治的影響を拡大するために「内地延長」という原則を提案した。彼は、日本人と台湾人の間に存在する分離をなくし、民族の内台融合を達成するために、「共学」（平等な教育）と「共婚」〔交婚。訳者注：共婚という用語は「日台共婚」という表現で当時台湾人との結婚にのみ使った〕を主張した。しかしそういう原理と見解は戸籍手続法の修正によって具体化されなかった。たとえば、日本の民事局は、一九二七年に台湾人男性と台湾で暮らしている日本人女性が結婚して台湾に住居を構える結婚申請を受理しなかった。一方、日本人女性と台湾人男性が結婚して、日本人女性の戸籍に入る結婚申請は受理した(17)。日本人・台湾人の結婚に対する社会的認知は、いくつかの段階を経て変化した。はじめは交婚に関しては「雑婚」と「混婚」という呼び方が使われていたが、それらは人類進化の初期段階としての軽蔑的な意味合いがあった。一九一〇年代末、田健治郎総督下の時代に「共婚」という用語が出現した。日本人と台湾人との結婚について、同化や雑種は優秀な子孫を生み出すという原理に基づいて受け入れる立場、純潔の理論に基づいて受

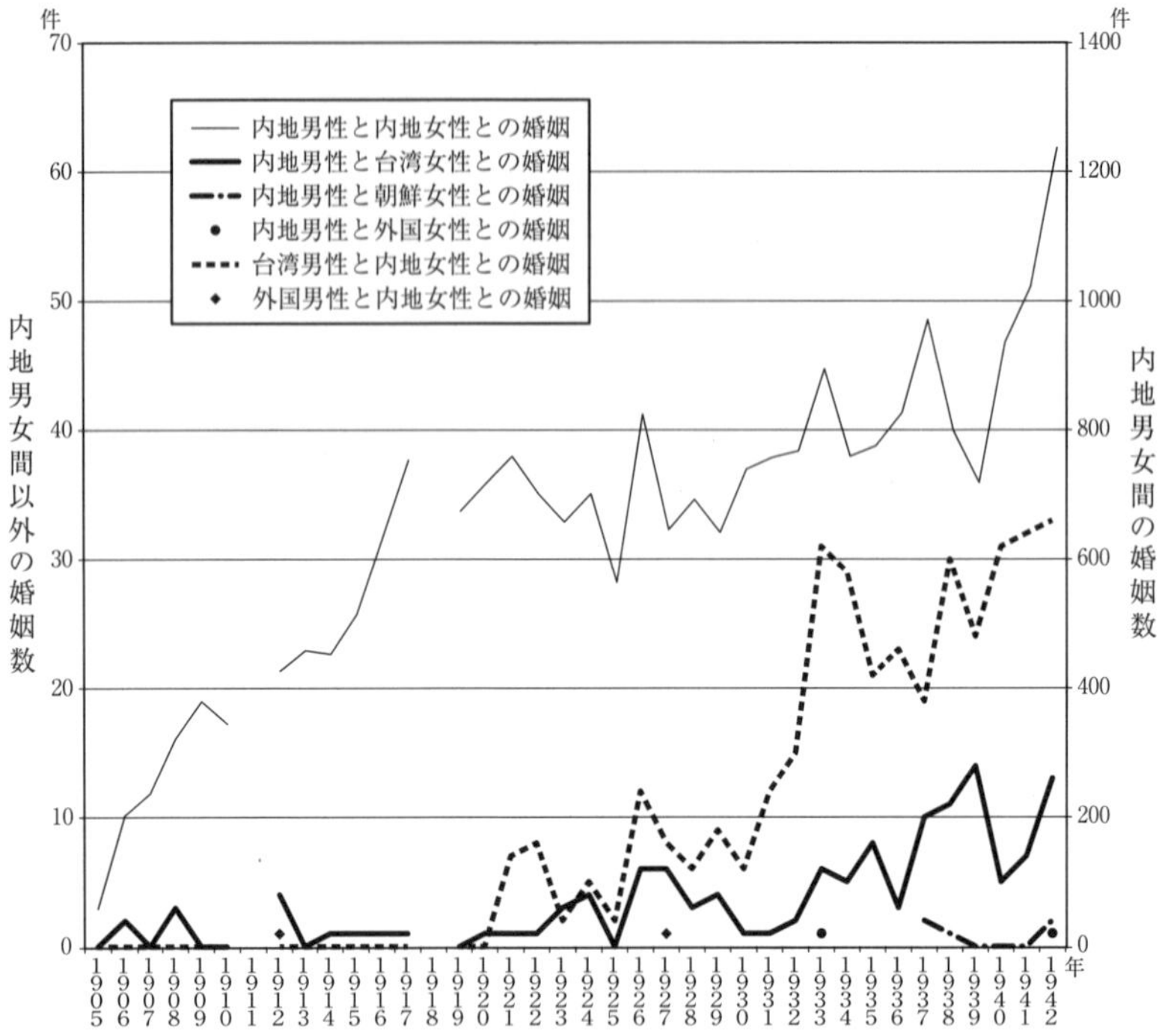

図1　出身別婚姻件数の年変動

出典：『臺灣人口動態統計』（臺灣總督府官房調査課出版，1905–1942年）

け入れない立場、文化の相互交流による自然な結果としての自由な結婚を受け入れる立場という、三つの立場があった[18]。これらの異なる立場があったにもかかわらず、日本人と台湾人との結婚は、一九一二年までに五〇例、一九二九年までには八八例であった。一九四四年までに、結婚は六八四例に増加した。このような増加は、一九三二年三月に、台湾の植民地政府による内台共婚法（日本・台湾の交婚法）の法案制定と皇民化運動の両方によるものであった。台湾総督府の官房統計調査課と臨時戸口調査部は、一九〇五年から一九四二年までの結婚に関する記録を保存してきた。

　日本と台湾の何人かの知識人は、日本人と台湾人との結婚を支持した。台北帝国大学医学部教授の金関丈夫（一八九七―一九八三）は、戦時下における人的資源を供給するために、一九四一年一月に日本人と台湾人の結婚を容易にする適切な結婚相談と、健康計画の必要性を主張した[19]。坂野徹によれば、人類の文明を一途に救い、台湾文化研究を推進する真面目な文化人類学者である金関は、皇民化運動を推進する日本政府に動員された。日本の植民地における人種の質的差異を確かめようという金関の思惑にもかかわらず、彼の人類学的な研究は、日本人、朝鮮人、台湾人の間にほとんど人種的違いがないことを示した。彼らの差は、日本本土内の多様な地域間の差より小さかった[20]。

　そのようなスタンスは、日本の人類学者、清野謙次（一八八五－一九五五）による民族集団についての見解と同じである。一九四一年十一月、高名な台湾人医師の施《ス》江南《ジャンナァン》（一九〇二－一九四七、後に二二八大虐殺事件で死亡）は京都帝国大学医学部で医学博士を取得した。彼は、日本が南アジアに拡張するためには、二つの民族集団の生物学的文化的同化を達成するために、日本の若い男性が台湾の女性と結婚すべきだと主張した。また、性病防止や出産時の妊婦と乳幼児の死亡率を減らすために医療施設を提供することで、台湾の人口集団の質を改善することができると考えた。谷口虎年（一九〇二－一九六三）や水島治夫（一八九六－一九七五）のような日本人学者らは、日本人と台湾人との交婚は実現可能とした[21]。それにもかかわらず、日本厚生省の強いガイドで法制化した国民優生法は台湾と他の植民地等に適用されることはなかった[22]。

　この興味をそそる現象は、小熊英二により批判的に議論された。小熊は、日本人と台湾人あるいは朝鮮人との種族間の結婚は、すぐに立法化できる効果的な同化政策として植民地政府によって推進されたが、優生学者や反同化の理論家らにより強く反対されたと分析している。早くも一九一五年、後年マルクス経済学者となる河上肇（一八七九－一九四六）は、民族融合に反対した。なぜなら河上は、日本民族の純血が台湾人や朝鮮人のような「劣った人々」と交婚することにより汚染されるであろうことを恐れたのである[23]。この時期に河上が優生学的主張をしていることに多くの日本人は驚かされると思われるが、米国優生学を無批判に受け入れている時期もあった。[24] キリスト教徒で経済学者・植民地政策学者である矢内原忠雄（一八九三－一九六一）は、植民地政策として従属主義、同化主義、自主主義の三つをあげ、従属主義は勿論のこと、同化主義は植民地原住者の反抗を惹起するものとして否定し、植民地政策の理想として、植民に関する圧迫も強制もない自主主義を主張した。[25] 矢内原は、一九三〇年代、植民地そのものを否定しないという弱点を持ちつつも、原住民の立場に立ち「虐げらる々ものの解放、沈めるものの向上、而して自主独立なるものの平和的結合」を求めている著書『帝国主義下の台湾』[26]によって、多くの台湾の知識人らから尊敬された。台湾総督府の地位の高い官僚である東郷實（一八八一－一九五九）は、当時の多くの知識人と同じように、民族的交婚を純粋な日本人血統への汚染だと主張して反同化の立場に立っていた。東郷は同化政策に反対するだけでなく、台湾での民族隔離もまた押し進めた。彼は、日本は二、〇〇〇年前に民族的混合を経験したけれども、それ以来、民族の純潔と優位性を持つに至ったという考えを持っていた。東郷は、日本がローマ帝国と同じく同化政策を適用すると、日本の国民性である心の高貴さが崩壊し、ローマ帝国と同じように衰退への道を辿っていく危険性があると自国民に警告しようとした。[27] 東郷の反対は、植民地政府内にあまりにも多くの反感を引き起こしたので、彼は一九二三年に辞職を強いられ、帰国し国会議員となった。[28]

それでもなお、東郷の反同化の見解は、厚生省により支持された。さらに、後になって、植民地下の人々の肉体的・精神的劣性を立証するために社会学的・民族学的・そして医学的調査を利用した優生学者らによって「実証」された。その一方で、朝鮮総督府による民族的交婚政策を擁護するためにも学術研究は利用されている。すなわち、日本本土と朝鮮は先祖が同じであったとする日鮮同祖論や、それゆえに日本人と朝鮮人とは同一グループに属していて（内鮮一体）[29]、血液型の分布比率は本土の日本人と朝鮮人とでほぼ同一であるという血清学の研究結果などが援用された。[30] ここでの微妙な差異に注目する必要がある。すなわち、日鮮同祖論はまた、朝鮮人は台湾人よりも日本人と同化しやすいであろうという主張を正当化している。なぜなら、台湾人は民族的にも文化的にも日本と距離があり、併合後、朝鮮で二〇年かけて成し遂げられたことを達成するのに、台湾では四〇年かかっているからであるとした[31]。

優生学者は同化反対の結論を導き、血清学方法論に基づいて民族混合に警告を発した。反同化の立場を証拠立てるため、血清学者で優生学者である古畑種基は血液型に関する彼の三つの人類学的原理と日本列島における血液型分布の遺伝的発生頻度の研究を用いた[32]。古畑は日本国内において地方によるわずかな違いがあるとして、国内の日本人居住者と植民地にいる海外在住日本人との血液型分布の詳細な特徴を追跡調査した[33]。この明確に区別できる血液型のパターンはハンガリー人とモンゴル人とを除いて、世界の他の地域には見られなかった。これゆえに古畑は、日本民族が、南は中国、北はモンゴルから由来した異なる人種間の交配から進化し、その後、完全な血統（万世一系）である天皇を頂点とした優れた家父長制民族（大家族民族）を生み出したという当時の一般的な信念を確かなものとした[34]。

優生学者永井潜の反同化の立場は、まさに彼が表明したように明らかだった。永井は民族的混合によるローマ帝国衰退の歴史的な前例を示すことによって、優れた民族は他の種族との交婚を避けなければならないと述べている[35]。同じようにもう一人の優生学者の池田林儀《しげのり》（一八九二―一九六六）は、東アジア内での日本民族の最高位と日本の盟主の地位を維持するために、優生学運動が、純血のルーツである伝統的家父長制と純粋完全なる血統の持続を守っていかなければならないと主張した[36]。日本をアジアの「内」、「外」、「上位」と言い換えるといったレトリックによる曖昧なアイデンティティは、分離独立から汎アジア共栄にまで及び、日本のアジアに対する位置づけによって、大幅に使い分けられた。日本は、西洋文明を取り入れることによって新たな観点を生み出し、世界の大国のひとつとなった。後に日本は、東洋文明と西洋文明の両方の最良なる要素を兼ね備えた文化の統合者へと変貌を遂げ、それゆえに全世界のモデルとなり、西洋に対抗する戦いを導きうる国となったのである[37]。

優生学者と優生学支持者が厚生省官僚の中で優勢になったときに、優生学者の人種混血に反対する主張が公的政策となった。しかしながら、厚生省はもうひとつの懸案に悩まされた。一九四一年一月十二日、厚生省は、閣議決定に基づいて「人口政策の確立の概要」を公表した。この概要は、植民地の民衆は忠誠心に欠けるので戦力の助けにならないかもしれない、という懸念に対しての対応であったことが報道によって明らかにされた。日本は、東アジアでの日本の安全とその主導権を確実にできるよう、日本人集団の質、量の両方を改善していくための人口政策を計画しなければならなかった。[38] この概要は、これらの目標を具体化し、主として日本列島を対象とした詳細な目的のための方策を規定するものであった。量的には、その計画は、本土の人口が一九六〇年には一億人にまで増加することを目標にしていた。そのため、厚生省は、どの夫婦も平均五人の子供を儲けることを奨励した。「子供五人計画」は、親たちのために税を軽減し、妊婦検診を実施し、医療や教育費の助成を行い、大家族には、徴兵の人材としてこれらの家族を認定し、報償や配給を与えることを提案した。妊娠中絶や産児制限は厳しく禁止されることになっていた。また、致死率を下げるために新たな公衆衛生と健康計画が提案された。質的には、厚生省は都会や田舎に等しく人口を分布させ、優生学的な考えを普及させ、そして都会の若者に関して精神的肉体的訓練を課すことを意図していた。[39]

金沢医科大学教授で、優生学の活動家であった古屋《こや》芳雄（一八九〇―一九七四）は、一九三九年に厚生省に入り、体力局、衛生局、防疫局、社会局や他の審議会において、いくつもの役割を同時に果たしていた。[40] 国民優生法と国民體力法の法制化に関する貢献に加え、古屋は人口政策を策定することにも熱心であった。永井潜、池田林儀、古畑種基と同じく、古屋は常に人種間混血に反対した。彼は人種間結婚を推進している植民地官僚たちに、そのような深刻で危険な事項に関してもっと慎重になるように勧めた。彼の見解は、人種的偏見、人種の混交に対する恐れ、そしてアジアに対する彼の弁証法的視点の表れであった。日本は、他のアジアから離れて大東亜共栄へと動いていると彼は見た。彼の関心のひとつは「時間」――科学が乗り越えることも逆戻りもできない、生物学的な時間であった。古屋にとっては、「大和」民族を異種交配で作ることは繰り返し可能な歴史プロセスではなかった。優生学者たちは、二、〇〇〇年かかって築かれたものを、一世代つまり二〇年という短い期間に、実験的に望ましい標本を集め、究極的な生存競争のテストである戦争時という時代に必要とされる再生可能な成果を得るというのは、不可能であると確信していた。[41]

古屋はさらに植民地での人種混合の危険性を述べている。たとえば中国の場合、漢民族は、契丹《ティダアン》や他の北方民族が漢民族を征服した際に中国化が見られたように、文化的同化についての長い歴史と根強い能力とを備えていた。日本人が漢民族と混血したら、日本人は中国人に飲み込まれてしまうであろうと、古屋は恐れた。それは、揚子江のような大量の中国人の血の中に日本人の貴重な精子が無駄に流れてしまうようなものであると。さらに、中国人に特有な資質が日本人とあまりにも異なるので、そのような不慣れな生態環境への日本人農民の移住と農業モデルの導入は、必ずしもうまくいかない。そしてもっと重要なことは、海外の日本人に対して日本の教育体制を維持する難しさを考えるなら、遅かれ早かれ彼らは、大都市の中で彼らの日本への帰属意識を失う危険性があると古屋は予想した。[42]

古屋は、低い生殖能力、肉体的な弱さや結核に感染しやすいといった雑種の人種的劣等性などの「科学的な証拠」についての彼の主張を続けた。強くて健康である雑種に関する反証例があるので、古屋は、雑種性は必然的かつ客観的に劣っていると主張するのをためらった。二つの異なる環境での人種間雑種形成で不適合な生殖細胞質の組み合わせを発生させると、別の環境で生き残るのが困難になるであろうと仮定した。近視に関する自身の研究事例を挙げて、日本人の間の近視の広がりを説明しようとした。彼は五年間にわたって日本の先住民であるアイヌ民族の研究調査をし、日本列島の他の地域での雑種性の程度を測ることを試みた。彼は、頭蓋骨の形が互いに似ている北方出身の何人かのアイヌ人の標本を、形がかなり違う日本人の頭蓋と比べ、それぞれ人種的に純系や雑種であることを明らかにした。ほとんどの日本人の子どもが、違う形の頭蓋の親から生まれることで、彼らの目の光軸が非対称になり、調整が困難になるので近視に罹りやすいと考えた。古屋が最も関心があったことは、雑種によって生じるこの非整合性であった。彼には、これが人種混血に関わる最も大きな危険であり、どのような植民地の同化政策の際にも真剣に受け止められるべきであると考えた[43]。

古屋は、一部は個人の立場から、一部は厚生省の一員としての公的立場から語った彼の後期の著書である『国土、人口、血液』（一九四一年）において、粗雑な人種偏見を避けるために言葉の取り扱いに注意をはらった。彼は明らかに、人種差別の言葉が植民地での反日の愛国心をかき立てることの危険性を判っていた。古屋は自分の考え方を、厚生省における優生法に関する一連の行政会議で示した。この法案は最初に提案された時は「民族優生法」と呼ばれ、後に「国民優生法」に名称を変えられた。この変更の理由は、「民族」という言葉があまりにも挑発的であるため、無用の民族的摩擦を引き起こし、大東亜秩序の形成を妨げることによって日本の指導権を危うくすることに対する恐れであった。しかし、これらの会議では「民族」という言葉を完全に捨てることに対して反対が表明されていた。その後に、強い民族的統一を作り上げるための運動に役立つことを意識しながら、古屋は「民族」という言葉の排他的な側面を和らげることを提案した。彼は、自身の愛国主義のレトリックを孫文の「三民主義」と関連づけていた中国人協力者汪精衛《ウァンジンウェイ》（一八八三—一九四四）の政治演説に関するコメントの中で、そのような考えを表明していた[44]。

古屋はナチスドイツの民族主義的なユダヤ人排除を論じることを通して、自分の民族主義の理解をさらに詳しく述べた。彼はナチスの行為を文字通り「人種育成（*Rassenpflege*）」であるとして弁護した。それは自分たちの人種の血統を自浄しようとする努力であり、ユダヤ人を絶滅する攻撃的な計画ではないと主張した。彼は、彼らの複雑で困難な問題、すなわち彼らの肉体に潜む文字通り腐ったユダヤ人の血に対するドイツ人の戦いとして、その行為を肯定的に評価していた。古屋はむしろ、人口が減少するにもかかわらず、断種法を厳格に適用するドイツ人の決断を賞賛した[45]。

日本に関しては、古屋の愛国主義の優越感は、差別を否定する汎アジア主義の理想主義的見解を拒否するものであった。この汎アジア主義の見解は、「日本民族はもともとは混血であるから、帝国の直接的支配下にあるかぎりにおいて、大東亜共栄圏における人種間に人種的な血液区分を設定する理由はない」という考えであるが、古屋は、大東亜を構築するプロジェクトにおいて、異なる文化や生物学的体質の遭遇によって生じる実際の問題を無視した、単純で非差別平等の理想主義であると主張した。人種同化と交婚に関して、古屋は、交婚が植民地で同化を実現するのに最も良い方法だとうわべでは同意しながら、日本人と他の民族集団との間には精神的気質と志向、文化的伝統と生活様式において、越えがたい違いがあると言う。彼はまた、以下のように述べた。文化が人間性の多様さを決定するので、民族間の著しい文化的隔たりを越えることは難しいだろう。動物や植物同様、人間は長期にわたって様々な気候と環境の中で自然淘汰の過程を経てきたのであり、ひとたび他の場所に移住し、他の人種と交配されたときに、もはや以前のような繁栄は不可能であると主張した。古屋は、日本民族が北や南の民族混血により形成されたにもかかわらず、列島内に留まり、外の人種との異種交配が制限されていたから、今の独特の形成を遂げたと説明し、同化賛成者は淘汰説と「時間」の概念を理解していないと言い、彼らを批判した[46]。

古屋は、同じようなやり方で「内鮮一体」（朝鮮人と日本人とは民族的に一体である）という考えを斥けはしなかったが、強制的な人種同化を「不自然」な過程と見なし、その結果、人種の摩擦と競争の問題を生じさせると見ていた。彼は、同化賛成者が交婚の子どもにどのような教育を提供するかを全く考えていないと指摘した。古屋にとっては、「内鮮一体」は大和民族が二、〇〇〇年以上かけてきた自然淘汰の過程の繰り返しを意図したものではないし、同様な結果を決して生み出せないものであった。中国人との交婚によって、古屋は日本人入植者が短期間で漢民族の民衆に同化してしまうだろうと信じていた。日本の中で人種生物学の運動を開始するためには、歴史的重大時においては、ある種排外的な民族主義が必要であると結論づけた。つまり、古屋が説く民族主義の狙いは、人種の内面要素である人的資源の質と量とを共に強化すること、言い換えれば、民族主義を人種的なものにし、日本国民を人種的にひとつの集団とすることであった。彼にとって、人口政策は量を取り扱い、優生学の計画は質を取り扱うものであった。全体として、この二つの補完的なやりかたは、優秀な日本人を大量に生み出し、彼らにいずれ大東亜の指揮をとるという偉大な使命をゆだねる上で助けとなるであろうと彼は考えた。[47]

古屋と他の優生学者は民族アイデンティティを純血という観点から見た。この自己アイデンティティに内的結束力をもたらす中核的な要因としての純血という優生学的な考え方は、一九四二年に大臣命令に基づいて厚生省職員によって作成された、「大和民族を中核とする世界政策の検討」と題された機密の人口政策の提案に結実した。[48] この文書は、日本人の植民地入植者の第二世代が、大都市で愛国教育を義務として受けることを勧告した。主に朝鮮人男性と日本人女性で異人種間結婚をした一、五〇〇組の夫婦の調査に基づき、この文書は、低い知性、性的衝動性、依存性、無責任、精神薄弱、風土病への感染性、奴隷的従順さ、そして最も重要なこととして、愛国主義の欠如という、雑種の持つ否定的特質を強調した。同化によって引き起こされる人種混交は大和民族の統一性を破壊し、日本文化の格下げをし、最終的に指導者として必要となる意識を消滅させるであろうと警告した。そのため、厚生省は日本人と朝鮮人の混血に対する国家の寛容的な態度に反対し続けた。[49]

その間、朝鮮と台湾における皇民化政策により、強制労働者や兵隊として七二万四、四四三名の朝鮮人[50]と二〇万七、一八三名の台湾人が戦時動員・徴用された[51]。一方では、朝鮮や台湾に対しての人的資源や軍事支援に関する日本の要求が、他方では、朝鮮人や台湾人の高い出生率と人種的同化の進捗度の低さが、厚生省の幹部たちに、戦争が終わった際に強制労働者をどうするか、すなわち、朝鮮人や台湾人を出身地に送り返すか、どこか他所に移住させるかといった選択のプランを提案する動機づけとなった。厚生省は日本の正規軍から朝鮮人や台湾人を選別し、彼らを日本人将校によって率いられる中国人部隊・朝鮮人部隊として分離編成する計画を立てていた[52]。

最終的な分析において、実用上の要請とアイデンティティをめぐる不安との間の曖昧な交錯は、日本国家と日本の優生学者たちによって巧みにごまかされた。こうした相互作用は結局のところ、三次元の円錐体のなかの同心円型に帰せられ、円錐の頂点が天皇とその家系で、内側の円が万世一系としての大和民族、外側の円が汎アジア主義であり、文化的にも領土的にも一緒に束ねた日本植民地および大東亜共栄圏であった[53]。この同心円型において、厚生省の人口政策における優生学者たちの機能は、それぞれの円によって表現される自己と他者、内部と外部、血統と文化、質と量の境界を守ることであり、すなわち交錯があってはならないということであった。この点は、自国の境界を維持しようとする古屋の大都市における居住区画の議論や、華北における植民地の位置付けについての永井の議論にも反映されている。このような階層秩序を持った円錐体の構築において、日本の優生学者は、境界を消して大東亜をひとつの血縁集団にするとは決して考えなかったのである。別の言い方をすれば、大東亜の日本帝国は実際にはひとつのみの民族集団を含むものであり、彼らにとって同心円の境界はそれぞれの異なる水準で明白なものであり、互いに交わることは決してなかったのである。

永井潜は一九三七年に台北帝国大学医学部長、一九三八年には国立北京大学医学院名誉教授として、文化特使の任を奉じ、できるかぎり多くの中国の若者たちに語りかけ、東アジアの共通する過去の断片を基に、ひとつの文化的統合化を示しつつ、彼らを大アジア主義へと転向させようとした。一九四〇年の北京帝国大学名誉教授就任の挨拶では、みずからの講演を「差別感と平等感」と題し、大アジア主義における階層秩序を持った円錐体構成を正当化し、中日戦争の性格を明らかにしようとした[54]。

永井によれば、それぞれが固有の文化制度を持つ異なる国々において、人々は異なる人種として生まれつく以上、差別は避けがたい。平等とは、差異を消去しようとする努力である。前近代には、東洋でも西洋でも封建制が多数者に苦痛を押しつけ、少数者による専政を招くに至った。フランス革命は、貴族と聖職者からなる上流階級の専政を廃棄し、平等主義と博愛主義を広めようとした。こうした新しいリベラルな文化は、程なくして適者生存と自由放任の政策という資本主義の論理によって退行し、富者と貧者のあいだに大きな亀裂をもたらし、共産主義がこの分裂への反作用として登場した。中国は、このような歴史の両極端のあいだで弁証法的に揺れ動くという事態に苦しんでいるが、儒教の古典の知恵に沿って、その中庸を求めるべきである。知恵を得るためには、通常三つの段階がある。第一は、あらゆるものが一緒くたに混じっている混乱の段階である。第二に、あるものが他のものから区別されて差異化される段階がくる。そして第三段階は、差異のなかに平等を、そして反対に平等のなかには差異を見てとり、偉大なる知恵としての非知が、普遍的な自我としての個別的な自我を認識する能力となる。知恵は平等と差別が同じコインの両面であることを把握することができ、そして人は、このことを理解することなしに地位を高めることはできない。つまり両極端から微妙な中庸を引き出す途を見出すことによって、偉大な人生に達するであろうと永井は述べたのであった。

永井は北京大学における中国人学生に向けての講演で、中国における自身の課題が、学生たち自身の中に強力な中産階級の形成を促進することであり、またそれを通じて日本精神と国策の本質を伝えることであると述べている。彼は、大日本帝国の階層秩序を持った円錐体構成を比喩的に伝えるために、富士山を用い、その聖なる頂には神の子である日本の天皇を置いた。天皇とその臣下、皇国の臣民のあいだには確固とした階層秩序が存在するが、天皇はすべての者を選ばれし民として等しく慈悲深く扱い、この民は、神の子から大和の豪族を通じて血縁で繋がっており、二、六〇〇年間一体として繁栄した天皇と臣民とを結びつけてきた愛情や敬意、忠誠や情緒が自然にあふれ出しているのだと永井は述べた。彼は、天皇や先祖、大和民族や国家・家族を含むより大きな自我の構成体を守る自己犠牲を強調し、文化的同化への驚くべき能力を特徴づける日本精神の本質を解説した。

永井は聴衆である中国の若者たちに、ヨーロッパと東アジアとでは戦争の性質が異なることに眼を向けるように促す。帝国主義者によるポーランドやチェコスロバキアへの侵略は、差別や貪欲、搾取や残酷な行為に基づく単なる利己的な行為だった。白人は世界の人口のわずか二〇パーセントだけだが、それでも世界の土地のほぼ九〇パーセントを占領している。それとは対照的に、日清戦争以前の日本は非拡張主義の原則に基づいて自身を抑制し、地域的な紛争を解消することに努めていた。しかしながら、邪悪な中国の暴君や財閥が、差別や利己心、権力にこだわったため、日本は彼らを征伐するべく自らの剣を取らざるを得なかった。そして現在は、善良な中国人民のために平和と繁栄を回復し、東アジアの新秩序を立て直す手助けを行っている、と。

永井の信じるところによれば、中国に医学校を設立し、日本の基金によって北京大学で中国人の人材を養成しようとする彼自身の使命と同様に、日本は普遍的な愛の心から友好的な手を差し伸べ、人道的な支援を行っている。中国と日本とは、ある程度共通した言語や文化、習慣を有しているが、これらの共通の特徴は同時に、両国の違いも明らかにする。それぞれの国にはそれぞれの長所と短所があり、それぞれの国には他国を改善する平等の能力がある。永井は中国の聴衆に対して、中華思想のような差別に根ざす文化的な誤解を捨て去り、中国が新たな文化を構築するために日本から受け入れて自分のものとしうる長所について、謙虚な心で思いをめぐらすよう促す。永井は中国の聴衆に説教して日本人のアイデンティティを押しつけようとするよりも、むしろ様々な歴史の断片を仄めかすことで、こうした新たな文化を巧みに取り扱い、聴衆にとって共通の過去を喚起した。永井の雄弁かつ魅力的な演説は、中国人の聴衆を新たな文化的アイデンティティに転向させ、日本にとって都合のよい人的資源を敵の側から勝ち取るほど強力なものではなかったにせよ、少なくとも彼らの一部に対しては、現状の日本による支配は容認しうると納得させるものであった。

一九四二年に、永井は北京大学で中国人学生を前にしてまた別の講演を行い、中国の人口の量的問題について述べている。[55] この講演の目的は、単に身体の治療だけでなく精神の治療をも目指す永井と同様、将来の医者たる中国人医学生たちに、汎アジア主義の文化的使命を担わせることであった。永井の語りは、中華思想を解体し、東洋と西洋の最良の要素からなる新たな文化的総合を呼び起こすものであり、驚くべきことに脱植民地化と共に再植民地化の要素もあって、ポストモダンの時代にあってもなお警戒を必要とする語りの形式を持っている。彼が最初に示すのは、中国は豊かな天然資源や広大な国土、膨大な人口を有する国だという広く信じられている見解が、論点を誤らせるものであるということだった。彼の目から見れば、中国は過剰な人口を抱えている。中国の人口は世界の総人口の二五パーセントだが、国土は世界全体の九パーセントにすぎない。ほとんどの耕作地は人口の大多数を占める貧農ではなく、地主が所有している。富の分配はきわめて偏っているため、社会は富者と貧者の両極に二分されていて、中産階級が存在しない。永井は図表や統計、またパール・バックのノーベル賞作品『大地』のなかの文学的記述を紹介し、中国の農民のほとんどが貧困線を下回って生活していることを示した。さらに、度重なる飢饉や戦争があり、また盗賊など他のあらゆる種類の災厄に中国の農民は苦しめられている。永井は中国人学生に、現実について徹底的に考え、「中国」に関する一般に広まっている誤った印象の意味を考えるように呼びかけている。

彼はこれらの中国人医学生に対して、上級の医者（上医）となって、中国の過剰人口の問題を解決するように迫る。農地面積と農業生産性を示す日中比較の図表を用いて、永井は日本における国土利用の著しい効率のよさを引き合いに出し、中国における国土と人口の管理の未熟さと、問題の根本を探るための調査施設の欠如を際だたせている。彼の描き出す解決とは、灌漑や肥料、ダム、畜産管理、村単位の信用組合や金融ネットワーク、交通、地域福祉や公衆衛生、租税の軽減や中央の統制といった制度的な「ハードウェア」を強化することに加えて、中国は何よりも、教育や道徳意識、人格の陶冶といった「ソフトウェア」の導入を受け入れなければならないということである。こうしたソフトウェアに関して、彼は講演時間の半分を費やしている。永井が中国人学生に、さらにはより広汎な中国人民に注入しようとした特殊なイデオロギー内容は、汎アジア主義へと帰結する弁証法的な進展に関わるものであり、武力闘争の必要なしに膨大な中国人口の大多数を支配し、彼らを有用な人的資源へと、すなわち従順で忠実な臣民へと変えることを意味するものであった。

永井はまず東洋と西洋、続いて道徳と武力、精神と物質、単一と多数、原理と功利、正義による支配と軍事による支配、といった二分法の図式を持ち出し、一方の長所が他方の短所であり、また逆も正しいことを主張している。永井も認めるように、これらの東洋の諸要素は当初は中国で生まれたけれども、五、〇〇〇年を経て形骸化し、残ったのは生命を失って枯れた文化的伝統の廃墟だけである。東アジアにおける中国を批判するために、永井は中国内部の伝統批判を繰り返す。官僚採用試験である科挙の制度は、実際のところ行き詰まって知的な創造性を妨げており、儒教は清の時代に瑣末な哲学へと陥ってしまった。知識の応用が重視され、中国版『マテリア・メディカ（薬物学）』に含まれる情報は唐の時代からなんら改訂されなかった。火薬と羅針盤は、西洋人が到達した発展の水準に達することができなかった。これらは東洋の思弁的な観念論の短所である。アヘン戦争とアロー戦争の屈辱的な敗北の後、自らを強くしようとする改革において中国は、軍事技術と科学知識の輸入により、強力で功利的な軍事的支配に基づく西洋の方法を模倣しようとした。しかしながら、清王朝が改革を実行し始めた矢先に、辛亥革命によって旧来の衰弱した体制は粉砕された。続いて起こった五・四文化運動では、かろうじて残っていた伝統の遺産を一掃し、見境のない西洋化を取り入れたが、その結果不幸なことに、社会は利己的な個人主義と自由主義の危険で極端な方向に向かい、中国教育の暗黒時代とも呼びうる時代が始まった。そのうち、孫《スウン》逸仙《イスィエン》［訳者注：孫文の別名。中国では号を用いた孫逸仙または孫中山の名称の方が一般的である］の三民主義が国民党（KMT）の教育哲学の支柱となり、一九二八年の国民党による北伐の成功と中国の統一の後には、全国規模に広められた。

永井は、孫の三民主義に根ざした教育の不均衡で歪んだ発展を攻撃し続けた。三民主義がもともと目指していたのは、帝国主義を終わらせ、封建的な軍閥を粉砕し、中国を解放して、すべての民族を平等に扱い、人民の権利を確立し、個人主義的な資本主義を抑制して、貧富の差を狭めることであった。孫の民族ナショナリズムは、外国の要素を盲目的に排除するために誤って用いられ、そのもっとも明白な例が満州事変後に教科書や教育動員で表された反日感情であった。さらに、孫による他の二つの原理、民権主義と民生主義は、皮肉なことに蔣介《ジャンジェイ》石《スウィ》一派と共産党を和解させる妥協を支える原理となった。永井は理念的には、孫の東洋と西洋の長所を総合する汎アジア主義の試みや、人民の啓蒙を強調する視点に対して敬意を持っていた。しかしながら永井が現実において考えていたのは、蔣介石一派と共産党は中国青年の愛国主義を操作して人民を反日運動へと誤って導いたため、孫の政治理念は彼らによって裏切られたが、他方において、正義による支配と諸民族の自決を目指す日本の方法や、東アジアの調和と協同、繁栄を求める日本の探求は、孫の理念を体現するものだ、と主張した。「八紘《パアホウオン》一宇《イユィ》」（一つの家としての世界）のレトリックを用いて、永井は、次に日本の東アジアにおける外交条約や軍事作戦が善なる意志と無私の心から出てきていると説明し、汎アジア主義による共栄の夢を実現し、民衆を正しい道へと向かわせる手助けを行うよう、中国の聴衆に促した。

永井の語りの戦略は、中国の故事「偸天換日《トォティエンホウアンリ》」（天を盗み、朝日に換える）によってうまく特徴付けられるだろう。彼はまず中華思想を解体し、中国人学生を中国の過去や中国の弁証法的反動的な現在から切り離した。続いて彼は、孫による汎アジア主義的統合のなかに代替案を見出した。永井は汎アジア主義の枠組を維持しつつ、蔣介石一派と共産党の提供した内容は除去し、汎アジア主義の日本的円錐形構造を導入した。同胞間の文化的な結びつきと孫による汎アジア主義によって、一体性のあるアイデンティティに達するための都合のいい入れ物が手に入った。これによれば、中国人はなお中国人として自身の属性を認めることができ、日本人はこれらの要素を自身の皇国史観や、前述したような大和民族から日本の国体へと広がる同心円状の円錐形構造において再配置することができる。永井は、この民族が、文化的に再編され皇民化の計画を通じてイデオロギー的に転換されるかぎりにおいて、大東亜共栄圏の中にその膨大な人口を受け入れる用意を持っていたのである。しかしながら、筆者は、永井が円錐形の階層構造を覆し、中心の円と交わるまでに民族諸集団を支持したかどうかは疑わしく、古屋のような優生学者は、本土の厚生省にとどまっていたが、こうした事態が起こることは断固として禁じようとしていたと考えている。

三　民族国家の建設——中国の優生学的解決策と人口政策——

永井が前述しているように、日本が帝国内の一億三、二〇〇万の人々を統治することに成功した場合、一七の行政区と総人口二億一、四〇〇万を含む南京、華北、華南の日本傀儡政権に支配された地域と合わせて、この数字は三億四、六〇〇万人にまで増加する。これは、国際的に著名な統計学者で一九三八—一九四六年に国立西南聯合大学社会学部長だった陳達《チェンダァ》（一八九二—一九七五、一九二二年にコロンビア大学より哲学博士号）の推定である。(56) 戦時期の戦略として中国民衆を改造しようという永井の熱意は、前述した中国の優生学者潘光旦の取り組みと共通するところが大きかった。潘は一九三九年に、中国民衆の質を確保するために国民党支配下の昆明《クンミン》で行われた裏切り者や対日協力者をあぶり出すキャンペーンを支持した。潘が最も関心を抱いたのは、大多数の中国民衆を日本への協力に誘惑している根本的な病理であった。潘の考えでは、この病理の根源にある主な要素は、利己心、無知、貧困、そして疾病の四つであった。(57)

彼は精神的・身体的疾病を分析し、アヘンにふけっているような中国人は日本人のヘロイン提供によって、日本の宣伝や日本の統治を支持する声になびきやすい、と主張した。貧民は選挙に際して、よく金で買収される。無知が広く行きわたっているので、人々は簡単に日本の宣伝によって洗脳され、軍隊関係の労務提供へと動員される。潘は、これら三つの要素が対日協力の数多くの事例を説明すると信じていた。最も深刻な要素である利己心は、少数の中国人に見られるにすぎないとしても、巨大な損害を引き起こす潜在力である。利己的な対日協力者の中の幾人かの商人や地方名士は自己の信念に忠実である。それと対照的に幾人かの腐敗政治家、役人、政党指導者、教育者は彼らの権力欲をごまかし、「国民福祉の将来」とか「東洋の恒久平和」といった高尚な目標を表明して、彼らの対日協力を隠ぺいしている。潘はそうした人々のことを、中国の救国者を自称しながら実際には中国を破壊しつつある偽善者として軽蔑した。潘は、日本軍に支えられた有名な対日協力者で、南京政府の政治指導者であった汪精衛のことを思い浮かべていたに違いない。潘の信じるところによれば、他の三つの要素は文化的環境によって著しく改善されうるものであるのに対して、利己心は自然淘汰の結果であって、道徳教育によっては矯正され得ないものであった。(58)

潘は蔣介石による一九三九年八月の政治的動員キャンペーンに共鳴したが、それは日本軍の占領地域と非占領地域のすべての名士、教育者、地域住民が日本支配に抵抗し、地域の自治と資金とを増加することを応援するようにアピールするというものであった。潘は、このキャンペーンの成功を確実にするために、二つの基本的な条件が満たされねばならないと付け加えた。一つには民衆が必要とする最低限の物資が供給されていること、もう一つは腐敗が一掃されねばならないということだった。これら二つのことに成功しなければ、対日協力者と従順な清帝国の臣民は中国民衆の中になおも広がり続けるであろうし、蔣介石のキャンペーンが抗日運動へと成長する見込みは少ないだろうと、潘は述べた[59]。彼はまた、日本軍占領下の住民が「大後方」つまり中国西南部の自由中国の領域へ移住し、日本の統治から脱することを奨励した。潘は、そのような移住者の方が地域残留者よりも優れていると見なした。後者は安住に慣れてしまい、その結果彼らの運命、すなわち日本軍の傀儡政権による支配を受け入れてしまうのだ。潘の見解によれば、成功を収める移住者は少なくとも三つの不可欠の資質を有している。すなわち意欲、精神力、思考力である。これらが生き残りの試練に耐え抜くことを可能にするのだ。潘はまた歴史的な民族移住の例を引き合いに出し、漢時代の中国人の北部から南部への移住を挙げて、移住者たちの生き残り能力という彼の構想を擁護した。彼はまた、米国、オーストラリア、ニュージーランド、カナダへのアングロサクソン系移民の定住という歴史的事例を引き合いに出している。最も重要な例として潘の解釈によれば、ナチスによるユダヤ人の追放はドイツにとって大きな損失であり、米国にとっては利益であった。なぜならユダヤ人移住者の中にはアルバート・アインシュタインのように優れた資質の所有者がいたからである。潘は抗日戦争を生き残りのための試練として受けとめていたので、大後方へと移住した移民たちが強靭な戦士へと生まれ変わり、不利な環境に抗して活躍し、勇猛な兵士の頼もしい供給源となると信じたのである。中国西南部へ移住せず、日本軍占領下の地域で抗日ゲリラ兵士となっている者たちは、西方移住者たちと同じ資質を発揮している[60]。潘のこうした議論は当時の複雑な現実を反映していた。すなわち中国の中では、日本に対する戦争が同時にまた内戦であるとともに、西欧列強間の世界的な戦争でもあり、非常に厳しいものであった。こうした状況が、中国人自身の間で自分たちの人種的優越性への信頼を揺るがせるとともに、戦略的消耗戦を維持し、異人種混交という人口政策を実施する決心を支えた。

中国民衆の「膨大さ」を日本の優生学者も中国の優生学者も抱き込もうと試みたのだが、この膨大さが中日戦争において一つの決定的な役割を演じた。すなわち、開戦初期の二年間、中国はより優れた装備を持ち、よく組織された日本軍と自分たちだけで戦わねばならなかった。優れた中国の将軍何応欽《ホーインチン》が論じたように、日本軍一個師団の火力は中国側の一個師団の四倍も強力だったのに対して、[61]中国側の自由に利用できる主要資源は、まさにその膨大な民衆であった。日本軍との交戦の初期段階では毛沢東《マウシエトォン》は消耗戦に固執した。彼は、帝国主義日本と対決するためには、半植民地半封建的な中国は政治、軍事、経済を再編するという民主的過程の中で、最も重要な点としては遠大な大衆動員を通じて自らを克服しなければならない、と力説した。[62]抗日民族統一戦線のもう一方の勢力である蔣介石が同じような大衆動員の取り組みを採用するようになったのは、ドイツの軍事顧問団によって訓練された彼の最良の諸部隊が一九三七年八月十三日に日本軍によって壊滅させられてからであった。その結果、首都南京は日本軍の手に落ち、中国は首都を重慶に移さねばならなかった。蔣介石は一九三八年三月二十九日になってやっと、大衆動員とゲリラ戦との「民衆路線」を確認する抗戦建国綱領を布告した。それによって一九三八年四月六日、台児荘《タァイアズァン》の戦いで南京陥落以降の最初の勝利が彼にもたらされた。蔣介石と毛沢東の取り組み方の違いは、蔣介石が人民を政府と正規軍からなる主要な本体を援助する脇役として位置付けていたのに対して、毛沢東は人民を彼の戦術の主要な構成要素と見ていたことである。[63]

興味深いことに対日協力者の汪精衛もまた、一九三九年十二月十八日、中国民衆の膨大な人口数への関心を表明していた。彼は、蔣介石や毛沢東の言うゲリラ戦は共に、不穏な無法者どもの婉曲表現にすぎず、実際の戦闘では何も役に立たず、村人を苦しめているだけだ、と主張した。海外の中国人取聴者向けのラジオ放送の中で汪は、中国民衆の八五パーセント以上は重労働とわずかな収穫でやっと食いつないでいる農民だ、と語っている。正規の税負担に加えて農民は様々なゲリラ集団の度重なる強奪に耐えねばならない。そこで汪はむしろ対日協力による和平を提案し、民族を自殺に追い込むようないかなる展開に対しても警告した。(64)

異なる政治勢力が中国の民衆をどう分割するかの重要さを考えると、中国の人口が実際にはどれくらいだったのか、またなぜ民衆管理の確立のためのイニシアチブに着手しなかったのか、尋ねたくなるかもしれない。国民党が中国を統一し、一九二八年に中華民国政府が復権した後でさえ、中国の総人口の統計資料は作られなかった。最大で五億五、〇〇〇万人、少ない見積もりで三億人、そして政府の数字は四億七、九〇〇〇万人であった。(65) 中華民国の時期にも総人口は戦争、飢饉、疫病などにより若干の変化はあったものの、一定だった。(66)

かつて孫逸仙は、先駆的な統計学者洪亮吉《ホウンリィアンジィ》（一七四六―一八〇九）に呼応して人口過剰の問題について嘆いたことがあった。孫は一八九三年に、当時の近代化計画の責任者だった李鴻章《リィホオンシャン》に対して、自分の愛国的な苦情を申し立てた。しかし孫は、自己の三民主義を実現するためには人口は大規模な方が望ましいと考えていた。彼は、中国が西欧の侵略と植民地支配から生き抜くためには多くの人口が必要だと信じていた。圧倒的な人口規模こそが優秀な国家としての中国の地位にふさわしいし、適者生存の論理に従って中国が勝利することを意味していた。もし中国が人口抑制を採用していたら、たとえ帝国主義から侵略されなくても中国は滅びるだろう、と孫は述べている。(67) 中国の高い出産率と高い死亡率が相殺しあって人口増加がゼロとなっており、このことが人口過剰よりも孫にとっての心配だった。孫が仄めかしている解決策は、農業の増産を通じて食糧供給の増加を図ることであり、産児制限運動をやめさせることであった。(68) 国民党政府は一九四一年までこの方策を追求し、公共保健計画を通じて死亡率の低下に努めた。(69)

一九四一年以前の国民党政府における人口政策の欠如にとっての唯一の例外は、おそらく胡定安《ホウディンアン》の試みである。一九三四年、彼は江蘇《ジャンスゥ》省立醫政學院の責任者としてこの地区の首長陳果夫《チェンウォウフウ》から招聘されたとき、国民保健計画において衛生学と優生学とを結びつけることを試みた。胡定安は人種衛生、衛生教育、公衆衛生行政、薬学、医学、産科、獣医学、法医学の八学部からなる教育計画を作成した。この改革計画は教育部の医学教育委員会の注意を大いに引き、上海醫學院や日本の東アジアアカデミーの日本人臨床医たちの好奇心を喚起した。(70)

中日戦争の勃発を前に、陳は正規の医学、薬学そして衛生教育と公衆保健行政を設置するために動いていたが、まもなく戦争によって、そのプログラムの活動を停止することになった。(71) 一九三八年には、この大学は南通《ナアントォン》學院（医科）と合併して國立江蘇醫學院と呼ばれる正規の国立医科大学になった。陳の政治的評価が高まって重慶にある国民党本部に移った時にも、彼は漢方薬の簡便な処方箋を見出すために効果的な薬を探していた。彼は戦争時の医療資源の不足の問題を克服するために、伝統的な漢方薬の有効成分を同定するための研究所を設置した。一九四二年、彼は通常の医学知識、公衆衛生、自己治療の際の助言についてのパンフレットを出版し、広めた。この小さなパンフレットは、陳の国民健康運動における病気に対する研究の結実であり、一九三四年以後、蔣介石によって導入された新生活推進運動における特色となった身体衛生に関する勧告に反映された。国民健康に関する一二の骨子を書いたこのパンフレットの中で、国における遺伝的に劣等な要素の蔓延を阻止するために個々人の妊娠出産にまで介入し、良い性質を持つと予想される遺伝子が伝搬することを確実にするよう、陳は促した。国民の命運に関わっているのが遺伝子であると彼は考えたのである。

陳は、結婚に関する事項を管理し、結婚前検査の優生学的規制を監視する中央政府機関と、人口が多いすべての自治体に優生学的考えを宣伝するための結婚相談所を国家が創設することを提起した。国に対して陳はまた、遺伝子と優生学についての研究プロジェクトへの財政的援助をすべきであると提案した。胎児や母と子のケア施策の改善、性病の管理、スポーツ、薬物リハビリテーション、野外リゾート、公衆衛生、メンタルヘルスと栄養などが提案の概要に含まれている。この提案のパンフレットは広く国民に読まれた。右記の概要と優生学的なメッセージは、陳や胡のキャンペーン期間が短かったにもかかわらず、多くの地域に広められた。(72)

陳の国民健康キャンペーンと一九四一年春、昆明市における人口政策研究に関する委員会を組織するための国民党政府執行部の試みとの因果関係を確かめることはできないが、筆者は国民党政府が様々な政治的信念を持つ人々を一つにまとめるのにしばしば掲げられた戦争時のスローガン抗戰建國《カァンツァンジィエングォ》（日本に抵抗し中国を再建する）を実現させるような適切な社会政策を策定することに関心を持ったと確信している。陳達はその回想の中で、しばしば人口と労働問題について国民党政府から相談されていたと述べている。(73)陳達は、一九二八年の国立人口調査プロジェクトをはじめて委ねられたが、このプロジェクトは延期された。一九四一年の秋、国民党政府の主計処統計局は、徴兵のための正確な家族情報を得るために昆明市とその隣接した郡の人口分析計画を描かせる目的で、陳を招聘した。

ほぼ同時に、陳は行政院に新しく設置された内政部の人口政策委員会のメンバーに指名された。その会議には西南聯大（戦時下の西南聯合大学）での陳の共同研究者であった優生学者潘光旦と社会学者の李景漢《リジンガン》、呉澤霖《ウーゼリン》が含まれ、彼らは昆明チームを形成していたが、その他に重慶チームがあった。一九四二年春の、その二回目の会議では、生まれる子どもの質を確保するために結婚相談所と保健ケアセンターを確立することが提案された。その会議は精神病患者や精神薄弱者の結婚の強制的制限を立法化あるいは布告するよう勧めた。昆明での第三回の会議で同じ専門家グループは、政策推進にあたってのいくつもの要素、人口調査と統計、開拓地の人口増の推進、生活水準の向上、堕胎の禁止、男女の社会生活の促進、などを付け加えている。(74)この間、昆明チームは人口政策の指針について合意に達するために、陳達と潘光旦が草案を作成し、重慶チームの二倍多く会合を開いている。重慶チームとの二回の合同会議では、委員会と国民党のメンバーとの間に指針を巡って次のような論争が起こった。

(一)何人かの党員は孫文の戦略的な人口増加の政策促進の考えが普遍的で、人口を無制限に増加させるべきであると教条的に主張した。陳達は、この論争に決着をつけるために、「合理的な増加」という折衷的な用語を使うよう勧めた。(二)この論争では、何人かの党員が産児制限計画に同意しなかった。したがって、実施計画ではそれを組み込んでいたが、「産児制限」という用語は指針では用いないことになった。(三)国民党第五回国民議会では、一人の年配のメンバーが性教育計画に反対したが、委員会は指針にとってこの計画は基本的に重要であると主張した。その結果、計画は異なった用語を使うよう修正された。一九四五年五月五日に、人口政策綱領である「民族《ミンズ》保育《ボオユ》政策《ゼングス》綱領《ガングリング》」(章末の付録を参照)が国民党の第六回国民議会で承認された。

これらの指針は、結局、劣った因子の増殖を防ぐ優生学的な原則を組み込むものであった。優生的な質を保護するために、結婚前の検査や性病防止、あるいは遺伝的に欠陥がある人々の隔離ないし断種という方法が採用された。妊娠中絶・子殺し・婚外婚・誘拐および人身売買の禁止、国民の健康プログラムを実行し、教育施設を提供し、工業化・環境改善を推進することによって国境の未開拓地の人口を増加させること、また、興味をそそることに、国の結束を強化し、軍人徴兵の人的資源を用意するために、異人種間や異民族間の結婚を奨励するなど、多くのことが付け加えられたが、この指針は陳の一二の概説とほとんど異なっていなかった。[75] 異民族間、異人種間の結婚の奨励は、日本の人口政策とは極めて対照的であった。優生学者潘光旦と彼の仲間の社会学者たちにとっては、抗日戦争は、戦争の歴史上多くの先例があるように、人種的なバイタリティーを高め、あるいは潘自身の用語によると、漢民族の「人種的精力」を若返らせうる、西部と南西部への漢民族大集団の移動を駆り立てるものであった。

潘は、軍隊を補強するために少数民族を文化的に中国(漢)化して、漢民族との交婚を奨励することに実際には関わったが、理論的には、漢民族と少数民族は人種的な質において異なっていると考えていた。一九三九年および一九四三年には、雲南省大理に配置された第一一集団軍幹部訓練での講義の中で、彼は「人種」（種族《ソングズ》）の概念が、種（種《ソング》）という用語の二つの異なる意味においてしばしば取り違えられ、もしくは混同されていることを明示した。すなわち、ひとつは、種間の分類学上の区分や系統関係による特性の違いに関して、もうひとつは、血統についての優生学的な考えと、退化を回避するために遺伝的質の価値判断を必要とする遺伝的伝搬に関してである。潘によると、優れたあるいは劣等な血統は、同じ人種集団、あるいはひとつの民族国家の中のすべての人種集団にも分布しうるという。潘はそのような混乱した誤りの結果であるとして、ヒトラーの反ユダヤ主義を批判した[76]。北方人種およびユダヤ人はヒトという種の中の二つの要素であり、各々が優秀なものや劣等なものをともに生む異なる人種グループの取り合わせである。ナチは独断的にユダヤ人に劣位の地位を割り当てて、見当違いの人口政策を実行したと明言した。潘は、もし北方人種が優れているというなら、ナチは北方人種に対する優生政策に断種を加えることをなぜためらうのかと問うた。ナチは北方人種を「純化」するための試みによって、自らの首を絞めることになるであろう。なぜなら、進化のプロセスから見ると、多様性は劇的な環境変化の際に生き延びる適応性能力にとって不可欠であるからである、と潘は言った。種分化と種多様化は種や個体が生存することにおける弁証法であり、正確には、このことゆえに、どちらかのプロセスを無視するなら、他方のプロセスが種を絶滅させることになると主張した[77]。

潘は、中国は様々な歴史的時代を通して他の若い人種と混合され続けたので、グリフィス・テーラーの『環境と人種』[78]での研究に基づけば、「民族国家」としては若いのであると、かつて述べたことがある。彼は、新しく不利な環境における最良の適応戦略は、交婚によって遺伝的組成を再建することだと信じた。例えば、国民党政府に従って、漢民族を西部や南西部に移住させ、モンゴル人、チベット人、イスラム教のトルコ人、また新疆のウイグル人が居住している大後方や奥地に住まわせる。潘によれば、この戦時下における移住は、人種的感性すなわち、大多数の中国民衆の中で、このような環境下では辺境にいる少数民族の方が漢民族より遺伝学的に優れているという意識を生み出す。一九四三年に雲南省に配置された第一一集団軍幹部訓練での講義では、潘は、国家は注意深く、また少数民族の活力ある遺伝的特質を低下させることなく、「少数民族の文化的水準を持ち上げる」ことを提案した。その遺伝的特質は、過度に文明化され、それゆえ退行してしまった漢民族には欠けているものだが、交婚によって引き出されうるものである。一人の紳士の二つの相補的な側面である「文《ウン》」（文明）および「質《ツー》」（簡素）という、孔子《クゥンズー》が唱えた概念を想起しながら、潘は、よりよい中国の子孫を生むために漢民族と辺境の少数民族とが「文」と「質」のように、互いに補い合うことを願った。(79)

おわりに――二人の優生学者の戦後の回顧――

八年間の中日戦争の後、西南聯合大学が解散された。その教職員が元の大学に戻った頃、日本の優生学者である永井潜は東京に送還され、中国の潘光旦は北京の清華《チェンホウア》大学に戻った。日本が一九四五年から一九五二年まで米国に占領される一方、中国では一九四五年から国民党（ＫＭＴ）と中国共産党（ＣＣＰ）との間での内戦が再発した。内戦は一九四九年に蒋介石の軍隊が負け、国民党政権が台湾に撤退しなければならなくなるまで続いた。日本では、一九四八年に国民優生法は「優生保護法」へと名前を変えたが、それ以前の一九四一年から一九四五年の間に一九二人の男性と二四三人の女性が国民優生法の下で断種された。またこの間、八、二八〇人の男性と六、三三九人の女性が断種予定であったと推測される。中国では、内戦後の内政混乱と一九四九年の中華民国政府の台湾への移転の後に、「民族保育政策綱領」の実施と法的執行が中断された。

皮肉なことに、二人の優生学者は戦争の前と同じ職に戻り、戦争を非優生学的な過程だとして非難した。一九四五年日本に帰った後、永井は一九四六年に戦争の失敗を回顧し、それを天罰だったと述べた。彼は「科学的精神」を無視し、そして自殺行為である神風魂に依存した何人かの野心的な軍司令官たちを責めた。長期にわたる消耗戦で、軍士官は最も優秀な日本人の兵士を前線に派遣するという自殺的な行動をとり、ひ弱で劣等な者を後に残した。その結果、弱者は日本で結婚し、問題のある子孫を作ることになる。それゆえに戦争が日本社会において国民の質の低下を促進させたと永井は判断した。低下した国民の質を改善するのには、多くの時間と苦労を要する。それは再び、民族衛生協会と優生学者の任務となった(80)。永井が意味する科学的な精神とは、先ほど分析したように、日本精神と日本的な科学の文化的結合であった。彼は戦争での失敗を、野心的な軍司令官の身勝手のせいにした。その軍司令官は「科学的精神」の核にある「謙譲の精神」に従うことを拒んだ。永井はこの「精神」を、国のすべての人を結びつけるまで広げられなかったことを嘆いたのである。

一方、潘光旦は戦時下での少数民族への共感的な態度を深め、人種・民族の大融合である漢民族の遺伝的成り立ちについての優生学的な理解を、中華思想ないし大漢民族主義への文化的な批判に繋がるとして発展させた。日本帝国の日本民族至上主義とヒトラーの独裁的ファシスト拡張政策が典型的に示すように、国家主義と帝国主義は表裏一体であると彼は見なした。中国は帝国主義勢力になれなかったにもかかわらず、少数民族との歴史上の衝突に示されているように、大漢民族主義が染み込んでいると彼は考えた。大漢民族主義は、軍事征服と抑圧の際に、それが民族的・部族的な王国を、孔子の五倫、自らに託した道徳的優位性や属国の仕組みに基づいた封建的親族関係の体制へと結びつける文化が中国（漢）化の中に現れていると考えた。

辛亥革命の後、中華民国政府は民族自治と平和共存という孫文の理想を実現することができなかった。名は変わっても、この政府は実際には歴史的な先例に従って小民族を政治的・文化的に支配したと、潘は批判した。この、民族の平等と自治という理想を実現するためには、毛沢東思想とマルクス・レーニン主義を主張する人民革命による解放の力を待つしかないと潘は考えた。一九五二年に彼は清華大学での社会学の教職から中央民族大学の教職ポストに移り、そこで少数民族の文化の研究にキャリアをささげた。一九五七年になって、潘は反動右派であるとして告発された。彼が以前、親孝行、家族主義、同じ社会的経済的身分間での見合いや調査のしきたりという伝統的な選別機構に基づいた優生学を奨励したというのがその理由であったが、潘に対する攻撃の最大の理由は実は潘がルイセンコ主義に反対しているためであった。そして、そのルイセンコ主義は当時進められていた毛沢東による大躍進政策下で指針となっていた。一九三九年に潘は、教条的なスターリニズムを後ろ盾にした。パウル・カメレル（ソ連に招待されたオーストリア人の遺伝学者、一八八〇―一九二六）とソ連の生物学者イワン・パブロフ（一八八七―一九四三）によって奨励されていた獲得形質の遺伝に関する説に、異を唱えていた。[81] その後、潘は文化大革命の真っただ中の一九六七年に、その政治的理論が批判され、拷問により殺された。

注

（1）松村の記事「民族の覚醒」『文藝春秋』第一一巻（一九三三年）参照。マルクス主義の生物学者による松村の記事への批判は『日本科学技術史大系』第一五巻（東京：第一法規出版、一九六四―一九七二年）、四一三～四一五頁にある。駒井の記事「大東亜戦争と遺伝学」が同じ巻に含まれている（四〇九～四一一頁）。この遺伝学者は米国での研究経験がなかったという点は興味深い。

（2）小熊英二『単一民族神話の起源―〈日本人〉の自画像の系譜』（東京：新曜社、一九九五年）、二五二頁。

（3）See James Reardon-Anderson, "Science in Wartime China" in *China's Bitter Victory: The War with Japan, 1937-1945*, ed. James Hsiung and Steven I. Levine (Armond: An East Gate Book, 1992), pp. 213-234. Reardon-Anderson は中国の二つの陣営における科学と政治の分析をした。

（4）中国の理論と応用における科学上の成果の詳細なリストは、郝景盛「抗戰七年來之科學」『中國戰時學術』、一八一～一九八頁にある。

（5）一九六〇年に厚生省が編集し出版した『厚生省二十年史』、九四～九五頁参照。

（6）同書、九六～一〇九頁。

（7）一九二五年治安維持法の成立によって社会主義者は極めて厳しい時代に入っていた。ここでいう「社会主義者」は、天皇の絶対的権力を肯定し、植民地主義を支持し、反共を掲げていた社会大衆党初代党首の安倍磯雄らを指すものと思われる。安倍磯雄は優生運動の積極的推進者であった（第三章参照）［訳者注］。

（8）当時の環境学は、衛生、栄養、生活環境、福祉政策等に関する学問分野で、遺伝学に対置して使われていた［訳者注］。

（9）松原洋子は、厚生省の下での国民優生保護法の成立過程を詳しく説明した。学位論文「日本における優生政策の形成：国民優生法と優生保護法の成立過程の検討」お茶の水女子大学、一九九七年、特に第二章「国民総動員体制下の国民優生法」参照。

（10）John W. Dower, *War Without Mercy* (New York: Pantheon Books, 1986), pp. 270-271.

（11）永井潜「血と文化と日本民族」『いのち』（一九三七年十月）、二〇二～二一一頁。

（12）同書、二一〇頁。*Trans-Pacific Relations: America, Europe, and Asia in the Twentieth Century* (Westport: Greenwood Praeger, 2003) にあるJon Davidannの記事"Citadels of Civilization: US-Japanese Relations in the Interwar Period"では、このような日本文明に関する主張が論じられている。

（13）歴史学者や民族学者は大和民族の起源とその歴史に関して議論してきたが、基本的に日本の起源は北方からの天皇族が南方の部族を統合して、大和覇権を確立したことから始まったとされている。他の民族に勝利しながら、大和民族は北方・モンゴルの武人の精神と南方・中国の文明の両方の優れた特徴を独自に結合し、日本列島のすべての部族を一つの民族に融合させた。詳しくは、Stefan Tanaka, *Japan's Orient: Rendering Pasts into History* (Berkeley: University of California Press, 1993), Chapter 4, pp. 153-187を参照。

（14）Chou Wan-yao 周婉窈, "The Kōminka Movement in Taiwan and Korea: Comparisons and Interpretations" in *The Japanese Wartime Empire, 1931-1945*, ed. Peter Duus et al. (Princeton: Princeton University Press, 1996), pp. 40-68.

（15）霧社事件、一九三〇年十月二十七日に台中州能高郡霧社（現在の南投県仁愛郷）で起こった反日武装闘争事件。サイディック族の大頭目莫那魯道が率いる六部落、約三〇〇人の武装集団が運動会開催中の小学校を襲撃し、日本人約一四〇人を殺害した。

(16) 石丸雅邦「台灣日本時代的理蕃警察」(台北：政治大学論文、二〇〇八年)、第四章、四一八〜四一一〇頁(http://nccur.lib.nccu.edu.tw/handle/140.119/37389)。一九三〇年からは、日本人の警察官が台湾の先住民の女性と性的関係を持つと失職した。
(17) 楊裴文「跨越邊界的流動與認同：日治時期『内台共婚』研究」(台北：政治大学修士論文、二〇一〇年)、二一頁。
(18) 同書、三七〜三九頁。
(19) 范燕秋の台湾における民族衛生に関する論文「日本帝國發展下殖民地台灣的人種衛生　一八九五―一九四五」(台北：政治大学、二〇〇一年)、二五三〜二五五頁を参照。
(20) 坂野徹『帝國日本と人類學者、一八八四―一九五二』(東京：勁草書房、二〇〇五年)、二六四〜二六九頁。坂野は金関の姿勢に関して小熊より賛同している。坂野は植民地下において人種主義者と見なされる金関について小熊より同情的である。小熊英二は金関に関する別の論文を書いている――「金關丈夫と《民俗台灣》：民俗調査と優生政策」『近代日本の他者像と自畫像』(東京：柏書房、二〇〇一年)二四〜五三頁。
(21) 范燕秋『日本帝國發展下殖民地台灣的人種衛生　一八九五―一九四五』二五三―二五五頁。
(22) 日本列島外での実施に関しては国民優生法の中には条項がなかった。吉益脩夫『優生学』(東京：南江堂、一九六一年)。
(23) 河上肇『祖国を顧みて』(大阪：大阪朝日新聞、一九一五年)、『河上肇全集』第八巻(東京：岩波書店、一九八二年)、一一〜一五七頁。五頁参照。
(24) 河上肇「遺伝と教育」(朝日講演集二輯、一九一七年)、『河上肇全集』第九巻(東京：岩波書店、一九八二年)、三七九〜三九四頁。
(25) 矢内原忠雄「植民及植民政策」『矢内原忠雄全集』第一巻(東京：岩波書店、一九六三年)、四六八〜四七〇頁。
(26) 矢内原忠雄『帝国主義下の台湾』(東京：岩波書店、一九二九年)、『矢内原忠雄全集』第二巻(東京：岩波書店、一九六三年)、一七五〜四八〇頁。引用文は一八一頁(原典は同全集第一巻、四八三頁)。
(27) 東郷實『植民地政策と民族心理』(東京：岩波書店、一九二六年)、八八頁。
(28) 小熊英二『単一民族神話の起源―〈日本人〉の自画像の系譜』(東京：新曜社、一九九五年)、二三五〜二七〇頁。皇民化運動と優生運動の絡まった歴史上の事件について、植民地での科学と政策における人種差別を追求することによって進めた小熊の研究は、日本の植民統治から神話的要素を取り除き、植民地時代後になってからの、懐古的な植民統治への感傷の不合理性を明らかにした。
(29) 同書、二四二〜二四六頁。
(30) 桐原真一「血清学から見た我が国とその周囲民族」『優生学』第二巻一一号(一九二五年)、一三〜一四頁参照。桐原は朝鮮総督府医院の医員だった。
(31) 白柳秀湖『日本民族論』(東京：千倉書房、一九四二年)、六〜七頁。白柳はプロレタリア文学の先駆けとなった作家であったが、大逆事件(一九一〇年)で社会主義と絶縁し、歴史学者・社会評論家として民族論をテーマに執筆。
(32) これらの原理は「一、血液型は遺伝形質である事　二、血液型は終生不変で、食物、風土、疾病等の外的影響によって変化しない事　三、一民族の血液型の分布割合は、たとえ数代にわたる混血があっても一定に保たれる事」である。古畑種基「血液型より見たる日本人」『日本民族』(東京人類学会編、岩波書店、一九三五年)、八五〜一〇一頁、特に九五頁参照。
(33) 同右、三〇一、九五九人のサンプリングにより古畑が見出した日本人特有の血液型分布は、O型三〇・五パーセント、A型三八・二パーセント、B型二一・九パーセント、AB型九・四パーセントであった。
(34) 同右。
(35) 小熊英二『単一民族神話の起源―〈日本人〉の自画像の系譜』(東京：新曜社、一九九五年)、二五〇頁。
(36) 池田林儀『指導者民族の優生学的維新』(東京：日本出版社、一九四二年)、三〜五頁。
(37) Bunzo Hashikawa(橋川文三), "Japanese Perspectives on Asia: From Dissociation to Coprosperity" in *The Chinese and Japanese: Essays in Political and Cultural Interactions*, ed. Akira Irie(入江昭)(Princeton: Princeton University, 1980), pp. 328-355参照。山田昭次「自由民権期における興亜論と脱亜論――アジア主義の形成をめぐって」『朝鮮史研究会論文集』第六巻(一九六九年)、四〇〜六三頁。
(38) この懸念は読売新聞の一九三九年七月四日の社説で表明された。この社説は『厚生省十年史』(一二三頁)に掲載されている。
(39) 同右、概要は二一六〜二一八頁に掲載されている。
(40) 内閣により一九四〇年に出版された『職員録』の一八二〜一九一頁参照。
(41) 古屋芳雄「民族国策の諸問題」『優生学』第一六巻第一八九号(一九三九年)、三〜一三頁と一九〇号(一九三九年)、一〜一〇頁。
(42) 同右。
(43) 同右。
(44) 古屋芳雄『国土、人口、血液』(東京：朝日新聞社、一九四一年)、一七六〜一七七頁。
(45) 同書、一七八頁。
(46) 同書、一七九〜一八一頁。

(47) 同書、一八二～一八三頁。

(48) 誰がこの機密の文書を作ったかが明確ではないが、協同して作られ、厚生省で働いていた優生学者に支持されていたものと見なすことができる。

(49) 小熊英二『単一民族神話の起源—〈日本人〉の自画像の系譜』(東京：新曜社、一九九五年)、二五三～二五四頁。

(50) Michael Weiner, *Race and Migration in Imperial Japan: the Limits of Assimilation* (London: Routledge, 1994), p. 193.

(51) Chou Wan-yao 周婉窈、"The Kōminka Movement in Taiwan and Korea: Comparisons and Interpretations", in *The Japanese Wartime Empire, 1931-1945*, ed. Peter Duus et al. (Princeton: Princeton University Press, 1996), p. 65.

(52) 小熊英二『単一民族神話の起源—〈日本人〉の自画像の系譜』(東京：新曜社、一九九五年)、二五五～二五六頁。

(53) この概念は、元は中国の「華夷秩序」(「中華思想」) であると考えられ、頂点に位置する最上位の天子を天皇に差し替えた日本版と言えよう。

(54) 永井の講演は『東亜聯盟』第二巻第二号(東亜聯盟協会、一九四〇年)、九〇～九八頁に掲載された。

(55) この二番目の講演「北京大学生に告ぐ」は、『中央公論』六五四号(一九四二年)、五四～六六頁に掲載された。

(56) 陳達によれば、全人口の五パーセントだけが南西部へ移住した。龍冠海『中國人口』(台北：中華文化出版事業委員會、一九五五年)、一八五頁を参照。

(57) 潘光旦『優生與抗戰』(重慶：商務印書館、一九四七年)、一一〇～一一三頁。潘は一九三四年に彼の記事「民族的病象」の中で中国民衆のこうした四つの徴候を考察した。

(58) 同右。

(59) 同書、一一四～一一九頁。

(60) 同書、七九～八六頁。

(61) 石島紀行「抗日戦争」『大系日本現代史・第二巻』(東京：日本評論社、一九七九年)、一八六～二三一頁、特に一八七頁。

(62) 同書、一八八頁。

(63) 同書、一九八～二〇〇頁と二〇八～二〇九頁。

(64) 汪精衛「敬告海外僑胞」『汪精衛先生和平運動言論集』(廣州：中山日報社、一九三九年)、一五～一七頁。

(65) 張敬原『中國人口問題』(台北：中國人口學會、一九五九年)、一一三頁。

(66) 一九一一年から一九四八年の各王朝の統計表を参照。龍『中國人口』、一六六～一六八頁。

(67) 孫逸仙『三民主義、民族主義第二講』(台北：正中書局、一九七八年)、一五～一六頁。

(68) 張敬原『中國人口問題』（台北：中國人口學會、一九五九年）、三〇三頁。
(69) 国民党の公共保健プログラムの研究については、葉嘉熾（Ka-che Yip）の *Health and National Reconstruction in Nationalist China: The Development of Modern Health Services, 1928-1937*（Ann Arbor: AAS monograph and occasional paper series, no. 50）, pp. 44-66を参照のこと。
(70) 徐詠平『陳果夫傳』（台北：正中書局、一九七八年）、五一〇～五一九頁。
(71) もう一つの理由は、伝統的な中国医学と現代的な西洋医学の融合ゆえに生じた、既存の事務区分に事務手続を割り振る能力が教育部に欠けていたことにあった。同書、五〇一～五〇四頁。
(72) 陳は、その概要で触れたアイデアはパンフレットが発刊される以前にも多くの人々によってよく知られていたことを強調していた。彼の「衛生之道」を参照。『陳果夫先生全集』（台北：正中書局、一九五二年）、第六巻、一五七～二四八頁、特に二三三～二四四頁。
(73) 陳達の個人的な記憶――『浪跡十年』（重慶：商務印書館、一九四六年）、三七九頁。
(74) 同書、四四三～四四四頁。
(75) 龍『中國人口』追補一～七頁。ガイドラインの内容の詳細は、本章の付録を参照。
(76) 潘によるナチスへの批判は不正確と考えられる。すなわち、ナチスはユダヤ人を排斥する一方で、ドイツ人の心身障害者の抹殺も行っており、北方人種を対象とした優生政策を考えていないと捉える潘の認識は実際には正しくない。しかし当時は、その実態は必ずしも明らかになっていなかったとも考えられ、やむを得ない面もあるかもしれない。
(77) 潘光旦『優生與抗戰』（重慶：商務印書館、一九四七年）、三五～四六頁。
(78) Thomas Griffith Taylor, *Environment and Race*（Oxford: Oxford Univ. Press, 1927）.
(79) 潘光旦「優生與民族」『潘光旦民族研究文集』（北京：民族出版社、一九九五年）、一〇六～一一〇頁。
(80) 鈴木善次『日本の優生学』（東京：三共出版株式会社、一九八三年）、一六七～一六八頁。
(81) 潘光旦『優生與抗戰』（重慶：商務印書館、一九四七年）、四一～四二頁。

付録　人口政策綱領初稿

保存場所：南京市第二歴史檔案館　全二七八号　内政専門委員会研究資料

人口局原稿　時期：一九四四年

第一章　総則

本章は中国の人口政策の主旨を説明する。

第一条　本綱領は建国の精神及び世界の趨勢に基づき、科学の原理で人口数を定める。

第二章　人口数

人口は建国の要素であるだけではなく、その数が国の未来に直接影響を及ぼすものである。

第二条　医療衛生の改善、災害・伝染病の予防による寿命の延長及び死亡率の低下は人口数を合理的に増加させる。

説明　本条は人口政策において主幹的な位置にあるものであり、人口問題について奨励的な政策を取るか、制限的な政策を取るのか、未だに統一されていない。中間的な考え方もある。しかし、我が国は正確な統計データが少ないため、特定の主張の根拠が不足と考える。

従って、奨励的な政策も制限的な政策も取らず、国民の死亡率を低下させることにより人口数を増やすことにする理由は以下である。

（一）　今日、我が国が制限的な政策を取らない理由

一．国民は建国の要素であり、人的力量はすなわち国力であるということは世界的な共通認識である。多くの国は制限的な政策を取っておらず、また、孫中山氏（国父）［孫文：訳者注］も民主主義の中で人口制限策に対して警告している。従って、この政策を実施することは不適切である。

二．統計資料によれば内陸における人口数は過剰だと思われるが、居住地域の均等分布化及び都市化の進行につれ解決できると考える。

三．戦後、内乱も続いたため、国民の死亡率が増加した。死亡者の中には若年層が多かったことにより、暫く出生率が下がると考えられる。

四．専門家によると、ここ三〇年間人口の急激な増加の恐れがないため、制限的な政策を取る必要がない。

五．この表は一八〇年間で中国の人口増加率は低下しつつあることを示している。

時期	年数	毎年の増加率（パーミル）
一七四一～一七九三年（乾隆六～五十八年）	五二	一五・一四
一七九四～一八五〇年（乾隆五十八～道光二十九年）	五六	四・九五
一八五〇～一九二三年（道光二十九年～民国十二年）	七四	〇・八一

出典：「中国の一八〇年間における人口の増減及び民間の盛衰」東方雑誌第二〇巻第一八号

従って、制限的な政策を取らなくても良い。

六．文化の進歩に伴い出生率が低下する傾向がある。死亡率の低下による人口の自然増加率は急激ではないため、制限的な政策を取る必要がない。

出生率を低下させる原因が二つある。
A．経済的原因：文化の進歩に伴い女性が社会に進出し経済的に独立するようになった。生活のために結婚するという女性が少なくなる。従って、出生率は低下する。また、経済的に独立した一部の女性は社会活動に専念し、家庭からの解放を求めるため、出生率をより低下させる。
B．教育的原因：文化の進歩及び教育レベルの向上に伴い結婚年齢も遅れ、高齢出産により子どもの出産人数も決められ、出生率を低下させる。

（二）今日、我が国が奨励的な政策を取らない理由
一．現在、中国の人口問題は人口の数ではなく人口の質にある。孫中山氏（国父）は人口の数による社会問題を重視したが、これは一〇〇年後の社会問題である。一方、人口の質の問題は速やかに解決しなければならない問題である。「現在、食べ物すら保障されていない国民は三億人いる。中国は世界一貧しい国だ。また、今では中国は一番貧しい国であるだけではなく、一番愚かな国でもある」（一九二三年十二月講学）。従って、人口の質の改良に重点を置くべきだ。

二．中国の人口密度は高くはない。平均的な人口は一平方キロメートル当たり四二人である。しかし地域の分布は不均等なため、東南地域では一平方キロメートル当たり一〇〇人に近く、インド・西欧の水準を超えている。特に、江蘇では、一平方キロ

メートル当たりに三〇〇人にも及んだ。一方、西北地域には、一平方キロメートル当たりに一人しかいないなど、オーストラリアの人口密度に近い。(戸政導報創刊号一三二頁)

三．本条は死亡率を低下させることおよび第三条の規定の実施を主張する。奨励政策を取らなくても人口は自然増加する。

第三条　中絶・育児放棄・妾を持つことは禁止、妓楼を取り締まる。妓女の社会復帰を支援し、人口の堕落を防止する。

第三章　人口の質

国家の強弱は人口の数だけではなく、質の優劣にもよる。「百万の愚民は無民にあたる」。近年、各国は人口の問題において質と量の並行政策を実施しながら質を重視する傾向がある。質の高い人間は一〇〇人の力を持つ。

第四条　国民の教育を普及し、文盲を無くす。

説明　統計データによると、一九三四年度の無就学率は六四・六七パーセント、文盲率は七二・七二パーセントを占めている。(大公報、一九三六年六月十七日、張天麟「國民現状」)。よって、国民の教育レベルが知られる。

第五条　以下の対象者を社会の一員とするために次に挙げる方法で支援する。

浮浪児童の養育

乞食の収容及び技術訓練

貧困救済及び技術訓練

被災者の救済及び技術訓練

ホームレスへの技術訓練

説明　前述の対象者に関する統計データはないが、その数は少なくないと考えられる。現在、これら対象者は社会の負担になっているが、社会復帰することにより社会の一員にもなれる。社会復帰への支援に多大な費用が掛かるとはいえ、長期的に考えれば国にとってかけがえのない財産となる。

第六条　以下のことを積極的に取り組むことにより国民の健康向上を図る。

国民の生活水準を向上

国民の健康運動を普及

トラホーム、歯、眼、肺、性病などの伝染病の予防や完全治療に努める。

第七条　法律では以下の対象者の生殖能力を制限し、人口の質を高める。

悪性遺伝病を持つ者

低能者（自閉症等）
精神遅滞者
重度な身体の奇形者
医者の判断による身体的弱者

説明　これらの対象者は自分自身が不健康なだけではなく、遺伝により子孫へも影響を及ぼすため本法律を制定する。医者の診察で確認された者に対して結婚を禁止する。もしくは生殖機能を中絶する。既婚者に対しては結婚相手の要求があれば離婚の権利を与え、心身弱者の出生を防ぐ。

第四章　人口調節

第八条　国内において住民の地域移動計画を実施、辺境と内陸の人口分布の均等化を図る。

説明　我が国の人口分布は不均等であり、東南地域の面積は国土全面積の四九パーセント、西北地域の面積は全面積の五一パーセントを占めているにもかかわらず、人口の分布が東南地域では全人口の九八・七パーセントを占め、西北地域では全人口の一・三パーセントとなっている（戸政導報創刊号一三二頁、中国人口密度における地理的分析）。すなわち、内陸人口の過密化に対して、辺境では過疎化している。人口の分布を調整することによって人口の問題が解決されるだけではなく、同時に国防の強化、政治の安定、経済の発展にも繋がる。

統計データによる辺境の移民量

内政部が行った一九二二年度の荒地調査によると全国の荒地は八四七、一六〇、〇〇〇畝、一人当たり二〇畝で計算すると、約四、〇〇〇万人が移動できる。

その他の統計データから見えた移住できる移民数

東北地方の九県には約三、〇〇〇～六、〇〇〇万人が移住できる（戸政導報二期六九頁）。西北、河北、甘粛などの地域にも三、〇〇〇～六、〇〇〇万人が移住できる。

西南：雲南省には荒地が五、三〇〇、〇〇〇畝（雲南難民開墾方案）あり、移住できる人数は約二六五、〇〇〇人（一人あたり二〇畝として）、四川省には荒地が九、五二七、〇〇〇畝あり、移住できる人数は約四七六、三五〇人（四川省建設庁調査）、貴州省には荒地が二、〇二四、〇〇〇畝（西南実業通信二巻六期）、移住できる人数は一〇一、二〇〇人、チベット東部地域には荒地が約九九三、三七五畝（川寧蜀農報調査報告）あり、移住できる人数は五〇、〇〇〇人で、合わせると一〇〇万人になる。以上の統計データより、移住できる人数は合計六、〇〇〇～九、〇〇〇万人となる。交通が不便などの理由で調査ができなかった地域もあるため、実際に移住できる人数はこの数字を超える可能性がある。

第九条　国内の各民族間の交流、地域の交流、結婚等を奨励し、言語、文化、生活習慣の融合化を図る。

説明　我が国の民族分布は漢民族が内陸を中心とし、その他の民族は辺境に分布している。地域的には隣接しているが、未だに交流は希薄である。民族の問題は未解決であるため、国の安定にも影響を及ぼしかねない。例えば、モンゴルは独立宣言し、新疆は不安定、西南地域では少数民族の動乱が続き、早速に対策を制定するべき時期になった。孫中山氏（国父）の民族主義精神に基づき、地域・民族の偏見をなくし、中華民族に統一する信念により、本条を制定する。

第十条　海外への移民も奨励し、移民の自由化に努める。華僑の権利を保障し、華僑の素質を向上させる。外国からの移民に対しては合理的に管理し、平和的な手法で国際文化交流を深める。

説明　一九三五年の僑務委員会の統計によると、華僑の人数は七八〇万人。英文中国年鑑（一九三八～一九三九）によると、華僑の人数は七七〇万人となっている。すなわち、華僑の人数は不一致である。本土で生まれた華僑を国民と呼んでいるため、実際の華僑人数はこれらの数字を超える可能性がある。多くの華僑は雇用人や家族経営で生活している。文化レベルも低く、政府の保障が少ないため、現地政府の圧迫を受け、内部にも結社間紛争が起きている。従って、現在の状況を考えると、華僑の未来は憂慮すべき状況にあり、祖国への貢献は外貨送金にすぎない。

そのため、政府は華僑に関する政策を制定し、華僑に対して保護策の強化及び教育の普及を実施し、以下のことを実現する。祖国への理解を深める、国家意識を高める、国民に対して外国への移民を奨励する、外国からの移民に対しては合理的に管理する、長所を取り入れ短所を補う、世界文化を促進する、武力による覇権の夢を捨て、我が国の伝統精神に基づき世界平和を実現させる。以上のため、本条を制定する。

第十一条　工業化を進行させ、農村の過剰労働力を吸収し、国民の総生産力を強化させる。

説明　農業が発展しているアメリカの農民は一人当たり平均三一・七エーカーの耕地を所有している。デンマークの農民は平均一六・二エーカー、フランスは六・一エーカー、イタリアは三・一エーカーを所有している（陳達『人口問題』三八七頁より）。一方、中国の農民は平均二エーカーしか耕地を所有していない（許士騏『人口論綱要』二五〇頁より）。以上のデータからも我が国の農村は過剰労働力の問題を抱えていると考えられる。我が国の農村人口は全人口の約八〇パーセントを占め、これは人口が農村部に集中していることを窺わせる（陳達『人口問題』三八七頁より）。我が国の工業産業は初期段階にあるため、日常生活用品から国防設備まで輸入品に依存している。世界的な経済危機が起きた場合に、中国は非常に危険な状況に置かれる。工業産業を発展させることにより国力の向上に貢献するだけではなく、農村の過剰労働力の問題も解決できるため、本条を制定する。

第十二条　女性の社会進出を保障するための法律を制定し、女性の政治・経済地位の向上を促進する。
説明　我が国では、男女平等を認めたが古くからの風習の影響が深く、女性は未だに不平等な立場に置かれ、本当の男女平等が実現されていない。そのため、新たな法律を制定し、女性の社会進出を奨励し、男女の差別をなくす。その結果、社会に貢献できる人が増える。以上の理由で本条を制定する。

第五章　家庭制度
家庭は人間が形成する最小単位、社会の基礎組織である。睦まじい家庭は調和の社会の反映であり、調和の社会（天下）の基本でもある。これは孫中山氏（国父）の国民への教誨でもあるため、本章を制定する。
第十三条　「一夫一妻」制度を実施し、小規模な家庭つくりを提唱する。そして、幸福な家庭生活を保障する。
第十四条　結婚式を盛大に行っても良いが、費用の浪費を控える。離婚の手続きは慎重に行い、家庭組織の健全を求める。
説明　我が国の旧風習では結婚の儀式は六種類を用意する必要があった。これは不合理であるため勧めない。結婚の意味を理解した上での結婚、または浪費がなく且つ正式な結婚式を行うようなものを提唱すべきだ。やむを得ない理由で離婚を求めるのは正当であるが、社会または家族への責任を熟慮し、慎重に考えるべきだ。これは健全な家庭、幸福の家庭づくりの基本である。
第十五条　早婚の弊害を防ぐため、適齢での結婚を提唱する。
説明　我が国の民法第九八〇条では結婚年齢は「男性十八歳以上、女性は十六歳以上」と定めており、早婚の弊害を防ぐために制定したものである。晩婚の制限はないが早婚者の多くは庶民であり、高い教育を受けた者は晩婚の傾向が見られる。人口の質を向上するため、適齢での結婚を勧める。
第十六条　婚前検査により母子の健康を保障し、家庭の幸福を追求する。
説明　第七条を参照
第十七条　保育園を増設することにより女性の社会進出を支援する。
説明　多くの女性が抱えている悩みは仕事と育児の両立問題である。この問題を解決するには国の支援が必要であるため本条を制定する。

第六章　人口行政及び人口問題に関する研究
我が国は古くから人口行政を重視してきた。但し、一七七二年の国勢調査以来全面的な人口調査が行われていない。国は国勢調査を再開し、人口原理に基づいた研究を行い人口問題の解決方法を探る必要があるため、本章を制定する。

第十八条　人口の調査を徹底的に実施し、各々の施策の根拠を提供する。

説明　我が国の人口調査の実施は不完全なため、総人口数は厳密に言えない。各部門の提示したデータが不一致であり、施策の根拠にならない。また兵役、選挙、経済面などに至るまで影響を及ぼすため、本条を制定する。

第十九条　専門学校以上の教育部門では人口学科及び課程を設け、専門人材を育成する。

説明　人口行政は我が国の新たな課題であり、この領域での専門人材の育成は正しい道であるため本条を制定する。

第二十条　人口問題に関する業績のある研究者に対し奨励する。

第十章
ハンセン病をめぐる断種について

山下　智子

はじめに

ハンセン病は古代より存在する病である。かつては「癩病《らいびょう》」と言われていたが、その呼称が恐怖感と不治の病というイメージをもたらし差別を助長するとして、一九四八（昭和二十三）年頃から患者側の要望によって「ハンセン氏病」に変更され、「ハンセン病」という公式な呼称となったのは「らい予防法」が廃止された一九九六（平成八）年である。

ハンセン病は前世の罪業による病であると考えられ、鎌倉時代の有名な医家梶原性全の『頓医抄』には仏身の冥罰によって発病すると書かれている。(1) さらに近世になると、天罰としての病は、天刑病という明確な呼称を付され、悪行の報いとして子々孫々に伝わって行くという家スジの病、すなわち今でいう遺伝病として恐れられた。らい菌自体によって死ぬことはないものの体の末端部の大きな形状破壊を伴う独特の外見を呈し、また、神経疼痛・感覚麻痺・筋委縮を生じ、労働も困難になるため、「乞食」をする者も少なくなかった。病状は完治後にも重度の変形と機能喪失が後遺症として残り、当時は予防法も治療法も確立しておらず、不治の病であった。こうした医学的特徴をもつために、ハンセン病者は歴史的には社会から強く忌避・排斥される存在であった。

一八七三（明治六）年ノルウェーのアルマウェル・ハンセンにより、らい菌が発見され、一八九七（明治三十）年には、ベルリンで開催された第一回国際癩会議において公式に感染症であることが認められた。その後一九四三（昭和十八）年治療薬プロミンが発見されて以来、有効な化学療法剤が開発され、現在多剤併用治療によって完治が可能になっている。一九〇〇年初頭において世界で数千万人を超えると考えられていた患者数は、一九八五（昭和六十）年には五〇〇万人、二〇〇七（平成十九）年現在、罹患者数は二五万人と推定されている。日本国内でも二〇〇五（平成十七）年には、発症者数はゼロになっている。しかしながら、二〇〇一（平成十三）年熊本地裁によって国家政策の違法を判断されるまで、日本は世界に類をみない絶対終生隔離政策という反人権政策を続けてきた。明治中期以後の国家衛生政策のなかで、「恐るべき伝染病」という言説の下に採られたその政策によって、患者は強制労働、監禁、虐待、断種、堕胎などを強いられるというきわめて凄惨な歴史をもつにいたった。

ハンセン病の発病力が微弱であることは、すでに江戸時代の医学者によって指摘されてきたことであった。また明治以降の医学界や政府のハンセン病政策立案者においてもよく知られていた。それでもなお「恐るべき伝染病」という言説によってその伝染性が強調され、伝染病であるという明確な認識のなかで断種政策あるいは人工妊娠中絶が、それも法的整備なしに、つまり非合法に行われてきたのである。抗生物質のない当時の社会のなかでは、慢性伝染病であっても、年間罹患者数一〇〇万人、死者一万人を超える結核、または、脳への感染によって精神障害をひきおこし死亡率も高い梅毒、放置すれば失明することもあるトラホームなど、いずれの感染病も大変恐れられた。しかし、ハンセン病は当時三万人の患者数に過ぎないにもかかわらず、絶対終生隔離政策に加えて生殖を管理し、断種・中絶政策によって、事実上の感染集団絶滅の対象となったのである。

本章は、ハンセン病の歴史を概括しながら、強制隔離政策のなかで断種がなぜ進められ、どのようになされてきたのかを検討する。さらに、多くの感染症が恐れられた時代に、なぜハンセン病者のみがかような過酷な歴史を負うことになったのか、その一要因として、文化人類学的概念である「異人性」の観点から考察する。

一　ハンセン病の歴史――古代から隔離政策まで――

ハンセン病という病気は、旧約聖書にすでにみることができるが、ヘブライ語では「ツァーラアト」と呼ばれ、祭儀的、宗教的に穢れた存在を意味し、天によって打たれる罪人の病とみなされていた。(2)「ツァーラアト」には、「投げ捨てる」「打ち倒す」という意味がある。(3)

古代日本においてはまだハンセン病の区別はなく、皮膚病一般として捉えられていた。八世紀初頭に成立した『日本書紀』『古事記』において、神々と人間の関係が、宇宙との対比において捉えられ、ハンセン病はこれらの均衡を崩す原因とされた。この病気観は、平安朝の文献『大祓祝詞《おおはらえのりと》』に国津罪として皮膚病の一種、白人《しらひと》・胡久《こく》美《み》という名で初めて現れる。国津罪とは、近親相姦、獣姦などの不適切な性的関係を結ぶことによってその人物の体から穢れが生じ、ひいては天変地異など国の重大な事件や被害を引き起こすと考えられている通常の病気とは異なる重大な罪をいう。白人は皮膚病の一種である白癜《なまず》のことであり、胡久美は身体に瘤のできることである。こうした皮膚病は、人間社会の大枠を逸脱した罪であり、人間が人間のレベルから禽獣のレベルに堕落した罪人とみなされ、異常な皮膚病をもつ者は、人としての形状とその資格を失うことであり、人非人の所業であるとされたのである。(4)

日本においては、ハンセン病や障害をもつ者は、「早い段階に捨てられ、幸いにも生をながらえることができたとしても共同体内には住むことができなかった」、「古代中世社会においては、障害者は共同体の外に追い払われていた」[5]という。こうした実態の下、ハンセン病者は、最も穢れた存在として中世的身分秩序の対立極として規定され、都が神聖である天皇中心の「浄」の空間であったのに対し、ハンセン病者を含む穢れた者たちは、都の周縁、境界部分に集住させられていたのである。[6]中世からの「乞食」という境涯や、近世における穢多・非人身分以下の階層への位置づけ、被差別部落との関わりなどから、病者は社会から排除される人々であったという歴史的連続性をみてとることができる。

中世には、鎌倉仏教の展開のもと、ハンセン病は仏罰とされ、仏教の広がりによっても救済されない罪の病であるとの考えが社会に定着していった。仏罰は、十二世紀中葉に成立した中世特有の人と神仏の契約文書である「起請文」にみることができる。「起請文」にある自己の信仰の列挙と罰則部分である「神文」には、「白癩・黒癩の重病を受けるであろう」と附していることから、ハンセン病が最も厳しい天罰としての病であったとみなされていたことがわかる。[7]

さらに、中世のハンセン病者の居住形態と生業を京都の例にみると、ハンセン病に罹ると、特に重病の場合は家を出て非人宿に入らなければならない慣行が確立しており、[8]非人の居住地である清水坂に住まわされ、非人宿を統括・支配した非人長吏《ちょうり》の監督下に置かれ、勧進（「乞食」）をさせられた。中世社会の非人とは、年貢の負担ができずに定住の地を離れることになり、放浪せざるをえなくなった人々のことである。この非人集団のなかでもハンセン病者は、最下層に位置づけられていた。

中世までは、交通の要所に形成された非人宿のなかに集住した病者は、近世においては都市から周辺へと移住し、たとえば東北では仙台藩、会津藩、三春藩、弘前藩、米沢藩、九州では、鹿児島藩、高鍋藩などに集住地が存在し、病者は、獣皮の取扱いや牢死者の埋葬番および取り片付け、罪人の捕縛、または勧進などに関わっていた。これらの職業は「穢多」身分や「非人」身分と密接に関わりあい、厳しい賤視の対象であった[9]。

日本では、ハンセン病者がいつの時代に勧進の旅に出るようになったのか明らかではないが、この形態は第二次世界大戦までは確かに存在していた。勧進・巡礼の病者の一部は、熊本の本妙寺や草津温泉に代表される一定の地に定住し、癩村を築いたが、明治末期に始まった浮浪する病者の隔離政策は、取り締まりに重点をおき、昭和期になると、在宅患者をも含む、患者狩りといわれるほどの厳しい強制収容策が採られた。この収容においては一般にいう病人に対する措置とは考えられない過酷な扱いがなされた。

こうした共同体からの排除にともない、明治以後になると、「被差別部落には、『血族結婚』のためハンセン病者が多いという偏見にみちた認識が長く維持され[10]」ることになる。さらにこの認識は、「癩部落」という差別的呼称にみるように、流浪しつつ病者が集住する被差別地域をも生み出すことになった。「癩部落」とは、実際にハンセン病患者がいるかどうかではなく、「癩血統者の村」として婚姻忌避などの差別を歴史的に受けてきた集落のことである[11]。

近世の医療においてハンセン病は、天刑病として四百四病《しひゃくしびょう》の外とされ見捨てられていたが、それを否定し、治療する医師がいた。十八世紀中期、ハンセン病治療で有名であった奥州一関の医師建部清庵は、病因を寒邪や食毒とみることによってハンセン病の血脈説を否定した。しかし、清庵は、この食毒の原因を獣肉によるものとし、漢方医学は病因を食に求めるとはいえ、肉食に対する殺生のタブーや不浄という社会通念から自由ではなかったのであろう[12]。

また、医師であり医学史家の富士川游の所蔵本『黴瘡徴《ばいそうちょう》』のなかにある『南山老人一家言』では、十八世紀後半頃に活躍した南山老人が「癩モ一病目ナリ」といい、ハンセン病は数ある病気のひとつにすぎず、家スジの病や天刑病という見方を否定している[13]。

このような考えは明治以降も引き継がれ、一八七二（明治五）年私設癩病院である「起廃病院」を設立した後藤昌文は、江戸時代から伝わる大風子油《だいふうしゆ》という生薬を丸薬や温浴療法に使い、さらには、滋養物の摂取を中心としたハンセン病治療を施し、また後藤薬舗として治癩薬の通信販売も手がけていた。

後藤は、ハンセン病は伝染があったとしても伝染力は弱く、また、遺伝もありうるが、ごく一部であるとし、それは悪食《あくじき》の結果であり、その悪食が子孫に伝わって発病する血液不良病であるとも主張していた。

後藤の知見は、少なくとも一八九七（明治三十）年国際癩会議が感染症であるという結論を出すまでは最先端の医学であった。彼らの治療法は、ハンセン病が猛威をふるっていたハワイやインドにまで広まり、第二次世界大戦中に化学療法薬プロミンが米国で開発されるまで唯一の処方であった。後藤らは高い治癒率を誇っていたが、ハンセン病は自然治癒率も少なくはなく、当時の診断自体の不正確さや、初期のハンセン病を、タムシなどの他の皮膚病と区別することが難しいことなどを考慮すると、この治癒率はそのまま信じることはできない。しかしながら、後藤の通院や服薬治療という方法は、現代のハンセン病医学が外来治療を主としている点をみれば、一歩先んじた治療形態であったと評価することができる。

一方、近代西洋医学と同時期に移入された衛生行政においては、幕末から流行を繰り返し多数の死者を出していたコレラが最も緊急かつ重大な病気であった。以後もコレラの発生は続き、一八七九（明治十二）年、八二年、八六年にも大流行し、チフス、天然痘、赤痢とともに急性伝染病対策が急務となった。日本政府は一八七七（明治十）年に内務省から「虎列刺《コレラ》病予防心得」を提出し、警視庁管轄での「避病院」仮規則を整備し、一八七九（明治十二）年から各地に、伝染病者の収容・管理体制を整えた。「病人を棄てるところ」といわれた劣悪な医療施設である「避病院」の設置による隔離と衛生警察を使った伝染病対策の強化は、コレラ一揆が多発する要因ともなり混乱を助長し重大な社会問題となった。

こうした社会問題を重視し一八八〇（明治十三）年に、清潔法（汚濁物の除去）、摂生法（感染予防）、隔離法（伝染病流行時の交通遮断、患者の隔離、群衆禁止）、消毒法（石炭酸消毒、死体処理）の解説書を付した「伝染病予防規則」が公布された。このうち摂生法は個人に、清潔法は町内管理にまかせ、隔離法、消毒法は警察が介入した。一八九〇（明治二十三）年に開かれた中央衛生会における建議では、流行を未然に防ぐ予防法として、「清潔法」が全国的な規模で促進され[14]、病毒を直接撲滅する力のある消毒を主とし、全国的に物や建物にいたるまで消毒が徹底し実行された。ハンセン病者に対しては、病者を病毒源と捉え、収容の際に直接石炭酸をかけるという差別的な扱いにつながった。

ハンセン病は慢性伝染病であり、爆発的な流行がないことから「避病院」収容の対象にはなされてこなかった。しかし、らい菌発見により、ハンセン病が感染症であるという知見が広がるなかで、政府は大都市に浮浪するハンセン病者に関する問題を扱わざるをえなくなった。折しも、政府のハンセン病対策が国際的に批判される事件が生じた。一八九七（明治三十）年、日英通商航海条約の締結によって一八九九（明治三十二）年内地雑居が明示され、外国人の国内での居住・旅行が自由となった。その結果伝染病を抱えて物乞いをする病者の存在が外国人の眼にとまるようになり、ニューヨーク・トリビューン紙は、日本はハンセン病患者を顧みない冷淡な国であると批判した。これを契機に、ハンセン病は文明の一等国を目指す日本にとって国家の存立をゆるがす「恥」の病となり、その対策が国家的急務となった。

当時内務省衛生局長であった窪田静太郎は、明治三十二、三年頃の事として「等しく慢性伝染病と云ふ中にも、性病の予防、トラホーム、其の他必要と云ふ点から見れば結核予防が第一に手をつけなければならぬことは衛生関係者間に於いて議論の無い処で、衛生学者等も未だ癩予防を絶叫する迄の進運に達せなかったのである[15]」と回顧するように、政府も国民も海外から指摘されるまで、ハンセン病を等閑視していたといってよいであろう。

帝国議会でハンセン病対策についての議論が急浮上したのは、外国人が日本国内において、旅行・居住・営業を自由にできる「内地雑居」の実施を直前にした一八九九（明治三十二）年三月二日の、第一〇回帝国議会「癩病患者及乞食取締ニ関スル質問」においてであった。

二　ハンセン病者の絶対終生隔離と断種

1　絶対終生隔離政策の推進と断種の開始

一八九八（明治三十一）年当時窮民救済施設である東京市養育院に勤務していた光田健輔医師（一八七六―一九六四）はハンセン病の病理学者であるとともに絶対終生隔離政策の推進者であった。光田は、以後一九六〇年代にいたるまでハンセン病医学界の重鎮として、ハンセン病の病理研究と日本のハンセン病政策の中心に位置していた。一八九九（明治三十二）年光田は東京市養育院内にハンセン病者の施設「回春病室」を設置し院内隔離を開始している。一九〇二（明治三十五）年には「我東京市たるもの宜しく先ず癩病隔離の問題に注目し、速やかにこれが適当な設備を施し以て一つには首都の体面を全うし、一つには輿論の先鋒となりて政府をして大病隔離の大方針を確立せしむるの端緒を開を要す」[16]と主張している。

内務省は、一九〇〇（明治三十三）年十二月、ハンセン病患者の全国調査を行い、患者数三万三五九人、「血統戸数」一九万九、〇七五戸、「血統家族人口」九九万九、三〇〇人と報告している。[17]

一九〇二（明治三十五）年、光田は「癩病隔離必要論」を執筆し、実業家の渋沢栄一や政治家の大隈重信に「恐るべき伝染病である」ことを訴え、当時誰でもがもっていた「恐ろしい癩病」という病気観に加えて「強力な伝染病である」と主張することによって恐怖感を煽った。この光田の主張は、折から国力増強に関心のあった政財界人にも影響を与えた。とりわけ、光田の勤務先東京市養育院の創立者で院長である渋沢栄一は光田に感化され、生涯を通じてハンセン病問題と深く関わり、絶対終生隔離の推進とともに、病者の救済を中心とした慈善事業や支援を行った。

一九〇五（明治三十八）年日露戦争に勝利した日本は「一等国」の仲間入りをして、ハンセン病の浮浪者の救済を、宣教師による救済事業に依存するだけでは不足であるという機運になった。光田は一九〇六（明治三十九）年に、「若し今日の儘にして之れを抛棄せんか多年の後国力全く衰耗するに至る可し(18)」と、国力の衰退を訴え、ハンセン病者の隔離を正当化する世論をつくるなどし、一九〇七（明治四十）年「癩予防ニ関スル件」（法律第十一号）成立に大きな役割を果たした。また、一九〇九（明治四十二）年、「癩予防ニ関スル件」の施行で作られた東京全《ぜん》生《せい》病院の医長となり、浮浪しているハンセン病者の強制隔離を進めた。一九〇七（明治四十）年「癩予防ニ関スル件」の成立によって、全国五カ所に連合府県立隔離収容施設を設置した。また、一九〇九（明治四十二）年から、消毒と浮浪する病者や貧困な病者の強制隔離政策が始まり、これによってハンセン病は恐ろしい感染する病というイメージを国民のなかに喧伝することになった。

欧米のハンセン病者数は、十九世紀中葉までには、隔離政策により減少していた。らい菌の発見者A・ハンセンは、一八九七（明治三十）年の第一回国際癩会議において、自宅内の隔離でも十分であるという緩やかな方法を提唱していた。大会としても、一時的な隔離は有効とされたが、その隔離は絶対隔離ではなく相対隔離であった。しかし、光田や内務省は絶対隔離を進めた。日本のハンセン病者に対する政策は国力増強することによって、国際的に「一等国」入りを推進するなかでの、浮浪する病者全員を強制隔離する政策であったのである。一九〇七（明治四十）年「癩予防ニ関スル件」による五つの隔離療養所設置以前には、国内ではキリスト教宣教師による隔離施療が各地で行われていた。一八八九（明治二十二）年テストウィード神父が静岡県御殿場に神山復生《こうやまふくせい》病院を設置したことがその始まりである。キリスト教系施設では、男女を厳しく分け、禁欲生活を強いたが、「癩予防ニ関スル件」によって設立された新たな五カ所の連合府県立療養所の施設は男女別に板塀で区切られる程度であったため、実際には男女の交流があり、また、夫婦舎もあり、結果的には療養所側の望まぬ妊娠出産、子どもの扶養の問題が施設の大きな問題となった。後に述べる断種手術（精管結紮切除術ないし卵管結紮術）は一九一五（大正四）年に開始している。

一方、光田はハンセン病が蔓延していた中国の患者数が約一〇〇万人であり、次いで英領インドのそれが一〇万人であることから、ハンセン病の多い国を野蛮国とみなしていた。一九一四（大正三）年十二月、中央慈善協会の懇談会において、光田は日本のハンセン病患者の数を一〇万と推定し、野蛮国で衛生を理解しない国に蔓延する病気であると発言して、外国にあるような大規模施設に倣えば、撲滅は日本でも実行不可能ではない、自分は大療養所の設立を要求するという講話を行っている。[19] しかし一九一八（大正七）年の内務省衛生局の調査によると、総患者数は一万六、二六一人、推定患者数は二万六、三四三人であり、一九一四（大正三）年の光田の推定の四分の一であった。光田を中心にした日本のハンセン病対策は、その始まりから国際癩会議の指針を顧りみずハンセン病への恐怖や不安を煽る傾向が見てとれる。光田は、それまで浮浪者の隔離が主であった「癩予防ニ関スル件」を、一九一九（大正八）年六月には、浮浪者強制収容はもちろんのこと、有資力患者の入所許可・療養所の拡張・増設などを含むらい予防法私案を内務省に提出しハンセン病者全員の強制隔離政策へと舵をとった。

光田の強い全病者の隔離の意向は、一九一六（大正五）年六月、内務省が保健衛生調査会を設置し、そのもとに、乳幼児や児童、結核、花柳病、癩、精神病などの八部会を設け調査と政策化を行うようになったときまで遡る。[20] 保健衛生調査会（癩）部会は、光田を含む癩療養所長や私立病院院長一〇人と断種を発案した氏原佐蔵ら内務省関係者四人によって構成されており、断種については一致しなかったものの、病者の絶対終生隔離という点では一致していた。また、「らい者に子どもを産ませてはならない」という点でも一致していた。

一九一九（大正八）年に開催された保健衛生調査会の席上において光田は、「私共ハ島ガ最モ宜シイト思フノデアリマス、併シ島ガ出来ネバ内地デモ宜シイ、島ニヤッテサウシテ其処ニ充分ノ設備ヲ整ヘテヤルトイフコトガ最モ良イノデアリマス、若シ其事ガ出来ヌトスルナラバ現在ノ療養所ヲ拡張スルカ或ハ増設スルトイフコトガ宜シカラウト思ヒマス」(21)と述べ、文明の「一等国」たる日本の矜持を誇示するためには病者の撲滅をめざし、一九二〇年には一万人収容を目標・目的とした「根本的癩予防策要綱」を決定し、絶対終生隔離を推進することになる。この頃光田は隔離施設として、患者の逃亡を防ぐという理由を挙げ、西表島への絶対終生隔離を提唱したが、筵《むしろ》旗をたてた村民の反対にあい頓挫した。

一九二三（大正十二）年には第三回国際癩会議が開催され、光田ははじめて参加をしている。この国際会議では、重症者以外の病者は家族内隔離を行うことを原則として合意していたにもかかわらず、一九二五（大正十四）年には「若し世人が癩病を以て国辱の大なるものなりと考え、全力を挙げて此れが絶滅を努力するなれば、癩は他の伝染病の如く比較的早く全滅に帰するであろう」(22)と述べ、ハンセン病者の存在が国辱という考えをより鮮明にし、患者の絶滅を目標として絶対終生隔離政策を推進してゆく。

一九三〇（昭和五）年十二月、内務省は「癩の根絶策」を発表し、それまでは浮浪病者のみを収容対象としていたが、一万人と推定される自宅療養の病者を含む徹底した強制隔離へと方針転換をした。一九三一（昭和六）年四月、「癩予防ニ関スル件」が全面的に改正され「法律第五十八号」（癩予防法）が施行されてからである。これを前後して展開された無癩県運動によって、町内会や隣人の通報によって自宅治療の病者を見つけ出し、徹底した強制隔離へと進むに到った。一九三一（昭和六）年、貞明皇后からの下賜金により、渋沢栄一を会長とする「癩予防協会」が発足した。また、貞明皇后の誕生日、六月二十五日を中心に癩予防デーを設定し、ハンセン病患者を日本から根絶する呼びかけを行って、全国的な無癩県運動を推進した。

光田による、ハンセン病者の断種合法化への度重なる要求に対する政府の対応は進まなかったが、「癩予防ニ関スル件」が一部改正され、一九二九（昭和四）年に発布された「法律第十号」により、一歩実現に近づいた。この法律では、療養所長が、所内の風紀を乱す患者に対して懲罰として減食や特別病室と称する監禁室に閉じ込める権限をもつ懲戒検束権、国立療養所への患者収容費用の国庫負担を議決している。懲戒検束権は、療養所内での患者たちの様々な要求運動への対抗処置を目的とするものであったが、所内の権力支配構築は、非合法的断種あるいは中絶の推進に素地を与えることになったに違いない。

群馬県吾妻郡草津町にあった国立ハンセン病療養所栗生楽泉園《くりうらくせんえん》には、一九三八（昭和十三）年から一九四七（昭和二十二）年まで、患者の監禁所が設置されていた。『日弁連ハンセン病問題に関する検証会議』では以下のように報告している。(23)

- 獄死者 14。出獄後死亡者 8。生還者 71。収監者総数 93。
- 獄死者および出獄後死亡者の死亡時期。十一〜三月、18。七〜八月、3。九〜十一月、1。合計 22。
- 平均監禁日数 獄死者 156。出獄後死亡者 239。生還者 114。全収監者 131。
- 死因 らい衰 3。肺結核 1。肺炎 3。肺炎カタル 1。膿胸 1。気管狭窄 1。肺（ママ）1。慢性腸カタル 2。腹膜（ママ）1。腎炎 3。心臓麻痺 1。縊死 2。記載なし 2。合計 22。

2　絶対終生隔離政策下における非合法的断種の展開

光田は東京全生病院の医長となり、文明国家にあってはならない国辱としてのハンセン病者の撲滅を期して絶対終生隔離を開始したが、その結果、ハンセン病療養所内での出産という事態に直面することになった。

　男女の関係は後をたたず、男女別になった病室の間に作ったへいは片っぱしから壊され、男女の交歓は後をたたなかった、男女のみだらな行為から当然の結果として、年々十数人の子供が生まれてくる。療養所としては、ライに感染していない子供たちを養っておくことはできない、生んだ子の世話ができるのはまだましなほうで、足腰の立たないものや盲女までが出産をする。結果として、部屋に充満している菌が、抵抗力のない幼児に感染することを思うと、なんとしてもただちに母親から離さなくてはならない。（中略）ライは遺伝ではないが、母胎にいるときすでに菌をうつされて生まれてくることもあり得る、妊娠と出産によって母体はいちじるしく悪くなることもわかっている。これはどうしてもライ者に子供を生ませてはならないということになる。[24]

光田は、キリスト教系施設と異なり、男女の交情を容認する一方、男女関係を「みだら」だと表現し患者への蔑視観が窺える。全生病院が開設された一九〇九（明治四十二）年頃、夫婦以外の女性が年に十数人出産し、光田は「婦人室に幼児が生まれる事は安眠の妨害にもなった」と述べている。[25]

断種手術にふみきった経緯について光田は、全生病院内での出産、子どもの養育が困難であったからであると一九五八（昭和三十三）年に以下のように回想している。

その頃私は未感染児童を東京市養育院に送ったのだが、その養育費を東京府が四の五のいうて拂って呉れなかったので、大変困った。それで、毎年の産児問題の解決を、私は、漸く芽生えたばかりの優生《（ママ）》術によって解決した。[26]

断種は出産の防止という理由とはいえ、志願者への施術でなければ違法になることは内務省の中川望衛生局長が指摘していたことから、光田は志願者を募って行った。

はじめに断種手術が行われたのは、光田が医長であった第一区府県立全生病院（定員三〇〇名）であった。全生病院の七十年史『倶会一処《くえいっしょ》』の年表には、「同年四月二十四日池田某（38才）に対し最初のワゼクトミー（筆者注、Vasectomy）を行う」として希望者三〇名[27]と記している。もちろん執刀は光田であった。

また、最初の断種手術を行った頃、「患者の青壮年の有志者に話した。三十名の全生の有志がこれを受けて呉れた。又、その結果は簡易無血無痛である事が明らかにせられた[28]」と次第に病者の中に広げている様子が語られている。隔離施設の中での断種の具体的な広がりについては次節で述べる。

光田のハンセン病患者への断種行為は、合法化はされていたわけではなかったが、決して光田一人の判断で勝手に進めたわけではない。

一九一五（大正四）年四月五日に内務省は癩療養所長会議を開いた。中川衛生局長の諮問事項に対し、光田は「院内出生児ノ始末」という見解を書面で提出している。「（中略）現在当院ニ保護中ノモノ七人（男四人、女三人）アリ是等子児ニ対シ無期限ニ之ヲ保護スルハ経費ノ許ササルノミナラス健全ナル子児ヲシテ永ク患者ノ膝下ニ保育スルトキハ病毒感染ノ虞レアリ之ヲ防止スル適当ノ法令発布アランコトヲ望ム[29]」と断種の合法化を諮問している。すでに内務省に重用されていた光田は、この直後に断種手術を開始しはじめる一方、断種の立法化を目標としていた。中央慈善協会会長をしていた渋沢栄一は一九一四（大正三）年十二月に「癩病予防について」と題した懇談会を開き、一九一七（大正六）年三月には「宜く根絶の方法を講じたい若し根絶やし得ぬとしてもモウ《ママ》少し収容を増す工夫をしたい。又一方には生殖を禁止せしむる事を企望する」[30]と述べ、断種の法制化を願い、光田が行っている断種の追認をしている。

断種について、内務省側には暗黙の了解があり、光田は「中川衛生局長も妊娠中絶は、既に胎児の人格を認めらるべきものであるから罪が深いが、それに対して、ワゼクトミーは、精虫の泳動を阻止するのであるから罪も軽いだろう。どうか身体傷害罪の成立しないように患者から承諾書をとつてやれ」と傷害罪で摘発されるリスクを自覚しトラブルにならないよう、患者の意志を重要視していた[31]。

光田は当初から隔離と断種を一体化して主張していたわけではなかった。一九〇六（明治三十九）年、「癩病患者に対する処置に就て」という論文で、光田は、隔離政策の長所として「清潔・消毒・医療等の実行は容易にして、又男女の区画を厳にし、之れによりて直接に健康なる周囲の人々に危険を及ぼすこと少なく、又間接には子孫をして不幸なる運命を得せしめざるの益ある」と男女の隔離を強調している[32]。

全生病院には、夫婦で入居してくる患者のための夫婦舎（八畳に二組雑居）があったが、原則は男女の隔離であった。「入所者心得」に「一、言語ニ注意シ品行ヲ慎ミ男女猥リニ交通セザル事」という文言が盛り込まれ、女舎への男性の出入りは監督に厳しく監視され、女舎にいるのが見つかった男性は処罰を与えられていたりした。また、光田は産まれてきた子どもたちを養子や里子に出し、私費で東京市の養育院に預けたこともあったが、子どもの出生は後を絶たず、内務省でも「男女間の風紀が乱れて患者の子供が続々出生するが如きに至っては面白からず」[33]と、光田と同様患者の出産に困惑していた。

他方、断種の安全性については疑問があった。一九三九（昭和十四）年、全生病院医師の藤田敬吉は断種手術による身体的影響について報告している。その内容には、患者は、「体力が衰え根気が弱った」「疲労しやすくなった」「病勢が悪化した」「疾走することが困難になった」「頭脳の働きが鈍磨した」と訴えている。しかし、藤田は、それはハンセン病の病勢の悪化によるものであって断種手術の結果とは証明できないと結論づけ、断種手術による障害が生じている可能性を退けている。[34] 実際には手術に未熟な者が携わったり、患者の証言から看護士が行った例もあり、神経や血管を不要に傷つけ後遺症が残ることも多々あったと、その後の調査で明らかになった。光田らは、国際癩会議の方針には完全に逆行し、一九三一（昭和六）年には無癩県運動を推進し、一般市民に摘発させたり、家庭に居た病者を衛生警察を使って収容し、絶対終生隔離を進めた。ほとんどのハンセン病患者は絶対終生隔離の中に人生を諦めさせられ、家族や子どもからも引き離され、加えて断種を受けざるをえない状況に追い込まれた。光田は、療養所内での結婚を諦めるか、断種かの二者択一の選択を病者につきつけた。病者にとっては、隔離下では、選択の余地がない体面を繕った断種の意志確認であった。病者の自由意志というのはもっぱら非合法化での断種行為のリスクを逃れる光田を守る方便であったのである。絶対終生隔離と断種という二つの柱に裏付けられるように、日本のハンセン病対策は感染集団のジェノサイドに他ならなかった。光田は、ハンセン病者が社会から排除され嫌われることに同情しつつも、「野蛮国」、「国辱」、「国力衰耗」という天刑病以来人々が持ち続けたハンセン病者への排他的差別的な思いを批判しきれず、光田自身もハンセン病を忌み嫌い、撲滅すべき病という観念に囚われていたのであるといえるのではないだろうか。

全国の国立療養所で非合法の断種手術を受けた男性患者は、一九一五（大正四）年から一九三九（昭和十四）年までの二四年間に、一、〇〇三人を数えた。[35] 断種とともに進められた蛮行が、胎児の中絶あるいは新生児殺しである。二〇〇五（平成十七）年、六カ所のハンセン病施設で、一一四体のホルマリン漬け胎児の存在が報道された。誕生後に殺された新生児も含め、病者の出産を徹底して禁じてきたことが明らかになっている。

後に述べるように一九四一（昭和十六）年に成立した「国民優生法」では、光田らの願いはかなわず、ハンセン病者は断種対象からはずされた。この法律は太平洋戦争敗戦後廃止され、これに代わる「優生保護法」が一九四八（昭和二十三）年七月に新しく公布された。ハンセン病者が合法的に断種の対象になったのは戦後の「優生保護法」の成立によってであり、それ以前の断種は違法行為であった。断種の違法性が自明でありながら実施されたのは、光田やその他のハンセン病患者撲滅論者が、病者の絶滅を期して、絶対終生隔離とらい者に子どもを生ませてはならないという信念をもったことに端を発している。

三　療養所・療養地区における断種の検証

1　各療養所・療養地区における断種の開始

本項では、筆者が調べることができた全生病院と草津の自由療養地区のほか、四カ所の公立および私立療養所での断種の実施経緯と開始時期を検証した。この検証によってこれらの療養所では、絶対終生隔離という政策の下で出生児の養育困難という現実的問題に直面していたことがわかる。また全生園《ぜんしょうえん》で光田が開始した非合法的断種が、他の療養所にも普及していった過程を述べる。全国のいずれの療養所でも出生児の養育問題は困難であり、最終的には断種をもってその解決を図ったが、断種開始の時期は多様であった。

（一）　第一区府県立全生病院[36]の場合

先に述べたように光田が施設長であった全生病院では夫婦舎もあり、所内の男女関係の中で子どもの誕生と処遇に困り、他施設に先駆けて、一九一五（大正四）年四月にはじめて希望者に断種手術が行われた。光田は、「その日と次の日とで二十数名の志願者があらわれた。手術を受けた者から反応を精しく報告させてみると、結果は予想通りで、性欲にも障害はなく他にもなんの異常もなかった。そこで優生手術の志願者は次第にふえてきて、子供の出生もめっきり少なくなった」[37]と述べられている。

前述したように、内務省の中川衛生局長は任意の断種は強制にならないよう「承諾書をとってやれ」と指示し、光田は志願者を募って実施していた。

断種が患者自らの志願によったという光田の回想に対して、多磨全生園の患者自治会は虚実半々であると指摘し、また、男性患者の一人は、「夫婦生活もできるようになどといいながら、内縁の夫婦を認めず、情夫、色男と呼んで、夜中に女舎を見回って追い払い、捕えて監房に入れたりした。その上断種は情夫関係の者だけではなく、男であれば誰でもしたのである」[38]と、自由意志によって断種を選択したわけではないと発言している。

しかしながら、当時の断種手術は任意であったという病者の証言もある。

当時としては、断種の手術は強制ではなかったですね。子供が出来たら、以前はどこかへ捨ててきたんですね。しかし、そんなことで養育院の方から苦情が来たために、断種をするということになりましたがね。院からすすめても患者の方が受けないで、子供ができたら必ずその子供は家族に引きとらせるという方法を取ったんですね。それで院のすすめがなくても、進んで断種の手術をしてもらったということでした。[39]

多磨全生園自治会は、「男なら誰でもした」という記述をしているが、断種開始当初は少なくとも希望者を募って開始されたと思われる。断種の実施については、吉田国務大臣や高野六郎も、患者の希望によって行うよう繰り返し注意喚起し、当時の断種手術の法的リスクを自覚しながら進めていたと思われる。

光田は「開院して五年もたったころから、どうやら院内の秩序も立ち始めた」と述べており、この時期はちょうど最初に断種手術を実施した時期と重なる。そして、所内結婚を行うものは、ワゼクトミーを済ますことが慣例となり、のちには婚約が成立するとすぐに手術を受けるのが常識のようになってきたという。[40]

断種手術の志願者は徐々に広がり、絶対終生隔離の下で、女性も手術をしていない者を敬遠するようになり、婚約の成立後すぐに手術をうけるのが常識のようになってきた。全国の療養所の男女比は三対一と女性が少なく、所内での結婚は男性患者にとって困難な実態があったため、男性患者が結婚をとるか、断種をとるかをせまられ、結婚を希望しやむなく断種を志願をしたというのが事実ではないだろうか。

ハンセン病は、古くから遺伝性だと社会一般では信じられていたためもあってか、病者はハンセン病が遺伝するという病気観をもっている者が多かった。光田自身は前述したように遺伝性を否定しているが、患者にはあえてそう思わせていたのかもしれない。一方、光田は、病者の妊娠・分娩が病勢を募らせるという医学的根拠をもっていたので[41]断種の推進を企図し、志願を容易にするために、この事実については積極的に伝えていたのではないかとも推測される。

いずれにしても患者は、絶対終生隔離下における現実的選択として断種を受け入れるしかなく、それは半強制の断種であった。全生病院医師であった林芳信の「初期輸精管手術者名簿」には、手術を始めた一九一五（大正四）年には三七人、一九一六（同五）年三九人、一九一七（同六）年二一人等と記録されており、「手術し始めて三、四年ごろからは情夫関係をもつ者が、その前提条件として手術を受ける[42]」ようになったと記されている。

一九一九（大正八）年の光田の保健衛生調査会での発言によれば、男女合わせての収容定員が三〇〇名であった全生病院では、一九一五（大正四）年からの四年間に百六〇人の断種手術を行ったという。[43]また、全生病院で断種手術を受けた者は、一九一五（大正四）年から一九三八（昭和十三）年までに三四六人であるとされている。[44]

（二）　草津温泉湯ノ沢部落での断種

湯ノ沢部落は、ハンセン病者が集住していた自由療養地区で、群馬県草津温泉にあった。古来より温泉の湯がハンセン病に効くという言い伝えがあり、全国から病者が集まり、一八八七（明治二十）年に湯ノ沢部落ができたといわれている。草津は上町と下町に分かれ、一般の人が上町に住み、病者は嫌われて、限られた区域である湯ノ沢部落と呼ばれる下町に集住した。病者のために旅館を営む者も多く、その経営者や従業員、あるいはそこに生計を立てる職業従事者の多くはハンセン病者であった。湯ノ沢部落は、行政区であり、住民は国民としての権利を認められた納税者であった。したがって、一九三二（昭和七）年に湯ノ沢部落が、国立療養所栗生楽泉園に吸収統合されて以後も、自由療養地区は一部存続し、強制収容および強制断種の対象になっていなかった。

光田はハンセン病の分布状況や病者の生活実態を調査するために一八九九（明治三十二）年頃より、全国各地の行脚を続けていた。彼は、草津湯ノ沢部落で断種手術を勧めたときのことを、一九一九（大正八）年十二月に開催された保健衛生調査会での席上でも次のように発言している。

草津ニ私ガ昨年（筆者注、大正七年）参ツテ斯フイウ方法ガアルガヤラヌカト言ヒマシタラ、ソレハヤリタイカラ来テ呉レトイフコトデアリマシテ、五十名モアルトイフカラ出掛ケテ行ツタ、ソレカラドウイフ訳デ子ガ出来ヌカ話シテ呉レトイフコトデ、其前ニ切ツタ患者（筆者注、全生園の患者のことであろう）ガアルノデオ前ガヤツタ其結果ハドウカトイフタ所ガ、其患者ハ自分ハ大正四年ニナッテ今日マデ何トモナイソレダカラ進ンデヤッテ貰ヒタイトイフ手紙ヲ出シタ、ソレデ向フモ安心シテ居ツタガ、ソレカラ話シテ呉レトイウフカラ、話スト皆逃ゲルカラ直グヤツタ方ガ宜カラウトイウフコトデ日ガ暮レテ居リマシタカラ三人バカリヤリマシタ、其中ニハ部落取締ガ五人程子供ガ居ルカラ是レ以上ハ要リマセヌカラ私ガ真先ニヤッテ貰ヒマストイフノデ三人程燈火ヲ点ケルマデヤリマシタ、ソレカラ話シテ呉レトイフコトデ下町ノ者ガ百五十人位押掛ケテ来タ、（中略）翌日沢山出テ来ルダラウト思フト初メ十人程ヤッタガ、モウアリマセヌト言フテ幹部ノ連中ガ引上ゲテ仕舞ツタ、悪イ者ガ居ツテ「プロパガンダ」シタ者ガアル、本当ノコトヲ言フ者ハ皆満足シテ居ル(45)

光田の話のなかで注目すべきは、自ら進んで受けた者がいたこと、さらに反対の立場をとってプロパガンダした者があったという点である。患者のなかには、断種手術を自ら望まなかった者がいたということがみてとれる。この頃のことを光田は、一九二〇（大正九）年にも次のように書いている。

昨年十月光田は湯ノ沢区民に向て「ワゼクトミー」を勧めしが十名の応募者あり其の後好結果を伝聞し今回極めて秘密に同地を視察せしにも不拘彼等探知する所となり四、五名の希望者は潜かに手術を受けんことを申込めり然れども準備なかりしにより拒絶せり彼等が子孫の将来に対し如何に心配を懐き居るかを知るべし(46)。

応募したものが一〇名いたというが、反対する者もいて、四、五名に減っていた。また彼らは子孫の将来を心配して応募したと光田は説明している。自由療養区であった湯ノ沢部落では光田の論述からも、強制的な断種手術ではなかったと考えるほうが妥当であろう。一九四五（昭和二十）年頃、邑久光明園《おくこうみょうえん》で妊娠した女性が園から中絶を強いられたために「いろいろ悩んで、子どもの育てられる草津の自由療養地区に行くことを考えました」(47)という記録が残っているように、この地区では断種は「自由な」決断によって申し込んできたようだ。また、「ハンセン病国家賠償請求訴訟」の証言からもわかるように、湯ノ沢部落では、当時子どもを産んで育てることができたのである。

光田自身もこのことは熟知しており、一九三〇（昭和五）年にこう述べている。「草津の如き癩部落に於ては宗教病院の如き固き禁欲道徳に律せらるることなく、異性同病者を見ては長き月日に於て肝胆相許し一家を結ぶもの敢て異とするに足らぬ[48]」。

このように、湯ノ沢部落は自由療養地区であったことから自由に出入りができ、結婚出産は自由意志によって行われ、療養所と比べ断種手術への要望はそれほど強くなかったかもしれない。これらの理由から、湯ノ沢部落で最初に断種を受けた人たちは光田の言うように、断種を自ら希望したのではあるが、しかしその理由は先に述べたような、子どもはこれ以上いらないという避妊であった以外に、ハンセン病を親にもった子どもの将来の苦しみを憂慮するための病者もあったと思われる。しかし、草津湯ノ沢部落は草津温泉の発展を阻害するとして、国立療養所栗生楽泉園が一九三一（昭和六）年に設立され、一九四一（昭和十六）年末までには、湯ノ沢部落は同園へ吸収された。

2　各療養所における断種の拡大

他の療養所では、一九一九（大正八）年ごろまで断種は行われなかったと推察され、それは保健衛生調査会での論議のなかでの意見によって知ることができる。ここでは、筆者が調べることができた私立宗教病院二カ所と府県立療養所二カ所についてみる。

（一）　第五区府県立九州療養所の場合

第五区府県立九州療養所（定員一五〇名、熊本県）所長の河村正之は一九一九（大正八）年の保健衛生調査会の席上で、出産する患者がいて、子どもの処置に困窮したことを発言している。

癩患者は時に子どもを連れて入所する、療養所としては子どもだけ離して患者を入れるということは情からして忍びない。やむをえずその子どもを療養所に入れる、しかし、九州療養所を例にとると、その子どもを別に隔離する部屋がない。また付近に預かってもらうようなところもない。孤児院のような所でも、五才以上は取らないという訳で、しかたなく療養所内に入れる。そうした例を聞いて療養所内にいる女の患者は、逃走して自分の家に残してきた子どもを連れてくる。これについては非常に困っている。それから療養所内で出来た子が、親が死んで、子どもだけ生きている場合がある。その子の処置についても他の患者が預かってくれることはない。かといって孤児を療養所から出すこともできずに困っている。(49)

九州療養所は、一九四一（昭和十六）年、国立に移管され、「菊池《きくち》楓風園《けいふうえん》」と改称した。子どもの養育施設がなかったのはここでも同じであり、河村所長の発言から、九州療養所での出産の禁止は、まだゆるやかであり、一九一九（大正八）年の時点では、断種手術を行っていなかったことがわかる。天日照久によれば、九州療養所では、優生手術がいつから始まったかは不明であるという。(50)

（二）　私立回春病院の場合

熊本には、第五区府県立九州療養所のほかに、外国人宣教師によって設立された「回春病院」と「琵琶崎待労院《びわさきたいろういん》」という二カ所の私立宗教病院があった。回春病院の場合をみてみよう。

英国人宣教師ハンナ・リデルは一八九五（明治二十八）年、熊本にハンセン病者の収容施設、「回春病院」を設立した。一九一九（大正八）年、保健衛生調査会に出席したリデルは、断種を主張してはいないが、ハンセン病者は、結婚してはならない、子どもを産んではならないということを強く主張していた。

時ニ分娩スルコトアリ、凡ソ癩患者ガ分娩スルハ其ノ分娩以前其ノ子ニ対シ且道徳上許スベカラザル罪悪ナリ、或ル医師ハ若シ男女孰レモ癩患者ナル場合殆ンド分娩スル事ナキモ若シ男女何レカノミガ癩患者ナル場合概ネ分娩スト言ヘリ二三週以前本年二十五歳ノ一癩病婦人ガ最近生レタル嬰児ヲ抱キ居ルヲ見タリ、ソノ夫モ亦恐ルベキ癩病ノ状態ニアリ、コノ憐レナル母ハ酸鼻目モ当テラレズ、全ク明ヲ失シ、其ノ鼻ハ既ニ原形ヲ留メズ左右ノ手ニハ辛フジテ其ノ指ノ残骸ヲ存スルノミニシテ触感ハ全クコレヲ有セズ、コノ悲惨ナル母ハ己ガ愛児ヲ見ル事モ得ズコレニ触ルルモ何ラノ感覚ナクコレニ何ヲモ為シ能ハズ而シテコノ憐レナル嬰児ニ対シ余ハ諸有方法ヲ講ジタレドモ恐ラク最後ニ癩患者タルベキ運命ヲ有スルコト疑ヲ要セズ斯ノ如キ事例蓋シ一再ニシテ止ラズ[51]

回春病院で患者の出産があったのか不明であるが、リデルが異性隔離論者であったことはよく知られている。リデルは「男女癩患者ハ同棲スベカラズ」「癩患者ハ結婚スベカラズ」「癩患者ハ子ノ親タルベキ資格ヲ絶対ニ有セズ[52]」という信念の下にハンセン病者の子孫を絶やすことを念じていた。だが、保健衛生調査会での宗教病院の院長たちの意見からみて、彼らは誰ひとりとして断種をもってハンセン病を撲滅しようとは考えていなかった。

リデルは一九一九（大正八）年、府県立療養所（九州療養所のことであると思われる）の男女間の状態を次のように説明している。「癩療養所ニ於ケル婦人患者ノ状態ハ最モ憐レムモノアリ、当局者ハ規則ヲ励行セシメント努力セラルルモ男患者ハ常ニ是レヲ犯シ而シテ婦人患者ハ男患者ノ暴虐ヲ防グ能ハザルノ状アリ[53]」。

回春病院では富裕階層の患者を入所させる傾向があり、他の私立療養所と同様キリスト教に基づく清貧な宗教生活を旨としていた。リデルは、鳥籠のつがいの鳥がついばむのさえ嫌ったといわれるように、男女の性行為を認めておらず、完全隔離を通した。九州療養所を含む他の府県立療養所での出産に対しても肯定していなかった。

（三）　私立琵琶崎待労院の場合

一八九八（明治三十一）年、フランス人のカトリック宣教師であるジャン・マリ・コール師によって設立された琵琶崎待労院という宗教病院についてみてみよう。後にフランシスコ会に所属する五人の修道女が派遣され出身地であるヨーロッパからの義捐金を募って運営した。琵琶崎待労院は「社会《しやくわい》に容《い》れられぬ憐《あはれ》な不孝者《ふしあはせもの》即《すなは》ち癩《らい》病者《びやうしや》、孤児《みなしご》、寄辺《よるべ》なき老人等《らうじんとう》」(54)を収容した（ルビは原著による）。

一九二六（昭和元）年に発行されたパンフレットをみると、琵琶崎待労院は、①待労院＝癩病者の収容所。②養老院＝頼り所のない老人を救助する事業。③育児院＝棄児のための児童養育院、の三つの事業を行っていた。待労院のハンセン病者は、一九二〇（大正九）年の患者数が四〇名であったが、一九二五（大正十四）年には六〇名に増加している(55)。

しかし、病者の出産があったかどうかは記していない。ここで注目すべき点は③の育児院である。一九二五（大正十四）年の時点では二四名の子供を養育していた。育児院の沿革は一八九八（明治三十一）年に始まり、一九三五（昭和十）年発行のパンフレットは以下のように記している。「島崎育児院ハ明治三十一年本妙寺境内ニ行路死亡人ノ遺児（三才）アルヲ観テ同情ノ念堪エ難ク引キ取リテ養育シ之ヲ動機トシテ本院ヲ創立ス、時ニ一方癩患者治療ニ人手少ナク保育ニハ幾多ノ困難ヲ感ゼシニ二ケ年後社会事業ニ志ス処女各所ヨリ集マリテ大ナル援助ヲナセリ」。一九三五（昭和十）年での収容児童の定員は一〇〇名、実際の収容児童数は、六二名であった(56)。

再び一九二五（大正十四）年の育児院の状況をみてみよう。

近頃《ちかごろ》に至《いた》つてこの子供等《こどもら》を二つに区別《くべつ》した。一つは二歳以下《さいいか》の普通健康《ふつうけんかう》なる両親《りやうしん》を有《いう》する子供《こども》である、生《うま》れて間《ま》もなく連《つれ》られて来《く》る子供《こども》もあるが彼等《かれら》を二歳頃《にさいころ》まで当院《たういん》で養育《やういく》して、二三歳《さい》になると人吉町《ひとよしまち》に送《おく》る。其処《そこ》には本会《ほんくわい》 修道女《しゆうだうぢよ》の経営《けいえい》する幼稚園《えうちえん》が有《あ》るからである。他《た》の組《くみ》は大抵《たいてい》三四歳以上《さいいじやう》の子供《こども》で、これは本院外《ほんいんぐわい》の他所の癩病患者《びやうくわんじや》から生《うま》れた者《もの》である。彼等《かれら》は今癩病《いまらいびやう》に罹《かか》つて居《い》るのではない。是等《これら》の子供《こども》の養育事業《やういくじげふ》は近頃始《ちかごろはじ》めたので、将来《しやうらい》は如何《いか》なる結果《けつくわ》を来《きた》すかは未《いま》だわからぬ[57]。

琵琶崎待労院では、他所のハンセン病患者から生まれた子どもも預かっていることがわかる。九州療養所所長の河村正之が、生まれてくる子どもに頭を悩ませているという話をしたのは、一九一九（大正八）年十二月開催の保健衛生調査会の席上であった。琵琶崎待労院が、ハンセン病患者が出産した子どもの養育に関するこのパンフレットを作成したのは一九二五（大正十四）年十月である。ここには六年ほどの開きがあるが、ハンセン病患者から生まれた子どもの養育事業は近ごろになって始めたといっているように、確かな年月日は不明である。しかし、琵琶崎待労院では一九一九（大正八）年以前にはすでに九州療養所を含む、ハンセン病者から生まれた子どもを引き取っていたのではないかと推測されることから、九州療養所においても一九一九（大正八）年までは断種を実施していなかったということが裏づけられる。

（四）　第三区府県立療養所外島《そとじま》保養院（邑久光明園）の場合

次に外島保養院（定員三〇〇名、大阪府）をみてみよう。

外島保養院は、一九〇七（明治四十）年の最初の法律によって作られた療養所のひとつである。一九三四（昭和九）年の室戸台風によって壊滅したが、一九三八（昭和十三）年に岡山県邑久郡長島に再建され国立療養所邑久光明園と改め再出発した。

邑久光明園の元職員であった森幹郎は、断種手術を始めた第一の理由が、光田のいうように、出生児の処置に困惑したからであると挙げている。[58] ここでも、患者の出産に困惑し、出産防止は園内での緊急問題であったということができよう。

森は、外島保養院では、一九〇九（明治四十二）年の創設から一九二七（昭和二）年までの一八年間に四二例の出産があったことを記している。その多くは生まれて間もなく亡くなったようであるという。一九三二（昭和七）年になっても分娩が七例あった。この年、前年までに生まれた子も含め、九人が里子に出された。当時里子に出すには、一人当たり四〇〇円の養育料をつけねばならず、当初予算には九〇〇円（一、〇〇〇円とも）しか計上されておらず、養育料の捻出に苦慮したという。[59]

外島保養院での断種について森は「全生病院で優生手術が始まると、夫の患者とともに外島保養院に転院してくる妊婦が出てきました。というのは、一九二一（大正十）年まで外島保養院では優生手術を行わなかったからです、しかも手術は強制でなかったからです」[60]と述べていることから、外島保養院では、一九二二（大正十一）年以降優生手術が始まったことになる。

なお、一九三九（昭和十四）年、入所者自治会が結婚の前に優生手術を受けることを申し合わせて以後、所内出産はなくなったという。[61] このことは、絶対終生隔離政策の下での現実的判断として病者自身が断種や中絶を受け入れたという事実を示している。たとえば、府県立第四区大島療養所（香川県）患者自治会は、一九三二（昭和七）年十一月九日・十日に第五回日本癩学会が開催された折、ハンセン病根絶の目的に立って患者たちが出席者に訴えをした。そのなかに、「癩患者に対して簡易且適当なる医術により徹底的に避妊法を施すこと」という項目を入れている。[62]

森が、邑久光明園の年報から調査したところによると一九二二（大正十一）年から一九三二（昭和七）年までの一〇年間の優生手術や、中絶数は外島保養院においても不明であるが、一九三二（昭和七）年から一九四二（昭和十七）年までの一〇年間の優生手術数は、九三件であった。一九三二（昭和七）年と一九三三（昭和八）年の二年間で人工早産が一〇件、一九三二（昭和七）年に分娩が七件、睾丸摘出が一件である。[63]

どこの療養所でも一九五〇年代に入ると、個室（１Ｋ）の夫婦舎が新築され、邑久光明園でも入所者の四五パーセントが夫婦舎三〇棟に移った。そして結婚するとき、入所者自治会人事部長の添書を付した婚姻届を分館長宛に出すことになっていた。これを受理した分館長は婚姻と転室の許可伺いを園長宛に出し、その後、結婚が成立した。その時、婚姻届の二行目は「優生手術をお願いします」とか「優生手術は医師の指示に従います」といった文言を入れたという。[64]

患者自治会が、みずから断種を結婚の条件に入れねばならなかったという現実があったのである。光田が懸念したように、療養所で生まれ育つハンセン病患者の子どもは社会に出て厳しい差別を受けるという現実に加え、療養所内では手許で子どもを育てられない現実、たとえ産むことが許されても子どもを離さざるをえないという現実のなかでの親心としての選択であった。また、断種や中絶が広がる療養所内では、子どもを産むことは悪いことであるという風潮があり、絶対終生隔離を行った為政者側の意識が徹底して投影されていた。絶対終生隔離という警察権力、所長の権力の支配から逃れることのできない患者の追い詰められた現実選択であったのであり、「志願者」による半強制的断種が慣習となっていたことがみてとれる。しかし、入所式のなかった弱い隔離で通した草津での断種志願者のケースは、強制・非強制が半ばするものであったのかもしれない。

断種だけではなく中絶が広く行われてきたことについては今回詳しく立ち入ることはできなかったが、断種をせず妊娠した場合は人工中絶、あるいは全生園、邑久光明園では、中絶ないしは新生児の処分をしてきた。男性が断種をしなくても、女性の側はできた子どもを失わざるをえず、極めて悲惨な体験をさせられることになり、このこともいっそう断種を「選択」せざるをえなくさせた。国際会議の学術的指針に背をむけ、極めて恣意的かつ非科学的にハンセン病を恐ろしい伝染病であることを喧伝した光田は、書生をしながら苦学をして医術開業試験を経て医師資格を得ている。ハンセン病医として日本医師界の頂点の地位に立ち続け、数々の勲章や表彰に輝いた背景には、時代性というには余りある凄惨なハンセン病者たちの人生があった。

四　優生思想と国民優生法・優生保護法

ハンセン病者への断種の実施は優生学との脈絡で語られることが常である。国際的にも遺伝説と感染説は対立をしてきたが、一八七三（明治六）年のらい菌の発見により、ハンセン病の遺伝説は敗北を喫した。米国においては、貧乏や犯罪、精神病は劣等な遺伝子によるものであると判断され、断種の対象となった。しかしながら、世界でもっとも多く断種が行われたドイツ、世界ではじめて優生政策としての断種法の法制化をした米国でもハンセン病を優生学的断種対象にしたことはなかった。

光田がハンセン病撲滅のために憂慮していたことは、直接には遺伝学を基盤とした優生学思想とは異なり幕末に始まるコレラを中心とした急性伝染病の爆発的流行に対して政府がその対策に無力であり、他の慢性伝染病に対しても無策であったことが日本の国力増強を阻む要因となるという懸念であったことはすでに述べた。光田はハンセン病を遺伝病とは考えていなかった。

一九一四（大正三）年十一月には、大阪療養所医長であった菅井竹吉が、ハンセン病は伝染病でもあり体質の遺伝または胎生期の遺伝もありうるという知見を発表したのに対し、光田は、全生園で断種をはじめる一カ月前に、ハンセン病は遺伝とはいえないと、真っ向から反論している。[65] そして、「私の見て居る癩婦の女児が二十四五《ママ》歳になるが未だ癩の徴候がない、癩の子は必ず癩になるとは限らないのであります。以上私は癩であって決して純正なる遺伝と目すべきものではないことを申し述べ、数百年来癩病系として卑しめられた人の為めに冤《おん》を雪《そそ》がんといたすものでございます」[66]と、社会の中で排斥されるハンセン病患者への強い同情ともいえる発言をしている。ハンセン病患者の社会での処遇に同情を寄せ、感染力の微弱性を知っていた光田が、なぜ隔離＝絶対終生隔離政策を積極的に提唱・推進したのだろうか。元朝日新聞記者の三宅一志は「光田氏は社会防衛（国策）を過度に重視し、生身の病歴者（特に隔離反対派）に冷たかった」[67]と指摘している。

遺伝病であることは否定しても、ハンセン病という社会的汚点を撲滅するという目的のために、病者を犠牲にすることはいとわなかったという点は、光田の基本的スタンスであり、光田に限らず、渋沢など当時のハンセン病政策推進者の多くが同じ立場にあったと判断される。国力増強という国家の大義のために、人々を犠牲にするという点では、優生学もハンセン病対策も共通するものは大であったといえよう。

藤野豊は、一九二〇年代、ハンセン病対策に優生主義の視点が台頭し、一九三〇年代にはその立場が強化されたことを指摘している[68]。

確かに、光田による断種の合法化の要求に対する政府の対応は進まなかったが、優生主義思想が国内に広がる中、「癩予防ニ関スル件」が一部改正され、一九二九（昭和四）年に改正法が発布され、無癩県運動など徹底した全ハンセン病者の強制収容を通してその撲滅をはかる機運が生じたことが指摘される。

特に第一次世界大戦の前後で物質的資源とともに人的資源の増強が大きな課題となり、大和民族の優秀性と出産の奨励へと生殖を管理する国家政策が強化された。昭和期になると、国家は本格的な中国植民地支配に奔走しはじめ、日本民族の優秀性を誇示し、その優秀な子孫を残すための国民改良運動が日本中を席巻しはじめた。

一九二〇年代盛んになった優生政策における優生法立法化運動の展開の嚆矢は、一九二〇（大正九）年から一九二一（大正十）年にかけて平塚雷鳥が主催する「新婦人協会」が展開した花柳病者結婚制限法議会請願運動であった。夫から性病を感染させられる女性の被害に対処するため、「種族への奉仕を全うせんとするもの」とする平塚らの運動は、優生学との親近性が指摘されている。[69] 帝国議会議員であった中馬興丸と荒川五郎はこれを支持し、中馬は一九三〇（昭和五）年五月に、花柳病患者、精神病者、酒精中毒者、結核患者、ハンセン病患者に対し断種手術の必要を説いた「帯患者結婚制限法制定に関する建議案」を第五十七議会衆議院に提出した。ハンセン病者についてはは患者の多くは遺伝病であるという認識をもって断種の必要を主張していた。中馬興丸は盲人の針灸師養成をする尼崎訓盲院長を務めるなど社会福祉事業にも熱心な医師でもあった。

一方、一九三〇（昭和五）年には、学術団体として永井潜らが中心になって日本民族衛生学会が設立され、同時に、日本最初の本格的優生運動団体である日本民族衛生協会がこれも永井潜を中心にして創立された。中国侵攻を背景に、そして民族衛生を守るという機運を背景に、日本の優生運動が急激に興隆する時期でもあった。

彼らは、一九三三（昭和八）年に成立したドイツの断種法である「遺伝病子孫予防法」を参考にして日本における優生政策の法案を作成した。一九三四（昭和九）、一九三五（昭和十）年には、荒川五郎が中心となって帝国議会に「民族優生保護法案」を提出した。荒川もハンセン病者は、「悪質」を「遺伝」するという認識に立っていたが、これらの法案にはハンセン病は対象とはならなかった。さらに、一九三六（昭和十一）年に「断種法案」を起草した。これを一部修正し、一九三七（昭和十二）年から翌年にかけて、感染症であるが当時は遺伝するともいわれた梅毒を含む花柳病をはじめ、精神病などの疾患についての断種の規制を求める「民族優生保護法案」を、日本民族衛生協会との関係の深い八木逸郎らが議員提案として帝国議会に提出した。八木もまた医師であった。

八木らが提出した「民族優生保護法案」は国会を通過しなかったが、一九三八（昭和十三）年一月に発足した厚生省は、予防局に優生局を設置し、翌年に「民族優生制度案要綱」を作成し、ここには日本民族衛生協会の「断種法案」や八木が中心となって提出した「民族優生保護法案」にはなかったハンセン病者の断種を新たに追加した。

「国民優生法案」は優生学思想そのものに基づいている法案であるが、断種の合法化を来す日本では初めての法案であった。すでに二〇年以上にわたり法が整わないままハンセン病者の断種手術を進めてきた光田や関係者は、自らの行為の合法化を強く望んだにちがいない。しかし、ハンセン病が感染症であることは、すでに多くの人々によく知られた知見であり、彼らの説明は混乱と矛盾に満ちたものになった。

厚生省予防衛生局長の高野六郎は、慶應義塾大学医学部教授であったころから優生学に関して積極的な意見をもち、かつハンセン病者に対しても、その断種を推進した。高野は一九四〇（昭和十五）年三月十五日開催の「国民優生法案委員会」において「ハンセン病は遺伝病ではなく、『特殊の病』であること、光田と同様患者への人情から断種を勧める」ことを主張した。この高野の意見は、ハンセン病が遺伝病ではないとしながらも、人々に徹底して疎外され差別や排斥をうける「特殊な病気」（「特殊の病」については六節で詳しく述べる）であることが断種の理由として繰り返し主張し続けられ、遺伝病とは異なるが、断種・堕胎といった生殖の管理によって実現しようという点において優生政策と方法を共有する主張であった。

一九四〇（昭和十五）年に審議された「国民優生法案」では、第一には悪質なる遺伝性疾患の素質を有する者の増加を防止すること、第二には健全なる素質を有する者の増加を図ることを目的としており[70]、遺伝性疾患の出生防止が優先事項だった[71]。感染しやすい体質の遺伝という議論もあったが、ハンセン病は遺伝病ではなく、伝染病であるという反論が多かったため政府は、ハンセン病の断種についての合意が難しい状況であると判断し、「国民優生法」の対象からハンセン病を外すことを余儀なくされた。高野はやむをえず「癩予防ニ関スル件」の法改正によって断種の合法化をするつもりであったが、すでに戦時下に入り、法改正は実現できないまま敗戦を迎えることになった。ハンセン病の断種の合法化が実現したのは太平洋戦争の敗戦の後であった。

五　断種の合法化――戦後優生保護法――

ハンセン病は、一九四八（昭和二十三）年の「優生保護法」が可決されて初めて強制断種の対象となった。「優生保護法」は、敗戦後に活動を再開した優生思想家や産児制限運動家たちによって提案され、一九四七（昭和二十二）年に社会党の国会議員によって「優生保護法案」が提出された。

第一条には、「この法律は母体の生命健康を保護し、且つ不良な子孫の出生を防ぎ、以て文化国家建設に寄与することを目的とする」と記されている。社会党案の任意断種として、第三条に「病弱者、多産者又は貧困者であって、生れ出る子が病弱化し、あるいは不良な環境のために劣悪化する恐れあるとき」や「遺伝性は明らかでなくとも、悪質な病的性格、酒精中毒、根治しがたい黴毒をもつて」いる場合が挙げられている。ハンセン病患者は明示されていなかったが、「根治しがたい黴毒」として他の性病とともに区分されていたと思われる。

社会党案は審議未了となったが、一九四八（昭和二十三）年六月には産婦人科医でもある谷口弥三郎および社会党議員によって、新しい優生保護法案が国会に提出され、可決された。任意断種の適応を定めた第三条の項に「本人又は配偶者が、癩疾患に罹り、且つ子孫にこれが伝染する虞れのあるもの」と明記し、明確にハンセン病を伝染病と規定し病者およびその配偶者への断種が法的根拠をもつことになったのである。[72]谷口は、「福岡の百道松風園とか佐賀の浮浪児収容所などにおきましては、その浮浪児の八〇％までが精神薄弱即ち低能であるというような状況でございます。従つてこの際どうしても先天性の遺傳病者の出生を抑制するということが民族の逆淘汰を防止する」のに必要と発言し、戦争で肉親を失った浮浪児のほとんどを遺伝病と区分し「不良な階級」として優生保護法を提案したのである。[73]

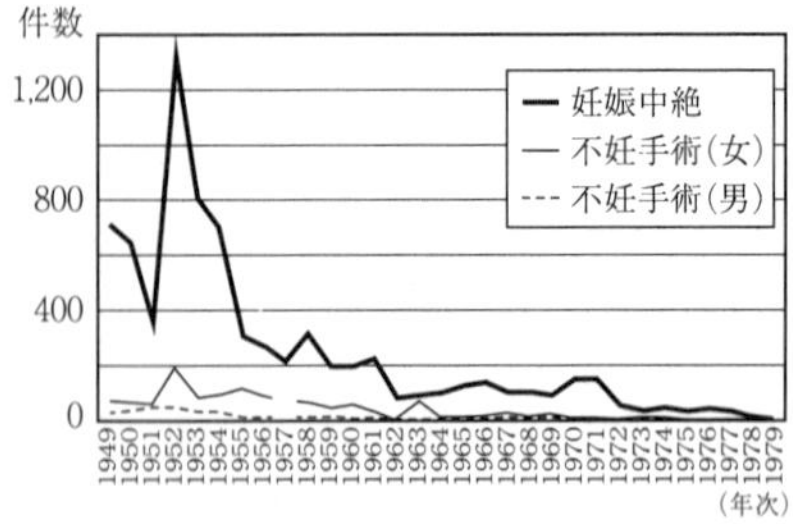

図1　「優生保護法」施行後のハンセン病患者の人工妊娠中絶ならびに不妊手術数

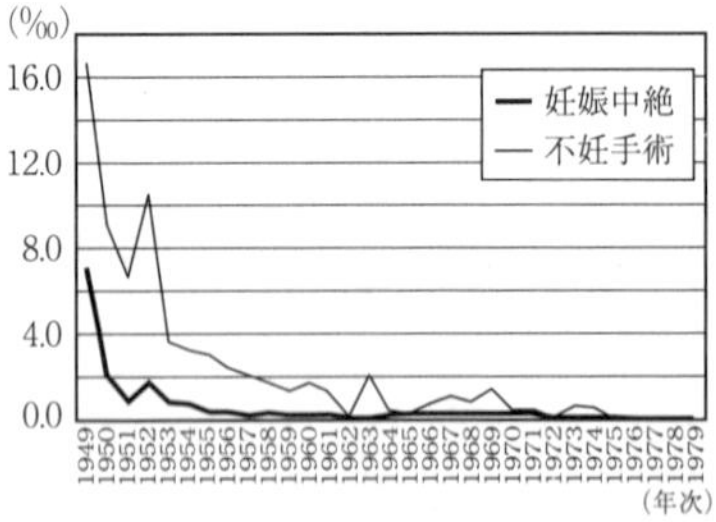

図2　「優生保護法」施行後の国民の人工妊娠中絶，不妊手術数の総数におけるハンセン病患者の割合（千分率）

数値の出典：『ハンセン病問題に関する検証会議　最終報告書（上）』(76)
※ 1957 年の不妊手術の数値は原資料の問題があり，削除してある。

先に述べたように、一九二一（昭和二十一）年にはプロミンの国内での合成に成功し、多磨全生園で試用が始まっていた。しかし、谷口は一九四八（昭和二十三）年五月十九日の参議院厚生委員会ではハンセン病に大風子油以外有効な薬がないと発言をしている。(74)「優生保護法」成立過程においてハンセン病者の断種・中絶が十分議論することなく成立することになった理由に関する当時の資料は管見の限り見出せない。

山本俊一が、ハンセン病者の断種の合法化の理由として「第一には優生保護法案を審議した昭和二三年の段階では、いわゆる戦時令を民政化するための各種法律改正案が山積していた時代であって、十分に審議する時間的余裕がなかったこと、第二には敗戦による断絶が大きく、政府の方針に一貫性を保つことが困難であったこと、第三に当時の国の政策が産児制限の方に大きく傾き、優生手術の実施が安易に容認されたこと等」を挙げている。(75)

山本の論考にしたがえば、療養所内での断種が慣行となっていったことを一般社会が容認し、すでに隔離されて久しいハンセン病者やその断種に対しての無関心があったと思われる。加えてハンセン病者のなかには、人権意識に目覚め断種に批判的な立場もあったが、多くは断種を受容せざるをえない状況にあったとも考えられる。国民主権と人権擁護をかかげた新しい憲法下で、強制隔離政策と生殖の管理によるハンセン病患者の絶滅政策がさらに続いたのであった。

ハンセン病を理由とする「優生保護法」に基づいた断種手術の届け出件数は、一九四九（昭和二十四）年から一九七九（昭和五十四）年までの三〇年間で、男性患者で三〇一件である。それ以前の非合法の時代の断種件数一、〇〇三件と比較すると三分の一に減少している。それに対し女性患者については、「優生保護法」下での断種（卵管結紮術）と人工妊娠中絶が圧倒的に増加している。「優生保護法」では、女性患者に対する断種と人工妊娠中絶も認めたのがその理由である。女性患者に対する断種手術は同じ三〇年間で、一、一七一件、人工妊娠中絶件数は、七、六二九件にのぼる（図1）。

図1は「優生保護法」実施以後一九四九（昭和二十四）年から一九九六（平成八）年までのハンセン病患者の妊娠中絶数ならびに不妊（断種）手術数の経年推移を示したものである。妊娠中絶をした患者数は一九五二（昭和二十七）年にはピークとなり一、三二八件にもなるが、同時に女性患者の不妊（断種）手術が最も多く一九二件を示す。この年男性の不妊（断種）手術数は四五件と比較的少数にとどまっている。男性患者の多くは同法成立以前に断種手術を受けてきたこともあるが、妊娠中絶や不妊手術が合法化されることによって、女性患者にも大きな負担が生じたものと思われる。図2は国民全体の人工妊娠中絶ならびに不妊手術の中でのハンセン病患者の手術数の割合を示した。一般女性より四年早く妊娠中絶や不妊手術のピークを迎えたのは、療養所によって組織的ガイドがあったのではないかと思われる。戦後の民主化と特効薬プロミンが実用化されるようになっても、なおハンセン病者は妊娠中絶手術や不妊手術を受けざるをえない状況に置かれ続けていたのであった。

六　国民優生法の討議に見る「特殊な病気」論

光田の断種開始の理由は必ずしも優生学的視点からではなく、強制隔離の下での出産と子どもの養育問題であったことを前述した。ハンセン病は感染力は弱いと知りながらも、その絶対終生隔離政策にとって不都合だったのである。光田はハンセン病者の断種の合法化を願いながらも、実現できなかった。その嚆矢となったのは「国民優生法」であったが、ハンセン病は感染症であるとして、優生思想の推進策であるこの法案の対象から、排除されたのであった。

しかし、ハンセン病者を国民優生法対象にするかどうかの議会での議論のなかには、ハンセン病が弱い感染症でありながら、ジェノサイドというにふさわしい絶滅政策下に置かれることへの批判はみられない。村松久義貴族院議員は、「本来斯クノ如キ絶滅ノ目途ガ明ラカデアッテ（傍点引用者）、而モ聖旨ヲ排シテ居ルヤウナ此ノ癩患者ニ対シテ、所謂治癩対策ニ対シテ十分ノ力ヲ盡スノガ本筋ト思フ[77]」と、ハンセン病を断種の対象から外しつつも、絶滅を堂々と肯定している。

国務大臣吉田茂（当時厚生大臣を兼任、後の首相吉田茂とは別人）は、一九四〇（昭和十五）年三月十五日開催の国民優生法案委員会議録、第三回「癩予防法中改正法律案」においてハンセン病者の断種の必要性を、以下のように答弁している。

癩ハ元来遺伝性疾患デハゴザイマセヌデ、伝染病デアリマスガ、其ノ疾患ノ特殊（傍点引用者）ノ性質ニ鑑ミマシテ、患者ハ希望ニ依リ、生殖ヲ不能ナラシムル手術、又ハ妊娠中絶ヲ受ケ得ルコトヲ認メマスルコトハ、洵ニ必要已ムヲ得

ナイ所デゴザイマス

吉田は断種の必要性の根拠としてハンセン病の疾患の「特殊の性質」という曖昧な理由をあげ、どのように「特殊」であるのかについては明確にしていない。この説明に対して、翌日開かれた国民優生法案委員会で、医師でもある田中養達委員が、遺伝病であるなら断種もしかたないが、と前置きして反論している。

癩病ノ学問ガ研究サレテ、是ハ遺伝デナイト決メラレテシマッタ、是ハ学説ガ決ツテ居ル、而モ胎内遺伝モシナイ、体内（マヽ）伝染モシナイ、遺伝デナイトハツキリ決ツタモノヲ、今日、又断種ノ中へ入レテ行クコトハ非常ナ逆転デアリ、非常ナ矛盾ダト思ヒマスガ……

これに対し再び吉田国務大臣が、ハンセン病は遺伝性でなく伝染性であることを明確にしたうえで以下のように答えている。

患者ノ子ヲ産ムコトヲ防止致シマスル為ニ、今日ト雖モ患者ノ申出ニ依リマシテ、断種ニ依リマスル生殖ヲ不能ナラシムル手術ヲ実施致シテ参ツテ居ルノデアリマス、是ハ疾患ノ特殊性ニ基キマシテ、洵《まこと》ニ必要已ムヲ得ザルモノトセラレテ居ツタ次第デアリマス

ここでも吉田は、断種手術がハンセン病者に行われてきた理由は、前日の審議での答弁と同じくハンセン病という疾患の「特殊性」にあるのだという意見に終始した。しかし、国民優生法案では、理由なく生殖を不能にす

る手術または放射線照射は行うことができないという規定を明記しているために、結果としては、ハンセン病患者に対しては特例としてこれを行うことができるということを規定するのが適当であると吉田は述べた。

さらに、厚生省予防衛生局長高野六郎委員も吉田と同様にハンセン病が「特殊の疾病」であると考えていた。高野は「癩ノ断種ガ既ニ古ク行ハレテ居ルコトハ御承知ノコトト思ヒマスガ、只今モ実行サレテ居リマス」と断り、「何故ニ遺伝病ニアラザル癩ニ断種ヲ行フカト申シマスト、一ニ癩ト云フ疾病ノ特殊性ニ基クノデアリマシテ」と述べたが、吉田がハンセン病の「特殊性」を曖昧にしたのに対して、高野はその「特殊性」を次のように説明している。

学術上ハ伝染病デアリマスケレドモ、癩ノ家系ヲ怖レ避ケルト云フ気持ハ尚ホ容易ニ之ヲ改メシムルコトガ出来ナイヤウナ状態デアリマシテ、随テ癩ヲ親トスル子供ノ生涯ノ不幸ハ甚ダ大キイノデアリマス、

高野と吉田は共に、ハンセン病の「特殊性」を力説するが、高野は「癩の家系」を怖れる社会の気持ちは改められない状況で、「癩を親とする子どもの生涯の不幸」を言明している。さらに高野は次のように述べている。

唯実際ノ問題ト致シマシテ癩療養所ニ於キマシテハ、癩患者ガ子ヲ生ムト云フコトハ、ソレハ親ニ取ッテモ、生レ出ズル子ニ取リマシテモ、或ハ大キク見テ国家社会カラ見マシテモ、結構ナコトトハ考ヘラレナイ実情デアリマス、ソレデ療養所ニ於キマシテハ老幼男女ガアリマシテ是ハ結婚生活ニ入ルコトヲ絶望シテ居ル訳デス、併シナガラ国トシテハ癩患者ヲ親ニシタ子ノ生レルコトヲ、或ハ社会ハ或ハ又細カク申シマスト、其ノ親達モ子ノ生レルコトハ望マナイ実情デアリマス、ソコデ所謂特別ノ場合、特別ノ事情ノ下ノ産児制限ヲ徹底的ニ行フ、斯ウ云フ意味ニ此ノ手術ガ使ワレル

訳デアリマス、癩患者デアルカラ産児制限ヲ徹底的ニ行フ、而モ本人ノ希望ニ依ツテ行フ

光田、渋沢、高野もハンセン病者の断種の根拠として「本人ノ希望ニ依ツテ行フ」と強調し、迫害を受けるよりは、子どもをもたない方が幸福であるという理由によって断種の違法性を正当化した。高野はさらにこう述べている。

癩ハ特殊ノ疾病デアリマス、故ニ子供ヲ産マナイ方ガ何レノ点カラ見テモ宜シイノデハナイカト云フ実際ノ人情論カラ起ツテ居リマス、是ハ優生ノ関係トハ全然離レテ、此ノ法律ト別ニ癩予防法ノ中ニ此ノ規定ヲ置ク次第デアリマス、唯何故ニ之ヲ置カナケレバナラヌカト申シマスト、優生法案ガ成立ヲ致シマスレバ、今マデ行ハレテ居ツタ如キ癩療養所ニ於ケル手術ハ是ハ禁止事項ニナリマスノデ、其ノ活路ヲ開イテ実際ニ対セシメタイト云フノデアリマス

高野はハンセン病患者の断種は「優生の関係とは全然離れて」いるといい、この法律が成立すると、これまで実施してきた断種が禁止＝違法になると訴えている。ハンセン病患者の断種は「国民優生法」においては、排除され、すなわち、法に適合しないことが明らかになったのであった。そこで「癩予防法中改正案」において断種を法制化しようと努力したが、これも審議未了により成立しなかった。そうであるにもかかわらずハンセン病療養所では、その後も依然断種と中絶を続けてきた。

七　「異人」としてのハンセン病者

前節にて述べたように、厚生大臣吉田や予防衛生局長高野はハンセン病を弱い感染症と確信しながらも「特殊な病」という言葉を使って絶対終生隔離下での断種の合法化を主張した。高野らの意見は、微弱な伝染力しかなく且つ遺伝ではないという病気観を確かに持ちながらも「癩ノ家系」とされる人々への社会による排斥を根拠として、絶対終生隔離に加えて断種という生殖管理をもって絶滅させることを合理化したのである。

十五年戦争の時代に入ると四国四県下では、国立療養所長島愛生園、邑久光明園の協力によって放浪する病者の全部を収容している。[78] こうした徹底した病者に対する強制収容によってハンセン病は「特殊な病」であることに加え、病者は「日章旗の汚点である」[79]という新たな病気観を上塗りすることによって優秀なる大和民族の血を汚す者、すなわち国家を弱体化する者であり、社会の不適格者を絶滅するという優生思想と重ねられたのである。さらに国家の汚点は日本的文化のなかでは恥となり、徹底した社会隔離を生みだすことになった。このようなハンセン病観からみえてくるのは、病気の科学的医学的理解に基づいた扱いを受けるのではなく、絶対的なムラ社会の中で排斥を受ける「異人」そのものである。「異人」とは、社会集団における分類体系に関する文化人類学的概念である。ある社会集団に属する人々は、その集団内にいる自らを固定された「われわれ」集団と認識し、「われわれ」の集団に属さない人々を民俗学や文化人類学では「かれら」集団という「異人」として区別する。『日本民俗学大辞典』（一九九九年、吉川弘文館）によると「異人」とは「社会集団の成員とは異質なものとして、その外部の存在として内部の成員から認識された人物」と定義している。すなわち、ある集団が異質の存在だと規定し始めた人物認識が生じたときに生ずる概念である。

どのような民族でも有史以前からいわゆるムラ社会構造をもってきた。そこでは強く集団を束縛する規範や価値観あるいはしきたりやタブーをもち、同郷者には互酬的な相互扶助を維持しながら、異なる文化や価値観をもつ者を他所者として排除・排斥してきた歴史がある。人類の歴史は他所者との交渉が失敗したときには、他所者への同情を許さず、時に武器をもって殺戮さえしかねない性向をもっている。この他所者への情動が異人性という概念を支えるものである。感染性がほとんどないということが医学的に明らかになっても、完治後も強い外形の変化が残るハンセン病者は、たとえムラ社会内部から生じたとしても、強い「異人性」の念を人々に生起してきた存在であった。ここにハンセン病が単なる感染症の一種という位置づけを拒否され、「特殊な病」として過酷きわまる歴史を生みだす根があると判断される。

聖書のなかでも、ハンセン病の記述は他の病気に類をみないほど多くを割き重要な位置づけをされている。ルカ伝第五章十二節から十六節に、イエスがハンセン病患者を癒した記事があるが、同じような事件が、マルコ伝一章四十―四十五節、マタイ伝八章一―四節にもあり、キリストの神格性はハンセン病患者を排除する社会的タブーを越える存在としてその宗教性の中心にある。前述したように「らい病」と訳されている「ツァーラアト」はヘブライ語で「打たれる」という意味であり、神に打たれるの意である。また、日本でハンセン病を形容する際の天刑病を意味する。民族も宗教も異なるが、ここでもハンセン病は他の感染症と異なり、「特殊な病気」を意味しているのであろう。

旧約聖書のレビ記では「ツァーラアト」が如何に「特殊な病気」であったかを見事に記している。湿疹、斑点、疱疹、毛髪の白変、肉のただれ、火傷、白癜《なまず》、脱毛等が現れたときそれが「ツァーラアト」かどうか判断するのは、医者ではなく祭司のつとめである。患部を調べて「ツァーラアト」であると確定すると、祭司はその人に「あなたは汚れている」と言い渡す。「ツァーラアト」の第一義的意味は、祭儀的に汚れた存在ということなのである。汚れていると宣告された者すなわち、「重い皮膚病にかかっている患者は、衣服を裂き、髪をほどき、口ひげを覆い、『わたしは汚れた者です、汚れた者です』と呼ばわらなければならない。この症状があるかぎり、その人は汚れている。その人は独りで宿営の外に住まねばならない」（レビ記十三章四十五―四十六節）。宿営は神が臨在する聖なる場所として、常に清浄でなければならず、不浄の者はそこから締め出された。この不浄な者のカテゴリーには、「重い皮膚病にかかっている者、漏出のある者、死体に触れて汚れた者」（民数記五章二―三節）等が含まれている。[80]

いったん「ツァーラアト」を患った者が治った場合、祭司はその人のために念入りな清めの儀式を執り行いその人は再び共同体に戻ることができる。レビ記十四章にはこの清めの儀式のやり方が詳細に記されている。しかし、「ツァーラアト」が罪と結びついた病であることも同時に示唆されている。なぜなら清めの儀式を受ける者のために、祭司は「賠償の捧げ物」「贖罪の捧げ物」等々を捧げて、汚れを清めるために「償いの儀式を行う」からである。すなわち、清めの儀式とは即、償いの儀式なのである。「ツァーラアト」が「罪人の病」とみなされていくのも故なきことではない。[81]「ツァーラアト」は人間の罪に対する神の怒り・罰として、あるいは呪いとして表現されている。[82]聖書が書かれた時代においても「特殊な病」として扱われ、ハンセン病者が共同体にとって強い異人性をもっていたことが明らかであることを窺うことができる。ここでは詳しく述べないが聖書に見られる「ツァーラアト」がすべてハンセン病を意味するかどうかは議論のあるところである。しかし、少なくともその一部はハンセン病を意味していたとされている。

中世の西欧諸国には、「癩患者を現世の外に置く方法」として「模擬埋葬」の儀式があった。たとえば十七世紀中葉のパリ大司教認可の典礼書には、「模擬埋葬」を受けたハンセン病者は、教会や市場などあらゆる場所への立ち入り禁止、飲み水用の容器の区別、外出の際は他人の目印となるよう「癩患者」の衣服の着用、買い物をするときは商品にふれてはならない、いかなる女性とも交わってはならない、「癩患者」以外の人々と飲食してはならないなどという禁止箇条書があり、彼らは社会のなかにはあったが、まさに村八分であった。模擬埋葬で読み上げられた箇条書きの内容は、中世ヨーロッパいずれの地域でも大同小異であり、ドイツのトリーアの規則がよく知られているが、当局の厳しい取り締まりにもかかわらず、許可なく町に出入りして「乞食」する者、国中を放浪する病者の存在も知られていた(83)。

優生学を受容した米国では、優生学者は、何が正常で何が異常か、何が受け入れられ、何が受け入れられないかを決定した。そして受け入れられない者を「社会的病疫」「屑」「無用の人」「澱《おり》」などと分類した。分類されることから不寛容が生まれる。下層階級にいる精神薄弱者などを糞《くそ》、ゴミ、動物にたとえることで施設への収容、隔離、強制断種にまでいたった(84)。優生政策もまた、十九世紀に始まる近代遺伝科学の論拠をかかげながらも、人間社会の誕生から、ある異質性を排除する性向、社会的弱者に対する「異人観」が動力となっていたのであろう。アメリカだけではなく、ドイツでも「正常である」「われわれ」を決定することによって、「異常な」「かれら」の範疇が画定され、容赦のない社会的排斥は断種に始まり、障害者、ロマ人、ユダヤ人の虐殺へと展開されていった。おそらくこれに列記される日本の例はハンセン病者の絶対終生隔離と断種であったということができよう。

ハンセン病者の「異人性」は、第一に、重篤になった外見がスティグマとして特に顔に現れ、見る人には理性的判断以前に皮膚感覚から呼び覚まされる嫌悪や不快感を生じることにある。スティグマとは烙印を意味するが、ギリシャ時代に、奴隷、犯罪者、謀反人に焼き付けられたように、ハンセン病者の外見の異常がスティグマとして機能してきたことを窺うことができる。第二に、日本においてはそうした病者が都会で放浪するという事実から、文明国家の恥というスティグマをも捺されたことである。

岡山の長島愛生園がまとめた『癩予防改正をめぐる入園者の動向』によれば、一九五二（昭和二十七）年九月二十三日に、長島愛生園を訪れた厚生省国立療養所課長尾村偉久は、入所者を前にして「ライ病がきらわれると云うのは、ライに対する人間の本能的な感情からのものであり、」「医学的にライ菌をぼくめつ《ママ》することが出来ない現在では、ライ菌保有者をきらうということが国民の90%ではないかと思う」と述べ、「人間の本能」を根拠に隔離政策を正当化している」と藤野豊は指摘している。(85)

尾村の発言は、当時の厚生省の共通の認識であったからこそ、優生保護法にハンセン病対策を盛り込むことを可能としたのであろう。戦前の光田、高野らが繰り返し発言してきた「特殊な病気」観をさらに深化させ引き継いでいる発言である。加えて尾村はハンセン病者への社会の「異人観」を数量化さえしているのである。基本的人権を謳う新憲法の下の厚生省国立療養所課長である尾村は、天刑病という時代錯誤の病気観を引き継いでいたのである。あるいは、新憲法下に齟齬を来している戦前から続く厚生省のハンセン病政策への患者の批判を強気に押しつぶそうとしたものであったのかもしれない。特効薬プロミンの国内生産を振興する一方、「特殊な病気」をもつ「異人性」を根拠にし、人権という戦後新たに得た社会規範をハンセン病者には適用しなかったのである。

ハンセン病回復者のなかには、強制収容されなければ巷に浮浪し死に至ったであろうと、絶対終生隔離政策が生命を保証する善策であったと考えるハンセン病者も少なくない。ある回復者は収容されなければ野垂れ死にを意味する「並木の肥やし」となっていた、と職員から再三いわれ自らもそう信じていたことを筆者に語った。こうした意識は、一般社会での過酷な排斥のなかでの自ら社会的排除を受け入れる、つまり「異人」であることを、底なしの悲しみとともに自覚させられていたのである。

おわりに

明治末期に始まったハンセン病者の隔離は、訪れた欧米人が、感染症であるハンセン病者が巷を徘徊・放浪する実情を見て、日本政府の無策を非難したことが契機であった。その後大日本帝国の恥、国力衰耗の原因として、医師光田健輔は財界の渋沢栄一らの支持を得て絶対終生隔離政策を推進した。社会に厳しく差別され困窮し乞食として浮浪をすることも少なくない病者を隔離することによって、病者だけの一大家族主義の平和な楽園を築きそこで生涯を送らせるという関係者の理想が[86]、一九一九（大正八）年十二月開催の保健衛生調査会で語られている。浮浪する病者にとっては福祉的利点もあったが、国家の恥、国家の衰耗の原因として、徹底した患者の強制収容がなされ、病者の撲滅を目的とする絶対終生隔離政策という非人道的政策へと変質をした。

絶対終生隔離政策の遂行には、療養所内における出産と子どもの養育は大きな解決すべき問題となった。光田らは当初は所内で生まれた子どもを養子に出したり育児院に引き取らせたりしていた。

断種手術は一九一五（大正四）年、光田が院長を務める全生病院で光田自身の手によって開始された。しかし、法的な裏付けのない断種は傷害罪で訴えられるリスクもあり、希望者を募って始められ、一九一八（大正七）年以後には他の府県立療養所にも普及しはじめた。また、ハンセン病者の子どもの養育を琵琶崎待労院で引き取り養育していた経緯もあったが、断種はその後全所内に拡げられた。

絶対終生隔離政策の推進者である光田はハンセン病の断種を促進したが、ハンセン病は遺伝をしないことを確信しており、そこには明確な優生学的深慮があったわけではなかった。しかし、国力増強を図り、国力の衰退を生じるハンセン病者の徹底的な排除と絶滅という目的は、民族改良と国力増強を目指す当時の優生学の広義の目的とは軌を一にしていたということができるであろう。

厚生省はすでにハンセン病者への断種を容認してきた立場から、一九四〇（昭和十五）年に成立した「国民優生法」の対象にハンセン病を加えようと努力をしたが、議会での対論のなかでハンセン病は遺伝病ではなく感染症であるとして対象から除外することを余儀なくされた。

一九四一（昭和十六）年に米国でハンセン病の特効薬プロミンが開発され、一九四六（昭和二十一）年には東京帝国大学薬学部でプロミン合成に成功したことを知りながらも、厚生省は戦後の優生法である母体保護法の成立の際に、ハンセン病を優生学的断種や中絶の合法的対象に加えることに成功し、三十三年にわたるハンセン病者の非合法的断種の「事後承認」に成功したのであった。

戦後憲法下の人権の時代は、ハンセン病療養所には光を当てず、絶対終生隔離を継続し、「優生保護法」発効の下にハンセン病者の合法的人工妊娠中絶を事実上強制し、子どもを産み育てるという人権社会以前の権利であり生命体の根幹にある生殖の権利を奪い、侵襲性の高い断種や妊娠中絶手術、新生児殺しを強要してきた。この事実は、日本医療史における生命倫理上の汚点となった。

国策の下で病者とその子孫の絶滅によって、ハンセン病の絶滅をはかろうとしたのだが、その施策は、医学的根拠とは別の次元の施策としか思えないものであった。社会的差別に晒される患者への同情心をもつ光田をはじめとするハンセン病医師と国家が堂々と進めてきた絶対終生隔離政策は、アジアにおける優秀なる民族を創ることによって列強諸国に参入する国力増強という目的だけでは説明することができないように思われる。光田や厚生大臣吉田茂、予防衛生局長高野六郎によって繰り返された「特殊な病気」というハンセン病の病気観の中に、人類社会の歴史において天刑病と称して排斥されてきたハンセン病へのスティグマが近代国家の官僚や医師の中に堂々と生き続けていたことを見出すことができる。

医学的知識を十分に持ちながら、ハンセン病を遺伝病でも強い感染病でもない「特殊な病気」と繰り返し発言していた高野や吉田、国力の衰耗の原因とした光田も含め、天刑病と名付けられ排斥されたハンセン病へのスティグマから自由にはなれなかったのであった。しかし、彼らによるスティグマは、その権力の大きさゆえに多くの人々の悲劇を生み、取り返しのつかない過酷な歴史を残したのであった。

ことわり

本著者は、ハンセン病の歴史に加えて、ハンセン病の絶滅政策を「異人性」の視点から考察したが、病者が「異人」として扱われたから絶対終生隔離を肯定できると考えているわけではないことはいうまでもない。ハンセン病者も含めた社会的弱者への人間の性向としての異質性の排除を克服し、共生・共住を求めることをめざすものである。弱者のなかにある人間としてあるいは生命としての同質性のなかに連帯を求めることもまた人間の性向であろう。

注

（1）富士川游『日本医学史綱要2』平凡社、一九七四年、一六三頁。
（2）荒井英子『ハンセン病とキリスト教』岩波書店、一九九六年、一三八頁。
（3）HEBREW AND ENGLISH LEXICON OF THE OLD TESTAMENT FRANCIS BROWN, S. R. DRIVER, C. A. BRIGGS, CLARENDON PRESS:OXFORD, 863.
（4）大林太良『日本神話の構造』弘文堂、一九七五年、四一～六四頁。
（5）新村拓『死と病と看護の社会史』法政大学出版会、一九八九年、七〇、七一頁。
（6）黒田日出男『境界の中世　象徴の中世』東京大学出版会、一九八七年、二〇七頁。
（7）黒田日出男「中世民衆の皮膚感覚と恐怖」『歴史学研究、別冊特集、民衆の生活・文化と変革主体』歴史学研究会編集、青木書店、一九八二年、十一月、五頁。

(8) 小林茂文、藤野豊編『歴史のなかの「癩者」』ゆみる出版、一九九六年、六三頁。
(9) 宮前千雅子「前近代における癩者の存在形態について（下）」『部落解放研究』№一六七、二〇〇五年十二月、七一頁。
(10) 藤野豊『近現代日本ハンセン病問題資料集成〈補巻〉解説・総目次』不二出版、二〇〇七年、七五～七八頁。
(11) 財団法人　日弁連研究財団　ハンセン病に関する編集会議事務局編『二〇〇三年度ハンセン病問題検証会議報告書』二七頁。
(12) http://www.mhlw.go.jp/topics/bukyoku/kenkou/hansen/kanren/dl/4a3.pdf（2012/3/4アクセス、一三～一四頁）
(13) 原田禹雄『タテガキで読んだらい』愛生編集部、一九七二―一九七五年、八〇頁。
(14) 中馬充子「近代日本の衛生思想成立過程における優生思想」、山崎喜代子編『生命の倫理２――優生学の時代を超えて』九州大学出版会、二〇〇八年、一九一頁。
(15) 『窪田静太郎論集』、日本社会事業大学編、日本社会事業大学発行、一九八〇年、三〇六頁。
(16) 「癩病隔離所設立の必要に就いて」『東京養育院月報一二号一九〇二年二月』。
(17) 国立療養所史研究会編『国立療養所史』らい編、厚生問題研究会、一九七五年。
(18) 「癩病患者に対する処置に就て」『光田健輔と日本のらい予防事業――らい予防法五十周年記念――』財団法人藤楓協会、一九五八年、三二頁。
(19) 『癩病予防に就て』中央慈善協会、一九一四年、十二月二十二日、一二頁、二七～三〇頁。（『近現代ハンセン病問題資料集成〈戦前編〉第一巻』不二出版、二〇〇二年所収、二二六頁、二三〇～二三一頁）
(20) 厚生省医務局編『医制百年史（記述編、資料編共）』（株）ぎょうせい、一九七六年、一九〇～一九一頁。
(21) 『保健衛生調査会第四部（癩）議事速記録』内務省衛生局、一九一九年、二五頁。
(22) 「癩予防撲滅の話」『光田健輔と日本のらい予防事業――らい予防法五十周年記念――』財団法人藤楓協会、一九五八年、七九頁。
(23) http://www7.plala.or.jp/jukambo/archives/aboutjukambo.html（2012/12/20アクセス）。
(24) 光田健輔『愛生園日記』毎日新聞社、一九五八年、六五～六六頁。
(25) 「ワゼクトミーに就て」前掲書（22）、五六頁。
(26) 前掲書（22）、五九七頁。
(27) 多磨全生園患者自治会編『倶会一処――患者が綴る全生園の七十年』一光社、一九七九年、年表。
(28) 前掲書（22）、五九八頁。
(29) 『療養所長会議』内務省衛生局、一九一五年。（『近現代日本ハンセン病問題資料集成〈戦前編〉第一巻』不二出版、二〇〇二

年所収）
(30) 渋沢栄一「癩病予防法制定前後の状態について」『癩病予防について』内務省衛生局、一九一七年三月、五〇頁。（『近現代日本ハンセン病問題資料集成〈戦前編〉第一巻』不二出版、二〇〇二年所収）
(31) 前掲書（22）、五九七〜五九八頁。
(32)『東京養育院月報』59号、一九〇六年。
(33)『窪田静太郎論集』日本社会事業大学編、日本社会事業大学発行、一九八〇年、三〇九頁。
(34) 藤田敬吉「癩患者の断種手術について」『レプラ』一九三九年、第一〇巻、五一一頁。
(35) 藤野豊『日本ファシズムと医療』岩波書店、一九九三年、二五一頁。
(36) 一九四〇（昭和十五）年に国立療養所となり多磨全生園《ぜんしょう》と改称。
(37) 前掲書（24）、七〇頁。
(38) 前掲書（27）。
(39) 多磨盲人会記念誌編纂委員会編、代表　汲田冬峰『望郷の丘　多磨盲人会創立20周年記念誌』多磨盲人会発行、一九八〇年、三一頁。
(40) 前掲書（24）、六八〜六九頁。
(41) 前掲書（24）、七五頁。
(42) 前掲書（27）、五一頁。
(43)『保健衛生調査会議事録第四部（癩）議事速記録』内務省衛生局、一九一九年十二月十九・二十日開催、七九頁。
(44) 藤野豊『日本ファシズムと優生思想』かもがわ出版、一九九八年、六四〜六五頁。
(45) 前掲書（43）、七九〜八〇頁。
(46) 光田健輔『癩予防に関する意見』内務省衛生局、一九二一年、三〇頁。（『近現代日本ハンセン病問題資料集成〈戦前編〉第二巻』不二出版、二〇〇二年所収）
(47)『ハンセン病違憲国賠裁判全史　第八巻　被害実態編　東日本訴訟』ハンセン病違憲国賠裁判全史編集委員会発行、皓星社、二〇〇六年、三五九頁。
(48) 光田健輔『山桜』一九三〇年六月。前掲書（22）。
(49) 前掲書（43）、七八頁。
(50) 天日照久「ハンセン病問題における優生手術と人工妊娠中絶について」『菊池野』菊池楓園入所者自治会機関誌、二〇一〇年、二月号。
(51)前掲書(43)、八〜九頁。
(52)前掲書(43)、九頁。
(53)前掲書(43)、七頁。
(54)『熊本市琵琶崎待労院の事業』待労院発行、一九二五年十月、一頁。(『近現代日本ハンセン病問題資料集成〈戦前編〉第二巻』不二出版、二〇〇二年所収)
(55)前掲書(54)、一頁。(『近現代日本ハンセン病問題資料集成〈戦前編〉第二巻』不二出版、二〇〇二年所収、一四頁。
(56)フランシスケン会『島崎待労院育児院花園慈恵院ノ概要』一九三五年、四頁。(『近現代日本ハンセン病問題資料集成〈補巻6〉私立療養所』不二出版、二〇〇五年所収)
(57)前掲書(54)、一頁。(『近現代日本ハンセン病問題資料集成〈戦前編〉第二巻』不二出版、二〇〇二年所収、一七頁)
(58)森幹郎『証言・ハンセン病——療養所元職員がみた民族浄化』現代書館、二〇〇一年、一七五頁。
(59)前掲書(58)、一七六頁。
(60)前掲書(58)、一七六頁。
(61)前掲書(58)、一七六頁。
(62)大島療養所患者自治会「癩病根絶の目的に立ちて」『日本ＭＴＬ』第二十二号、一九三二年十二月、七頁。(『近現代日本ハンセン病問題資料集成〈補巻16〉不二出版、二〇〇二年所収)
(63)前掲書(58)、一八〇〜一八一頁。
(64)前掲書(58)、七五頁。
(65)前掲書(19)、二頁。(『近現代ハンセン病問題資料集成〈戦前編〉第一巻』不二出版、二〇〇二年所収、二二四頁)
(66)前掲書(19)、三頁。(『近現代ハンセン病問題資料集成〈戦前編〉第一巻』不二出版、二〇〇二年所収、二二四頁)
(67)三宅一志『楓』二〇一〇年七・八号、一六頁。
(68)前掲書(35)、三八、一二一頁。
(69)古久保さくら「らいてうの『女性主義』を読む」『女性学年報』十二巻七五〜八三頁。
(70)昭和十五年三月十三日　衆議院議事速記録第二十五号　国民優生法案　第一読会(『近現代日本ハンセン病問題資料集成第八巻』不二出版　二〇〇二年所収)
(71)『ハンセン病問題に関する検証会議　最終報告書(要約版)』財団法人日弁連法務研究財団、二〇〇五年、三〇頁。

(72)『ハンセン病問題に関する検証会議　最終報告書（上）』財団法人日弁連法務研究財団　ハンセン病問題に関する検証会議編、明石書店、二〇〇七年、二七九頁。
(73)国会会議録　参院本会議－五二号、昭和二十三年六月二十三日。
(74)国会会議録　参議院　厚生委員会－四号、昭和二十三年五月十九日。
(75)山本俊一『増補　日本らい史』東京大学出版会、一九九七年、一二二頁。
(76)前掲書（72）、二八三、二八四頁。
(77)「国民優生法案」一九四〇年三月二十七日　貴族院議事速記録第二十八号。
(78)『国立療養所概況』厚生省、一九四四年五月十三日。（『近現代日本ハンセン病問題資料集成〈補巻八〉』不二出版、二〇〇五年所収）
(79)飯野十造『愛のみち』一九三四年、第七号、表紙。（『近現代ハンセン病問題資料集成〈戦前編〉第四巻』不二出版、二〇〇二年所収、九頁）
(80)前掲書（2）、一三九頁。
(81)前掲書（2）、一三九～一四〇頁。
(82)前掲書（2）、一四〇頁。
(83)前掲書（2）、一三八、一五八～一五九頁。
(84)K・J・シャフナー「よい血統の者と生まれなかったほうがよかった者」山崎喜代子編『生命の倫理――その規範を動かすもの』九州大学出版会、二〇〇四年、二二七頁。
(85)藤野豊『厚生省の誕生――医療はファシズムをいかに推進したか』かもがわ出版、二〇〇三年、二五六頁。
(86)四谷義行『長島開拓』長島愛生園慰安会発行、代表者光田健輔、長崎書店、一九三二年、一八〇～一八六頁。

付記　本研究は西南学院大学共同研究育成制度（「日本優生学の国際的系譜」研究代表カレン・J・シャフナー、平成二十三～平成二十五年度）による助成を受けた。

優生学年表

西暦	日本		米国
1839	天保 10		• S. モートン（Morton）が『アメリカの頭蓋骨』（*Crania Americana*）で頭蓋骨を量って，身体的相違が人種の知能，性格特性や道徳性と関係があると主張
1847	弘化 4		
1848	弘化 5 ―― 嘉永 元	• 森立之が『遊相医話』で癩病は父母先天の遺毒と記す	• J. ノイズ（Noyes）はオナイダ・コミュニティを創立し（1881 年まで），彼らは複合結婚（complex marriage）と優良種養殖（stirpiculture）を行った
1850	嘉永 3	• 船曳卓堂が J. J. プレンク（Plenck）の産婦人科書（蘭訳）を翻訳した本邦初の刊本訳『婦人病論』	• L. アガシ（Agassiz）が学会で多元出生説（異なる人種は異なる祖先から発生した）を主張
1853	嘉永 6	• 帆足万里が『癩風弁』を著し大風子により 10 分の 2 ～ 3 は治ると記載	
1854	安政 元		• J. ノット（Nott）と G. グリッドン（Gliddon）が『人間のタイプ』（*Types of Mankind*）でアフリカ系アメリカ人の頭蓋骨容積と劣性の関係を主張
1857	安政 4	• 緒方洪庵が C. W. フーフェランド（Hufeland）の『扶氏經驗遺訓』（*Enchi vidion Medicum*）を翻訳，全30巻。明治初期に至るまで最もひろく用いられた西洋医書の一つ	
1859	安政 6		
1864	元治 元	• 松本良順・山内豊城『養生法』	• テキサス州ベルトン市で強姦罪有罪の黒人が去勢され罰せられた

英：イギリス　伊：イタリア　墺：オーストリア　蘭：オランダ　瑞：スイス
典：スウェーデン　捷：チェコ　丁：デンマーク　諾：ノルウェー　芬：フィンランド
仏：フランス　露：ロシア　白：ベルギー

ドイツ	ヨーロッパ	生物学史	西暦
		• T. シュワン（Schwann）が動物について細胞説を提案。前年 M. シュライデン（Schleiden）の植物の細胞説の提起に続き細胞説を確立	**1839**
	• 仏：P. ルカ（Lucas）『自然的遺伝に関する哲学的・生理学的論考』（*Traité philosophique et physiologique de l'hérédité naturelle*）	• I. ゼンメルヴァイス（Semmelweis）が産褥熱の感染症研究により消毒法を発見	**1847**
		• H. ヘルムホルツ（Helmholtz）が神経伝達速度の測定をした	**1848**
			1850
	• 仏：A. ゴビノー（Gobineau）『人種の不平等についての試論』（*Essai sur l'inégalité des races humaines*）		**1853**
			1854
	• 仏：A. モレル（Morel）『変質論』（*Traité des dégénérescences*）	• A. コリカー（Kolliker）がミトコンドリアを発見	**1857**
	• 英：C. ダーウィン（Darwin）『種の起源』（*On the Origin of the Species*）	• C. ダーウィン（Darwin）は前年に A. ウォーレス（Wallace）とリンネ学会で発表をした後，『種の起源』を発刊	**1859**
	• 英：H. スペンサーが『第一原理』（*Principles of Biology*）を出版し社会進化論を主張	• G. メンデル（Mendel）がメンデルの遺伝法則をブリュン自然協会で発表した	**1864**

西暦		日　　本	米　　国
1865	慶応元		•4/9 南北戦争終戦 •ハワイにいるハンセン病患者の隔離対策が始まり，モロカイ島に移住させられる
1869	明治2		
1871	明治4	•文部省「医務課」設置／長與専齋局長 •後藤新平「壬申戸籍」 •8/28「賤民廃止令」により旧賤民と平民の結婚が可能になる	•V. ウッドハル（Woodhull）小冊子「子ども：彼らの権利と特権」（Children — Their Rights and Privileges）
1872	明治5	•緒方惟準『衛生新論』で西洋近代医学に基づく「衛生」概念が初めて表題に適用される •8/ 学制公布により「養生法講義」が示され，翌9月公布の小學教則によって「養生法」は下等小学第5･4･3級で『養生法』『健全學』等ヲ用テ教師縷々口授ス」る	
1873	明治6	•1/1 内務省設置 •「悪病流行ノ節貧困者處分概則」（我国の最初の医療保護立法）第1条の伝染病流行地への医師派遣と貧民救済は貧困者の医療保護の根拠となっている	•3/3 避妊・中絶，及び猥褻な資料の郵送を禁じたコムストック法（Comstock Act）制定（42年の間に3600人もの逮捕者が出た）
1874	明治7	•「医制」公布2条「医政ハ即人民ノ健康ヲ保護シ疾病ヲ療治シ及ヒ其学ヲ興隆スル所以ノ事務トス」	
1875	明治8	•医学教育行政を残して，衛生行政事項全般は文部省から内務省中に新設された「衛生局」に移管，初代局長長與専齋	•コネチカット州，農業実験ステーション設立
1876	明治9	•4/17 内務省警保寮，警保局と改称 •馬場吉人『人體問答附養生問答』で「遺傳病は父母若は其先祖の不心得にて此病毒疥癩梅毒等を醸し子孫に伝へし者なれば其罪は先人に存るなり」ほか1875～77年に約60冊の人體問答教科書が出版される	•白痴と精神薄弱者のための施設で働く医師会（Association of Medical Officers of American Institutions for Idiotic and Feebleminded Persons）がペンシルベニア州のエルウィン訓練校にて初会議を開催
1877	明治10	•10万人以上の犠牲者を出すコレラ大流行は草創期衛生行政における最大の懸案事項となる	•R. ダグデール（Dugdale）『ジューク家：犯罪，貧困，病

ドイツ	ヨーロッパ	生物学史	西暦
	• 英：J. ブルメンバッハ（Blumenbach）の論文が英語に訳された。人類をコーカサス人，モンゴル人，アメリカン，マライ人，ニグロの人種に分類	• G. メンデル（Mendel）が「植物の交雑雑種の実験」を刊行し，メンデルの遺伝法則を発表 • I.メチニコフ（Mechnikov）が白血球の貪食作用を発見	1865
	• 英：F. ゴールトン（Galton）邦訳書『天才と遺伝』（*Hereditary Genius*）	• L. ランゲルハンス（Langerhans）が膵臓ランゲルハンス島の記載	1869
• ドイツ帝国成立	• 英：C. ダーウィン『人間の進化と性淘汰』（*Descent of Man and Selection in Relation to Sex*）	• F. ミーシャー（Miescher）が膿から核酸とタンパク質を単離しヌクレインと命名	1871
	• 英：C. ダーウィン『人間および動物の表情』（*The Expression of the Emotions in Man and Animals*） • 英：W. バジョット（Bagehot）『自然科学と政治学』（*Physics and Politics*）	• G. ハンチントン（Huntington）がハンチントン病の病態を記載	1872
	• 諾：2/ A. ハンセン（Hansen），らい菌を発見，らいが伝染病であることを臨床上立証	• A. シュナイダー（Schneider）が有糸分裂を記載	1873
	• 英：F. ゴールトンが双子の研究を発表する	• W. ヒズ（His）が『発生における体形と生理の問題』（*Unsere Körperform und das physiologische Problem Ihrer Entstehung*）を刊行し，実験発生学分野の展開を示唆	1874
		• O. ヘルトウィグ（Hertwig）がウニの受精は精子と卵の核の結合であることを観察	1875
	• 英：H. スペンサー（Spencer）『社会学原理』（*Principles of Sociology*）（～ 1896 年） • 伊：精神科医 C. ロンブローゾ（Lombroso）『犯罪人論』（*L'uomo delinquente*）で身体的・精神的特徴によって犯罪者の確定	• R. コッホ（Koch）が細菌純粋培養に成功し，炭疽菌を発見 • W. キューネ（Kühne）がトリプシンを発見	1876
• E. ヘッケル（Haeckel）と R. フィルヒョー（Virchow）が学校での進	• 仏：A. エスピナス（Espinas）『動物社会』	• E. アッベ（Abbe）が顕微鏡光学理論を発展させる	1877

西暦		日　本	米　国
		• 1/19 内務省警保局を警視局に改める • 8/「虎列剌病予防心得」(24 箇条) 公布 • 9/24 E. S. モース，東京帝大で進化論を講義	気と遺伝に対する研究』(*The Jukes: A Study in Crime, Pauperism, Disease and Heredity*)
1879	明治12	• 海外からのコレラ菌の侵入遮断を目的に衛生局の諮問機関「中央衛生会」設置，地方衛生行政制度を整備 • 東京大学医学部講師チーゲルは，日本で最初の大学医学部における衛生学講義を行い，「衛生警察学」を紹介	
1880	明治13	• 7/17 刑法（重罪・軽罪・違警罪）・治罪法公布	
1881	明治14	•「流行病アル節貧民救療費支弁方」伝染病にかかった貧困者の治療は，地方衛生費をあてるべし（地方財政への負担転嫁） • 1/14 内務省警視局を警保局と改称。陸軍に憲兵設置 • 7/ C. ダーウィン『人祖論』(Descent of Man and Selection in Relation to Sex の部分訳) • 12/9 密売淫取締懲罰を警視庁及び地方官に委任	
1882	明治15	• 後藤昌直，ハンセン病の単行本『難病自療』発行。ハンセン病は伝染病であることを記載 • 江守敬壽『衛生要談』で遺傳病や血族婚姻は害甚しく婚礼時は年齢健康知識品行学術財産の探索要とする	• 5/6 中国人排除法を制定（1934 年まで）
1883	明治16	•「大日本私立衛生会」発会式挙行　会頭 佐野常民，副会頭 長與専齋，幹事 石黒忠悳，長谷川泰，松山東庵，三宅秀ら『大日本私立衛生会雑誌』創刊（のち『公衆衛生』と改題）(～大正元年，通巻 356 号) •『大日本私立衛生会雑誌』誌上，武昌吉「梅毒ノ蔓延ヲ防遏スルノ策」(第 6 号) にて「遺傳」という語が初見	• 11/13 A. ベル (Bell) は『人類における聾者の種形成に関する学術報告』(*Memoir upon the formation of a deaf variety of the human Race*) で難聴は遺伝性ゆえ，聴覚障害者の結婚を禁止することを推奨し，全米科学アカデミーで発表した
1884	明治17	• 長與専齋「婚姻弊害論」(大日本私立衛生会雑誌第 11 号) で癩病癲癇等の「遺傳病」には十分注意すべきであると説く • 高橋善雄『日本人種改良論』刊行	• カリフォルニアに精神薄弱者訓練施設「ソノマホーム」(Sonoma Home) 設立
1885	明治18	• 9/24 違警罪即決例を定め，警察署長に即決処分権を与える • 荒井作がハンセン病専門の東京衆済病院開設	

ドイツ	ヨーロッパ	生物学史	西暦
化論教育をめぐって，ドイツ自然科学者医者会議で論争	(*Des sociétés animales*)		
		• H. フォル（Fol）がヒトデの受精の正確な観察 • W. フレミング（Flemming）は細胞分裂の際の染色体の挙動を観察し，染色質（chromatin）という用語を作る	**1879**
	• 仏：E. ゴーティエ（Gauthier）『社会ダーウィニズム』（*Le darwinisme social*）	• J. ジェリノー（Gélineau）がナルコレプシーを記載	**1880**
	• 仏：J.-L. ラネサン（Lanessan）『生存のための闘争と闘争のための協同』（*La lutte pour l'existence et l'association pour la lutte*） • 仏：E. ペリエ（Perrier）『動物コロニーと生体の形成』（*Les colonies animales et la formation des organismes*）	• R. コッホ（Koch）が感染病の 3 原則を提示 • L. パスツール（Pasteur）が炭疽菌ワクチンを開発	**1881**
	• 瑞：米国への大規模移民を危惧し，人類学と地理学のためのスウェーデン協会が人口調査を行う	• R. コッホ（Koch）が結核菌を発見 • S. リンガー（Ringer）が生理的食塩水の使用	**1882**
• A. ヴァイスマン（Weismann）は生殖細胞において変化したものだけが次世代に遺伝すると主張	• 墺：L. グンプロヴィッチ（Gumplowicz）『人種闘争』（*Der Rassenkampf*） • 英：F. ゴールトン『人間の知性とその発達』（*Inquiries into Human Faculty and its Development*）の中で「優生学」（eugenics）という名前を付けた	• R. コッホがコレラ菌発見 • E. ベネーデン（Beneden）は回虫の減数分裂における染色体削減を記載 • A. ヴァイスマンは生殖細胞における変化のみが遺伝すると主張	**1883**
	• 英：H. ジャクソン（Jackson）『神経系の進化と解体』（*Evolution and Dissolution of Nervous System*）	• W. パンコースト（Pancoast）が無精子症の夫のかわりに人工授精を行う	**1884**
• A. ヴァイスマン『遺伝について』（Über die Vererbung）		• W. ルー（Roux）はカエル 2 細胞期の 1 個の細胞から個体を発生させ，実験発生学を開始	**1885**

西暦	日本		米国
1886	明治 19	• 流行第1期：ドクトル・ベルツ　演説「日本人種改良論」,（大日本私立衛生会雑誌第43号），日本で最初の人種改造論を説いた高橋義雄と加藤弘之の雑婚論争は，福沢諭吉を巻き込みながら，ベルツが決着をつけたかたちで収束した • 帝国大学医科大学に本邦初の精神医学講座が開かれる（初代教授　榊俶）	
1887	明治 20		• 国立衛生研究所（National Institutes of Health）の前身となる衛生研究室がMarine Hospital Service（MHS）内に設置される
1888	明治 21	• 12/4　密売淫取締・懲罰の府県委任を廃止（以後，刑法第425条にもとづき警察署が担当）	• V. ウッドハル『優良種養殖』（*Stirpiculture*）
1889	明治 22	• 2/11　大日本帝国憲法発布 • 5/　テストウィド神父ハンセン病患者救済のため神山復生病院を御殿場に設立，日本最初のハンセン病療養所 • 後藤新平『国家衛生原理』：ダーウィン進化論は国家の衛生原理として機能しうる。「優勝者」と「劣敗者」間に生じる階級分化に起源する矛盾は，優勝者側の道徳的自制によって回避できると説いた • 10/18　外相大隈重信，襲撃される	• デボラ・カリカック（Deborah Kallikak），ヴァインランド訓練施設入居（1978年まで）
1891	明治 24	• 小田耕作が『癩病病弁妄』を著し「癩病は遺伝毒（胎毒）」とし感染説を否定	• V. ウッドハル，パンフレット『不適合者の迅速な増加』（*The Rapid Multiplication of the Unfit*）で優生学的な主張
1892	明治 25	• 北里柴三郎，大日本私立衛生会附属伝染病研究所開設。福澤諭吉らが支援する	
1893	明治 26		• V. ウッドハル『人類の科学的繁殖』（*The Scientific Propagation of the Human Race*）

ド イ ツ	ヨーロッパ	生 物 学 史	西暦
		• A. ヴァイスマンは獲得形質の否定と生殖質連続説提起	
	• 仏：V. ラプージュ「遺伝」（フランス語における優生学（ユージェニック）という語の初出） • 仏：E. ドリュモン（Drumont）『ユダヤのフランス』（*La France juive*）	• A. ホースレー（Horsley）はクレチン病がサルの甲状腺切除によって起きることを証明	**1886**
			1887
		• W. ヴァルダイヤー（Waldeyer）が染色体（chromosome）という新語を作った	**1888**
	• 英：A. ウォーレス（Wallace）『ダーウィニズム』（*Darwinism*） • 英：F. ゴールトン『自然的遺伝』（*Natural Inheritance*）	• O. ミンコフスキ（Minkowski）と J. メーリング（Mehring）がイヌの膵臓を除去して糖尿病を発症させ，膵臓と糖尿病の関係を解明	**1889**
• 医師 W. シャルマイヤー（Schallmayer）がエッセー「文明人を襲う身体の退化」（Über die drohende körperliche Entartung der Kulturmenschheit）で社会問題の解決策として優生学を奨励し，婚姻届提出の際に病歴記録書の添付を提案		• W. ヴァルダイヤーがニューロン（neuron）という用語を提案	**1891**
• A. ヴァイスマン『生殖細胞－遺伝の理論』（*Das Keimplasma: eine Theorie der Vererbung*）	• 瑞：精神科医 A. フォレル（Forel）が断種手術を行う	• A. ヴァイスマンが生殖質連続説を提唱 • E. メチニコフ（Metschnikoff）が免疫の体液説を否定し，細胞説を提起	**1892**
	• 白：E. ファンデルヴェルデ（Vandervelde）と J. マッサー（Massart）『生物	• 北里柴三郎がペスト菌を発見 • L. リード（Reed）はペー	**1893**

西暦	日本		米国
1894	明治 27		• 移民制限同盟（Immigration Restriction League）創立 • ハンセン病療養所がルイジアナ州カーヴィルに設立
1895	明治 28	• 11/ ハンナ・リデル，ハンセン病患者救済のため熊本県下立田に回春病院を設立	
1896	明治 29	• 福沢諭吉が『福翁百話』（八十五）を発刊し，その中で人種改良を論じる	• 5/18 プレッシー対ファーガソン判決。分離平等対策の理論
1897	明治 30	• 6/ ハンセン病患者に関する第 1 回一斉調査。北海道を除き 2 万 3660 人（人口 1 万人に対し 5.5 人） • 10/ 第 1 回国際癩会議（ベルリン）に土肥慶蔵，北里柴三郎出席，ハンセン病が伝染病であることの国際的知見が確立	• 移民向け「識字テスト」法案についてクリブランド大統領が拒否権行使
1898	明治 31	• 10/ コール神父，ハンセン病患者救済のため熊本市島崎町に琵琶崎待労院を設立	• C. ダヴェンポートがコールドスプリングハーバー生物学実験所所長に就任
1899	明治 32	• 3/1 「北海道旧土人保護法」成立 • 3/2 「内地雑居」を控え衆議院でハンセン病対策を議論	• 3/2 議会が Marine Hospital Service にハンセン病を調査するように指示
1900	明治 33	• 10/2 娼妓取締規則制定により花柳病検診実施 精神病者監護法制定，食品衛生に関する法律公布 • 12/ 内務省，第 2 回ハンセン病患者数調査（患者数 3 万 359 人）	
1901	明治 34	• 三宅秀講述『家事衛生』: 体質に強壮・虚弱の二種あり，父祖の身体に在る弱点を子孫に伝ふるを遺伝といふ，今日の所謂遺伝病と称するは精神病癲癇盲唖其他一二の奇形なり，結婚の際に十分家	• ロックフェラー研究所設立 • A. カーネギー（Carnegie）は鉄鋼会社を 4 億 2 千万ドルで売却

ドイツ	ヨーロッパ	生物学史	西暦
	的寄生と社会的寄生』(*Parasitisme organique et parsitisme social*)を出版	パークロマトグラフィー法による物質分離法を発明	
	• 仏：G. ル・ボン(Le Bon)『民族進化の心理法則』(*Les lois psychologiques de l'évolution des peuples*)	• F. ニッスル(Nissl)が神経細胞を特異的に染色するニッスル染色法を発見	**1894**
• A. プレッツ(Ploetz)『わが民族の優秀性と弱者の保護』(*Die Tüchtigkeit unserer Rasse und der Schutz der Schwachen*)の中でEugenik(優生学)ではなくRassenhygiene(民族衛生学)という用語を採用	• 英：K. ピアソン(Pearson)はコミュニティカレッジロンドンに「生物学測定研究所」(Department of Applied Statistics)を設立	• W. レントゲン(Röntgen)がX線を発見 • G. オリヴァー(Oliver)は副腎髄質から活性物質を抽出	**1895**
	• 仏：V. ラプージュ『社会選択』(*La sélection sociale*) • 仏：P. ロバン(Robin), 再生連盟(Ligue de la régénération humaine)を設立	• 平瀬作五郎がイチョウの精子を発見 • 池野成一郎がソテツの精子を発見	**1896**
		• E. ブフナー(Buchner)が酵母抽出液でアルコール発酵に成功し，生気論を否定 • F. ホフマン(Hoffman)がアスピリンの合成に成功	**1897**
		• T. ボヴェリ(Bover)がウマ回虫染色体削減を観察 • C. ゴルジ(Golgi)がゴルジ体を発見	**1898**
		• S. ネイヴァシン(Navashin)は植物の重複受精を発見し，胚乳細胞は3倍体であると結論	**1899**
• 鉄鋼財閥のF. クルップ(Krupp)の資金による懸賞論文コンテストの1等をシャルマイアーの論文「諸民族の生命過程における遺伝と淘汰」が獲得し，1903年に出版		• H. ド・フリース(De Vries), C. コリンス(Correns), E. チェルマック(Tschermak)によるメンデルの遺伝法則の再発見	**1900**
	• 英：K. ピアソンが*Biometrika*を発刊 • 英：メンデルの研究は英語に訳され，発表された	• H. ド・フリースが突然変異(mutation)という用語を使用 • 外山亀太郎がカイコの形	**1901**

西暦		日　　本	米　国
		筋を選みたりとて，十分に己を慎まざれば子孫に遺伝病を胎すが如き不祥を来すことあり	• 6/ C. ダヴェンポート「雑種の分岐についてのメンデル法則」(Mendel's Law of Dichotomy in Hybrids)
1902	明治35	• 12/1「國勢調査に関する法律」制定	• カーネギー財団とカーネギー研究所設立 • MHS が再編され Public Health and Marine Hospital Service と改称する • ハンセン病の調査報告により，21 州に 278 人の患者がおり，その内 186 人が米国で感染したと判断された。72人しか隔離されていなかったので，ハンセン病病院の増設が提案された
1903	明治36	• 11/8　日本體育會に於いて國勢調査施行準備研究會総會が開かれる	• アメリカ育種家協会 (American Breeders Society) 設立 • 国立標準局設立
1904	明治37	• 肺結核予防令 • 10/　大澤謙二は『社会的衛生體質改良論』で去勢術を紹介した	• 1/19　C. ダヴェンポートがカーネギー財団からの基金で実験進化研究所 (Station for Experimental Evolution) をニューヨーク州コールドスプリングハーバーで設立し，初代所長に就任
1905	明治38	• 11/　渋沢栄一が提唱して「癩予防相談会」を開催。ハンナ・リデル「日本における癩患者を如何にすべきや」光田健輔「癩患者に対する処置について」講演。その席上，窪田静太郎内務省衛生局長は「癩予防法政府案」の用意を示唆 • 森田忠諒『通俗家庭衛生學』で「健全の身體にあらざれば健全の知識がやどりませぬ」とユベナリウス論を引用	• インディアナ州　精神的欠陥者・遺伝病患者・アルコール依存症患者の結婚禁止，上記に該当しない者でも結婚する際に健康証明書提出が義務化される
1906	明治39	• 2/24「癩予防法ニ関スル件」法案が山根正次代議士より衆議院に提出，可決されたが貴族院の議決を見ず不成立 • 4/　内務省，第3回ハンセン病患者一斉調査（患	• J. ケロッグ (Kellogg) がミシガン州バッテル・クリークで人種改善財団 (Race Betterment Foundation) を設立

ドイツ	ヨーロッパ	生物学史	西暦
		質がメンデル遺伝することを発見（1906 年刊行） • 高峰譲吉が結晶アドレナリンを抽出	
	• 仏：E. デュクロ（Duclaux）『社会衛生学』（*L'hygiène sociale*） • 英：A. ガロド（Garrod）はアルカプトン尿症がメンデル遺伝をすることを発見	• W. サットン（Sutton）が次世代の減数分裂時，遺伝形質は各相同染色体によって独立に配分されるという染色体説を提示 • F. ホフマイスター（Hofmeister）と E. フィッシャー（Fischer）はタンパク質はアミノ酸が重合してできると提唱	**1902**
• W. シャルマイアー「諸民族の生命過程における遺伝と淘汰」（Vererbung und Auslese im Lebenslauf der Völker）		• I. パブロフ（Pavlov）が条件反射の実験に成功 • W. ヨハンセン（Johansen）が純系種を選抜しても環境による変異が起こることを見いだし純系説を提唱	**1903**
• A. プレッツら編集『民族・社会衛生学 ― 民族・社会衛生学雑誌』（Archiv für Rassen- und Gesellschafts-Biologie einschließlich Rassen- und Gesellschafts-Hygiene）創刊（1944 年まで）	• 仏：フランス社会衛生連合（Alliance d'hygiène sociale）設立，第 1 回社会衛生会議 • 仏：A. ピナール（Pinard）『女子校における道徳的・実用的教育』（*Éducation morale et pratique dans les écoles des filles*） • 英：ユニバーサルシティカレッジロンドンにゴールトン研究所が設立された	• A. ブレイクスリー（Blakeslee）が菌類の有性生殖の存在を発見 • H. デール（Dale）は神経伝達物質アセチルコリンを発見	**1904**
• 6/22 A. プレッツと E. リューディン（Rudin）がベルリンでドイツ民族衛生学会（Deutsche Gesellschaft für Rassenhygiene）を設立	• 仏：精神発達遅滞児識別のため，ビネー・シモン知能尺度が完成された	• W. ベーツソン（Bateson）が遺伝の連鎖現象を発見	**1905**
• E. ヘッケルと A. カルトホッフ（Kalthoff）がドイツ一元論者同盟（Deutscher Monistenbund）（1933 年解散）を創立し，反キ	• 英：K. ピアソンがゴールトン国民優生学研究所所長に就任 • 諾：J. ミューン（Mjøen）	• W. ベーツソンが新生物学分野として遺伝学（Genetics）を提唱し，対立遺伝子，ホモ接合体，ヘテ	**1906**

西暦		日　　本	米　国
		者数2万3815人，人口1万人に対し5人） • 4/10　雑誌『人性』創刊（～1918/12/1） • 10/　イギリス大使，重症ハンセン病患者の行き倒れを見，外務省に施策の貧困を詰る。療養所開設の契機となる • 下田歌子『女子の衛生』で「早婚は子孫に虚弱白痴の者を出し，最も遺傳しやすいのは精神病神経病である，殊に大刑犯罪者の血統遺傳に注意すべし」と説く	• アメリカ育種家協会に優生学委員会設置（1910年委員会を課に格上げする） • 白痴と精神薄弱者のための施設で働く医師会はアメリカ精神薄弱研究協会（American Association for the Study of the Feeble-minded）に改称
1907	明治 40	• 3/19　法律第11号「癩予防ニ関スル件」が公布される（1909/4/1より施行） • 緒方正清『婦人の家庭衛生』で「婦人の真価意義は能く妊娠し能く児を挙ぐるにある，婦人としては生殖機能の完全した者が一番貴く其機能の益々旺盛なのが必要である」と説く	• インディアナ州で米国初の断種法が可決（三人の医者によって不治と診断されたら，州立施設で収容され，「犯罪者，白痴，強姦犯，痴愚」の断種が許された）。1907～1917年他の15州も法制化 • 日米紳士協定（Gentleman's Agreement）により日本人の入国が制限
1908	明治 41		• 米心理学者H. ゴダード（Goddard）仏人のビネー・シモン知能尺度を導入し，ニュージャージー州の精神薄弱少年少女訓練施設で実施 • 最初の「優良赤ちゃんコンテスト」(Better Babies Contest) がルイジアナ州で実施
1909	明治 42	流行第2期 • 2/　『人性』（第5巻2号～6巻2号）が「ダルウィン記念生誕百年記念祭」と名著『種の起源』出版五十年を特集。主幹富士川游，永井潜，加藤弘之「精神的及び社会的進化」，藤井健治郎「進化論と倫理的研究」，丘浅次郎「國體の生存競争」らが各々の視点でダーウィンの進化論を語る • 4/1「癩予防ニ関スル件」施行，大阪，香川，熊本，東京，青森の五カ所に連合府県立癩療養所を設立（ベッド数1050床） • 大澤謙二『通俗結婚新説』でスイスの断種と去勢術を紹介し，「結婚を禁ぜらるゝ者は同時に子を作る可き能力をも奪却されねばならぬ，是れ去勢術の必要なる所以」と断種法の基本的枠組みを示した 12/　第二回国際癩会議（ノルウェー，ベルゲン）。北里柴三郎ら出席（デンマークのA・レルス博士，日本のハンセン病政策を批判）	• カリフォルニア州で断種法制定，施設の収容者が対象。後の1913年と1917年にさらに改定される • C. ダヴェンポート『人間社会に関する遺伝の影響』（*Influence of Heredity on Human Society*） • C. ダヴェンポートは年報の中で「ヒトの遺伝の実験的コントロールは不可能であり，実験進化ステーションの研究課題としては適切性に欠け除外すべき」と述べる • この年以降，優生学が大学カリキュラムに積極的に取り入れられる
1910	明治 43	• 海野幸徳は『日本人種改造論』を発表し，日露戦争に勝利した日本が，欧米諸国との生存競争に打ち勝つためには，ゴールトンの「逆淘汰」の考	• 梅毒の原因発見により，精神薄弱と梅毒との関係を強調，隔離政策が拡大する

ド イ ツ	ヨーロッパ	生 物 学 史	西暦
リスト教的世界観，自然科学至上主義，優生思想を宣伝	が Vinderen Biological Laboratory という民間の研究機関を開設	ロ接合体等の用語を提唱 • A. アルツハイマー（Alzheimer）がアルツハイマー病を記載	
	• 英：優生学協会が設置された（1926年優生協会に改称，1989年にゴールトン協会に改称する）	• R. ハリソン（Harrison）がカエル中枢神経の培養に成功 • C. ダヴェンポート（Davenport）夫妻がヒトの目の色がメンデル遺伝をすることを証明 • A. グルストランド（Gullstrand）は視像と光の屈折の関係を明らかにした	**1907**
	• 仏：ビネー・シモンが知能尺度の改訂版で精神年齢を導入した • 諾：J. ミューンがオスロ大学で開催されたノルウェー医師会で民族衛生プログラムの概略を述べる	• G. ハーディ（Hardy）と W. ワインベルグ（Weinberg）はそれぞれ独立に，個体集団の中での遺伝子構成の変化速度についてハーディ・ワインベルグの法則を提唱	**1908**
• ドイツ民族衛生学会は会員を白人または北方人種（ノルディック）に限定した	• 英：4/26『優生学評論』（*Eugenics Review*）がロンドンの Eugenics Education Society により創刊 • 英：F. ゴールトン『優生学におけるエッセー』（*Essays in Eugenics*）出版 • 英：A. ガロド『先天性代謝異常』（*Inborn Errors of Metabolism*）発刊 • 典：民族衛生協会設立 • 瑞：スウェーデン人種衛生協会設立	• G. シュル（Shull）がトウモロコシの品種改良を行う • F. ヤンセン（Janssen）が減数分裂時の相同染色体間の交鎖を発見 • W. ヨハンセン（Johansen）が遺伝子（gene）という用語を提唱	**1909**
	• 典：R. ラルソン（Larsson）がメンデル協会を設立 • 瑞：メンデル協会設立	• T. モーガン（Morgan）はショウジョウバエの遺伝研究で白目系統が伴性遺伝で	**1910**

西暦		日　　本	米　国
		え方を基礎に，優生学研究と優生政策の実施が必要であると主張した	• ハリマン（Harriman）夫人の支援でC. ダヴェンポートが優生記録局を組織，副局長にH. ロフリン（Laughlin）が就任 •『米国育種家雑誌』（*American Breeders Magazine*）を発刊
1911	明治44	• 5/6-10/　ドレスデンで萬國衛生博覧会開催，日本から内務省・文部省・陸軍・海軍が共同出品した • 丘浅次郎は「民主改善学の実際価値」（『人性』第7巻5号）で，eugenics には善種学とか優良種族学とか人種改良学などの訳語があるが，「民種改善学」を採用し生物学上の理を人類社会に応用すると述べた • 海野幸徳は『興国策としての人種改造』で「若し不具者悪質者のみを残留し，身心の健全なるものは悉く戦争に従事し戦場の露と消えたならば，我国は白痴の日本帝国，精神病者の日本帝国，聾唖者の日本帝国と言ふことになったであらう」と述べた • 沢田順次郎『民種改善模範夫婦』	• アイオワ州断種法法制化（最も厳しい内容） • 優良児コンテスト（アイオワ州，～1949年，AES後援，後に優良家族コンテスト（Fitter Families Contest）に発展する） • C. ダヴェンポート邦訳書『人種改良学』（*Heredity in Relation to Eugenics*） • 優生学記録機関誌『優生学記録紀要』（*Eugenics Record Office Bulletin*）発刊
1912	明治45 —— 大正元	• 7/24-30　第1回萬国人種改良会議を動物学会誌278号で紹介	• 9/　H. ゴダード『カリカック家の人々 —— 精神薄弱者の遺伝的研究』（*The Kallikak Family: A Study in the Heredity of Feeblemindedness*）その後1916, 1919, 1935, 1939年と版を重ねる • C. ダヴェンポート『人の発達における遺伝と環境』（*Trait Book*）発刊
1913	大正2		• C. ダヴェンポート「優生学に照らして結婚の選択を制限する州法」（State Laws Limiting Marriage Selection Examined in the Light of Eugenics） • メリーランド州法：白人と黒人の異人種間結婚を「永久禁止・破廉恥罪」とする
1914	大正3	• 4/　第1区府県立癩療養所全生病院院長光田健輔が大正博覧会にハンセン病治療成績写真を出品，注目される • 内務省衛生局技師氏原佐蔵『民族衛生学』	• ハーヴァード，コロンビア，コーネル，ブラウン大学などで優生学講義開講 • 米国育種家協会は米国遺伝学会（American Genetic Association）と改称

ド イ ツ	ヨーロッパ	生 物 学 史	西暦
	(スウェーデン初の遺伝学協会)	あることを発見 • P. エールリッヒ (Ehrlich) が梅毒の治療薬サルバルサンを合成	
	• 英：F. ゴールトン死去。ロンドンでゴールトンの寄付金により優生学教授職が設立された	• F. ラウス (Rous) がニワトリ肉腫はビールス性であることを発見 • W. ロバートソン (Robertson) が染色体のロバートソン融合を発見 • A. カレル (Carrel) はニワトリ結合組織の培養に成功	**1911**
• O. ユリウスブルガー (Juliusburger) が犯罪者・精神病者の強制断種を主張	• 7/24-30 第 1 回萬國人種改良会議（於ロンドン） • 9/24-30 第 1 回国際優生学会議 (International Congress of Eugenics)（於：ロンドン） • 仏：フランス優生学協会 (Société française d'Eugénique) 設立 • 瑞：精神障害者の結婚を禁止する法を制定	• A. カレルがニワトリ胚の細胞培養・継代培養法を確立 • F. ホプキンズ (Hopkins) がビタミンの存在を発見	**1912**
• E. フィッシャー (Fischer)『レホボターの混血者と人類における混血問題』(*Die Rehobother Bastards und das Bastardierungsproblem beim Menschen*)	• 仏：C. リシェ (Richet)『人為選択』(*La sélection humaine*) • 英：精神薄弱法 (Mental Deficiency Act)「精神薄弱者」や「道徳的欠陥者」の断種が法制化されなかったが，登録と施設隔離が決められた	• E. イースト (East) と R. エマーソン (Emerson) はトウモロコシの形質が多遺伝子性であり，生育環境によって多様化することを発見	**1913**
• H. ゴダード著のドイツ訳 *Die Familie Kallikak: Beiträge zur Kinderforschung und Heilerziehung* (1912 年米国欄参照)		• C. リットル (Little) は組織移植拒否が遺伝的要因であるとした	**1914**

西暦	日本		米国
			• *American Breeders Magazine* は『遺伝学ジャーナル』(*Journal of Heredity*) に改称
1915	大正4	• 2/ 光田健輔，ハンセン病予防に関する意見書（絶対隔離，療養所拡散・増設，自治的癩村設定など）を内務省に提出 • 2/ 日本育種学会創立 • 4/5 内務省，癩療養所長会議開催，光田健輔，法律によるハンセン病患者の断種を要望 • 4/24 全生病院において，ハンセン病患者の断種手術を開始。最初の希望者30名。この時の断種手術は違法行為であった。以後大正7～8年頃より，全生病院で断種は強制となり，断種を前提に所内結婚を認める • 永井潜『人種改善学の理論』(『人性』11巻5・6・7・9号)	• サンフランシスコ太平洋博覧会（AES後援）優生学者が民族の自滅について提示 • シカゴ市外科医ハイセルデン（Haiselden）の身体障害児への医療行為拒否（安楽死）については多くの医師が支持，シカゴ保健局長J. ロバートソン（Robertson）は危惧 • E. コンクリン（Conklin）が『人の発達における遺伝の環境』(*Heredity and Environment in the Development of Men*) にて，優生学を批判 • H. ロフリン「優生学的系図の作り方」(How to Make a Eugenical Family Study)
1916	大正5	• 2/ 原口鶴子訳，F. ゴールトン著『天才と遺伝』(原著 *Hereditary Genius*) • 3/ 法律第21号，「癩予防ニ関スル件」・同施行規則改正（療養所長の懲戒検束権を規定） • 6/27「保健衛生調査会」設置。法定伝染病やハンセン病，精神病などの学術的統計的調査が目的 • 7/22 内務省保健衛生調査会第3回会議にて「ユーゼニックス」に関する調査を永井潜が提案するが採用されず • 7/ 永井潜『人性論』で「亜米利加に於ける消極的人種改善の実行」として輸精管切断法と輸卵管切断法による不妊手術を紹介	• 優生記録局の『優生学ニューズ』(*Eugenical News*) 発行 • M. グラント（Grant）『偉大な人種の衰亡』(*The Passing of the Great Race*)：白人種ノルディック系と他との結婚は「人種自滅」である • L. ターマン（Terman）『知性の測定』(*The Measurement of Intelligence*) 出版 • 映画『黒いコウノトリ』全米で上映開始（1942年まで）
1917	大正6	• 2/16「大日本優生会」発足　発起人：阿部文夫，山内繁雄　設立趣旨：教育・境遇・素質，人間の品質改良，素質の改良，結婚の改良，優生学提唱は国家の為に急務 (2) 人種改良の手段として「断種」は問題にせず「結婚の改良」中心，女子教育実践（性教育・結婚指導）(3) 会名・会則で「優生」「優生学」を使用，以前はユーゼニックス・民種改善学・善種学・優種学・人種改善学・人種改良学など • 12/25 大日本優生会会報第1号発行 • 平塚らいてう・山田わか・山川菊栄：避妊の可否を論ず『日本評論』，優生学的理由での避妊は大いに必要としつつ，一般的な避妊行為は「不道徳」であり，「貞潔な妻や恋人までも娼婦同様」に扱うものと嫌悪を表した	• 断種手術1422件（そのうち1077件，すなわち70%はカリフォルニア州で行われた） • M. サンガー（Sanger）が『産児制限レビュー』(*Birth Control Review*) 産児制限運動の月刊誌を発刊 • 議会は，ウィルソン大統領の拒否権を覆し，移民の入国条件として読み書きができることを求める法案が通過 • ハンセン病の患者の治療を提供し，感染の拡大を抑制する法律が制定，患者と働く医者や看護師が感染する危険性を考慮して，給料を1.5倍に

ド イ ツ	ヨーロッパ	生 物 学 史	西暦
	•典：知的障害，精神病患者などの結婚禁止	•F. トウォート（Twort）がファージを単離 •山際勝三郎と市川厚一がウサギの耳にタールを塗布して化学物質による発癌に成功	**1915**
	•諾：オスロ大学で遺伝研究所が設立，R. フォークト（Vogt）が所長	•H. マラー（Muller）がショウジョウバエで遺伝的干渉現象発見	**1916**
		•E.マクカラム（MacColum）らがビタミンAを発見 •T. モーガンが「遺伝子説」（The Theory of the Gene）を発表	**1917**

西暦		日　本	米　国
1918	大正 7	• 大日本優生会会報第 2 号発行（婦女新聞社内に顧問部設置） • 10/　第 1 区府県立癩療養所全生病院長光田健輔，草津湯ノ沢部落（ハンセン病者の集落）において希望者十数名に断種手術を実施 • 10/『廓清』8 巻 9・10 合併号で特集「遺伝と環境号」，優種学を展開 • 1918 年より全国各地方の代表的農村を選び，人口静態，出産・育児風習，体格，疾病，食習慣，住環境など多岐にわたる調査実施（保健衛生調査会第一回報告書）	• P. ポペノー（Popenoe）と R. ジョンソン（Johnson）邦訳書『応用優生学』（*Applied Eugenics*） • ゴールトン協会設立 • F. バトラー（Butler）「ソノマホーム」所長就任後，男子隔離から断種政策へ変更
1919	大正 8	• 3/27「精神病院法」「結核予防法」「トラホーム予防法」制定 • 4/　内務省，第 4 回ハンセン病患者一斉調査（患者数 1 万 6261 人，人口 1 万に対し 2.91 人，ベッド数 1430 床，入所者数 1491 人） • 6/11　大日本優生会第 1 回結婚問題後援会開催（婦女新聞社主催）市川源三講演「結婚と遺伝」，三輪田元道「現代の結婚制度を如何に改善すべきか」 • 10/4　大日本優生会第 2 回結婚問題後援会開催（婦女新聞社主催）永井潜講演「青年男女と性的生活」 • 永井曰「ユーゼニックス，即ち人種改善論者の唱へる如く，国家が之に加はるべき必要があり，此結婚に対する干渉を加へる，さうして之を導くことが是非必要であると信じる」（婦女新聞第 1019 ～ 1023 号，1026 ～ 1028 号） • 11/14　大日本優生会第 3 回結婚問題後援会開催（婦女新聞社主催）山内繁雄講演「結婚と悪疾遺伝」 • 12/19-20　内務省保健衛生調査会に出席したハンナ・リデルほか私立宗教病院長らは，断種には反対しながらもハンセン病患者の出産を認めない発言を行う	• C. ダヴェンポート『海軍軍人：遺伝と発達』（*Naval Officers: Their Heredity and Development*） • 2/6-11　労働組合がシアトルゼネラルストライキを決行，これを契機に優生学者らの反南・東欧移民感情が高まる
1920	大正 9	• 1920 年代は，優生学の研究体制づくりと啓蒙運動が盛んになった最盛期である • 6/　日本遺伝学会創立 • 9/　内務省保健衛生調査会，ハンセン病予防対策（1 万床計画，不良患者収容の国立療養所設立。自由療養区設置，行政官庁の措置権限，家族の生活援護など）を決議 • 10/1　第 1 回國勢調査実施	• 優良家庭コンテスト（カンザス州トピカ市）始まる • 断種手術 3233 件（そのうち 2016 件，すなわち 63%はカリフォルニア州で行われた） • R. ストッダード（Stoddard）『白人優位社会に逆らう有色人種の増加』（*The Rising Tide of Color Against White Supremacy*）発刊
1921	大正 10	• 沢田順次郎『妊婦及避妊の新研究』にて避妊は一種の流行病であり，これを予防するには出産を奨励し，国民に父母たる義務をつくさせることが肝要であると主張 • 6/22　保健衛生調査会総会で永井潜ら提出の	• 5/19　ヨーロッパからの移民を制限する緊急時限立法が通過 • 9/22-28　第 2 回国際優生学会議（於：ニューヨーク）

ド イ ツ	ヨーロッパ	生 物 学 史	西暦
• 11/ ドイツは第一次世界大戦に敗北し，革命の結果，君主制から共和制（ヴァイマル共和国）に移行	• 英：3/26 M. ストープス（Stopes）邦訳書『結婚愛』（*Married Love or Love in Marriage*）で避妊について言及 • M. ストープス 邦訳書『賢明な親の性生活』（*Wise Parenthood: a Book for Married People*）	• H. シュペーマン（Spemann）がイモリ胚の原口上唇の胚形成能を発見し，組織誘導現象の研究の起点となる • H. マラーはショウジョウバエにおいて平衡致死現象を発見	**1918**
• 8/11 ヴァイマル憲法制定。第 120 条「子どもを肉体的・精神的および社会的に有能なものになるように教育することは，両親の最高の義務であり，かつ自然の権利であって，その実行については国家共同社会がこれを監督する」	• 典：3/ H. ルンドボルグ（Lundborg）が展覧会を企画（於：ストックホルムほか 4 都市），ノルディック人種の優越を唱え，同年展覧会の写真集『スウェーデンの人種タイプ』（*Svenska folktyper*）発刊 • 伊：イタリア遺伝学・優生学協会（Società Italiana di Genetica et Eugenica）設立 • 仏：第一次大戦のため休止していたフランス優生学協会，活動を再開 • 白：ベルギー優生学協会（Société belge d'eugénique）設立	• C. ブリッジズ（Bridges）がショウジョウバエの染色体重複を発見した	**1919**
• K. ビンディング（Binding）と A. ホッヘ（Hoche）邦訳書『「生きるに値しない命」とは誰のことか』（*Die Freigabe der Vernichtung lebensunwerten Lebens*） • 6/ 戸籍法改正により，婚姻届出予定者に婚前医学検査のパンフレット配布を義務付け	• 仏：第一次大戦のため休止していたフランス優生学協会，活動を再開 • 瑞：スイス断種法制定 • 露：ロシア優生学協会がペトログラードとモスクワで 2 つの支部を開く	• T. ツンベルグ（Thunberg）が細胞内における酸化過程を発見 • A. ヒル（Hill）が筋肉による熱の産生について明らかにした	**1920**
• E. バウル（Baur），F. レンツ（Lenz），E. フィッシャー『人間遺伝学・民族衛生学概説』（*Grundriss der menschlichen Erblichkeitslehre und Rassenhygiene*）	• 英：3/17 M. ストープスがロンドンで最初の産児制限クリニックを開設 • 英：11/9 マルサス連	• F. バンティング（Banting）らがインシュリンの分離 • O. ワールブルグ（Warburg）が呼吸酵素を発見	**1921**

西暦		日　　本	米　　国
		「民族衛生ニ関スル調査ノ件」が全会一致で可決，さらに「大正十年度保健衛生調査予定事業」に「優生学及優境学と結核問題」を掲げる	• 11/10　M. サンガーがアメリカ産児制限同盟（American Birth Control League）を設立，ニューヨーク市にて，初めての産児制限会議を開催 • ルイジアナ州のハンセン病療養所が連邦政府の管理下に
1922	大正 11	• 沢田順次郎『実際に於ける避妊および産児制限の新研究』では「第1に生活苦を救い，第2に虚弱，若しくは病弱なる婦人を救い，第3に夥しく生まる貧児，若しくは病児の出産を止めて，優良種を造る上から，新マルサス主義を宣伝する」と論調を一転させている • 3/10　M. サンガーが来日し，各地に産児調節研究会発足，山本宣治と東京生活研究会がパンフレット（Family Limitation）作製 • 日本産児調節研究会設立，『小家族』1号のみ発刊 • R. ジョンソン，P. ポペノー『応用優生学』照沼哲之助邦訳	• 合衆国の優生学委員会設立 • 優生記録局 H. ロフリン『米国における優生学的断種』（Eugenical Sterilization in the U. S.）米国の断種法を調査し，断種モデル法案作成
1923	大正 12	• 7/28-31　第3回国際癩学会（仏）全生病院長光田健輔出席，日本の癩統計，癩皮膚反応などについて発表。国際癩会議会頭に推される。会議の帰途ブルリヤ療養所を視察して，十坪住宅のヒントを得る • 8/　『らい患者の告白』発行（発病当初の苦心，病気を隠蔽する苦心，将来に対する希望等各療養所患者の告白を収録したもの）	• A. ウィッガム（Wiggam）『新・科学の十戒』（*The New Decalogue of Science*）米ベストセラー • C. ダヴェンポートがコールドスプリングハーバー生物学実験所所長退任
1924	大正 13	• 1/20　後藤龍吉による日本優生学会が『ユーゼニックス』創刊（1925年3/より『優生学』に改称し1943年3/まで刊行） • 荻野久作が『日本産婦人科学会雑誌』に「排卵ノ時期，黄体ト子宮粘膜ノ周期的変化トノ関係，子宮粘膜ノ周期的変化ノ周期及ビ受胎日ニ就テ」を発表	• 3/20　ヴァージニア州が人種統合法（Racial Intregrity Law）を制定し，結婚時には人種登録証明書を要求 • 同日同州　精神薄弱者の断種を実施する法律制定 米30州で，精神的欠陥者の結婚を禁止する法律が議会を通過した • 5/26　『出身国別移民制限法案』可決　Johnson-Reed Immigration Act • 全米断種手術数5922件
1925	大正 14	• 1/　日本MTL（The Mission to Lepers）発足（1969年に日本基督教救癩協会と改称） • 4/　衛生局長通達で癩療養所入所基準が拡大され，有資力者も入院できるようになる。 • 11/　内務省ハンセン病患者一斉調査（患者数1万5351人。人口1万に対し2.27人，入所者数2176	• 優生学委員会がアメリカ優生協会（American Eugenics Society［AES］）に改称し，1973年に社会生物学研究のための協会（Society for the Study of Social Biology）に改称

ドイツ	ヨーロッパ	生物学史	西暦
	盟がロンドンで産児制限クリニックを開設 • 伊：イタリア王立衛生協会（Reale Società Italiana D'Igiene）設立	• C. ブリッジズはショウジョウバエの一倍体を発見 • F. バンティングと C. ベスト（Best）はインシュリンの精製	
	• 典：ウプサラ大学に民族生物学研究所（Statens institut för rasbiologi）設立（H. ルンドボルグ所長） • 伊：ローマでイタリア衛生・保険・社会扶助研究所（Instituto Italiano di Igiene, di Assicurazione et de Assistenza Sociale）設立 • 露：優生学局（Bureau of Eugenics）がロシア科学アカデミー（Russian Academy of Sciences）の下に設立	• F. バンティングらは精製したインシュリンによって糖尿病患者の治療に成功 • R. フォイルゲン（Feulgen）と H. ローゼンベック（Rossenbeck）が DNA の特異染色方法の確立 • C. ブリッジズがショウジョウバエで染色体転座を発見	**1922**
• 大学で初めての優生学講座（F. レンツ教授）がミュンヘン大学に置かれる • 医師 G. ベータース（Boeters）が「劣等者」の断種を合法化する法案をザクセン州政府に送る • 大インフレーション	• 墺：オーバーエスターライヒ民族衛生協会（Oberösterreichische Gesellschaft für Rassenhygiene）設立	• T. スベドベリ（Svedberg）が超遠心機を開発 • A. スタートバント（Sturtevantz）がモノアラガイの渦巻きの母系遺伝を発見	**1923**
• ドイツ各地に民営の結婚相談所が開設されはじめ，優生思想や性と生殖に関する助言を与える	• 仏：国民社会衛生局（Office national d'hygiène sociale）の設立 • 蘭：オランダ精神衛生協会（Nederlandsche Vereniging ter Bevordering van Geestelijke Volksgezondheid）設立 • 墺：ウィーン人種保護協会（Wiener Gesellschaft für Rassenpflege）設立	• H. ベルゲー（Berger）がヒトの脳波測定に成功 • C. チャイルド（Child）が胚発生や再生における勾配説を提起	**1924**
• M. グラント著のドイツ訳 *Der Untergang der grossen Rasse* • 優生学の啓蒙組織としてドイツ民族改良・遺伝啓蒙同盟（Deutscher Bund für Volksaufartung und Erbkunde）が設立される	• ジュネーブ議定書締結（生物・化学兵器の使用を禁止）	• F. バーンシュタイン（Bernstein）は ABO 式血液型が対立遺伝子によって決定されることを提唱 • O. マイヤホフ（Meyerhof）が筋肉抽出液	**1925**

西暦		日　本	米　国
		人，ベッド数 2308 床）	• P. ポペノー『現代の結婚』（*Modern Marriage*） • 全米断種手術数 6244 件 • 7/10-21 テネシー州で「進化論」教育を禁止する「スコープス裁判」（通称，モンキー裁判）
1926	大正15 ―― 昭和元	• 11/ 池田林儀「日本優生運動協會」設立「よい種子（よい両親）・よい畑（よい社會）・よい手入れ（よい教育）／日本人をして，将来，すべての點において，世界の第一線に立たしめることを理想として，1. 病人のない家庭，精神薄弱者のない家庭をつくること 2. 體格と體質の改良を示すこと 3. 長生不老の実を遂げること 4. 健康増進をはかること 5. 配偶者の選択に注意して結婚の改革を期すること 6. 協同生活を平和円滑ならしめるため團體的組織的行動に慣らすこと 7. 住み良い社會をつくることを以て目的とす」 • 11/1 池田林儀『優生運動』創刊号～第 5 巻第 1 号（1930 年 1/）刊行	• E. ガスニー（Gosney）が人類改善財団設置（Human Betterment Foundation）設置，1928 年に法人化 • 弁護士 C. ダロー（Darrow）が「優生学カルト」（"Eugenics Cult"）という記事で優生学が「非常識で恥知らず」であると批判 • AES『優生学問答集』（*A Eugenics Catechism*） • AES が教会説教コンテストを企画，1928 年にも実施
1927	昭和2	• 3/ 日本癩学会創設 • 4/5 花柳病予防法公布 • 7/7 人口食糧問題調査会設置 • 10/28 内務大臣から日本医師会第 6 回総会へ「民族衛生の施設に関する意見如何」諮問	• 5/2 最高裁「バック対ベル訴訟」（Buck v. Bell）判決，1924 年断種法の合憲性が認められ，「3 世代にわたる精神薄弱は断種を正当化するのに十分な理由である」とされた • 以後，1920 年代末までに 24 州が断種法を制定 • 全米断種手術数 8515 件
1928	昭和3	• 池田林儀「東京生物化学研究所」（目黒）開設 修繕医学，社会医学，優生学の 3 領域 • 7/ 人口食糧問題調査会人口部特別委員会の調査項目の中で，優生問題について永井潜，永井亨，福田徳三の三委員からなる小委員会が審議開始する • 永井潜「結婚に際して健康証明書を必要とする法規」と「絶種的手術を必要に応じて認容する法規」の制定を主張	• アメリカ優生協会の機関誌『優生学：人類改善の機関誌』（*Eugenics: A Journal of Race Betterment*）創刊

ド イ ツ	ヨーロッパ	生 物 学 史	西暦
(1931 年にドイツ民族衛生学会と合併) • A. ヒトラー (Hitler)『わが闘争』(*Mein Kampf*) 第一巻出版, その中で反ユダヤ主義, 優生思想, 対外膨張政策などを鼓吹		による解糖反応の発見 • W. フォークト (Vogt) が両生類胚の原基図を作成	
• 2/ プロイセン州で公営の結婚相談所の開設が奨励され, 結婚予定者に健康証明書を交付し始める • 米国のロックフェラー財団はドイツの優生学者・優生学関係の諸研究所に資金援助を開始 • A. ヒトラー『わが闘争』第二巻	• 仏：婚前健診法制化キャンペーン開始	• T. モーガンがショウジョウバエ染色体地図を作製 • J. サムナー (Sumner) がウレアーゼの結晶化に成功 • 黒沢英一はジベレリンを発見	**1926**
• 2/「性病撲滅法」の制定：性病患者の性交渉や結婚に刑罰を科す • 9/15 カイザー・ヴィルヘルム人類学・人間遺伝学・優生学研究所 (Kaiser-Wilhelm-Institut für Anthropologie, menschliche Erblehre und Eugenik) がベルリンに開設される (E. フィッシャー所長)。優生学部門の主任教授 H. ムッカーマン (Muckermann) [カトリック系] は隔離収容と任意断種による遺伝病者の繁殖阻止を主張 • カトリック社会福祉のカリタス研究所 (フライブルク) の J. マイヤー (Mayer) [倫理神学者] は精神病者の隔離収容と強制断種を主張	• 仏：P. シカール (Sicard)『社会衛生学原理』(*Principes d'Hygiène sociale*) • 蘭：国際優生学協会連合会議 (International Federation of Eugenics Societies conference) (於：アムステルダム) • 墺：H. クナウス (Knaus) が周期避妊法を発表	• H. マラーが X 線による人為突然変異の誘発 • I. アベル (Abel) がインシュリンの結晶化に成功 • S. アシュハイム (Aschheim) が妊婦尿中から生殖腺刺激ホルモンを発見	**1927**
• ミュンヘンのカイザー・ヴィルヘルム精神医学研究所 (E. リューディン所長) がロックフェラー財団の資金によって新築	• 瑞：ヴォー州で断種法法制化 • 丁：世界性改革同盟 (Weltliga für Sexualreform) 設立	• F. グリフィス (Griffith) が肺炎双球菌の形質転換を発見 • E. ハイツ (Heitz) が真正染色質 (euchromatin) と異質染色質 (heterochromatin) という用語を提案 • F. ヴェント (Went) がオーキシンを発見	**1928**

西暦		日　　本	米　　国
1929	昭和 4	• 厚生省「資源調整法」（人的資源・物的資源） • 3/ 法律第 10 号,「癩予防ニ関スル件」改正（療養所長の懲戒検束権，国立療養所患者費用の国庫負担） • 4/ 『レプラ誌』（佐谷有吉主幹），大阪帝大皮膚病研究所より創刊 • P. ポペノー・R. ジョンソン『応用優生学』原澄次の邦訳	• E. ガスニーと P. ポペノーが『人類改善のための断種』(*Sterilization for Human Betterment*) を発刊 • 全米断種手術数 10877 件 • カリフォルニア州 6225 件の断種手術実施 • 1920 年代末までには 24 州で断種法制定 • C. ダヴェンポートらが『ジャマイカにおける混血』(*Race Crossing in Jamaica*) を出版 • 11/ 世界恐慌はじまる
1930	昭和 5	• 1/ 池田林儀，資金難により『優生運動』廃刊（5 巻 1 号） • 3/ 内務省，ハンセン病患者一斉調査（1 万 4261 人，人口 1 万人に対し 2.21 人，入所者 3261 人） • 4/ 第 3 回日本癩学会（会長 / 遠山郁三，大阪） • 4/8 厚生省資源局「総動員基本計画綱領」で人間が「資源」である以上，良質かつ豊富であることが求められる • 厚生省（内務省衛生局・同社会局・逓信省簡易保険局が移管，体力局・衛生局・予防局・社会局・労働局・臨時軍事援護部・保険院を設置）予防局に予防課（結核・トラホーム・ハンセン病・性感染症・寄生虫病）／防疫課（急性感染症）／優生課（精神障害・慢性中毒・脚気・癌担当） • 厚生省・木戸「優生政策の必要性」人的資源の確保・人口国策の一環・健兵健民政策など戦時国家政策 • 11/ 国立癩療養所長島愛生園設立（園長・光田健輔，定員 400） • 11/30 「日本民族衛生学会」永井潜が理事長に就任し，ドイツの A. プレッツ『民族衛生学の基本方針』(1895 年）を強調	• 衛生研究所（Public Health Service）は，国立衛生研究所（National Institute of Health）と改称 • アメリカ優生学協会会員数がピークを迎え，約 2500 人に • P. ポペノーがアメリカ家族関係研究所（American Institute of Family Relations）を設立（結婚・遺伝カウンセリング） • P. ポペノーらが『カリフォルニアにおける優生学的断種に関する調査研究集— 6000 件の事例評価について』(*Collected Papers on Eugenic Sterilization in California: A Critical Study of Results in 6000 Cases*) を発行
1931	昭和 6	• 1/ 国立癩療養所患者懲戒検束認可公布 • 3/ 癩予防協会設立（初代会頭，渋沢栄一） • 3/23 日本民族衛生学会機関誌『民族衛生』創刊 • 4/ 法律第 58 号，癩予防法全面的改正（絶対隔離主義の採用，入所費をすべて無料化，無癩県運動始まる） • 6/ 日本精神衛生協会発会式（三宅鉱一会長） • 7/25 日本精神衛生協会主催の歓迎晩餐会で R. ジョンソン（Johnson）が「米国各地に於いて実施しつつある精神薄弱者に対する断種の状況」講演など • 9/ 満州事変，関東軍が満州を支配下に収める（翌年満州国建国）	• 全米断種手術数 12145 件 • この年までに 30 州で強制断種実施

ドイツ	ヨーロッパ	生物学史	西暦
• カリフォルニア州の断種手術実施がナチ断種政策のモデルとなる	• 丁：デンマークで断種法法制化（1985年まで） • 芬：知的障害，精神病患者などの結婚禁止	• A. フレミング（Fleming）が青カビから抗生物質ペニシリンを発見 • K. ローマン（Lohman）らがATPを発見 • R. トライオン（Tryon）がラットの迷路学習能力の選抜に成功	**1929**
• 10/15　ドイツ民族改良・遺伝啓蒙同盟が機関誌『優生学――遺伝学・遺伝保護』（*Eugenik: Erblehre, Erbpflege*）創刊（1933年まで） • E. ガスニーとP. ポペノー著 *Sterilization for Human Betterment* のK. ブカーディ（Buchardi）による独訳 *Sterilisierung zum Zwecke der Aufbesserung des Menschengeschlechts* が刊行	• 英：R. フィッシャー（Fisher）『自然選択の遺伝学的理論』（*The Genetical Theory of Natural Selection*） • ヴァチカン：12/31　ローマ教皇ピウス11世の回勅「カスティ・コンヌビイ」（Casti connubii 貞節な結婚）が消極的優生学（特に断種），人工妊娠中絶，産児制限を非難 • 仏：4/　第8回キリスト教結婚会議（マルセイユ）優生学とは「生殖に伴うさまざまな責任について考察するよう促すもの」であり「キリスト者にとっても重要なもの」であると主張	• R. フィッシャー（Fisher）が集団遺伝学の数学的基礎についての『自然選択の遺伝学的理論』（*The Genetical Theory of Natural Selection*）を出版 • J. ノースロップ（Northrop）がペプシンの結晶化に成功 • A. デベデフ（Devedeff）が干渉顕微鏡を開発	**1930**
• 5/20　プロテスタント社会福祉の内国伝道中央委員会の優生学専門会議は，決議の中で「生きるに値しない生命」の抹殺や強制断種の主張に強く反対したが，任意断種を容認する		• O. マイヤホフらが筋肉解糖系にATPが必須であることを発見 • A. ブテナント（Butenandt）が雄性ホルモンを結晶化 • C. スターン（Stern）がショウジョウバエ相同染色体間における交叉を発見	**1931**

西暦		日　本	米　国
		• 10/11 日本民族衛生第1回学術大会開催（於東大医）永井潜会長特別講演「断種法の過去及び現在」	
1932	昭和7	• 11/20 日本民族衛生学会第2回学術大会開催（於東大医）永井潜特別講演「民族の混血に就て」 • 12/ 国立療養所栗生楽泉園開設（所長 / 古賀嘉一，定員15人） • 日本学術振興会設立 • 陸軍軍医学校が防疫研究室（石井機関の中枢）を新設，石井，部員となる • 背陰河に「東郷部隊」発足	• E. コックス（Cox）が『白いアメリカ―世界的な視点から見た米国の人種問題』（*White America: The American Racial Problem as Seen in a Worldwide Perspective*）を発刊 • 3/22-23 第3回国際優生学会議（於：ニューヨーク） • 公衆衛生局によるタスキギー梅毒実験を開始，ジョージア州の黒人男性を対象とし，1972年まで続く • 全米断種手術数16066件
1933	昭和8	• 2/ 第65回帝国議会に初めて「民族優生保護法案」提出 • 池田林儀「京城日報」主筆兼編集局長招聘 • 6/ 日本民族衛生学会，優生結婚相談所を白木屋に開設する • 10/ 内務省の人口問題研究会，財団法人となる • 11/14−12/17 日本民族衛生学会，日本赤十字社と共催で結婚衛生展覧会開催（芝公園赤十字博物館） • 齋藤茂三郎「優生學的減種の合法性について」（*Human Sterilization*）（『民族衛生』2巻2号188-198頁），ドイツにも送られた	• 人類改善財団が『人間の断種』（*Human Sterilization*）というパンフレットを出版し，国内外に広く配布 • アメリカ精神薄弱研究協会は発達障害学会（American Association on Mental Deficiency）に改称
1934	昭和9	• 1/ 第65議会に日本民族優生保護法案提出（荒川・池田秀雄）するが審議未了 • 4/2−3 日本民族衛生学会第3回学術大会開催（東大工）永井潜特別講演「断種法の反対に反対する」 • 日本の民族衛生学会，断種法を起草 • 5/24 ブラジルが優生学に基づき日本人移民数を厳しく制限する法律を制定 • 11/ 第5回日本癩学会（会長 / 村田正太，演題	• C. ダヴェンポートが実験進化学研究所所長を退任 • 全米断種手術数20063件

ドイツ	ヨーロッパ	生物学史	西暦
•6/6　ナチス的プロテスタントのドイツ的キリスト者信仰運動が「無能者・低価値者から民族を守ること」を含む基本原則を採択 •7/2　プロイセン州保健審議会［委員：K. ボンヘッファー(Bonhoeffer) ほか］が採択した「自発的な優生断種」の立法化を求める原則に従って，プロイセン断種法案が作成された •内国伝道の優生問題常設委員会は同法案への賛成を表明		•O. ワーブルグと W. クリスチャン（Christian）がフラビン酵素を発見 •M. ノル（Knoll）と E. ルスカ（Ruska）が電子顕微鏡の原型を考案した •F. ゼルニケ（Zernike）が位相差顕微鏡を開発	**1932**
•1/30　ヒトラーを首相とするナチス政権の成立 •6/1　失業者減少法：女性の仕事を無職の男性に譲る •同日：「結婚貸付金助成法」好ましい人種の若者に助成金を提供 •7/14　遺伝病子孫予防法（強制断種を含むナチス断種法）制定（1934 年 1/1 施行） •7/14 と 9/29「帝国世襲農場法」「ドイツ農民新形成に関する法」制定 •8/30　カトリック司教協議会が遺伝病子孫予防法反対を決議 •11/3　ドイツ政府とカトリック司教団とは一定の免除項目（隔離，生命の危険，10 歳未満）をもって遺伝病子孫予防法に合意 •11/24　危険常習犯罪者法制定，去勢を認める •12/　プロテスタント系のヴェストファーレン地区告白教会が遺伝病子孫予防法賛成を決議	•ヴァチカン：5/12-13 ローマ教皇庁の新聞『オッセルヴァトーレ・ロマーノ』が「危険な優生計画」を非難	•A. ティセリウス（Tiselius）が電気泳動によって物質の分離方法を開発	**1933**
•1/　カトリック司教協議会の議長 A. ベルトラム（Bertram）枢機卿が説教壇告知で，断種の申請は許されないと強調 •5/31　プロテスタント系の告白教会が「バルメン宣言」を発表し，ナチズムを批判 •カトリック系社会福祉の『カ	•典：5/18　スウェーデン断種法制定（遺伝病者ではなく，精神病者・精神発達障害者を対象にした） •第 11 回国際優生学連盟大会（於：チューリヒ）の決議：欧米諸国に優生政策の採用を勧め，	•H. バウワー（Bauer）が唾腺染色体は多糸染色体であることを発見 •反遺伝学を掲げたルイセンコ学説が出される	**1934**

西暦		日　　本	米　　国
		92，大阪） • 11/22，12/21　保健衛生調査会の民族衛生に関する特別委員会にて優生法案を審議	
1935	昭和10	• 2/　日本民族優生保護法案上程　審議未了 • 3/　内務省，ハンセン病患者一斉調査（1万5371人） • 10/　国立療養所星塚敬愛園設立（園長/林文雄，定員300人。沖縄から129人，奄美群島より119人収容）	• ネブラスカ州，すべての該当者に対して精神薄弱者登録と断種証明なき場合結婚証明書は出さないことを法制化した • カーネギー研究所は外部委員会を設置し，優生学記録局による優生学研究を糾弾した • 全米断種手術数23166件 • 生物学者H. マラー（Muller）が『夜の外へ ― 生物学者の見た未来』（*Out of the Night: A Biologist's View of the Future*）で優生政策による社会革命の必要性を断言，社会主義者。ソビエト連邦科学アカデミーなどで遺伝学研究後，1940年米帰国
1936	昭和11	• 2/　内務省は官公立癩療養所長，所属府県衛生課長会議でらい根絶20ヵ年計画を決定 • 7/　日本学術振興会（以下学振）内に国民体力問題考査委員会発足 • 10/　癩療養所長会議，長島事件に鑑み不穏ハンセン病患者取締りに関する陳情書提出・特殊収容所設置，処遇徹底などを内務・司法大臣に建議 • 満州医科大学の田崎亀夫，死刑前の「匪賊」に行った鼠蹊リンパ肉芽腫症の接種実験を論文で発表	• ボストンの精神科医A. マイヤーソン（Meyerson）は不品行や性格的な短所の理由で行う断種手術は信頼に足る科学の根拠がないと主張。 • ドイツのハイデルベルク大学がH. ロフリンの「人種浄化の科学」の活動を評価し，名誉博士号を授与 • 全米断種手術数25403件

ド イ ツ	ヨーロッパ	生 物 学 史	西暦
リタス年報』でF. ケラー（Keller）教授［倫理神学］が民族衛生による人種改良と神の国の拡大を強調	ドイツ代表団はナチス断種法を宣伝 • 諾：ノルウェー断種法制定 • 瑞：G. ミュルダール夫妻（Myrdal）が『人口問題危機』（*Kris i befolkningsfrågan*）で不適格者の断種を奨める		
• 6/26　ナチス断種法を改訂し，断種該当妊婦の中絶を合法化 • 9/15　ニュルンベルク諸法制定：1 帝国公民法：ユダヤ人から国籍以外の諸権利を剝奪。2 血液保護法制定：ドイツ人とユダヤ人の結婚・性的交渉を禁止 • 9/　多子家族児童扶助令が出され，遺伝病のない多子家族に補助金 • 10/18　婚姻健康法制定：婚前の医学検査を義務付け，遺伝病者の結婚を禁止 • 12/12　H. ヒムラー（Himmler）親衛隊長官の主導下にレーベンスボルン協会が設立され，優秀ゲルマン民族の増殖を図る • 国際人口学会大会（於：ベルリン）でナチス系の民族衛生学者たちの宣伝活動が成果を収める • O. フェルシュアー（Verschuer）がフランクフルトの遺伝生物学研究所の所長就任	• 仏：フランスなどカトリック諸国によりメキシコで国際ラテン優生学協会連合（Fédération Internationale latine des sociétés d'eugénique）設立 • 仏：A. カレル（Carrel）『人間，この未知なるもの』（*L'homme, cet inconnu*） • 芬：フィンランドとダンチヒで断種法制定	• E. クレンク（Klenk）がテイ-サックス病は患者の脳に蓄積するガングリオシドが原因と同定 • W. スタンレー（Stanley）がタバコモザイクウイルスの単離と結晶化に成功 • C. ブリッジズが唾腺染色体の遺伝子マップを作成	**1935**
• 5/28　プロテスタントの告白教会がヒトラー宛の建白書において反ユダヤ主義を非難 • 9/　ヒトラーがナチ党大会で，職業婦人よりも多産の専業主婦を民族に有益として称賛 • 9/13　親衛隊ヒムラー長官が親衛隊員は4人以上の子を作るべきこと，子のない親衛隊員夫婦は価値ある人種の養子を迎えるよう要請 • 11/4　ミュンヘンの大司教M. v. ファウルハーバー（Faulhaber）がヒトラーと会談し，断種問題での原則的反対と実際的妥協を示唆	• 12回国際優生学組織連合会議（International Federation of Eugenics Organizations Conference）開催（於：オランダのシェフェニンヘン） • エストニア：断種法制定 • ヴァチカン：8/11　ローマ教皇庁の教理聖省が断種を共通善に反する不正なものとして非難 • 英：自発的安楽死合法協会のもとで法案が国会に提出され，否決される • 英：米国の生物学者H. マラーの本『夜の外	• A. スターン（Stern）がショウジョウバエの体細胞における染色体乗換えを発見 • E. モニス（Moniz）が精神病者にロボトミー手術を施行 • J. ビットナー（Bittner）はマウスの乳癌は母乳を介してビールス様因子によって感染することを発見	**1936**

西暦	日本		米国
1937	昭和 12	• 3/4 第 70 回帝国議会に民族優生保護法案を提出するが，議題とならず • 3/31 母子保護法案公布 • 7/ 学振内の国民体力問題考査委員会に優生学部委員会設置（永井潜委員長就任） • 8/ 第 71 回帝国議会に優生課に関わる建議提出される	• W. ドレーパー（Draper）によるパイオニア財団（Pioneer Fund）が設置され，優生学研究を支援 • 全米断種手術数 27869 件
1938	昭和 13	• 1/11 厚生省誕生・「衛生省」構想をめぐり内務省と陸軍省との間で主導権争いが続く中，その折衷案として誕生した。国民体力の国家管理こそが厚生省の設置の主たる目的，予防局に優生課設置 • 1/25 第 73 回帝国議会に民族優生保護法案提出 • 3/ 国立公衆衛生院設置（ロックフェラー財団の寄付で） • 4/20 予防局優生課が民族衛生協議会開催し断種法制定問題を協議 • 11/16 民族衛生研究会（優生課内）発会趣意書にて遺伝素質の改善による国民の平均素質の向上をめざす	• 1/16 米国安楽死協会（Euthanasia Society of America）設立 • P. ポペノーと E. ガスニー『カリフォルニアにおける 28 年の断種』（*Twenty-eight Years of Sterilization in California*）1939 年増版 • 全米断種手術数 30690 件
1939	昭和 14	• 731 部隊，陸軍科学研究所・関東軍技術化学兵器班と合同で化学兵器の人体実験 • 6/18 第 2 回民族衛生協議会にて満場一致で「断種法」の制度が可決 • 池田林儀「報知新聞」編集局長 • 7/28 厚生大臣諮問機関として国民体力審議会発足（保健衛生調査会・体育運動審議会・国民体力管理制度調査会を統合），国民体力管理法と優生断種法案の提出準備が目的 • 8/ 国立人口問題研究所設立 • 10/ 国立癩療養所東北新生園設立（園長，鈴木立春，定員 400 人） • 12/ 第 2（民族優生法案）特別委員会答申案	• カーネギー財団は優生記録局を閉鎖 • 優生記録局は遺伝記録局と改名され，記録はミネソタ大学のダイト研究所に保管（現在アメリカ哲学協会に） • 全米断種手術数 33035 件
1940	昭和 15	• 3/15 「癩予防法中改正案」が政府提出される。現行「癩予防法」を改正し断種可能とする法案であるが審議未了により不成立	• この年までに『遺伝学ジャーナル』における優生学の記事は 235 件，（『サイエン

ドイツ	ヨーロッパ	生物学史	西暦
• E. バウルら『人類遺伝学と民族衛生』(*Menschliche Auslese und Rassenhygiene*) 発刊	へ―生物学者の見た未来』が出版(米国1935年参照)		
• 3/14 ナチズムの人種崇拝を激しく非難し，神から与えられた人権の不可侵性を強調するローマ教皇ピウス11世のドイツ語回勅「深き憂慮に満たされて」(Mit brennender Sorge) がヴァチカンで作成され，21日に発表 • A. ヒトラーがラインラント雑種（独人と仏黒人兵士間の子ども）の断種命令を出す	• 第1回ラテン優生学会議（Premier Congrès latin d'engénique）（於：パリ） • 国際人口会議（於：パリ）でナチの科学者と彼らを批判する者との間に人種に関する激しい対立が生じた	• T. ドブジャンスキー（Dobzhansky）が『遺伝および種の起源』(*Genetics and the Origin of Species*) を出版 • A. ブレイクスリー（Blakeslee）と A. アベリー（Avery）がコルヒチンによる倍数体作成に成功 • P. ゴーラ（Gorer）が実験用マウスで組織適合性抗原を発見	**1937**
• 3/13 ドイツはオーストリアを併合 • 11/9-10「水晶の夜事件」(ナチス突撃隊の扇動でドイツ全土のユダヤ人商店などの破壊，暴行)		• A. マクリントック（McClintock）は染色体の架橋－切断－融合－架橋サイクルについて記述 • E. エリス（Ellis）と M. デルブリュック（Delbrück）がファージの生活史を解明 • 薮田貞治郎がジベレリンの結晶化	**1938**
• 8/18 内務省が全国の医師・助産婦に3歳以下の重度障害児の申告を義務付け，やがて約5000人の幼児が殺される（「子供の安楽死」） • 10/ 9/1付けでヒトラーの署名した秘密安楽死作戦委任状が医師 K. ブラント（Brandt），総統官房長官の P. ブーラー（Bouhler）に手渡される（不治とみなされた精神病者，知的障害者を多数殺害。暗号名「T4作戦」)。開発されたガス殺はユダヤ人虐殺に転用された。安楽死作戦実施以降も断種政策は縮小して続行 • 10/28 親衛隊長官ヒムラーが婚外子出産の許可状を親衛隊全員に送付		• W. エンゲルハルト（Engelhardt）と M. リュビモヴァ（Lyubimova）がミオシンの ATP アーゼ活性を発見 • A. ティセリウスと E. カベイト（Kabat）が抗体は血清のγグロブリンであることを示した • E. クナップ（Knapp）と H. シュライバー（Schreiber）が突然変異をひきおこす紫外線の効力は核酸の吸収スペクトルに一致することを発見	**1939**
• 7/9 内国伝道中央委員会副議長 P. ブラウネ（Braune）牧師がヒトラー宛建白書で安楽死作	• ヴァチカン：12/2 ローマ教皇庁の教理聖省がナチの非生産的生命の	• H. フロリー（Florey）と H. チェイン（Chain）がペニシリンの抽出と精製に成功	**1940**

西暦		日　本	米　国
		• 5/1　国民優生法制定（1941 年 7/1　施行）: 任意断種のみ許容，強制断種の条項は凍結 • 5/　山内豊紀ら，731 部隊にて 20 人の中国人捕虜にコレラワクチン投与実験を実施 • 11/　厚生省ハンセン病患者一斉調査（1 万 5763 人）	ス』には 1940 年までに 40 件）となり，米国優生学の中心的な学術雑誌となる • P. ポペノー『現代の結婚』（*Modern Marriage*）新版 • 全米断種手術数 35878 件
1941	昭和 16	• 1/-2/　谷村一治軍医少佐ら「駐蒙軍冬季衛生研究」実施，8 人の中国人捕虜を虐殺 • 2/　回春病院が閉鎖されて，患者 58 人が九州療養所に収容される • 5/　ハンセン病患者の集住地，草津湯ノ沢部落解散式，患者全員楽泉園に収容 • 6/　731 部隊の安達実験場でペストノミ爆弾の人体実験が行われる • 7/　公立療養所 6 カ所，国立移管となり多磨全生園・松岡保養園・邑久光明園・大島青松園・菊池恵楓園・宮古南静園と改称 • 11/　日本軍，常徳を生物兵器で攻撃 • 11/-12/　精神病院院長事務打合会で国民優生法施行に関する件について指示事項 • 12/　日本軍，真珠湾・コタバル・香港を攻撃。太平洋戦争はじまる	•『レディース・ホーム・ジャーナル』（*Ladies Home Journal*）にてポペノーの結婚相談コラムを初掲載 • R. ジョンソンは9つの性格特徴をはかる検査（Johnson Temperament Analysis）を作り，結婚カウンセリングで使用 • A. モンターギュ（Montagu）は『遺伝ジャーナル』において人種という概念は「無意味」であると主張 • 全米断種手術数 38087 件
1942	昭和 17	• シンガポールに 9420 部隊が設置される • 5/-8/　日本軍，浙贛作戦で生物兵器を使用 • 8/　731 部隊長が石井から北野政次に交代 • 12/　治癩薬セファランチン治療開始（1945 年使用中止） • 731 部隊青酸ガスの人体実験で捕虜を虐殺 • 満州医科大学解剖学教室で「最も新鮮にして健康なる北支那人成人男性脳」を用いた人類学的研究を実施（～ 1943 年）	• アメリカ産児制限連盟（American Birth Control League）は米国家族計画連盟（Planned Parenthood Federation of America）に改名 • 9/14　E. ガスニー死去，人類改善財団が解体
1943	昭和 18	• 4/　奄美和光園，大島三方村に設立（園長 / 保田耕。開園式 1944 年 3/。定員 100 人） • 731 部隊で 50 人の中国人捕虜にチフスワクチン実験 • 731 部隊安達実験場で炭疸爆弾人体実験	

ドイツ	ヨーロッパ	生物学史	西暦
戦の中止を要請 • 7/25　内国伝道の福祉施設ベーテル（入所者約 3000 人）の役員会が施設長 F. v. ボーデルシュヴィング（Bodelschwingh）牧師の指導下に安楽死命令への不服従を決定	殺害を非難	• 福田宗一がカイコ前胸腺とアラタ体による脱皮と変態を解明	
• 8/3　ミュンスター司教 C. v. ガーレン（Galen）が説教壇から安楽死作戦を激しく非難。前月に検察と警察に同趣旨の告発状を提出 • 8/24　ヒトラーは安楽死作戦の中止を指示する一方，内密に続行 • 11/　プロテスタントの教会指導者会議がヒトラー宛建白書でユダヤ人殺害と精神病者殺害に抗議	• 仏：ユダヤ問題総監督局（Commissariat général aux questions juives）設立 • 仏：フランス人間問題研究財団［カレル財団］（Fondation française pour l'étude des problèmes humains）創設 • 典：スウェーデン断種法が改訂され，犯罪者，不適格者，反社会的な者が対象に含まれる	• G. ビードル（Beadle）と E. テータム（Tatum）がアカパンカビを用いて一遺伝子一酵素説を発表 • A. クーン（Coons）らは蛍光免疫組織法を開発 • K. マター（Mather）はポリジーンを発見 • F. リップマン（Lipmann）が高エネルギーリン酸化の概念を提唱	**1941**
• 2/ ナチス幹部がヴァンゼー会議でヨーロッパ・ユダヤ人の根絶（ユダヤ人問題の「最終解決」）を策定 • 7/　ヒトラーがドイツ軍人と占領地の女性との間に生まれた子の保護を命令し，レーベンスボルンは占領地 5 カ国に産院や児童施設を設置（好ましい孤児も収容） • レーベンスボルンとナチス民族福祉団はポーランドの孤児を本国に送り，異民族幼児の「ドイツ化」を図る • ノルウェーにレーベンスボルンの産院 5 カ所，児童養護施設 3 カ所を開設し，優秀北方人種の増殖を図る	• 仏：12/16　母体・新生児の保護に関する法律制定，婚前検診の義務化 • 英：J. ハクスリー（Huxley）『進化──新しい総合』（*Evolution: the Modern Synthesis*）	• F. ストラウブ（Straub）がアクチンを発見 • R. ショーエンハイム（Schoenheime）は同位元素を使って，代謝や代謝回転などを理論化した • S. ルリア（Luria）と T. アンダーソン（Anderson）がビールスの電子顕微鏡写真撮影に成功 • G. スネル（Snell）は近交系ネズミを作成し，移植拒否の遺伝を研究	**1942**
• 7/16 ヴュルテンベルク州教会の T. ヴルム（Wurm）監督がヒトラーに建白書を送り，ユダヤ人殺害を非難し，神から与えられた人権の不可侵性を強調 • 9/ この時点までのレーベンスボルンの全産院での出産数は約 5000 人，終戦まで出産数合計		• A. クラウド（Claude）はリボソームを発見 • G. ファジェット（Faget）はハンセン病特効薬プロミンを発見 • S. ワクスマン（Waksman）らがストレプトマイシンを発見	**1943**

西暦	日本		米国
1944	昭和19	• 12/ 国立駿河療養所設立（軍事保養院主管の傷痍軍人癩療養所（所長，高島重孝。1945年6/ 開所）	
1945	昭和20	• 5/-6/ 九州帝国大学医学部の石山福二郎教授ら，8人の米軍捕虜に実験手術を行い殺害 • 8/6 米軍，広島に原爆投下 • 8/9 米軍，長崎に原爆投下 • 8/15 日本敗戦 • 9/-10/ 米陸軍化学戦部隊のM. サンダース軍医中佐，来日し日本軍の生物兵器開発について調査，GHQ，石井とその研究者たちに戦犯免責を保証 • 10/ 選挙法改正，ハンセン病患者参政権を取得	
1946	昭和21	• 4/ 東大薬学科石館守三教授，ハンセン病の特効薬プロミン合成に成功。多磨全生園と東大皮膚科で試用 • 11/「国立癩療養所」が「国立療養所」に改称 • 12/ ニュルンベルク国際軍事法廷で「医師裁判」始まる	• 施設においてハンセン病患者が選挙権を得た • ニューヨーク州で1776名の医師による自発的安楽死合法化委員会が設立
1947	昭和22	• 1/ プロミン治験開始（長島愛生園） • 4/ プロミン治験（多磨全生園） • 5/3 裁判所法施行法第1条「明治23年法律第106号，大正2年法律第9号，昭和10年法律第30号，昭和13年法律第11号及び違警罪即決例はこれを廃止する」 • 7/ 吉富製薬プロミン発売。全国ハンセン病患者，プロミン予算獲得闘争委員会を結成し予算化を首相，厚生大臣，衆参厚生委員会に陳情 • 9/ 栗生楽泉園，「特別病室」糾弾事件起こる。栗生楽泉園患者，特別病室の廃止を主張し，国会，政府に受け入れられる	
1948	昭和23	• 7/13「優生保護法」制定（9/11施行）。強制断種・強制中絶を含む。身体的・経済的理由，強姦理由の中絶を合法化，対象疾患にハンセン病を含む。胎児条項なし（障害胎児を理由とする中絶は	• P. ポペノーらが『結婚へ向けて』(*Looking Toward Marriage*)を出版

ド イ ツ	ヨーロッパ	生 物 学 史	西暦
約 1 万人 • 10/17　古プロイセン合同告白教会総会が老人・患者・異人種の殺害への抗議を含む「第 5 戒の解釈」を採択		• S. ルリアと M. デルブリック（Delbruck）は細菌の突然変異を発見	
• 2/　フランスにレーベンスボルンの産院 1 カ所を開設 • 7/20　軍部内の秘密抵抗組織によるヒトラー暗殺未遂事件		• O. アベリー（Avery）らが遺伝子は DNA であることを実証	**1944**
• 4/30　ヒトラー自殺 • 5/7-8　ナチ・ドイツの降伏。ドイツは米英仏ソの 4 大国に占領される • 10/19　ドイツ福音主義教会（プロテスタント）のシュトゥットガルト罪責宣言 • 11/20　ニュルンベルク裁判開廷（1946 年 9/ まで）。ナチ・ドイツの最高指導者たちが，平和に対する罪，戦争法規に反する罪，人道に対する罪を裁かれる • ドイツ敗戦までの断種被害者数約 40 万人，障害者・精神病者など安楽死作戦犠牲者数約 20 万人，ユダヤ人犠牲者約 600 万人		• E. レーヴィス（Lewis）はショウジョウバエにおいて位置効果を発見	**1945**
• 11/21　ニュルンベルク医師裁判開廷（1947 年 8/20 まで）		• J. レーダーバーグ（Lederberg）と E. テータムが細菌の遺伝的組換えを証明 • F. ブロッホ（Bloch）と E. パーセル（Purcell）がそれぞれ MRI を開発	**1946**
• 8/20　ニュルンベルク医師裁判で医師 K. ブラントは米国のグラントの著書やインディアナ州の断種法を挙げて自己弁護したが，死刑判決（1948 年 6/2 執行） • 同裁判を受けて，被験者の同意を要求するニュルンベルク綱領が制定され，インフォームド・コンセント理念の出発点となる		• K. ポーター（Porter）と A. クロード（Claude）が小胞体（endoplasmic reticura）を命名 • U. オイラー（Euler）はノルアドレナリンが交感神経の伝達物質であることを発見	**1947**
		• A. ボアヴァン（Boivin）らが生物各種において DNA 量は一定であることを提起	**1948**

西暦		日　　本	米　国
		違法)	
1949	昭和 24	• 3/ プロミン獲得運動起こる • 4/ プロミン予算化(5,000万円計上) • 5/ 優生保護法改正,人工妊娠中絶の条件に「経済的理由」および「母性保護のため人工妊娠中絶の適応を拡大する」などが加わる • 6/1 国立遺伝学研究所設立 • 12/ ソ連,関東軍・731部隊・100部隊の将校と下士官をハバロフスクで軍事裁判にかける(ハバロフスク裁判)。米国,共産主義の宣伝にすぎないと批判	
1950	昭和 25	• 断種手術11403件 • 1/ 光田健輔,朝日社会奉仕賞を受ける • 5/ 精神衛生法施行により精神病者監護法(1900年),精神病院法(1919年)廃止	• 施設においてハンセン病患者の結婚が許可された
1951	昭和 26	• 1/ 全国ハンセン病患者協議会(全癩患協)結成(瀬戸3園を除く。発会式は2月20日) • 6/「癩予防デー」を「救癩の日」と改称 • 11/ 光田健輔,文化勲章を受ける • 11/ 参議院厚生委員会ハンセン病に関する件につき,3園長(多磨全生園,長島愛生園,菊池恵楓園)の国会証言	• 2/ M. サンガー(Sanger),アイオワ州デモイン市の人類改善財団のために録音した演説で精神薄弱者の断種を奨励
1952	昭和 27	• 5/ 全癩患協第1回支部長会議開催(多磨),癩予防法改正促進,3園長の国会証言などを協議 • 6/ 藤楓協会発足(癩予防協会を改称,会長/下村宏,理事長/高野六郎) • 10/ 全癩患協,癩予防法改正促進委員会発会式 • 12/ 予防法改正運動の展開を期し事務局機構を拡充,局部長制とし「全国国立療養所ハンセン氏病患者協議会(全患協)」となる(初代局長光岡良二) • 断種手術22424件 • 精神衛生普及会発足,全国精神薄弱児育成会結成	• ロックフェラー3世が人口協議会(Population Council)というNGOを設立し,避妊薬の開発,人口問題政策策定,技術援助を行う • アメリカ医師会がleprosy(癩病)をHansen's disease(ハンセン氏病)に改名 • 6/27 移民国籍法(マッカラン・ウォルター法)出身国割り当て規定は存続
1953	昭和 28	• 1/ 国産DDSによる治療始まる • 6/「らい予防法」改正案,政府より衆議院に提出。全患協各支部は作業放棄,ハンストをもって政府案反対運動を展開 • 8/6 らい予防法改正案,参議院本会議で9項目を付して可決 • 8/15 法律第214号らい予防法制定,施行	• P. ポペノーが『この結婚を救うことができるのか』(*Can This Marriage Be Saved?*)を刊行

ドイツ	ヨーロッパ	生物学史	西暦
		• G. スネルは組織的合性遺伝子概念を提起	
• 5/ ドイツ連邦共和国（西独）の独立 • 10/ ドイツ民主共和国（東独）の独立	• 蘭：オランダ人類遺伝学協会（Nederlandse Anthropogenetische Vereniging）設立	• J. ニール（Neel）は鎌形赤血球貧血症が常染色体劣性遺伝子としてメンデル遺伝をすることを発見 • J. ワイルド（Wild）が超音波検査機を診断に導入 • H. リドレー（Ridley）が眼内レンズの移植に成功 • A. トッド（Todd）が ATP と FAD の合成に成功	1949
	• ヴァチカン：8/12 ローマ教皇ピウス 12 世の回勅「フマーニ・ゲネリス」が進化論についての議論を容認	• A. マクリントック（McClintock）がトウモロコシの転移因子を発見 • B. シャルガフ（Chargaff）はどの生物種も DNA の含量は異なるが，種内では組織が違っても A と T，G と C は当量ずつあることを発見	1950
	• 丁：社会省担当官 N. バンク-ミケルセン（Bank-Mikkelsen）が知的障害者の親の会で「ノーマライゼーション」というスローガンを提唱	• G. ゲイ（Gey）がヒトの不死化細胞系統 HeLa cell を樹立 • Y. チバ（Chiba）はフォイルゲン染色によって葉緑体に DNA があることを発見	1951
• 西独はイスラエルとの間にルクセンブルク協定を結び，ナチス時代のユダヤ人犠牲者への補償を開始する		• R. ブリッグズ（Briggs）と T. キング（King）がカエル除核卵に胞胚細胞核を移植 • J. ソーク（Soak）が小児麻痺ワクチンを開発 • 団ジーンらが精子の先体反応を発見	1952
• 西独で連邦補充法の制定：ナチスによる政治的・信仰的・経済的迫害犠牲者への補償を始める		• J. ワトソン（Watson）と F. クリック（Crick）が DNA 二重螺旋モデルを提起 • F. サンガー（Sanger）らはインシュリンの全アミノ酸配列を決定 • R. ブンゲ（Bunge）と J. K. シャーマン（Sherman）	1953

西暦	日本		米国
1954	昭和29	• 第 1 回全国精神衛生相談所長会議 • 1/ 生活保護法による国の負担額軽減阻止に成功 • 7/ 厚生省，在宅精神障害者の実態調査実施 • 9/ 精神衛生法一部改正行われる	• *Eugenical News* が *Eugenics Quarterly* と改名する
1955	昭和30		• カッター（Cutter）事件（ポリオのソークワクチンによる事故）カッター社製のワクチン投与者 204 名にポリオウィルス 1 型が感染し，12 名が死亡
1956	昭和31	• 4/「ローマ宣言」に藤楓協会浜野規矩雄常務理事，多磨全生園林芳信園長，大島青松園野島泰治園長出席 • 4/ 厚生省に精神衛生課設置 • 7/ 厚生省，在宅精神障害者の実態調査実施 • 中国，日本人戦犯を軍事裁判にかける（731 部隊幹部の被告は 1 人のみ） • 日本人類遺伝学会創立，国際遺伝学会会議開催（於東京・京都）	
1957	昭和32	• 8/ 長島愛生園光田健輔園長退官 • 11/ 沖縄，優生手術を受けなくても所内結婚が許可される	• 10/22 サルゴ（Salgo）判決，インフォームド・コンセントの表現が公的場面で最初に登場
1958	昭和33		
1959	昭和34	• 2/ 東京精神病病院協会准看護学院（甲府市）知事より准看護婦養成所として指定 • 5/ 日本精神科看護協会発足（於国立武蔵療養所） • 精神衛生相談所運営要領につき厚生省通達 • 10/ 国民年金制度施行で福祉年金，ハンセン氏病療養所患者に適用される（11/ より支給開始）	• P. ポペノーと K. ベーレス（Bayless）が『離婚を避ける 17 対策』(*Divorce—17 Ways to Avoid It*) • アメリカ精神薄弱会は「精神薄弱」(feeblemindedness) を

ドイツ	ヨーロッパ	生物学史	西暦
		がヒト凍結精子で人工授精児の出産に成功	
		• A. アリソン（Allison）は鎌形赤血球遺伝子ヘテロ個体がマラリア感染に対して強い事実を発見 • 長野泰一と小島保彦がインターフェロンを発見	**1954**
		• S. ベンザー（Benzer）はT4ファージの微細構造を解明 • S. オチョア（Ochoa）とA. コーンバーグ（Kornberg）がRNAの人工合成に成功 • C. ド・デゥヴ（De Duve）が加水分解酵素を含む細胞内小胞（リソソーム）を発見	**1955**
• 西独の連邦補充法を連邦補償法と改名	• 伊：4/　ハンセン病患者の保護及び社会復帰に関する国際会議（於：ローマ）差別待遇の撤廃，早期発見と早期治療の必要，隔離主義の是正，社会復帰援助の必要など決議	• J. ティジョ（Tjio）とA. レバン（Levan）がヒトの2倍体染色体数は46本であることを明示 • A. コーンバーグがDNA合成酵素で人工DNAを作成 • T. パック（Puck）がヒトの細胞培養に成功	**1956**
• 西独で連邦償還法の制定：ナチ・ドイツで没収されたユダヤ人財産の返却・賠償を開始 • 10/1　睡眠薬サリドマイドを発売，1961年に催奇性を疑うレンツ警告後欧州市場から姿を消す		• J. テイラー（Taylor）らはオートラジオグラフィー法で遺伝子が半保守的複製を行うことを証明 • V. イングラム（Ingram）が鎌形赤血球症は1個のアミノ酸のみが異なることを報告	**1957**
• 12/　西独のルートヴィヒスブルクにナチス犯罪追及センターが開設され，ユダヤ人虐殺，精神病者安楽死を含むナチス犯罪容疑者の追及，訴追を担当する			**1958**
	• 丁：施設に隔離された障害者のための「ノーマライゼーション」法律 • 典：1922年に創設された民族生物学研究所は医学遺伝学部（Institutionen	• J. ルジュヌ（Lejeune）らがダウン症は21番染色体のトリプレットであることを発見 • C. フォード（Ford）らがターナー症候群の染色体型	**1959**

西暦	日　本		米　国
			「精神遅滞」(mental retardation) と改称
1960	昭和 35	•高等学校学習指導要領保健体育編にて「母子衛生，家族計画，国民優生」が指導項目に上る •11/ 第1回指定精神病院長協議会開催（東京）	•ハンセン病患者の強制的な収容を中止 •6/20 経口避妊薬（ピル）の認可
1962	昭和 37	•8/ 精神病院ソーシャルワーカー連絡協議会発足 •12/ 全患協，「らい予防法改正研究委員会」結成	
1965	昭和 40	•精神衛生センターの設置，保健所業務に精神衛生が加わる •4/ 精神衛生法改正（通報や入院制度の強化） •8/18 母子保健法制定（1966年1/1施行）	•10/3 移民国籍法（ハート・セラー法）出生国に基づく割当てを設定した1924年の移民制限法廃止
1967	昭和 42	•地域精神医学会設立 •12/ 薄弱者に対する職場適応訓練実施につき労働省通達	•6/12 米国最高裁判所は「ラヴィング対ヴァージニア州訴訟」(Loving v. Virginia) において満場一致で異人種間の結婚制限は違憲であると判決 •治療制限を希望する生前遺言書（Living Will）が作成された

ドイツ	ヨーロッパ	生物学史	西暦
	för medicinsk genetik）としてウプサラ大学の一部となる	はXOであることを明らかにした • P. ジャコブス（Jacobs）とJ. ストロング（Strong）がクラインフェルター症候群はXXY型であると報告 • K. マックラン（McQuillen）らはリボソームがタンパク質合成の場であることを証明	
		• P. ドーティ（Doty）らがDNA二本鎖は一本鎖に解離し再結合しうることを立証 • U. クレヴァー（Clever）とP. カールソン（Karlson）がエグダイソンを加えて多糸染色体のパフを制御	**1960**
		• S. コーエン（Cohen）は上皮細胞成長因子を発見 • J. ガードン（Gurdon）が除核卵細胞に腸細胞由来の核を注入し，体細胞の核の全一性を証明 • 下村脩らがオワンクラゲの蛍光物質GFPを発見	**1962**
• 7/12　東独でT4医師O. ヘーボルト（Hebold）が終身刑の判決を受ける		• L. ヘイフリック（Hayflick）はヒト肺線維芽細胞の寿命は50回分裂くらいであることを発見 • H. ハリス（Harris）とJ. F. ワトキンス（Watkins）はセンダイビールスを用いてヒトとマウスの体細胞の融合に成功	**1965**
		• C. ジェイコブソン（Jacobson）とR. バーター（Barter）が羊水診断に成功 • V. サリッチ（Sarich）とA. ウィルソン（Wilson）が類人猿とヒトのアルブミンタンパク質を比較し，共通の祖先をもっていたと結論 • C. バーナード（Barnard）が南アで世界初の心臓移植を行う	**1967**

西暦		日　　本	米　　国
1968	昭和43	• 2/ WHO 精神衛生顧問クラーク博士，日本視察報告書を提出 • 中央精神衛生審議会「精神医療体系の現状に対する意見」をまとめる	• 統一死体提供法（Uniform Anatomical Gift Act）がこの年から 1972 年までに全州とコロンビア特別区において採択され，これによれば，胎児の両親のどちらか一方からの承諾が得られれば死亡胎児を研究のために利用することが可能 • F. オズボーン（Osborn）が『人間の遺伝の未来』（*The Future of Human Heredity*）で人類の遺伝改善が人間の最大の願いであり，すべての人はそれを目指して努力すべきであると主張
1969	昭和44	• 精神障害回復者社会復帰センター設置要綱審を中央精神衛生審議会に諮問	
1970	昭和45	• 高等学校学習指導要領の保健体育編で「結婚と優生」を指導項目に提示 • 5/ 日本医師会に優生保護対策委員会設置 • 5/21 心身障害者対策基本法制定（即日施行） • 8/ 日本医師会「優生保護対策についての見解」を発表し改正反対の立場を表明	
1971	昭和46	• 10/21 厚生省人口問題審議会最終答申「最近における人口動態と留意すべき問題点について」（優生対策と保健教育の章あり） • 日本精神神経学会総会にて保安処分制度に反対する決議	•「生殖細胞選択のための保存場所」（Repository for Germinal Choice）という営利的精子バンクがカリフォルニア州のサンディエゴで設立
1972	昭和47	• 5/26 政府・自民党，優生保護法の一部改正案を閣議決定，「経済的理由」の削除と胎児条項（胎児の障害を中絶理由と認める）の導入 • 日本遺伝学会「遺伝相談ネットワーク委員会」設置	• 7/26『ニューヨークタイムズ』紙は，1932 年より 40 年間，アラバマ州の黒人男性に行われた梅毒の自然経過研究「タスキギー事件」を報道
1973	昭和48	• 3/25 日本家族計画連盟，優生保護法改正反対声明 • 3/26 優生保護法改正案の第 71 特別国会再提出を阻止する東京集会 20 団体参加 • 5/12「青い芝の会」抗議文を厚相に渡す • 6/30-7/1 優生保護法改悪を阻止する合同集会 • 8/ 厚生省公衆衛生局改組，地域保健課・結核	• 1976 年までにインディアン衛生局は 3400 人以上の先住民に断種手術をさせた • 連邦政府資金による断種手術の 43％はアフリカ系アメリカ人に行われた • アメリカ優生協会は社会生

ド イ ツ	ヨーロッパ	生 物 学 史	西暦
	• ヴァチカン：7/25 教皇パウロ６世は「人間の生命」(Humane Vitae) を発表，避妊を否定	• 岡崎令治が岡崎フラグメントを発見 • 木村資生が分子進化の中立説を提唱 • M. ニーレンバーグ (Nierenberg) らによりコドン表の完成 • J. クリバー (Cleaver) は色素性乾皮症の患者がDNA 修復酵素量が不足なことを明らかにした • R. ブリテン (Britten) と D. コーン (Kohne) はコット曲線を用いて，反復DNA 配列と非反復DNA 配列の量比を決定する方法を開発	**1968**
• 東独の保健省通達により，女性の生命・健康を理由とする不妊手術のみ許容されるようになる		• J. ゴール (Gall) らが *in situ hybridization* 法を開発	**1969**
		• V. ポッター (Potter) が学際的領域として生命倫理学を提案 • H. テミン (Temin) らが逆転写酵素を発見 • L. マーギュリス (Margulis) が細胞内共生説を提唱	**1970**
		• R. ダマディアン (Damadian) が MRI を医学診断に導入 • C. メリル (Merril) らはガラクトース血症患者培養繊維芽細胞の遺伝子治療に成功	**1971**
• 東独では，12 週以内の中絶が理由のいかんを問わず認められるようになる • 西独の去勢法により，異常な性欲の抑止を理由とする去勢が本人の同意を条件に認められるようになる		• P. ボイヤー (Boyer) らが制限酵素 (EcoR1) の分離 • S . グールド (Gould) と N. エルドリッジ (Eldredge) は，生物進化の断続平衡説を提唱	**1972**
	• 捷：ロマを断種する対策が始まる	• S. コーエン (Cohen) と P. ボイヤーが大腸菌を使った初の遺伝子組み換えに成功 • S. オロヴニコフ (Olovnikov) は細胞老化に関するテロメア仮説と癌と	**1973**

西暦	日　　本		米　　国
		成人病課・保健情報課・難病対策課を設置（防疫課・検疫課・特定疾患対策室など廃止）	物学の研究協会（Society for Study of Social Biology）に改称 • ロー対ウェイド（Roe v. Wade）判決，人工妊娠中絶が合法化
1974	昭和49	• 5/16　優生保護法改正案，衆議院社会労働委員会で審議再開 • 5/24　優生保護法改正案衆議院本会議で修正・可決 • 6/3　同改正案，参議院審議未了で廃案	• 尊厳死協会（Society for the Right to Die）の設立 • コネティカット州で初のホスピスが開設した
1975	昭和50	• 保健所における精神障害回復者社会復帰相談指導事業の実施 • 5/「第1回太平洋精神医学会議」（メルボルン）に参加	• 全障害児教育法（Education for All Handicapped Children Act）通過（1977年10/1 発効）「無償で適切な公教育」奉書 • クインラン（Quinlan）事件，回復見込みなき患者の「死ぬ権利」を求め患者の両親が提訴。1976年最高裁は人工呼吸器停止を容認
1976	昭和51		
1978	昭和53	• 高校学習指導要領の保健体育編から「優生」に関する項目が削除される	
1979	昭和54	• 米「被験者保護のための倫理原則およびガイドライン」（通称ベルモント・レポート）が発表されるが，日本ではこれに相当する研究倫理の原則が定められていない	• 8/31　カリフォルニア州断種法が州議会によって廃止
1980	昭和55	• 9/25 朝日新聞に「強制隔離に償いを 無菌の元患者を診療 差別と誤解に闘う姿勢」と差別に立ち向かう記事が掲載される • 10/2 毎日新聞に「作ろう人間回復の橋」という見出しで園田直厚生大臣が長島架橋を快諾したと報じられる	• 自由人種協会ヴァージニア州支部は州立施設で強制的に断種された女性のために州に対して集団訴訟を起こした • 米国最高裁判所は遺伝子操作された微生物の特許を認めた。General Electric Co. は，A. チャクラバーティ（Chakrabarty）により遺伝子組換え微生物の

ドイツ	ヨーロッパ	生物学史	西暦
		テロメアの関係を示唆 • P. ラウターバー (Lauterbur) が MRI を発明	
		• N. ジェーン (Jerne) がイディオタイプネットワーク説を提唱	**1974**
	• 瑞：1934~1975 年の間に 63000 人が断種，うち 90%が女性	• 岡崎令治が DNA の不連続複製のプライマー RNA を発見 • G. ケーラー (Köhler) によってモノクローナル抗体法の確立 • モンサント・カンパニーが遺伝子組み換え技術の研究開発に着手 • アシロマ会議を開催し，遺伝子組換え技術のガイドラインを決める	**1975**
• 西独刑法第 218 条の改正により，身体的・社会的・犯罪的（強姦）理由による妊娠中絶が許容されるようになる（12 週以内)。出生前診断による中絶（胎児条項）も可能となる（22 週以内)。しかし後者は 1995 年に削除された			**1976**
	• 英：7/25　初の「試験管ベビー」L. ブラウン (Brown) が体外受精によって誕生	• E. ルイス (Lewis) がホメオテック遺伝子群とその役割を発見	**1978**
• 7/　西独の刑法改正でナチス犯罪の時効を廃止。ユダヤ人虐殺，安楽死作戦などは永久に追及されることになる		• R. ワインバーグ (Weinberg) らにより細胞性癌遺伝子 (c-onc) の発見	**1979**
• 5/　ドイツ保健学会（ベルリン）で「ナチス医学—タブーの過去か，不可避の伝統か」と題するシンポジウムが催され，ナチス優生政策の実証的研究が始まる • 10/　西独政府は連邦補償法を補完する苛酷緩和規定を作り，ナチス強制断種の生存被害者な		• 天然痘絶滅宣言 • J. ゴードン (Gordon) らが受精卵に遺伝子を導入してトランスジェニックマウスを作成	**1980**

西暦	日本		米国
			特許を取得
1982	昭和57	• 老人保健法制定	
1983	昭和58	• 公衆衛生審議会精神衛生部会に「緊急精神医療対策専門委員会，アルコール関連問題対策専門委員会」の設置 • 日本産科婦人科学会「体外受精・胚移植に関する見解」，体外受精は夫婦間に限るとして卵子提供は認めないとする（2006 年改訂）	
1984	昭和59	• 3/26　ヒト胚の法的地位について，国会質疑の中で法務省民事局参事官が公式見解	
1985	昭和60	• 3/　日本産科婦人科学会が会告「ヒト精子・卵子・受精卵を取り扱う研究に関する見解」を発表 • 9/　厚生省健康政策局医事課編『生命と倫理について考える—生命と倫理に関する懇談報告書』	• ハンセン病患者に治療費の無料化が実現,「拘留」という言い方がなくなり，医者，看護師の給料は 1.25 倍に減額
1986	昭和61	• 11/　第 4 回国際家族計画連盟世界総会開催　於東京	
1987	昭和62	• 9/26　精神衛生法を「精神保健法」と改称（1988 年 7/1 施行）（患者の人権と社会復帰の明文化）	• アメリカ発達障害協会（American Association on Mental Deficiency）はアメリカ精神遅滞協会（American Association on Mental Retardation）に改称
1988	昭和63	• 日本生命倫理学会発足	

ドイツ	ヨーロッパ	生物学史	西暦
どに各5,000マルク（邦貨約50万円）の苛酷緩和給付を行う			
		• S. プルシナー（Prusiner）がプリオンタンパク質を精製 • T. セック（Ceck）らはRNAの触媒的機能を発見，リボザイムと命名	**1982**
		• L. モンタニエ（Montagnier）らがHIV-1の単離に成功 • T. デューエル（Deuel）がSV40の癌遺伝子が血小板増殖因子であることを発見	**1983**
		• J. ギッシャー（Gitschier）らが血友病遺伝子をクローニング • A. ジェフリーズ（Jeffreys）は，DNA鑑定法を発案した	**1984**
• 5/8　西ドイツ大統領R. v. ヴァイツゼッカー（Weizsäcker）が敗戦40周年の国会演説でナチス支配によるユダヤ人迫害，異民族虐殺，断種，安楽死命令などの不正と暴虐を謝罪（*Zum 40. Jahrestag der Beendigung des Krieges* 邦訳『荒れ野の40年』）		• K. マリス（Mullis）がポリメラーゼ連鎖反応PCRを開発 • B. ボイトラー（Beutler）らは腫瘍壊死因子TNFαの単離に成功 • B. マーシャル（Marshall）らが胃潰瘍の原因・ピロリ菌を発見	**1985**
		• R. ダルベッコ（Dulbecco）が癌研究のためのヒトゲノム解読計画提案	**1986**
• 2/　西独で安楽死・強制不妊手術被害者連合会が結成され，6月に連邦議会で初の公聴会が開かれた		• 米国エネルギー省がヒトゲノム解読計画を発表 • M. カペッキ（Capecchi）らが遺伝子ターゲッティング法を確立	**1987**
• 6/　西独連邦議会で決議の採択：ナチス時代の遺伝病子孫予防法による強制不妊手術を不正として確認し，被害者と親族に敬意と同情を表明		• J. ワトソン（Watson）に呼応し「ヒトゲノム国際機構」設立 • L. ハートウェル（Hartwell）らにより細胞周期チェックポイント概念が提案 • C. ニュスライン=フォルハルト（Nüsslein-Volhard）らがショウジョウバエの頭尾軸決定因子BICOIDを発見	**1988**

西暦		日本	米国
1989	平成元	• 厚生省「医薬品の臨床試験の実施に関する基準(旧 GCP)」公布 • 11/ 国内初の生体肝部分移植手術を実施 • 総理府に臨時脳死及び臓器移植調査会設置，1992 年に最終答申を提出	
1990	平成2	• 2/ WHO 慢性精神疾患に関する小委員会ジュネーブ会議に参加 • 2/ 国会は脳死・臓器移植に関する臨時調査会を設置	• 6/4 J. ケヴォーキアン（Kevorkian）医師の手による初の自殺幇助 • 7/26 障害を持つアメリカ人に関する法律（Americans with Disability Act）が制定され，雇用，交通，施設，そして情報について，障害を理由とする差別を禁止 • 10/30 障害者教育法（Individuals with Disability Education Act）
1991	平成3	• 2/ 処遇困難精神障害者の医療に関する海外調査団派遣（欧米）帰国後各地で報告会開催 • 7/ 日本民族衛生学会雑誌『民族衛生』誌上で学会名，誌名への疑問・改名議論が始まる • 大学設置基準の大綱化により，教養としての哲学・倫理学の尊重	
1992	平成4	• 臨時脳死及び臓器移植調査会報告書「脳死及び臓器移植に関する重要事項について（答申）」	
1993	平成5	• 12/3 障害者基本法制定（心身障害者対策基本法の改正）施策の対象に精神障害者が入る「社会を構成する一員として社会・経済・文化とそのあらゆる分野の活動に参加する機会を与えられる」	
1994	平成6	• 9/5-13 カイロで開催の国連国際人口・開発会議で女性障害者安積遊歩が障害者の不妊化を正当化するものとして優生保護法の実態を告発し国際的注目を浴びる • 12/5 日本人類遺伝学会遺伝相談・出生前診断に関する委員会「遺伝カウンセリング・出生前診断に関するガイドライン」 • 遺伝子治療臨床研究に関する指針（厚生省）	• R. ヘレンシュテルン（Herrenstern）と C. マーレー（Murray）がパイオニア基金の援助で『ベル形の曲線』（*The Bell Curve*）を出版。人種と知能の関係を取り上げ，黒人は知能が劣っていると述べる
1995	平成7	• 5/19 精神保健法を「精神保健及び精神障害者福祉に関する法律」と改称（7 月施行） • 9/ 日本人類遺伝学会「遺伝性疾患の遺伝子診断に関するガイドライン」	

ドイツ	ヨーロッパ	生物学史	西暦
• 9/1 福祉施設ベーテルのシオン教会にナチス時代の断種・安楽死犠牲者を追悼するプレートを設置（同施設の断種犠牲者約1000人，安楽死犠牲者約100人）	• 英：優生学協会，ゴールトン協会（Galton Institute）に改称	• P. ナース（Nurse）らがM期促進因子の分子機構を明らかにした • L. ツイ（Tsui）が嚢胞性繊維症の遺伝子を同定した	**1989**
• ナチス強制断種の生存被害者に月額1,000マルク（約10万円）の年金補償を開始 • ナチス安楽死犠牲者（氏名判明の約10万人）の遺族に各5,000マルク（約50万円）を支給 • 4/12 東ドイツ人民議会がはじめてナチス時代のユダヤ人迫害，異民族虐殺に対する謝罪を決議 • 10/3 東西ドイツ統一		• 国際医学協議会が遺伝学的スクリーニングと遺伝子治療に関する犬山宣言を採択 • A. シンクレア（Sinclair）がヒトの雄化遺伝子SRYを決定 • Y. ホロビッツ（Horvitz）らは線虫の形態形成に関わるアポトーシスを引き起こす遺伝子を発見	**1990**
		• R. アクセル（Axel）とL. バック（Buck）が嗅覚の受容器がGタンパク質共役受容体の一種であることを示した • A. ファイア（Fire）らが線虫でRNAが遺伝子発現を干渉することを発見	**1991**
	• ヴァチカン：教皇ヨハネ・パウロ2世書簡，進化論は仮説以上のものと言明	• D. レーン（Rane）らが癌抑制遺伝子P53を発見，その後遺伝性癌リフラウメニ症候群の原因遺伝子であることが判明	**1992**
• 7/ R. v. ヴァイツゼッカー大統領が講演で，出生前診断が障害者排除につながることを危惧する，と述べる		• R. リー（Lee）らがmiRNAによる遺伝子発現制御機構を発見し，非コードDNA領域の機能解明へと進む	**1993**
	• 英：7/5 世界初の哺乳類体細胞クローン羊ドリー（Dolly）誕生（6歳で死亡）	• N. キム（Kim）らは癌細胞にはテロメラーゼ活性があることを示した • Y. ミキ（Miki）らは遺伝性乳癌遺伝子をクローニング	**1994**
		• R. シェリングトン（Sherrington）らが家族性アルツハイマー症の原因遺伝子を明らかにする	**1995**

西暦		日　　本	米　国
1996	平成8	• 3/25　菅厚生大臣が「らい予防法」の見直しの遅れと優生手術を受けた患者に対し反省とお詫びを表明 • 3/31　らい予防法廃止。国会の衆参両厚生委員会は付帯決議でハンセン病患者・家族に謝罪 • 4/　第 69 回日本らい学会総会で「らい」を「ハンセン病」に改称，名称も日本ハンセン病学会となる • 4/1 「らい予防法の廃止に関する法律」施行，優生保護法の「癩疾患」に関する条文削除 • 6/18　母体保護法成立，「不良な子孫の出生を防止し」などの優生条項削除 • 6/26　優生保護法の一部を改正する法律が公布	
1997	平成9	• 3/27　医薬品の臨床試験の実施の基準に関する省令（GCP）（厚生省） • 7/16「臓器の移植に関する法律」制定（2009 年改訂） • 9/16　障害者・女性 17 団体と有志が強制断種の謝罪・補償を求める要望書を厚生省に提出。厚生省母子保健課は要望を拒否 • 11/　日本キリスト教団，ハンセン病に関わる謝罪表明	• 国立ハンセン病療養所がルイジアナ州のバトンルージュ市に移動 • 10/27　オレゴン州で医師による自殺幇助が合法化
1998	平成10	• 7/31　ハンセン病元患者 13 名が熊本地方裁判所に国家賠償請求訴訟を提起	
1999	平成11	• 高等学校学習指導要領改訂により，優生保護法に関する内容も結婚，妊娠，出産に関する内容に変わる • 3/ 日本弁護士連合会「生殖医療技術の利用に対する法的規制に関する提言」 • 5/ 精神保健及び精神障害者の福祉に関する法律一部改正（精神薄弱が知的障害に） • 科学技術会議生命倫理委員会ヒトゲノム小委員会設置	• 4/13　ミシガン州裁で J. ケヴォーキアン医師が末期患者の自殺幇助によって第 2 級殺人で有罪となり投獄された（2007 年 6/1 に仮釈放）
2000	平成12	• 12/6「ヒトに関するクローン技術等の規制に関する法律」制定	
2001	平成13	• 5/11　国賠訴訟で「国のハンセン病隔離政策は違憲」の判決下る（熊本地裁） • 6/　衆参本会議で「深く反省し謝罪の意を表明する」という国会決議採択。厚生労働省で第 1 回ハンセン病問題対策協議会。 • 6/15　ハンセン病補償法成立，元患者に各 800 万円～ 1,400 万円を支給 • 9/　全療協，全入所者を対象に社会復帰希望者	

ドイツ	ヨーロッパ	生物学史	西暦
		• 出芽酵母ゲノムの解読（約1200万塩基，600遺伝子）	1996
		• 国連がヒトゲノム人権に関する宣言 • 枯草菌ゲノムの解読（約400万塩基，4000遺伝子）	1997
• 5/28　ドイツ連邦議会でナチス時代に遺伝健康裁判所が下した強制不妊手術の判決を無効とする法律を採択			1998
	• 英：R. リン（Lynn）「知能と脳の大きさにおける性差—発達理論」（Sex differences in intelligence and brain size: a developmental theory）男性の平均知能指数が女性より4点高いと主張	• ヒト22番染色体ゲノムの解読	1999
• 8/「記憶・未来・責任」財団が発足し，政府と企業の基金で強制労働被害者などへ各数十万円の補償を開始	• ヴァチカン：3/12　ローマ教皇ヨハネ・パウロ2世が教会や信徒が反ユダヤ主義に深くかかわったとして，罪責を告白	• ショウジョウバエ，シロイヌナズナのゲノムの解読	2000
	• 英：R. リン『優生学—再評価』（*Eugenics: A Reassessment*）優生学の批判は激しすぎて，考え直す必要があると主張 • 蘭：4/10　安楽死法制定（翌年4/2施行）	• B. ドラッカー（Druker）は慢性骨髄白血病特効薬イマチニブの開発成功	2001

西暦		日　　本	米　国
		調査実施	
2002	平成14	• 省庁再編で厚生省は厚生労働省へ • 3/27　遺伝子治療臨床研究に関する指針（文部科学省・厚生労働省） • 6/17　疫学研究に関する倫理指針（同上） • 10/16　ハンセン病問題に関する検証会議発足	• オレゴン州知事は優生政策の被害者に対して謝罪 • ヴァージニア州，断種されたキャリー・バックの記念碑を立て，州知事は州が優生政策に賛同したことを謝罪
2003	平成15	• 臨床研究に関する倫理指針（2004・2008年改訂）	• カリフォルニア州知事は断種に対して謝罪 • ノース・カロライナ州知事は強制断種法を無効にし，被害者と彼らの家族に対して謝罪
2004	平成16	• ヘルシンキ宣言改訂の影響を受け，厚生労働省「臨床研究に関する倫理指針」は被験者への積極的開示を求めた	
2006	平成18	• ハンセン病補償法改正により，旧植民地（台湾，朝鮮）の元患者に各800万円を支給 • 厚生労働省「ヒト幹細胞を用いる臨床研究に関する指針」公布（2010年改正）	• 6/　アメリカ精神遅滞協会はアメリカ精神と発達障害協会（American Association on Intellectual and Developmental Disabilities）に改称
2008	平成20	• 4/　日本学術会議「代理懐胎を中心とする生殖補助医療の課題 —— 社会的合意に向けて」 • 6/11　ハンセン病問題基本法成立（2009年4/1施行） • 厚生労働省「厚生労働科学研究における利益相反（Conflict of Interest）の管理に関する指針」	• 4/30　合同メソジスト教会は年次総会で「優生学支持についての悔悟」（Repentance for Support of Eugenics）という決議を可決

ドイツ	ヨーロッパ	生物学史	西暦
	• 白：5/16　安楽死法国会承認（同年 9/ 施行）	• J. ボンド（Bond）らは大脳の大化遺伝子としてASPM をクローニング	**2002**
		• ヒト全ゲノム解読完了 • 浅島誠らは中胚葉因子としてアクチビンが作用していることを発見	**2003**
		• Y. バーリンスキー（Verlinsky）らはヒト遺伝病 ES 細胞株の樹立	**2004**
	• 英：R. リン『知能における人種差―進化解析』（*Race Differences in Intelligence: An Evolutionary Analysis*）	• 山中伸弥らはマウス皮膚細胞に初期化遺伝子を導入し iPS 細胞作成	**2006**
	• ルクセンブルグ：2/20 医師による自殺幇助と安楽死を合法化	• 山中伸弥らが c-myc を取り除いて発癌リスクを抑制したヒト iPS 細胞を作成した	**2008**

参考文献

阿部良男『ヒトラー全記録――20645日の軌跡』柏書房，2001年

Adams, Mark, ed. *The Wellborn Science : Eugenics in Germany, France, Brazil, and Russia*. New York : Oxford University Press, 1990. 邦訳書：アダムズ，マーク B. 編著，佐藤雅彦訳『比較「優生学」史――独・仏・伯・露における「良き血筋を作る術」の展開』現代書館，1998年

Bashford, Alison and Levine, Philippa, eds. *The Oxford Handbook of the History of Eugenics*. New York : Oxford University Press, 2010.

Björkman, Maria and Widmalm, Sven. “Selling Eugenics : The Case of Sweden,” *Notes and Records of the Royal Society*, 64 (2010), 379-400.

Bromberger, Barbara, u.a. *Medizin, Faschismus und Widerstand*. Köln : Pahl-Rugenstein, 1985.

Calandro, Charles Hilary. “From Disgrace to Dignity : the Louisiana Leper Home 1894-1921.” Masters Thesis at Louisiana State University, 1980.

Carol, Anne. *Histoire de l'eugénisme en France : Les médecins et la procréation XIXe-XXe siècle*. Paris : Éditions du Seuil, 1995.

Engs, Ruth Clifford. *The Eugenics Movement : An Encyclopedia*. Westport, CT : Greenwood Press, 2005.

藤野豊『日本ファシズムと優生思想』かもがわ出版，1998年

藤野豊『「いのち」の近代史「民族浄化」の名のもとに迫害されたハンセン病患者』かもがわ出版，2001年

藤野豊『厚生省の誕生――医療はファシズムをいかに推進したか』かもがわ出版，2003年

藤野豊『近代日本ハンセン病問題資料集成＜戦前編・戦後編＞解説・総目次』不二出版，2004年

藤野豊他『近代日本ハンセン病問題資料集成＜補巻＞解説・総目次』不二出版，2007年

Jütte, Robert, u. a. *Medizin und Nationalsozialismus : Bilanz und Perspektiven der Forschung*. Göttingen : Wallstein Verlag, 2011.

河島幸夫『戦争・ナチズム・教会――現代ドイツ福音主義教会史論』新教出版社，1993/94年

河島幸夫『ナチスと教会――ドイツプロテスタントの教会闘争』創文社，2006年

河島幸夫『ドイツ現代史とキリスト教――ナチズムから冷戦体制へ』新教出版社，2011年

金子準二ほか編著『日本精神医学年表』牧野出版，1982年

Kevles, Daniel J. *In the Name of Eugenics : Genetics and the Uses of Human Heredity*. Cambridge, MS : Harvard University Press, 1995. 邦訳書：ケヴルズ，ダニエル J. 著，西俣総平訳『優生学の名のもとに――「人種改良」の悪夢の百年』朝日新聞社，1993年

Klee, Ernst. *Das Personenlexikon zum Dritten Reich : Wer war was vor und nach 1945*. Frankurt a. M. : Edition Kramer, 2011.

国立遺伝研究所遺伝学電子博物館 <www.nig.ac.jp/museum/msg.html>

Kühl, Stefan. *The Nazi Connection : Eugenics, American Racism, and German National Socialism*. New York : Oxford University Press, 1994. 邦訳書：キュール，シュテファン著，麻生九美訳『ナチ・コネクション――アメリカの優生学とナチ優生思想』明石書店，1999年

Lucassen, Leo. “A Brave New World : The Left, Social Engineering, and Eugenics in Twentieth-Century Europe” in *International Review of Social History* 55 : 2 (2010), 265-296.

Mehler, Barry A. “A History of the American Eugenics Society, 1921-1940.” Ph. D. Dissertation at University of Illinois at Urbana-Champaign, 1988.

Münch, Ingo von, Hrsg. *Gesetze des NS-Staates*, 3. Aufl. Paderborn : Schöningh, 1994.

大原社會問題研究所『雑誌記事索引集成　専門書誌編［1］日本社会衛生年間［大正八年］』大原社會問題研究所出版部，1920 年
岡田英己子『新・旧優生学とナチ断種法批判に関する日独比較史 ── 平塚らいてうの思想の再考から』2005~2007 年度，科学研究費補助金（基礎研究（C））研究成果報告書，2008 年
荻野美穂他『性と生殖の人権問題資料集成　解説・総目次・索引』不二出版，2000 年
大日方純夫『日本近代国家の成立と警察』校倉書房，1992 年
Pichot, André. *La société pure : De Darwin à Hitler*. Paris : Flammarion, 2000.
Proctor, Robert N. *Racial Hygiene : Medicine under the Nazis*. Cambridge, MS : Harvard University Press, 1988.
Reilly, Philip R. *The Surgical Solution : A History of Involuntary Sterilization in the United States*. Baltimore, MD : John Hopkins University Press, 1991.
六十年記念誌編集委員会『社団法人日本精神科病院協会　六十年史』社団法人日本精神科病院協会，2010 年
Schneider, William H. *Quality and Quantity : The Quest for Biological Regeneration in Twentieth-Century France*. Cambridge（UK）: Cambridge University Press, 1990.
シリーズ生命倫理学編集委員会『シリーズ生命倫理学』丸善出版，2012 年
Stern, Alexandra Minna. *Eugenic Nation : Faults and Frontiers of Better Breeding in Modern America*. Berkeley : University of California Press, 2005.
鈴木善次『日本の優生学 ── その思想と運動の軌跡』三共出版，1983 年
高木八束・末延三次・宮沢俊義編『人権宣言集』岩波文庫，2004 年
高田敏・初宿正典編訳『ドイツ憲法集』第 2 版，信山社，1997 年
Tofahrn, Klaus W. *Chronologie des Dritten Reiches : Ereignisse/Personen/Begriffe*. Darmstadt : WBG, 2003.
東京大学教養部図説生物学編集委員会『図説生物学』東京大学出版会，2010 年
Trombley, Stephen. *The Right to Reproduce : A History of Coercive Sterilization*, London : Weidenfeld and Nicolson, 1988. 邦訳書：トロンブレイ，スティーブン著，藤田真利子訳『優生思想の歴史 ── 生殖への権利』明石書店，2000 年
山崎喜代子編『生命の倫理 ── その規範を動かすもの』九州大学出版会，2004 年
山崎喜代子編『生命の倫理 2 ── 優生学の時代を越えて』九州大学出版会，2008 年
米本昌平『遺伝管理社会 ── ナチスと近未来』弘文堂，1989 年
米本昌平 / 松原洋子 / 橳島次郎 / 市野川容孝『優生学と人間社会 ── 生命科学の世紀はどこへ向かうのか』講談社現代新書，2000/ 2004 年
Zentner, Christian und Bedürftig, Friedemann（Hg）: *Das Grosse Lexikon des Dritten Reiches*. München : Südwest Verlag, 1985.

執筆者一覧

山崎喜代子（やまざき　きよこ）　はしがき
西南学院大学人間科学部教授。生物学（発生生物学）。

上杉　忍（うえすぎ　しのぶ）　第1章
北海学園大学人文学部教授。歴史学（アメリカ史）。

上杉佐代子（うえすぎ　さよこ）　第2章
青山学院大学非常勤講師。社会学（アメリカ史・女性学）。

K. J. シャフナー（Karen J. Schaffner）　第3・6章・年表
西南学院大学国際文化学部教授。社会倫理学（神学・アメリカ文化史）。

北垣　徹（きたがき　とおる）　第4章
西南学院大学文学部教授。社会学（知識社会学・社会思想史）。

大坪寿美子（おおつぼ　すみこ）　第5章
米国メトロポリタン大学准教授。歴史学（社会思想史）。

河島　幸夫（かわしま　さちお）　第7章
西南学院大学名誉教授。政治学（ドイツ政治と宗教）。

中馬　充子（ちゅうまん　みつこ）　第8章・年表
西南学院大学人間科学部教授。保健学（保健教育思想史）。

鐘　月岑（Yuehtsen Juliette Chung）　第9章
台湾国立清華大学准教授。歴史学。

山下　智子（やました　ともこ）　第10章
西南学院大学大学院国際文化研究科博士研究員。
文化人類学（医療人類学）。

生命《せいめい》の倫理《りんり》3 ——優生政策《ゆうせいせいさく》の系譜《けいふ》

2013年3月31日　初版発行

編　者　山　崎　喜代子

発行者　五十川　直　行

発行所　㈶九州大学出版会

〒812-0053 福岡市東区箱崎7-1-146
九州大学構内
電話 092-641-0515（直通）
URL http://kup.or.jp/

印刷・製本／城島印刷株式会社

ISBN978-4-7985-0091-1